内分泌与代谢性疾病
治疗进展

主编　徐明付　初晓芳　王清梅　李　香
　　　袁艳平　王慧芳　邢玉微

上海科学技术文献出版社
Shanghai Scientific and Technological Literature Press

图书在版编目（CIP）数据

内分泌与代谢性疾病治疗进展 / 徐明付等主编 .--
上海：上海科学技术文献出版社,2023
ISBN 978-7-5439-8965-8

Ⅰ.①内… Ⅱ.①徐… Ⅲ.①内分泌病－治疗②代谢
病－治疗 Ⅳ.① R58

中国国家版本馆CIP数据核字（2023）第199159号

组稿编辑：张　树
责任编辑：王　珺
封面设计：宗　宁

内分泌与代谢性疾病治疗进展

NEIFENMI YU DAIXIEXING JIBING ZHILIAO JINZHAN

主　　编：徐明付　初晓芳　王清梅　李　香　袁艳平　王慧芳　邢玉微
出版发行：上海科学技术文献出版社
地　　址：上海市长乐路746号
邮政编码：200040
经　　销：全国新华书店
印　　刷：山东麦德森文化传媒有限公司
开　　本：787mm×1092mm　1/16
印　　张：19.5
字　　数：499千字
版　　次：2023年8月第1版　2023年8月第1次印刷
书　　号：ISBN 978-7-5439-8965-8
定　　价：198.00元

前言

FOREWORD

内分泌与代谢性疾病是因内分泌腺体、激素分泌、靶细胞对激素的反应性、物质代谢等方面发生异常而引起的疾病。随着社会经济的发展及人们生活方式的改变，肥胖症、糖尿病、血脂异常等内分泌疾病的发病率日益上升，已成为威胁人类健康的主要疾病之一。与其他疾病相比，内分泌与代谢性疾病的发生与生活方式、社会发展、生存环境密切相关，完全可以通过科学健康知识普及、良好的生活习惯和及时诊疗来预防和减少疾病的发生。为了在广大临床医务人员中普及和更新内分泌科新技术、新成果、新进展，满足基层医务人员的临床需要，促进临床医务人员在实际工作中更好地认识、了解内分泌疾病，及时对内分泌疾病作出明确的诊断、制订出合理的治疗方案，最终提高治愈率，编者在参阅国内外相关研究进展的基础上，结合临床经验编写了《内分泌与代谢性疾病治疗进展》一书。

本书内容涵盖了内分泌系统生理与病理生理、糖尿病及其并发症、下丘脑-垂体疾病、甲状腺疾病、甲状旁腺疾病等，针对各种疾病，简单介绍了其发病机制、临床表现等基础知识，对其诊断方法、鉴别诊断、治疗原则及预后等与临床实际工作联系紧密的内容进行了全面系统的讲解。本书立足临床实践、内容全面翔实，重点突出、文字精练，深入浅出、通俗易懂，不仅具有科学性，还具有很强的实用性，适合内分泌科、普通内科及基层医务人员参考使用。

在编写过程中，编者秉承着精益求精的作风，尽可能地为读者呈现内分泌疾病领域知识的精华。然而，由于内分泌学发展日新月异，加之各位编者写作风格不同且编写时间有限，书中难免会存在疏漏和不足之处，望广大读者不吝指正。

《内分泌与代谢性疾病治疗进展》编委会

2023 年 6 月

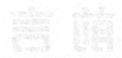

目录

CONTENTS

第一章 内分泌系统生理与病理生理

第一节 概　　述

一、内分泌的现代概念

神经系统和内分泌系统从功能的角度来看,是相互联系、相互作用和相互配合的两大生物信息传递系统,对维持机体内环境相对稳定有极其重要的作用。近年来发现,细胞因子作为免疫递质,是继神经递质和激素后体内第三大类调节因子,形成了神经-内分泌-免疫系统的轴心,参与多种生理活动。其缺乏还是亢进(细胞因子产生异常或受体表达异常)均会导致病理性改变。激素、神经活性物质及与免疫系统密切相关的某些信息分子均为化学信息物质。

随着内分泌研究的发展,关于传递激素方式的认识也逐步深入。除大多数激素经血液运输,可达到远距离靶组织外("远距分泌"),还可通过扩散而作用于邻近细胞("旁分泌")。另外,也可沿轴突借轴浆流动而远送至所连接的组织(如神经垂体),或经垂体门脉流向腺垂体;这两种情况是丘脑神经激素传送的方式称为"神经分泌"方式。

内分泌细胞有的比较集中,形成腺体,如腺垂体、甲状腺、肾上腺、胰岛、甲状旁腺、卵巢及睾丸等,即所谓腺体内分泌系统。由弥漫性分布于各组织的内分泌细胞、旁分泌细胞、神经元或特殊组织细胞构成的神经内分泌功能的通信网络系统,其主要产物是肽类,也可是胺类介质及其他激素样物质,组成了弥漫性内分泌系统。

二、弥漫性内分泌系统

(一)胺前体摄取及脱羧细胞系统(APUD 细胞系统)

具有摄取胺前体,进行脱羧而产生肽类或活性胺能的细胞,统称 APUD 细胞。APUD 细胞分布广泛,除主要见于神经系统和胃肠胰系统外,也散在分布在许多器官组织。

1.神经系统

在中枢及周围神经系统中,能分泌神经肽的神经元称为神经内分泌细胞。中枢内产生的肽神经元大多位于下丘脑的某些神经核内。近年来发现肽能神经元是构成自主神经系统的重要部分。神经肽即存在于神经元胞体,也存在于末梢部,且可和经典递质共同存在于同一神经元中。

神经肽可起着非胆碱能和非肾上腺素能的递质系统的作用。

2.消化系统

在胃肠道的黏膜层内,不仅存在多种外分泌腺体,还有多种内分泌细胞,这些细胞分泌的激素,统称胃肠激素,其化学结构上属于肽类。胃肠激素的主要功能是与神经系统一起,共同调节消化器官的运动、分泌、吸收等活动。胃肠黏膜内包含着二十多种内分泌细胞。其总数超过了体内所有内分泌腺中内分泌细胞的总和(表1-1)。

表1-1　胃肠激素的分布

激素	内分泌	分布	位于消化道神经
胃泌素	G	胃窦,十二指肠	无
缩胆囊素	I	十二指肠,空肠	有
促胰液素	S	十二指肠,空肠	无
抑胃肽	K	小肠	无
血管活性肠肽	DL	胰	有
胃动素	EC_2	小肠	无
P物质	EC_1	全胃肠道	有
神经降压素	N	回肠	无
生长抑素	D	胃,十二指肠,胰	有
脑啡肽	未定名	胃,十二指肠,胆囊	有
促胃液释放肽	P	胃,十二指肠	无
胰多肽	D_2F	胰	无
胰高血糖素	A/L	胰或小肠	无
YY肽	未定名	小肠,结肠	无

(二)介质与生长因子系统

目前较明确的介质有肾上腺素、去甲肾上腺素(NA)、组胺、5-HT、肝素、缓激肽、血缓舒缓素、血管紧张素(AT)、前列腺素(PG)及白三烯等。神经肽中的血管活性肠肽(VIP)、P物质(SP)、生长抑素(SS)、脑排肽(ENK)等也归于传递介质。由于介质通常在浓度为激素的1/1 000时即有活性,虽然它们也可能释放入血液循环,但活性期很短,多数就地灭活,故一般起旁分泌或自分泌的作用。

生长因子是一类介于激素与介质之间的具有调节细胞增殖分化功能的生物活性物质。有人把生长因子与细胞因子、调节肽、细胞生物反应修饰物等视为同义词概念。较重要的生长因子主要为胰岛素样生长因子(IGF)、神经生长因子(NGF)、松弛素、表皮生长因子(EGF)、转化生长因子(TGF)、血小板衍生生长因子(FDGF)、肝细胞生长因子(HGF)、成纤维细胞生长因子(FGF)、内皮细胞生长因子(ECGF)、造血细胞集落刺激因子(CSF)、红细胞生成素、白细胞介素(IL)、肿瘤坏死因子(TNF)、骨衍生生长因子(BDGF)、软骨衍生生长因子(CDGF)、骨衍生骨吸收促进因子(BDRS)、乳腺衍生生长因子(MDGF)及卵巢生长因子(OGF)等。

三、激素的分类

按化学性质,激素可分为胺和氨基酸类、多肽蛋白类及类固醇三大类别。由于靶细胞从血管、淋巴管系统或细胞外间隙中选择某种激素起反应能力取决于其激素特异性受体的存在,依据它们的主要特征,三大类化学性质不同的激素可归为两大类别:①肽类和儿茶酚胺类,为水溶性,通过接触细胞表面受体自细胞外介导它们的作用。②类固醇类和甲状腺素,为脂溶性,进入细胞后起作用(表1-2)。

表 1-2　激素的分类及其特点

特点	肽类和儿茶酚胺	类固醇和甲状腺素
合成和降解		
生物合成	单肽和激素原	复合酶
腺体外转化	罕见	少
形成前储存	较多	少
降解产物	不可逆灭活	可保留或重获活性
循环中状态	游离型,半衰期短(数分钟)	与血浆结合,半衰期长(数小时)
血浆浓度	波动快	变化慢
受体	细胞表面	细胞内
主要机制	激活预先形成的酶	刺激蛋白质重新合成
作用的开始	迅速(数秒钟~数分钟)	缓慢(数小时)

(一)胺和氨基酸类

本类激素有其类似信息物可分为三类。①腺体激素:甲状腺素(T_4)、三碘甲腺原氨酸(T_3)、肾上腺素、褪黑素。②兴奋性神经递质:乙酰胆碱(Ach)、多巴胺(DA)、去甲肾上腺素(NA)、肾上腺素、5-HT、组织胺、谷氨酸、天门冬氨酸等。③抑制性神经递质:5-HT、GABA、甘氨酸、牛磺酸、脯氨酸、丙氨酸、丝氨酸等。

(二)类固醇类

本类激素及其类似信息物包括以下几种:①肾上腺类固醇,糖皮质激素(皮质醇)、盐皮质激素(醛固酮)、肾上腺雄激素。②性激素,睾酮(T)、双氢睾酮(DHT)、雌二醇(E_2)、雌酮(E_1)、雌三醇(E_3)、孕酮等。③维生素D,维生素D_3、$25(OH)D_3$、$1,25-(OH)_2D_3$等。④花生四烯酸或不饱和脂肪酸代谢物,前列腺素(PG)及其衍生物、白三烯等,这类激素主要通过与胞浆外膜作用表现旁分泌素或自身分泌素的生物效应,故有别于类固醇激素。

(三)多肽蛋白类

本类激素及其类似信息物可分为四类。

1.神经递质或神经调节物

P物质(SP)、K物质(SK)、神经介素B、神经介素K、血管活性肠肽(VIP)、脑啡肽(ENK)、生长抑素(SS)、神经降压素(NT)、缩胆囊素(CCK)、促胃液素释放肽(GRP)、铃蟾肽、胰多肽(PP)、酪酪肽或YY肽(PYY)、酪N肽或Y神经肽(NPY)、组异亮氨酸肽(PHI)、β-内啡肽(β-END)、促肾上腺皮质激素(ACTH)、α-促黑激素(α-MSH)、Dynorphins、8-精缩宫素、升压素、血管紧张素Ⅱ(AT-Ⅱ)、降钙素基因相关肽等。

2.神经激素

缩宫素(OX)、升压素或抗利尿激素(VP或ADH)、下丘脑各类释放因子或释放抑制因子等。

3.内分泌激素

ACTH、促甲状腺激素(TSH)、促黄体生成素(LH)、促卵泡激素(FSH)、人绒毛膜促性腺激素(HCG)、生长激素(GH)、催乳素(PRL)、胰岛素、胰岛素样生长因子(IGF)、表皮生长因子(EGF)、松弛素、神经生长因子(NGF)、红细胞生成素、甘丙肽、胰释放抑制素、胰高血糖素、肠高血糖素、SS、抑胃多肽(GIP)、胃泌素、促胰液素、胃动素、甲状旁腺激素(PTH)、降钙素(CT)等。

4.旁分泌或自身分泌作用的信息物

SP、VIP、SS、AT、PP、PYY、激肽及各种生长因子等。

四、激素的作用及其机制

(一)激素的作用

激素的作用可归纳为五个方面。

1.维持内环境的稳定性

许多激素参与调节和稳定体液及其电解质含量、血压和心率、酸碱平衡,体温及骨骼、肌肉和脂肪团块的组成。

2.维持体内代谢的稳定性

通过调节蛋白质、糖和脂肪等物质的代谢与水盐代谢,维持代谢的稳定,并为生理活动提供能量和调整能量代谢。

3.促进细胞的分裂与分化

确保各组织、各器官的正常的发育,成熟及生长,并影响衰老过程,如生长素、甲状腺激素、性激素、胰岛素等便是以促进形态变化为主的激素。

4.促进生殖器官的发育与成熟

调节包括受精、受精卵运行、着床、怀孕及泌乳等生殖过程。

5.影响中枢神经系统及自主神经系统的发育及其活动

这主要与学习、记忆及行为有关。

以上五个方面的作用有时难以截然分开。而且不论是哪一种作用都只能对机体的生理过程起加速或减慢的作用。从本质上讲,激素仅仅起着"信使"的作用,传递信息而已。

(二)激素的作用机制

无论是含氮激素(肽类、胺类、蛋白质类),还是类固醇类,在血液中的浓度均很低,一般在毫克(mg/dL)甚至皮克(pg/dL)数量级,这样微小的数量能够产生明显的生物学作用,先决的条件是激素可以被靶细胞的接受位点或受体所识别。关于激素在分子水平起作用的问题含氨激素与类固醇的作用机制不尽相同。

1.含氨激素作用机制——第二信使学说

其主要内容包括以下几方面:①激素可以看作第一信使,它可以与靶细胞膜的受体结合。②这一结合随即激活膜上的腺苷酸环化酶系统。③在 Mg^{2+} 存在的条件下,ATP 转变为环磷酸腺苷(cAMP)。cAMP 是第二信使,信息由第一信使传给第二信使。④cAMP 使无活性的蛋白激酶转为有活性,从而激活磷酸化酶,引起靶细胞的固有的反应,如腺细胞分泌、肌肉细胞收缩与舒张,神经细胞出现电位变化,细胞膜通透性改变,细胞分裂与分化及各种酶反应等。

由于 cAMP 与生物效应的关系不经常一致,人们一直致力于寻找其他的第二信使。现在已有环磷酸鸟苷酸(cGMP)、Ca^{2+}与前列腺素等陆续被认为可能是第二信使。此问题有待进一步研究。近年来关于细胞膜内磷酸肌醇可能是第二信使的观点备受重视。根据这一学说，在激素作用下细胞膜的磷脂酰肌醇(PI)在磷脂酶 C 的催化下转变为三磷(1,4,5)肌醇(I)与甘油二酯(DG)。三磷肌醇可使细胞内储库的 Ca^{2+} 释放出来，而 DG 则转变为磷脂酸(PA)作为 Ca^{2+} 的载体，使细胞外的 Ca^{2+} 经钙离子通道流入细胞内，进一步提高脑浆内 Ca^{2+} 的浓度，增加的 Ca^{2+} 可与钙调蛋白结合，起激发细胞生物反应的作用。

2.类固醇激素作用机制——基因表达学说

类固醇激素分子小而有脂溶性，可透过细胞膜进入细胞，在进入细胞之后经过两个步骤影响基因表达而发挥生物学作用：①激素与脑浆受体结合，形成激素-胞浆受体复合物，此复合物在 37 ℃下发生变构，因而获得透过核膜的能力。②与核内受体相互结合，转变为激素-核受体复合物，进而启动或抑制 DNA 的转录过程，从而促进或抑制 mRNA 形成，并诱导或减少新蛋白质的生成。

总之，类固醇激素可进入靶细胞内，刺激特异性 RNA 分子的积聚，使酶或酶群合成增加，从而催化某个特异性代谢途径。

（徐明付）

第二节　应激时神经内分泌反应

应激是指机体在受到各种内外环境因素刺激时所出现的非特异性全身反应。任何躯体的或心理的刺激，只要达到一定程度，除引起与刺激因素直接相关的特异性变化外，还可以引起一组与刺激因素的性质无直接关系的全身性非特异性反应。如环境温度过低、过高、手术、中毒、恐怖的环境等，除引起原发因素的直接效应外(如会引起组织创伤，中毒毒物的特殊毒性作用，以及心理刺激所引起的恐怖、悲伤、抑郁等)，还出现以交感-肾上腺髓质和下丘脑-垂体-肾上腺皮质轴兴奋为主的神经内分泌反应及一系列功能代谢的改变，如心跳加快、血压升高、肌肉紧张、胃肠松弛、分解代谢加快、负氮平衡、血浆中某些蛋白浓度升高等。不管刺激因素的性质如何，这一组反应大致相似。这种对各种强烈刺激的非特异性反应称为应激或应激反应，而刺激因素则被称为应激原。

应激反应是机体提高对强烈刺激的适应、保护能力的机制之一。如一个人发生大出血，则机体的应激反应将有利于止血，并维持其血液循环。应激原过强，如失血过多，机体自身的应激反应无法战胜应激原时，则出现血压下降、循环衰竭以至死亡。过度的应激反应也可导致疾病，甚至死亡。如在严重的创伤、大手术等情况，强烈的应激反应常可导致上消化道的广泛糜烂、溃疡、渗血，使病情恶化。

如上所述，应激时，交感神经兴奋肾上腺髓质分泌增多(即下丘脑-交感-肾上腺髓质反应)和肾上腺皮质激素分泌增多(即下丘脑-垂体-肾上腺皮质反应)是最重要的。但除此之外，应激时还有许多激素增多或减少。应激时不仅有内分泌系统分泌的经典的激素变化，特别在损伤性应激时还有分散的细胞所分泌的"组织激素"或细胞因子(根据新的概念，这些也属于激素)的增多(表 1-3)。

表 1-3　应激时血浆中激素水平的变化

分泌受抑制	胰岛素、促黄体生成素、睾酮
分泌增多	儿茶酚胺：肾上腺素、去甲肾上腺素、多巴胺
	CRF-ACTH-肾上腺糖皮质激素
	β-内啡肽、生长素、催乳素
	胰高血糖素
	抗利尿激素
	肾素-血管紧张素-醛固酮
	神经肽 Y
	组织激素：前列腺素、血栓烷、激肽
	细胞因子：白细胞介素-1

一、交感-肾上腺髓质系统

应激时交感神经兴奋,血浆肾上腺素、去甲肾上腺素和多巴胺的浓度都升高,其反应非常迅速。一旦刺激消除恢复得也很快。如运动员比赛结束后一个多小时,血浆儿茶酚胺浓度已恢复正常。对将执行的死刑犯的检测表明,其血浆去甲肾上腺素可升高 45 倍,肾上腺素升高 6 倍。低温、缺氧也可使去甲肾上腺素升高 10～20 倍,肾上腺素升高 4～5 倍。但在病理条件下,由于病理性刺激的持续作用,血浆儿茶酚胺可长期维持在高水平,如大面积烧伤者,血浆中去甲肾上腺素和肾上腺素的浓度可分别高达 (818 ± 151) pg/mL 和 (184 ± 44) pg/mL,尿中去甲肾上腺素和肾上腺素的排出量也增多,这种变化一直持续到濒死期。

交感-肾上腺髓质反应的防御意义主要表现在三个方面。

(1)心跳加快,心收缩力加强,有利于提高每搏输出量和每分输出量。外周小血管阻力增加,由于血液重新分配,有利于维持冠状循环和脑循环。

(2)促进糖原分解,升高血糖;促进脂肪动员,使血浆中游离脂酸增加。从而保证了应激时机体对热量需要的增加。创伤、烧伤患者的代谢率显著增高,其增高的程度和儿茶酚胺的分泌和排出量在一定范围内呈平行关系。

(3)儿茶酚胺对许多激素的分泌有促进或抑制作用。儿茶酚胺分泌增多是引起应激时多种激素出现变化的重要原因(表 1-4)。

表 1-4　儿茶酚胺对激素分泌的作用

激素	作用	受体
ACTH	促进	β、α
胰高血糖素	促进	β、α
胰岛素	抑制	β
生长素	促进	α
甲状腺素	促进	α
降钙素	促进	β
肾素	促进	β
促红细胞生成素	促进	β
胃泌素	促进	β

应激时儿茶酚胺分泌增多是一种防御反应,因此严重的创伤、烧伤患者,如果儿茶酚胺分泌不增加,预后不好。有报道个别儿茶酚胺排出不增加的严重烧伤患者,这些患者代谢率低,于1～2周全部死于感染。

交感-肾上腺髓质反应虽然是防御反应,但也有对机体不利的方面。①外周小血管收缩,微循环灌流量减少,导致组织细胞缺血。如果缺血严重,持续时间长,则引起组织细胞坏死,重要器官的严重缺血可导致功能衰竭。②高代谢率,消耗能源物质、蛋白质和维生素,使机体的特异性和非特异性免疫功能降低。③儿茶酚胺作用于血小板膜上的 α_2 受体,促使血小板聚集。儿茶酚胺动员脂肪分解,使血浆中游离脂酸增多,后者又可能通过活化Ⅻ因子和促进血小板聚集,使血液凝固性升高。

儿茶酚胺的这一作用对于损伤性应激的止血具有重要的防御意义,但在病理条件下,又可成为促使血管内凝血发生的因素。

近年来发现,外源性的儿茶酚胺可使体内脂类氢过氧化物(POL)增多,POL是多烯不饱和脂肪酸在氢氧自由基(OH·),以及其他自由基的作用下生成的过氧化产物,在体内 OH· 是超氧阴离子 O_2^- 和 H_2O_2 在 Fe^{3+} 的介导下生成的。外源性儿茶酚胺可以促进多烯不饱和脂肪酸的过氧化,使 POL 生成增多,其具体机制还不清楚,可能是通过肾上腺素的自动氧化生成 O_2^- 的结果。

POL 主要损害生物膜,特别是微粒体膜。原因如下:①多烯不饱和脂肪酸在生物膜内含量最高。②自由基在脂质中的寿命比在水溶液中要长。③微粒体内含铁的复合物较多。情绪疼痛应激大鼠血浆中酸性组织蛋白酶、谷丙转氨酶和谷草转氨酶的活性明显升高,给抗氧化剂后,组织中 POL 的含量减少,与此同时血浆中这些酶的活性也趋于正常,说明应激时溶酶体膜的损害和 POL 的增多有一定的关系,溶酶体又可进一步引起各种病理性损害。显然,病情越严重,交感-肾上腺髓质反应越强,持续时间越长,上述对机体不利的一面也就更为突出。

二、下丘脑-垂体-肾上腺糖皮质激素系统

(一)应激时糖皮质激素分泌增加

正常未应激的成人每天分泌糖皮质激素 $25\sim37$ mg。应激时糖皮质激素分泌迅速增加。如外科手术的应激可使每天皮质醇的分泌量超过 100 mg,达到正常分泌量的 $3\sim5$ 倍。若应激原解除(手术完成无并发症),皮质醇通常于 24 小时内恢复至正常水平。但若应激原持续存在,则血浆皮质醇浓度持续升高,如大面积烧伤者,血浆皮质醇维持在高水平可长达 $2\sim3$ 个月。

(二)应激时植皮质激素分泌增加的机制

应激时糖皮质激素的分泌增加主要是通过下丘脑-垂体-肾上腺皮质轴的兴奋实现的。各种刺激通过传入神经通路进入大脑皮质及边缘系统,再由此发出信号进入下丘脑,内侧下丘脑促垂体区的一些神经元可将神经信号转换成激素信号,使促肾上腺皮质激素释放激素(CRH)分泌增加。CRH 经垂体门脉进入腺垂体,刺激 ACTH 的释放。后者作用于肾上腺皮质,使皮质醇分泌增加。皮质醇和 ACTH 的增多又反馈抑制 ACTH 和 CRH 的进一步增加,但在应激时,上述负反馈抑制效应减弱,从而出现 ACTH 和皮质醇的分泌高峰。

应激时,ACTH 和皮质醇的分泌增加还可通过其他途径。神经垂体分泌的血管升压素可加强 CRH 对 ACTH 的分泌效应;肾上腺素可直接作用于腺垂体使 ACTH 分泌增加。应激时血管升压素和肾上腺素的明显增加可能是皮质醇负反馈抑制 ACTH 机制减弱的原因之一。

(三)应激时糖皮质激素分泌增加的生理意义

糖皮质激素(GC)分泌增多是应激最重要的一个反应,对机体抵抗有害刺激起着极为重要的作用。动物试验表明,切除双侧肾上腺后,极小的有害刺激即可导致动物死亡,但若仅去肾上腺髓质而保留肾上腺皮质,则动物可以存活较长时间。应激时GC增加对机体的保护机制尚不完全清楚,目前认为与下列因素有关。

1.升高血糖

GC促进蛋白质分解,使氨基酸转移至肝,糖异生过程得以大大加强。同时GC在外周组织抑制葡萄糖的利用,从而使血糖升高。GC对儿茶酚胺、生长素及胰高血糖素的代谢功能起容许作用,即这些激素所引起的脂肪动员增加,糖原分解等代谢效应,必须要有足量GC的存在。缺乏糖皮质激素可致血糖降低,饥饿时更加严重,有发生致死性低血糖的危险。

2.维持循环系统对儿茶酚胺的反应性

心血管系统对儿茶酚胺的正常反应性有赖于GC的支持,这是GC对多种激素的容许作用。肾上腺皮质功能不全时,心血管系统对儿茶酚胺的反应明显降低,可出现心肌收缩力减低、心电图显示低电压、心排血量下降、外周血管扩张、血压下降,严重时可致循环衰竭。

3.抗炎、抗过敏

GC对许多化学介质的生成、释放和激活具有抑制作用,包括前列腺素(PGs)、白三烯(LTs)、血栓素(TXA$_2$)、缓激肽、5-HT、纤溶酶原激活物、胶原酶、淋巴因子等。GC和GC受体结合后,能诱导产生一种分子量为40～45的蛋白质,称为巨皮质素或脂调蛋白,它具有抑制磷脂酶A$_2$活性的作用,可减少溶酶体酶的外漏,保护细胞免受溶酶体酶的损害。过去认为,只有大剂量GC才有抗炎、抗过敏作用,但近年已证明,生理浓度的GC即有此作用。应激时GC的分泌增多对机体将产生哪些不利影响尚无明确的结论。但长期应用药理剂量的GC制剂可出现许多不良反应,如精神抑郁、自杀倾向、胃和十二指肠溃疡或急性穿孔、淋巴细胞减少、免疫力低下,易继发感染及水肿、代谢性碱中毒等。

此外,应激时细胞的GC受体(GCR)数目减少,亲和力降低,可以在GC浓度升高的情况下出现GC功能的不足。因为GC的效应不仅取决于血浆中GC的水平,还取决靶细胞上GCR的数量和亲和力。动物试验和休克患者的检测都显示出应激时GCR的数量和亲和力下降,因此在一些持续强烈的应激反应时,某些患者,特别是原有慢性肾上腺皮质功能减退的患者,可出现肾上腺皮质功能不全或肾上腺危象,对这些患者常常需要及时补充大剂量皮质醇。

三、调节水盐平衡的激素

(一)抗利尿激素

抗利尿激素(ADH)又称升压素,生成于下丘脑视上核,储存于神经垂体,根据机体的需要由神经垂体释放入血。ADH主要受血浆渗透压和血量的调节,但应激时,即使没有血浆渗透压升高和血量减少,ADH分泌也可能增加,如运动、情绪紧张、手术等,其具体机制还不十分清楚。手术及创伤患者,ADH分泌增多,影响体内水分的排出,这是临床输液时要注意的问题。

(二)肾素、血管紧张素Ⅱ

肾素是一种蛋白水解酶,由肾小球旁器细胞分泌,其主要作用是将底物血管紧张素原水解生成血管紧张素Ⅰ(为十肽),后者经肺、肾循环中的转化酶的作用再水解成血管紧张素Ⅱ(AgⅡ,为八肽)。肾素的分泌受许多因素的调节,其中最重要的是有效循环血量减少使肾入球小动脉的灌注压降低,交感神经兴奋、儿茶酚胺也刺激肾素分泌。因此,应激时血浆肾素和AgⅡ的水平都常常升高,AgⅡ有很强的生理活性:①刺激醛固酮和ADH分泌。②直接作用于下丘脑的摄水中枢引起口渴感。③收缩血管,升高血压。由此可见,肾素、AgⅡ的增多在创伤、烧伤及其他伴有血容量减少的应激时,具有重要的维持水盐平衡的作用。但肾素生成增多,肾内AgⅡ增多,又是促使急性肾衰竭的一个因素。

(三)醛固酮

醛固酮是肾上腺皮质球状带分泌的盐皮质激素,其分泌除了受AgⅡ的调节外,还受血钾和ACTH的影响。血钾增高、ACTH分泌增多都刺激醛固酮的分泌。因此各种原因引起的应激,可伴有血浆醛固酮明显增多,使水盐排出减少。

四、其他激素

(一)胰高血糖素和胰岛素

应激时胰高血糖素分泌明显增加。胰高血糖素的正常血浆浓度为15~90 pg/mL,烧伤患者可高达300 pg/mL,且其升高程度与病情的严重程度有一定的平行关系。引起胰高血糖素分泌增加的主要原因是交感神经系统的兴奋,应激时交感兴奋通过β受体刺激胰岛α细胞,使胰高血糖素分泌增加。

应激时胰岛素的分泌不一。一方面应激时的血糖升高和胰高血糖素增加对胰岛β细胞的直接刺激作用使胰岛素分泌增加,另一方面,儿茶酚胺增多通过。受体抑制胰岛素分泌,使胰岛素分泌减少,总的结果表现为血中胰岛素和胰高血糖素的比值明显降低。这是应激时血糖升高的重要原因之一,它有利于向组织提供充足的能源。同时应激时外周胰岛素依赖组织对胰岛素的敏感性降低,对葡萄糖的利用减少,这有利于胰岛素非依赖性组织(脑、外周神经、骨髓、白细胞等)获得更充分的葡萄糖。

(二)β-内啡肽

β-内啡肽来源于腺垂体,其前体为阿片促黑激素皮质素原(POMC)。应激时CRH分泌增多,POMC合成增加,经翻译后的蛋白水解生成ACTH和β-内啡肽,因此应激时血浆中ACTH和β-内啡肽的增加是平行的。已有许多实验报告,各种应激原(电刺激、注射内毒素、放血、脊髓损伤等)对各种动物(大鼠、猫、羊、猴、人)都可引起血浆β-内啡肽明显增多,可达正常的5~10倍。关于应激时β-内啡肽释放增多的生理意义目前还只能是一些推测。β-内啡肽有很强的镇痛作用,应激镇痛(应激时痛阈升高,称为应激镇痛)可部分为纳洛酮(阿片样受体阻断剂)所逆转,因此推测应激镇痛和β-内啡肽经血入脑有关。β-内啡肽还能促进生长素和催乳素分泌,应激时这两种激素都有不同程度的分泌增多。

内源性吗啡样物质对自主神经有广泛的影响。在心血管方面,可引起低血压、心排血量减少和心率减慢,因此提出了β-内啡肽分泌增多是否和休克的发生有关的问题。Holaday等首次报道给大鼠注射内毒素前或后注射纳洛酮可防止血压下降或使已降低的血压很快上升。到目前为止,类似的实验已经很多,证明纳洛酮对小鼠、大鼠、兔、豚鼠、猫、狗、羊、猪、马和猴的休克都有一定程度的治疗作用,所用的休克模型也多种多样,除内毒素休克外,还有出血性休克、烧伤性休克、败血症性休克、心源性休克、过敏性休克等。但纳洛酮的临床应用价值目前还不肯定。

(三)生长素和催乳素

手术、运动、烧伤等引起的应激伴有血浆生长素浓度的升高,可达正常血浆含量10倍以上。

应激时生长素分泌增多和儿茶酚胺、ACTH、β-内啡肽、升压素的分泌增多有关。这些激素都能刺激生长素的分泌。

生长素具有动员周围脂肪分解，抑制细胞利用葡萄糖的作用。这些正是应激的代谢特点。此外，生长素还能增加氨基酸和蛋白质的合成，促进正氮平衡，这对创伤、感染患者的恢复和创伤的愈合是有利的。应激时，不论是女性还是男性，催乳素分泌的增多十分明显，其机制和生理意义都还不十分清楚。

五、组织激素和细胞因子

组织激素和细胞因子是一类由分散的、不构成内分泌腺的细胞所分泌的活性物质，有许多名称，如自体活性物质、化学介质、组织激素、局部激素、细胞因子等，实质上都属于激素。

(一)花生四烯酸的代谢产物和激肽

损伤性应激时，由于组织细胞的缺氧和损伤、细菌及其毒素、溶酶体酶及局部炎症的作用等，激活磷脂酶 A_2，释放花生四烯酸，结果其代谢产物 PGs、LTs 和 TX 等的生成增加。这些物质生成于损伤局部，但也可进入血液循环，文献上已有烧伤患者血浆中血栓烷 B_2（TXB_2）增多的报道。

上述组织损伤等因素，加上 XII 因子的激活，可以使激肽原水解，生成缓激肽。有人测定了 9 例急性病（烧伤 5 例、外伤 1 例、急性感染 3 例）患者血浆的激肽原，结果发现血浆激肽原普遍降低，随着病情的好转激肽原水平基本恢复正常水平，但死亡患者血浆激肽原水平一直是低的。

(二)白细胞介素-1

白细胞介素-1(IL-1)是巨噬细胞受到病毒、细菌及其产物、组织坏死产物、淋巴因子等的刺激，而被激活时分泌的一类分子量为 $12\sim16$ 的激素。损伤性应激时血浆中 IL-1 的含量增多。但有人报道，人运动后血浆中也可测出 IL-1，对这种非损伤性应激时 IL-1 的来源尚有待研究。

由于首先发现的 IL-1 的作用是使 T 淋巴细胞增殖，因而有了白细胞介素之称，但事实上 IL-1 的作用远不止于白细胞间传递信息，它具有许多方面的功能。

(1)引起发热。

(2)作用于肝细胞，使肝细胞从血浆中摄取微量元素锌和铁；摄取氨基酸增多；mRNA 合成增加；急性期蛋白质合成增加或减少。

(3)作用于骨骼肌细胞，PGE_2 的合成增加。可能通过 PGE_2 的介导，IL-1 使骨骼肌的蛋白质合成和分解都加速，但以分解加速占优势。

(4)作用于成纤维细胞，促进其增生，诱导 PGE_2 和胶原酶的合成。

(5)作用于滑膜细胞，诱导 PGE_2 和胶原酶的合成。

(6)免疫功能方面：①IL-1 作用于 IL-1 受体阳性的辅助性 T 淋巴细胞使其分泌 IL-2。②作用于杀伤性和抑制性 T 细胞，使 IL-2 受体表达。③T 细胞分泌 B 细胞生长因子(BCGF)和 T 细胞替换因子(TRF)，都必须有 IL-1 的存在，而 BCGF 和 TRF 都是 B 细胞分化为浆细胞所必需。④IL-1 作用于幼稚的 B 细胞，促进 SIg(抗原受体)和补体受体的表达。总之，IL-1 对于 T 细胞的增殖、B 细胞的成熟和分化都是必需的。

应激时还有其他激素的变化，如甲状腺激素、促性腺激素、胃泌素等，在此不一一赘述。总之，应激是个体处在"生死关头"，借以摆脱危险，保护个体安全的防御反应，因此机体动员全身一切可以动员的信息传递因子-神经递质和激素，以发动各系统、各器官的功能和代谢，这是完全可以理解的。

六、心理应激时神经内分泌反应的特点

心理应激时的神经内分泌反应在主要方面与躯体性应激相同。有人测定了大学生毕业考试和军人晋级口试前后血浆中激素水平的变化,发现皮质醇、催乳素、ACTH、β-LPH、β-内啡肽的浓度都升高。但心理应激的神经内分泌的反应又有一些重要的与躯体应激不同的特点。

(一)激素水平

躯体应激的交感-肾上腺髓质反应以去甲肾上腺素释放增多为主,而心理应激则以肾上腺髓质分泌肾上腺素增多为主。有人测定了 10 例健康志愿者中度运动和公开演讲时血浆儿茶酚胺的变化,结果运动使去甲肾上腺素水平升高了 2 倍,肾上腺素水平却变化不大;而演讲使肾上腺素增加了 2 倍,去甲肾上腺素仅增加了 50%。比较冷升压试验(将手浸入 4～5 ℃冷水 1～2 分钟)和心算算术时血浆中两种激素的浓度,结果也类似。

(二)心理因素

个体的心理特征对应激时的神经内分泌反应影响很大。应激时,A 型(特点是事业心强,竞争性强,时间紧迫感强)的人血浆肾上腺素水平升高的幅度明显大于 B 型的人(特点是遇事不慌不忙,对客观事物听其自然,随遇而安)。

有些动物有明显的等级关系,在格斗中胜者成为支配者,败者成为服从者,二者应激时的神经内分泌反应不完全相同。有人使两只雄性金黄色地鼠相遇、格斗,15 分钟时处死,测定血浆激素浓度,结果服从组的血浆皮质醇、ACTH、β-内啡肽都明显高于支配组,而血浆睾酮明显低于支配组。

对于应激,个体有两种应付方式:积极应付和消极应付。在动物,前者表现为进攻或逃跑,后者表现为不动、不逃、只是一味地哀鸣,这种行为表现文献上用无助无望一词来描述。有些实验结果提示,积极应付者,交感-肾上腺髓质反应明显,心血管反应突出;而无助、无望者以肾上腺皮质反应为主,对免疫功能的抑制比较突出。国内外的流行病学调查结果都表明:A 型的人冠心病发病率高,而 C 型(特点是消极、有悲观情绪)的人似易发生恶性肿瘤,或者可以由此得到解释。

(三)心理性侏儒

有些反应与躯体性应激完全不同,躯体性应激时,生长素分泌增多,但心理应激时生长素分泌受到抑制,至少儿童是如此,心理性侏儒就是一个例子。心理性侏儒(PSD)见于 2～4 岁生长在缺乏温暖的不幸家庭(如父母离婚、母亲患精神病等)的儿童,主要临床表现是身高明显低于同龄儿童,血中生长素和生长介素水平都低,但一旦让儿童离开这个家庭给予温暖和照顾,只要几天血中生长素就回升到正常水平,身高也逐渐赶上正常儿童。为了模拟 PSD,有人将新生的鼠仔和母鼠隔离放在温箱内,或者使母鼠一直处于麻醉状态,在保证鼠仔能获得足够营养的条件下,鼠仔发生了三个变化:①与母鼠分开后 1 小时和 3 小时,血清生长素降低 40% 和 47%,回到母鼠身旁后 15 分钟,血清生长素不仅恢复而且还超过正常水平。②与血清生长素降低的同时,生长素诱导的鸟氨酸脱羧酶在脏器中的含量也明显降低。③给正常鼠仔注射生长素后,组织中鸟氨酸脱羧酶的含量升高,和母鼠分开后 2 小时的鼠仔,这种反应消失,说明发生了生长素抵抗,回到母鼠身旁后 2 小时,反应恢复。

由于心理应激的研究起步晚,因此对心理应激时神经内分泌变化的研究在广度和深度上都

远不如躯体应激。以上零星的研究结果告诉人们,不能简单地将躯体应激的研究结果推测到心理应激,有必要对不同原因、不同心理特征的个体心理应激时各种神经内分泌的变化进行全面的研究,这将是一个很繁重的任务。

（徐明付）

第三节　腺体内分泌系统的病理生理

一、下丘脑-垂体

(一)腺垂体

腺垂体的作用极为广泛而复杂。腺垂体与下丘脑构成一个紧密联系的功能单位,它起着上连中枢神经系统,下接靶腺的"桥梁"作用。这一点对诊治内分泌疾病也有着重要的关系,因为疾病可能表现为靶腺功能失调,而病根却在腺垂体甚至下丘脑水平。生长素、催乳素则不通过靶腺,分别调节个体生长、乳腺发育的活动。

1.生长素(GH)

GH分泌受下丘脑中央隆起部产生的生长激素释放激素(GHRH)和脑、下丘脑、胰岛、胃肠道及体内其他部位产生的生长抑素(GIH,或SS)的调节。胺类物质可直接作用于下丘脑、垂体水平,增加GH分泌,而葡萄糖对GH分泌的影响主要取决于中枢对葡萄糖代谢的利用性,而非血糖水平。蛋白质-能量营养不良引起的GH增高,也和调节中枢对糖利用减少或受过多氨基酸的刺激有关。

生长是营养、合成代谢及分解代谢等因素和靶器官反应相互作用结果的显型表达。GH具有泛组织作用的特点,它可直接或间接通过肝、肾及其他部位产生生长介素(SM)而表现其合成代谢效应,调节靶组织的生长和能量代谢。

SM作为生长调节因子可表现GH的促蛋白合成刺激细胞分裂增殖、增加胶原的生成和转换、增加钙的吸收及许多离子或矿物质的潴留,促进硫酸加入软骨等功效。GH通过SM间接影响身体生长的作用较缓慢。胰岛素、甲状腺及甲状旁腺激素、许多胃肠激素等具有协同作用。SM的产生依赖GH水平,但可受多种激素及其他因素的影响。许多组织在GH的作用下能通过旁分泌或自身分泌的方式生成SM,它们虽可能进入血液循环表现胰岛素样激素活性,但更多的是在局部起生长调节因子的作用,即间接促生长作用。

机体生长是受多因素影响的过程。然而,生长素是起关键作用的重要因素。幼年动物切除垂体后生长立即停止,如给切除了垂体的动物补充生长素仍可正常生长。临床观察也可说明生长素的促生长作用。人幼年时期缺乏GH将患侏儒症。

近年来发现下丘脑分泌生长激素释放激素与生长激素释放抑制激素(生长抑素),调节生长激素的释放。在特发性垂体侏儒症患者中,约半数患者给予生长激素释放激素后,可使血浆生长素升高,并使生长加速,说明其病变也可能在下丘脑。

GH过多则发生巨人症,说明长骨发育出现障碍;成年后,长骨不再生长,此时如GH过多,将刺激肢端骨、面骨等增生,出现典型的肢端巨大症,内脏器官如肝、肾等也将增大,产生内脏巨

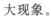

大现象。

过多的生长素可过分促进细胞数增加,RNA、DNA 及蛋白质合成,促进机体合成性代谢旺盛,包括氮、磷、钾、钠的正平衡,钙吸收增加,表现于软组织、骨骼及内脏生长增大。据研究资料报道,生长素的生理作用并非直接刺激前述各组织,尚需在胰岛素存在的条件下与蛋白质在肝脏等内结合形成生长介素 A、生长介素 C 后方能刺激脯氨酸渗入胶原,在胶原分子内转化为羟脯氨酸使硫酸基渗入黏多糖,刺激软骨素合成与骨基质形成,致软骨骺板增宽。但其作用不限于骨骼,也见于肝、肾、肌肉。生长介素还促进脲嘧啶结合到 RNA、胸腺嘧啶结合到 DNA 中去,使软骨、纤维细胞及组织培养细胞等合成蛋白质增多。此外,还有"不可抑制性类胰岛素活力",即具有类胰岛素作用但不受抗胰岛素抗体抑制的因子。

生长素急性作用类似的胰岛素,能刺激葡萄糖利用而使血糖降低,脂肪合成增多;但长期大量生长素则有抗胰岛素作用,使血糖进入肌肉与脂肪而被利用发生困难,同时促进肝糖原异生,引起血糖升高,有致垂体性糖尿病与糖耐量减低的作用。在巨人症或肢端肥大症患者脂肪分解增多,血浆游离脂肪酸增高,生酮作用加强,对外来胰岛素有抵抗,胰岛素受体对胰岛素较不敏感。在此症中催乳素也升高。促性腺激素常被抑制而降低。

2.催乳素

催乳素(PRL)是腺垂体分泌的另一种蛋白质激素,作用极为广泛,主要引起并维持泌乳,故而得名。此外,PRL 可直接影响黄体功能。催乳素可能与 ACTH、生长素一样,是应激素反应中腺垂体分泌的三大激素之一。

在有功能的垂体瘤中,催乳素瘤最常见。尤以生育年龄妇女为多,起病较早,往往以溢乳及闭经为主要症状,常致不育。

(二)神经垂体

神经垂体主要由下丘脑-垂体束的无髓神经末梢与由神经胶质细胞分化而成的神经垂体细胞所组成,可以把神经垂体看作下丘脑的延伸部分。与腺垂体一起组成下丘脑-垂体功能单位。神经垂体激素分为缩宫素(OXT)与升压素(VP)两种。有资料表明,视上核与室旁核均可产生缩宫素与升压素,前者以产生升压素为主,而后者以缩宫素为主。

1.升压素

升压素对正常血压调节无重要作用,但在失血情况下则起一定作用。其抗利尿作用十分明显,因此又称抗利尿激素(ADH)。现在认为,ADH 可与肾集合管周膜上的 V_2 特异受体结合而激活腺苷酸环化酶,产生 cAMP,使管腔膜蛋白磷酸化,改变膜的构型,蛋白颗粒聚集成簇而开放"水分子通道",促进水分子的重吸收。

尿崩症是由于抗利尿激素缺乏。肾小管重吸收水的功能障碍,从而引起以多尿、烦渴、多饮与低比重尿为主要表现的一种病症。主要是由于下丘脑视上核与脑室旁核神经细胞明显减少或几乎消失所致。大多数患者主要是由于下丘脑垂体部位肿瘤、手术、颅脑损伤或脑部感染所致。

抗利尿激素分泌不当综合征(SIADH)是由于内源性 ADH 或类似抗利尿激素物质持续性分泌,使水排泄发生障碍,从而引起低钠血症等有关临床表现。最常见的原因是某些肿瘤组织(如肺燕麦细胞癌)合成并自主性释放 ADH 所引起,但也见于肺部感染。中枢神经病变(外伤、炎症、出血等)可影响下丘脑-神经垂体功能,促使 ADH 释放而不受渗透压等正常调节机制的控制,肾脏远曲小管与集合管对水的重吸收增加,尿液不能稀释,游离水不能排出体外,致使细胞外液容量扩张,血液稀释,血清钠浓度与渗透压下降。

2.缩宫素

缩宫素具有刺激乳腺及子宫的双重作用，以刺激乳腺为主。由于缩宫素与 ADH 的化学结构相似，它们的生理作用有一定程度的交叉。

二、甲状腺

甲状腺激素主要有甲状腺素又称四碘甲状腺原氨酸（T_4）和三碘甲状腺原氨酸（T_3）两种，都是酪氨酸碘化物，因此，甲状腺与碘代谢的关系极为密切。地区缺碘或食物中含抗甲状腺的成分过多，或因消化道疾病而影响碘的吸收，以及先天缺乏合成甲状腺激素的酶或脱碘酶，以致合成发生障碍或碘的再利用难以实现，均将不同程度地影响甲状腺激素的生物合成。甲状球蛋白分子上的 T_4 数量远远超过 T_3，因此，甲状腺分泌的激素主要是 T_4，约占总量的 90%；T_3 分泌量较少，但 T_3 生物活性比 T_4 约高 5 倍。甲状腺激素的主要生物学作用是促进物质与能量代谢及生长和发育过程。

（一）对代谢的影响

1.产热效应

甲状腺激素可提高绝大多数组织的耗氧率，增加产热。1 mg 甲状腺激素可增加产热 4 184 kJ，效果非常明显。甲状腺功能亢进时，产热增加，患者喜凉怕热；而甲状腺功能低下时产热减少，喜热恶寒，均不能很好地适应环境温度变化。

2.对糖代谢的作用

大剂量 T_4 或 T_3 可促进糖的吸收与肝糖原分解。因此甲状腺功能亢进患者吃糖稍多，便可出现血糖升高，甚至有糖尿。但由于 T_4 或 T_3 还可加速外周组织对糖的利用，降低血糖，血糖耐量试验可在正常范围内。

3.对脂肪代谢的作用

T_4 或 T_3 虽然促进肝组织片摄取醋酸，加速胆固醇的合成，但更明显的作用是增强胆固醇降解，故甲状腺功能亢进时血胆固醇低于正常。功能低下时则高于正常。甲状腺素使脂蛋白脂肪酶活性增加，LDL 分解增加。并可增加脂肪组织对儿茶酚胺、胰高血糖素的敏感性，促使细胞内脂肪水解，使游离脂酸的利用和消耗加速。

4.对蛋白质代谢的作用

T_4 或 T_3 通过刺激 mRNA 形成，促进蛋白质及各种酶的生成，肌肉、肝与肾蛋白质合成明显增加表现正氮平衡。相反，T_4 或 T_3 分泌不足时，蛋白质合成减少，肌肉无力，但细胞间的黏蛋白增多。黏蛋白为多价负离子，可结合大量正离子和水分子，使性腺、肾周组织及皮下组织间隙积水增多，引起水肿，称为黏液水肿。黏液性水肿是成人甲状腺功能低下时的一项临床特征。T_4 或 T_3 分泌过多时蛋白质分解大大增强，尿氮大量增加，出现负氮平衡。肌肉蛋白质分解加强使肌酐含量降低，肌肉无力；但这时中枢神经系统兴奋性高，不断传来神经冲动，肌肉受到频繁的刺激，表现纤维震颤，因而消耗额外能量，是基础代谢率增加的重要原因之一。

（二）对发育与生长的影响

T_4（或 T_3）主要影响脑与长骨的发育与生长，特别是在出生后头 4 个月内，影响最大。在此之前，影响不明显，一个患先天性甲状腺发育不全的胎儿，出生时身长与发育基本正常，只是在数周至 3～4 个月才出现以智力迟钝，长骨生长停滞现象为主要症状的呆小病或克汀病。

这说明在这一段时间里甲状腺激素对脑与长骨的正常发育至关重要。研究资料表明，神经细胞树突与轴突的形成、髓鞘与胶质细胞的生长,神经系统功能发生与发展,以至脑的血流供应均有赖于适量的 T_4 或 T_3;缺乏 T_4 或 T_3 时,这些过程便不能发生,因而智力迟钝,长骨的生长也将停滞,各部位骨骼二次骨化中心出现时间、完全骨化及骨干连接的时间均大大推迟,体矮、上身与下身长度明显不成比例,牙齿发育不全。

(三)对神经系统的影响

上面谈的是 T_4 或 T_3 对未分化或正在分化的组织的作用。对成年人神经系统,由于已分化成熟, T_4 或 T_3 作用的性质有所改变,主要表现为兴奋中枢神经系统。甲状腺功能亢进时,患者注意力不集中、多愁善感、喜怒失常、烦躁不安、睡眠差而且梦幻,严重时可发生惊厥,不省人事。甲状腺功能低下时相反,中枢神经系统兴奋性降低,出现记忆力衰退,说话和行动迟缓,淡漠无情与终日思睡状态。产生兴奋性改变的原因,还不清楚。有人主张 T_4 或 T_3 可能通过对下丘脑 TRH 神经元的正反馈作用,使 TRH 分泌增加,而 TRH 有促进脑内去甲肾上腺素更新的作用,可提高神经系统兴奋性。但有人不同意有上述正反馈现象,这一观点有待进一步证实。

前面提到过, T_4 和 T_3 对成人大脑没有刺激产热的作用,不增加氧耗,故兴奋性的提高与氧化代谢似无联系。

(四)其他作用

其他作用可分为两大类。第一类加强或调制其他激素作用,如对正常月经周期、排卵、受精及维持怀孕正常等均有一定的影响。第二类作用包括以下几方面:①对心血管系统的作用。 T_4 或 T_3 可使心率增快,心缩力增强,输出量与心做功增加。甲状腺功能亢进患者心肌可因此而逐渐变肥大,甚至出现充血性心力衰竭。曾一度认为这些变化与交感神经系统活动增强有关。新近资料表明, T_4 或 T_3 可直接作用于心肌,促进肌质网释放 Ca^{2+},从而激活与心肌收缩有关的蛋白质,增强收缩力。②对消化器官的作用。甲状腺功能亢进患者食欲旺盛,食量明显超过常人,但仍感饥饿,这是代谢消耗过盛的表现,而且有时明显消瘦。

(五) T_4 、 T_3 与 rT_3 的关系与作用

由于 T_4 在外周组织可能转变为 T_3,而且 T_3 活性较大,曾使人认为:可能 T_4 转变为 T_3 后才有作用,即 T_4 是 T_3 的激素原。现在知道,在甲状腺激素的全部作用中, T_3 约起65%的作用,其中50%是来自 T_4 产生的 T_3,从这一意义来讲, T_4 确是 T_3 的激素原,但是 T_4 本身也具有激素的作用,而且占全部激素作用中的35%。在有些情况下, T_4 的作用显得比 T_3 重要:①部分甲状腺功能低下患者血清 T_3 浓度正常, T_4 浓度较正常为低。②新生儿甲状腺功能正常,血清 T_3 却偏低,此时 T_4 正常。③在细胞核中存在与 T_4 结合的位点。这些材料有力地说明 T_4 不仅可作为 T_3 的激素原,其本身也是重要的激素。

关于 rT_3 临床资料较少。在正常生理情况下, T_4 转变为 rT_3 的量较少,但在重病与饥饿等情况下, T_4 转变为 T_3 的过程发生障碍,此时 T_4 转变为 rT_3 的量增多。 rT_3 产热作用只有 T_4 的5%。上述 T_4 转变的途径的变化,对减少能量消耗,应付紧急情况,颇有意义。

三、甲状旁腺

将动物的甲状旁腺摘除,血钙水平会逐渐下降,直至动物死亡,而血磷水平则往往呈相反变化,逐渐升高。在人类去除甲状旁腺可造成低血钙抽搐,这通常是由于外科手术摘除甲状腺时不慎造成的。

体内甲状旁腺素(PTH)过多,则出现高血钙、低血磷并可导致肾结石。PTH升高血钙和降

低血磷的作用是由于动员骨钙入血,并影响肾小管对钙磷的重吸收。此外,PTH 的另一重要作用就是促进 1,25-二羟维生素 $D_3[1,25-(OH)_2-D_3]$ 的形成,后者进一步调节钙磷代谢。

(一)甲状旁腺功能亢进症

大体可分为原发与继发两种。原发性甲状旁腺功能亢进是由于甲状腺本身病变引起的甲状旁腺素合成与分泌过多。继发性则是由于多种原因所致的低钙血症,刺激甲状旁腺使之增生肥大,分泌过多 PTH,常见于肾功能不全、骨软化症等。

由于 PTH 大量分泌,一方面作用于骨,使骨脱钙与磷而重吸收到血液中,严重时可形成纤维囊性骨炎;另一方面,作用于肾,使肾小管对钙的重吸收增加,对磷的重吸收减少,尿磷排出增多,因而形成高钙血症和低磷血症。PTH 还可促进肾脏将 $25(OH)D_3$ 在 C1 位上羟基化为活性较高的 $1,25-(OH)_2D_3$,后者作用于肠道,使钙的吸收增加,进一步加重高钙血症。由于尿钙与尿磷排出增加常可引起肾结石和肾钙盐沉着症,影响肾脏功能,甚至发展为肾功能不全。血影响肾脏功能,甚至发展为肾功能不全。血钙过多还可发生钙在软组织沉积,导致迁徙性钙化,如发生在肌腱和软骨,可引起关节部分疼痛。由于 PTH 还可抑制肾小管重吸收碳酸氢盐,使尿呈碱性。因此,不仅可进一步促使肾结石形成,同时还可以引起高氯血症性酸中毒,后者使血浆清蛋白与钙结合减少,游离钙增加,加重了高钙血症,同时也增加骨盐的溶解,加重骨的吸收。

(二)甲状旁腺功能减退症

这是由于甲状旁腺分泌过少而引起的一组临床症候群,表现为神经肌肉兴奋性增高,低钙血症,高磷血症与血清 PTH 减少或不能测得。本症也可由于靶细胞对 PTH 反应缺陷所致。由于 PTH 缺乏,骨吸收降低,$1,25-(OH)_2D_3$ 形成减少,因而肠道吸收钙减少,同时,肾小管重吸收低,尿钙排出增加,所以血清钙降低。同时,由于肾脏排磷减少,血清磷增高。低钙血症与高磷血症是甲状旁腺功能减退症的临床化学特征。由于 PTH 缺乏,尿 cAMP 降低,但注射外源性PTH 后,尿 cAMP 立即上升。由于血清钙浓度降低,主要是由于钙离子浓度降低,神经兴奋性增加,可出现手足抽搐甚至惊厥。长期低钙血症可引起晶体白内障,基底神经节钙化,皮肤、毛发、指甲等外胚层病变,在儿童可影响智力发育。

四、肾上腺

肾上腺包括皮质和髓质两个在形态发生、生理功能很不相同的部分,实质上是两个内分泌腺。

(一)肾上腺皮质激素

自 1885 年 Addison 对肾上腺功能低下患者进行详细观察与分析以来已有百余年历史,然而直到最近 30 年,人们才知道对生命有关的两大类皮质激素为皮质醇与醛固酮,并对它们的生物学作用有所了解。皮质醇以影响糖代谢为主,是糖皮质激素的代表;醛固酮以影响水盐代谢为主,是盐皮质激素的代表。它们的作用有一定程度的交叉,上述分类主要为了便于叙述。动物去双侧肾上腺后,如不适当治疗,1~2 周即死去,如仅去肾上腺髓质,动物可以活较长时间,说明肾上腺皮质是维持生命所必需。分析原因主要的两个方面:其一是水盐损失严重,导致血压降低,终于因循环衰竭而死,这主要是缺乏盐皮质素所致;其二是糖、蛋白质、脂肪等物质代谢发生严重紊乱,抵抗力降低,即使对极小有害刺激也无法承受,可虚脱而亡,这是由于缺乏糖皮质激素的缘故。若及时补充所缺激素,动物生命可以保存。

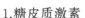

1.糖皮质激素

(1)对营养物质中间代谢的影响:糖皮质激素能促进蛋白质分解,抑制其合成,分解出来的氨基酸转移至肝,大大加强葡萄糖异生过程,同时肾上腺皮质激素的抗胰岛素作用,并使胰岛素与其受体的结合受抑制,以致外周葡萄糖的利用有所减少,脂肪与肌肉组织也减少摄取葡萄糖的数量,结果血糖增高。糖皮质激素对不同部位脂肪的作用不同。四肢脂肪组织分解增加,而腹、面、两肩及背部脂肪似乎合成反而增强,以致肾上腺皮质功能亢进时(皮质醇增多症),将呈现面圆、背厚而四肢消瘦的特殊体形,可作诊断此病的特征之一。

(2)对水盐代谢的影响:糖皮质激素对水的排出有一定的影响,在肾上腺皮质功能不足患者中可发现,排水能力明显发生障碍,严重者出现"水中毒",如补充适量糖皮质激素即可得到缓解而补充盐皮质激素无效。目前对此尚无满意的解释。糖皮激素可能对肾小管的滤过、集合管的水吸收或 ADH 的分泌起着一定的"允许作用"。

(3)对血细胞的影响:糖皮质激素可使红细胞、血小板和中性白细胞在血液中数目增加,使淋巴细胞和嗜酸性粒细胞减少,其原因各有不同。红细胞数目和血小板数目的增加是出于骨髓造血功能增强,中性白细胞数目的增加是由于附着在小血管壁的边缘粒细胞进入血液循环的增多所致。至于淋巴细胞的减少,据最近研究报道,可能是糖皮质激素使淋巴细胞 DNA 合成过程减弱的结果。

(4)对神经系统的影响:糖皮质激素降低大鼠对电休克的阈值,而盐皮质激素作用则相反。在人,小剂量糖皮质激素可引起欣快感,过多时则出现思维不能集中、烦躁不安及失眠等现象。

(5)对肌肉影响:去肾上腺动物的骨骼肌松弛无力,给予糖皮质激素可使肌力恢复。有学者报道,糖皮质激素对体外心脏有强心作用,但对在体心脏的作用不明显。

(6)对血管反应的影响:糖皮质激素有抑制儿茶酚-O-位甲基转移酶(COMT)的作用,使儿茶酚胺降解缓慢、减少。这对保持血管对左甲肾上腺素的正常反应有重要的意义。肾上腺功能低时,毛细血管扩张,通透性增加,补充糖皮质激素,可使血管反应性恢复。

(7)对免疫系统作用:已证实体内主要免疫活性细胞如 T 淋巴细胞、巨噬细胞、单核细胞及 B 淋巴细胞均有皮质激素受体。皮质激素主要抑制 T 淋巴细胞功能,表现于巨噬细胞、活化 T 淋巴细胞分泌的白细胞介素-1(IL-1),白细胞介素-2(IL-2)均降低;T 细胞分化成熟减慢;延迟型免疫反应降低;排异反应差等。皮质激素可降低外周血、淋巴结及脾、肠壁中的淋巴细胞,大剂量皮质激素可以直接杀伤淋巴细胞。由于 T 淋巴细胞功能抑制从而依赖于 T 细胞的 B 淋巴细胞的分化成熟受阻,免疫非蛋白合成降低。总之,皮质激素全面抑制 T 淋巴细胞、B 淋巴细胞、巨噬细胞、单核细胞的功能,抑制机体的免疫应答反应,减轻乃至消除炎症反应,但不清除病原因子,不改变抗原抗体结合反应,故临床只适用于免疫变态反应过高时的一些疾病。此外,由于皮质激素可以抑制白细胞合成并分泌 IL-1,故可减轻或消除发热反应。

2.盐皮质激素

机体产生的盐皮质激素以醛固酮为主。

(1)对盐代谢的影响:醛固酮及其类似物促进肾远曲小管及集合管重吸收 Na^+,与此同时,通过 Na^+-K^+,与 Na^+-H^+ 置换而增加 K^+ 与 H^+ 的排出,因而产生轻度 K^+ 的丧失,尿酸度增加,可出现碱中毒。汗液、唾液与胃液中的 Na^+ 在醛固酮作用下也将减少排出。高温作业汗液中含 Na^+ 相对较少,即是这一结果,是机体适应功能的一种表现。以上所有作用概称为"保钠排钾"作用。

在继续使用醛固酮时,随着 Na^+ 重吸收增加,水被潴留,细胞外液量增加,血压升高,但是当 Na^+ 保留达到一定程度后,由于细胞外液的增加远曲小管重吸收 Na^+ 减少,Na^+ 潴留停止,发生所谓"逃逸现象"。另一情况是,患肝硬化或极度心力衰竭的患者远曲小管重吸收 Na^+ 后,小管内余留的 Na^+ 不足与 K^+ 交换,以至 K^+ 的排泄并不明显。

近年对醛固酮作用机制的研究主要集中在诱导蛋白如何发挥作用这一问题。有三种学说:其一是加强"钠泵"的作用,促进 Na^+ 的运转,增加 Na^+ 重吸收;其二是促进生物氧化,产生较多的 ATP 以提供钠泵所需能量;其三是增强肾上管管腔膜对 Na^+ 的通透性,促进重吸收。看来,三种作用都存在,可共同完成 Na^+ 的运转。

(2)增强血管对儿茶酚胺的敏感性:上面已提到糖皮质激素有这一作用;盐皮质激素的作用更强。醛固酮增多症分为原发性和继发性两大类。原发性醛固酮增多症是由于肾上腺皮质肿瘤或增生,醛固酮分泌增多,导致水钠潴留,体液容量扩张而抑制了肾素-血管紧张素系统;继发性醛固酮增多症的病因在肾上腺外,多固有效循环血量降低,肾血流量减少等原因致使肾素-血管紧张素-醛固酮系统功能亢进。

原发性醛固酮增多症多因醛固酮瘤或双侧肾上腺上球囊增生所致。由于大量醛固酮潴钠导致细胞外液扩张,血容量增多,加强了血管对去甲肾上腺素的反应,引起高血压。大量醛固酮引起失钾,出现一系列因缺钾而引起的神经、肌肉、心脏及肾脏的功能障碍。血钾愈低,肌肉受累愈重,可出现肌无力与周期性瘫痪。在低钾严重时由于神经肌肉应激性降低,手足抽搐可比较轻微或不出现,而在补钾、麻痹消失后,手足搐搦往往发作频繁,因大量失钾、肾小管上皮细胞呈空泡变性,浓缩功能减退,伴多尿,尤其夜尿多,继发口渴、多饮。常易并发尿路感染。由于缺钾常见期前收缩或阵发性室上性心动过速,最严重时可发生心室颤动。

在原发性醛固酮增多症时,虽然肾小管上皮细胞内缺钾,但在醛固酮作用下,继续失钾潴钠,故 Na^+-K^+ 交换仍被促进,于是尿不呈酸性,而呈中性,甚至碱性,但细胞内氢离子增多而呈酸性。细胞内大量钾离子丢失后,Na^+、H^+ 由细胞内排出的效能减低,细胞内钠、氢离子增加,细胞内 pH 下降,细胞外液 H^+ 减少,pH 上升呈碱血症。碱中毒时细胞外液游离钙减少,加上醛固酮促进尿镁排出,故可出现肢端麻木和手足搐搦。

(二)肾上腺髓系

肾上腺髓质受交感神经胆碱能节前纤维直接支配,相当于一个交感神经节,如神经垂体一样可以看作神经系统的延伸部分。胆碱能纤维与髓质中嗜铬细胞相接触,形成"突触"。嗜铬细胞是分泌和贮存两种儿茶酚胺激素:肾上腺素与去甲肾上腺素的场所。嗜铬细胞瘤起源于肾上腺髓质,交感神经节或其他部位的嗜铬组织,这种瘤持续或间断地释放大量儿茶酚胺,引起持续性或阵发性高血压和多个器官功能与代谢紊乱。嗜铬细胞瘤属于 APUD 系统肿瘤,可产生多种肽类激素,其中一部分可能引起嗜铬细胞瘤中一些不典型症状,如面部潮红(舒血管肠肽,P 物质)、便秘(鸦片肽,生长抑素)、面色苍白、血管收缩(神经肽 Y)等。

1.心血管系统表现

嗜铬细胞的临床表现主要由于大量儿茶酚胺作用于肾上腺能受体所致,以心血管症状为主。本病可发生阵发性或持续性高血压,也可发生低血压,甚至休克。其原因可能与血中游离的及结合的儿茶酚胺(肾上腺素、去甲肾上腺素、多巴胺)等多种浓度变化有关。血中结合型多巴胺高时血压低,游离型多巴胺高时心率慢。而本病中儿茶酚胺储存量多,又产生血压升高。大量儿茶酚胺可引起儿茶酚胺性心脏病伴心律失常,如期前收缩、阵发性心动过速,甚至心室颤动。

2.代谢紊乱

（1）基础代谢增高：肾上腺素可作用于中枢神经系统及交感神经系统控制下的代谢过程、耗氧量增加。代谢亢进可引起发热。

（2）糖代谢紊乱：肝糖原分解加速，胰岛素分泌受抑制而肝糖原异生加强，引起血糖过高，糖耐量减退及糖尿。

（3）脂肪代谢紊乱：脂肪分解加速、血游离脂肪酸增高引起消瘦。

（4）电解质代谢紊乱：儿茶酚胺促使 K^+ 进入细胞内，促进肾素、醛固酮分泌而出现低钾血症。

五、胰岛

人类的胰岛细胞至少可分为五类。①α 细胞约占胰岛细胞 20%，分泌胰高血糖素；②β 细胞占胰岛细胞的一半以上，分泌胰岛素；③D 细胞占 1%～8%，分泌生长抑素；④PP 细胞数量很少，分泌胰多肽；⑤DL 细胞数量更少，分泌的物质尚未确定。

（一）胰岛素

胰岛素是促进合成代谢的激素。

1.对糖代谢

血糖浓度升高时，迅速引起胰岛素的分泌。胰岛素可使全身各组织加速摄取、贮存和利用葡萄糖，结果使血糖水平下降。胰岛素使进食后吸收的葡萄糖在肝脏大量转化成糖原贮存起来，并促使葡萄糖转化成脂肪酸，转运到脂肪组织贮存。它还能抑制葡萄糖异生。当胰岛素缺乏时，血糖浓度升高，可超过肾糖阈，大量的糖自尿中排出，发生糖尿病。

2.对脂肪代谢

胰岛素缺乏可造成脂类代谢的严重紊乱，血脂升高，引起动脉硬化，可导致心血管和脑血管系统的严重疾病。

3.对蛋白代谢

胰岛素对蛋白质的合成和贮存是不可缺少的。促进蛋白质合成，抑制蛋白质分解，抑制肝的葡萄糖异生而用于合成蛋白质。

胰岛 β 细胞瘤为器质性低血糖症中较常见的原因，正常时血糖下降，胰岛素的分泌减少甚至停止。胰岛素瘤组织缺乏这种调节机制，虽血糖明显下降而继续分泌胰岛素，致使血浆胰岛素浓度绝对过高，抑制肝糖原分解，减少糖原异生，促进肝、肌肉和脂肪组织利用葡萄糖，从而使血糖下降，出现临床症状。如血糖下降较快，则多先出现交感神经兴奋症状，然后发展为脑功能障碍症状；如血糖下降缓慢，则可以没有明显的交感神经兴奋症状，而只表现为脑功能障碍，甚至以精神行为异常、癫痫样发作、昏迷为首发症状。

情绪不稳定和神经质的人易发生待发性功能性低血糖症。其发病可能是神经体液对胰岛素分泌及或糖代谢调节欠稳定，或因迷走神经紧张性增高使胃排空加速及胰岛素分泌过多所改。一般多发生于早餐后 2～4 小时，临床表现以肾上腺素分泌过多症候群为主。一般无昏迷或抽搐。

（二）胰高血糖素

与胰岛素的作用相反，胰高血糖素是一种促进分解代谢的激素，具有强烈促进糖原分解和葡萄糖异生的作用，使血糖明显升高。胰高血糖素还促进脂肪分解，使酮体生成增多，并促使氨基酸在肝内经葡萄糖异生途经转化成糖。

六、性腺、睾丸的内分泌作用

(一)睾丸的内分泌作用

睾丸的间质细胞产生雄激素,主要是睾酮。睾酮主要有下列几方面的作用。

(1)刺激内生殖器的生长与 Wollfian 管的分化。双氢睾酮刺激外生殖器的发育生长。

(2)刺激男性特征的出现,加快性征发育。

(3)促进蛋白质合成,从而使尿氮减少,呈现正氮平衡。青春期由于睾酮的促蛋白质合成作用,男子身体发生一次比较显著的增长。但睾酮可使骨骼融合过程增快,其促长骨成长的作用有时因骺板过早融合反而使个体矮小。

(二)卵巢的内分泌功能

1.雌激素

雌激素主要刺激副性器官的发育与生长,刺激女性副性特征的出现。另外,还影响代谢功能。

(1)对生殖器官的作用:雌激素是使青春期女性外生殖器、阴道、输卵管和子宫发育和生长的重要激素,过少将出现性功能不足,过多则有早熟现象。

(2)对副性特征的影响:雌激素刺激乳腺导管和结缔组织增生,产生乳晕;使脂肪和毛发分布具有女性特征,音调较高,骨盆宽大,臀部肥厚。

(3)对代谢的影响:雌激素促进肾小管重吸收钠,同时增加肾小管对 ADH 的敏感性,因此,有保钠保水效应,使细胞外液量增加,体重增加;临床资料表明,月经前期情绪不安可能与此有关。雌激素还有类似睾酮的作用,促进肌肉蛋白质合成;并加强钙盐沉着,对青春期发育与成长起促进作用。雌激素可减少主动脉的弹性硬蛋白,降低血浆胆固醇。

2.孕激素

孕激素往往是在雌激素作用的基础上产生效用的。孕激素使子宫内膜产生分泌期的变化,以利胚胎着床;还能使子宫不易兴奋,保持胚胎有较"安静"的环境,且可降低母体免疫排斥反应。缺乏孕激素时有早期流产危险。孕激素促使乳腺腺泡与导管发育,并在怀孕后为泌乳准备条件。

(三)肝病时性激素代谢紊乱

1.性功能减退

男性患慢性肝病患者有性欲缺乏、阳痿伴睾丸萎缩。肝功能代偿的男性其总睾酮在正常下限,随病情进展而下降。Valimaki 等比较了肝功能异常程度类似的一组男性嗜酒者和一组血友病患者,前者的睾酮、精液浓度、精液量明显下降,后者则正常。在垂体-性腺功能的其他方面,两组也有显著差异,提示除肝病外的其他因素也对激素异常有重要作用。

2.女性化

男子女性型乳房是慢性肝病激素异常的突出表现,蜘蛛痣、肝掌也被认为是女性化的证据。性腺功能不全在嗜酒者中常见,但女性化现象并不常见,除非有肝病存在,显然这种现象提示女性化与肝病有关。有报道,在门脉性肝硬化时雌二醇、雌酮的代谢清除率正常或接近正常,在血浆中的浓度也略有增高,不足以解释女性化的原因。

在大鼠实验中发现,在长期喂养酒精后,芳香化酶活性在肝与其他组织增高,该酶的功能是催化雄激素向雌激素转化。另有学者研究了门静脉高压症与女性化的关系。他们在动物中发现,门静脉高压症时雌二醇和雌酮水平均增高,因此认为引起女性化与门脉高压有关。在门静脉高压症情况下,因侧支循环,门-腔分流循环中的睾酮和雄烯二酮逃脱于肝脏代谢而直接进入外周性激素依赖组织。由于外周组织芳香化酶活力增高,在那里转变为雌激素也大大增加。因此在血浆雌激素浓度未有明显增加的情况下,女性化仍可发生。因此,在部分门静脉高压症患者,门-腔分流、肠-肝循环阻断及外周芳香化酶活性增高是女性化的基础。

(徐明付)

第二章 糖尿病及其并发症

第一节 糖 尿 病

一、糖尿病的分型

糖尿病的分型是依据对糖尿病的临床表现、病理生理及病因的认识而建立的综合分型。目前国际上通用的是 WHO 糖尿病专家委员会提出的分型标准。

（一）T1DM

该型又分免疫介导性（1A 型）和特发性（1B 型）。前者占绝大多数，为自身免疫性疾病，可能是有遗传易感性的个体在某些外在环境因素的作用下，机体发生了针对胰岛 β 细胞的自身免疫，导致胰岛 β 细胞破坏，胰岛素分泌减少。血中可发现针对胰岛 β 细胞的特异性抗体。后者发病临床表现与 1A 型相似，但无自身免疫证据。

（二）T2DM

其发病虽然与遗传因素有一定的关系，但环境因素，尤其生活方式起着主导作用。大部分发病从以胰岛素抵抗为主伴胰岛素进行性分泌不足，进展到以胰岛素分泌不足为主伴胰岛素抵抗。

（三）其他特殊类型糖尿病

其他特殊类型糖尿病病因学相对明确。

1.胰岛 β 细胞功能基因缺陷

青年人中的成年发病型糖尿病（maturity-onset diabetes of the young，MODY）、线粒体基因突变糖尿病、其他。

2.胰岛素作用基因缺陷

A 型胰岛素抵抗、妖精貌综合征、Rabson-Mendenhall 综合征、脂肪萎缩型糖尿病等。

3.胰腺疾病和胰腺外伤或手术切除

胰腺炎、创伤、胰腺切除术、胰腺肿瘤、胰腺囊性纤维化病、血色病、纤维钙化性胰腺病等。

4.内分泌疾病

肢端肥大症、皮质醇增多症、胰高糖素瘤、嗜铬细胞瘤、甲状腺功能亢进症、生长抑素瘤、醛固酮瘤及其他。

5.药物或化学品所致糖尿病

Vacor(N-3 吡啶甲基 N-P 硝基苯尿素)、喷他脒、烟酸、糖皮质激素、甲状腺激素、二氮嗪、β-肾上腺素能激动剂、噻嗪类利尿剂、苯妥英钠、α-干扰素等。

6.感染

先天性风疹、巨细胞病毒感染及其他。

7.不常见的免疫介导性糖尿病

僵人综合征、抗胰岛素受体抗体等。

8.其他与糖尿病相关的遗传综合征

Down 综合征、Klinefelter 综合征、Turner 综合征、Wolfram 综合征、Friedreich 共济失调、Huntington 舞蹈病、Laurence-Moon-Beidel 综合征、强直性肌营养不良、卟啉病、Prader-Willi 综合征等。

(四)妊娠期糖尿病(GDM)

GDM 指妊娠期间发生的糖尿病。不包括孕前已诊断或已患糖尿病的患者,后者称为糖尿病合并妊娠。

糖尿病患者中 T2DM 最多见,占 90%～95%。T1DM 在亚洲较少见,但在某些国家和地区则发病率较高;我国 T1DM 占糖尿病的比例<5%。

二、糖尿病的病因、发病机制和自然史

糖尿病的病因和发病机制较复杂,至今未完全阐明。不同类型其病因不尽相同,即使在同一类型中也存在着异质性。总的来说,遗传因素及环境因素共同参与其发病。胰岛素由胰岛 β 细胞合成和分泌,经血液循环到达体内各组织器官的靶细胞,与特异受体结合并引发细胞内物质代谢效应,这过程中任何一个环节发生异常均可导致糖尿病。

T2DM 在自然进程中,不论其病因如何,都会经历几个阶段:患者已存在糖尿病相关的病理生理改变(如胰岛素抵抗、胰岛 β 细胞功能缺陷)相当长时间,但糖耐量仍正常。随病情进展首先出现糖调节受损(IGR),包括空腹血糖受损(IFG)和糖耐量减低(IGT),两者可分别或同时存在;IGR 代表了正常葡萄糖稳态和糖尿病高血糖之间的中间代谢状态,是最重要的 T2DM 高危人群,其中 IGT 预测发展为糖尿病有更高的敏感性,每年有 1.5%～10.0% 的 IGT 患者进展为 T2DM;并且在大多数情况下,IGR 是糖尿病自然病程中的一部分,最后进展至糖尿病。糖尿病早期,部分患者可通过饮食控制、运动、减肥等使血糖得到控制,多数患者则需在此基础上使用口服降糖药使血糖达理想控制,但不需要用胰岛素治疗;随病情进展,β 细胞分泌胰岛素功能进行性下降,患者需应用胰岛素帮助控制高血糖,但不依赖外源胰岛素维持生命;随胰岛细胞破坏进一步加重,至胰岛 β 细胞功能完全衰竭时,则需要外源胰岛素维持生命。由于部分 T2DM 患者发病隐匿,至发现时 β 细胞功能已严重损害、血糖很高,这类患者即需应用胰岛素帮助控制高血糖。

（一）T1DM

T1DM 绝大多数是自身免疫性疾病,遗传因素和环境因素共同参与其发病。某些外界因素(如病毒感染、化学毒物和饮食等)作用于有遗传易感性的个体,激活 T 淋巴细胞介导的一系列自身免疫反应,引起选择性胰岛 β 细胞破坏和功能衰竭,体内胰岛素分泌不足进行性加重,最终导致糖尿病。

1.遗传因素

在同卵双生子中T1DM同病率达30%～40%,提示遗传因素在T1DM发病中起重要作用。T1DM遗传易感性涉及多个基因,包括HLA基因和非HLA基因,现尚未被完全识别。已知位于6号染色体短臂的HLA基因为主效基因,其他为次效基因。HLA-Ⅰ、Ⅱ类分子参与了CD4$^+$T淋巴细胞及CD8$^+$杀伤T淋巴细胞的免疫耐受,从而参与了T1DM的发病。

总而言之,T1DM存在着遗传异质性,遗传背景不同的亚型其病因及临床表现不尽相同。

2.环境因素

(1)病毒感染:据报道与T1DM发病有关的病毒包括风疹病毒、腮腺炎病毒、柯萨奇病毒、脑心肌炎病毒和巨细胞病毒等。病毒感染可直接损伤β细胞,迅速、大量破坏β细胞或使细胞发生慢性损伤、数量逐渐减少。病毒感染还可损伤β细胞而暴露其抗原成分,从而触发自身免疫反应,现认为这是病毒感染导致β细胞损伤的主要机制。最近,基于T1DM动物模型的研究发现胃肠道中微生物失衡也可能与该病的发生有关。

(2)化学毒物和饮食因素:链脲佐菌素和四氧嘧啶糖尿病动物模型及灭鼠剂吡甲硝苯脲所造成的人类糖尿病属于非免疫介导性β细胞破坏(急性损伤)或免疫介导性β细胞破坏(小剂量、慢性损伤)。而过早接触牛奶或谷类蛋白,引起T1DM发病机会增大,可能与肠道免疫失衡有关。

3.自身免疫

许多证据支持T1DM为自身免疫性疾病:①遗传易感性与HLA区域密切相关,而HLA区域与免疫调节及自身免疫性疾病的发生有密切关系;②常伴发其他自身免疫性疾病,如桥本甲状腺炎、艾迪生病等;③早期病理改变为胰岛炎,表现为淋巴细胞浸润;④已发现近90%新诊断的T1DM患者血清中存在针对β细胞的单株抗体;⑤动物研究表明,免疫抑制治疗可预防小剂量链脲佐菌素所致动物糖尿病。

(1)体液免疫:已发现90%新诊断的T1DM患者血清中存在针对β细胞的抗体,比较重要的有多株胰岛细胞抗体(ICA)、胰岛素抗体(IAA)、谷氨酸脱羧酶抗体(GADA)、蛋白质酪氨酸磷酸酶样蛋白抗体、锌转运体8抗体等。胰岛细胞自身抗体检测可预测T1DM的发病及确定高危人群,并可协助糖尿病分型及指导治疗。

(2)细胞免疫:目前认为细胞免疫异常在T1DM发病中起更重要作用。细胞免疫失调表现为致病性和保护性T淋巴细胞比例失衡及其所分泌的细胞因子或其他递质相互作用紊乱,一般认为发病经历3个阶段:①免疫系统被激活;②免疫细胞释放各种细胞因子;③在激活的T淋巴细胞和各种细胞因子的作用下,胰岛β细胞受到直接或间接的高度特异性的自身免疫性攻击,导致胰岛炎和β细胞破坏。

(二)T2DM

T2DM也是由遗传因素及环境因素共同作用而形成的多基因遗传性复杂病,是一组异质性疾病。目前对T2DM的病因和发病机制仍然认识不足,但环境因素扮演着重要角色。

1.遗传因素与环境因素

同卵双生子中T2DM的同病率接近100%,但起病和病情进程则受环境因素的影响而变异甚大。其遗传特点为:①参与发病的基因很多,分别影响糖代谢有关过程中的某个中间环节;②每个基因参与发病的程度不等,大多数为次效基因,可能有个别为主效基因;③每个基因只是赋予个体某种程度的易感性,并不足以致病,也不一定是致病所必需;④多基因异常的总效应形成遗传易感性。现有资料显示遗传因素主要影响β细胞功能。

环境因素包括增龄、现代生活方式、营养过剩、体力活动不足、子宫内环境,以及应激、化学毒物等。在遗传因素和上述环境因素共同作用下所引起的肥胖,特别是中心性肥胖,与胰岛素抵抗和 T2DM 的发生密切相关。近几十年糖尿病发病率的急剧增高难以用遗传因素解释,以营养过剩和运动减少为主要参与因素的生活方式改变起着更为重要的作用。

2.胰岛素抵抗和 β 细胞功能缺陷

β 细胞功能缺陷导致不同程度的胰岛素缺乏和组织(特别是骨骼肌和肝脏)胰岛素抵抗是 T2DM 发病的两个主要环节。不同个体其胰岛素抵抗和胰岛素分泌缺陷在发病中的重要性不同,同一患者在疾病进程中两者的相对重要性也可能发生变化。在存在胰岛素抵抗的情况下,如果 β 细胞能代偿性增加胰岛素分泌,则可维持血糖正常;当 β 细胞功能无法代偿胰岛素抵抗时,就会发生 T2DM。

(1)胰岛素抵抗:胰岛素降低血糖的主要机制包括抑制肝脏产生葡萄糖、刺激内脏组织(如肝脏)对葡萄糖的摄取,以及促进外周组织(骨骼肌、脂肪)对葡萄糖的利用。胰岛素抵抗指胰岛素作用的靶器官(主要是肝脏、肌肉和脂肪组织)对胰岛素作用的敏感性降低。

胰岛素抵抗是 T2DM 的重要特征,现认为可能是多数 T2DM 发病的始发因素,且产生胰岛素抵抗的遗传背景也会影响 β 细胞对胰岛素抵抗的代偿能力。但胰岛素抵抗的发生机制至今尚未阐明。目前主要有脂质超载和炎症两种论点:脂质过度负荷增多致血液循环中 FFA 及其代谢产物水平增高及在非脂肪细胞(主要是肌细胞、肝细胞、胰岛 β 细胞)内沉积,抑制胰岛素信号转导;增大的脂肪细胞吸引巨噬细胞,分泌炎症性信号分子(如 TNF-α、抵抗素、IL-6 等),通过 Jun 氨基端激酶阻断骨骼肌内的胰岛素信号转导。

(2)β 细胞功能缺陷:β 细胞功能缺陷在 T2DM 的发病中起关键作用,β 细胞对胰岛素抵抗的失代偿是导致 T2DM 发病的最后环节。现已证明从糖耐量正常到 IGT 到 T2DM 的进程中,β 细胞功能呈进行性下降,T2DM 诊断时其 β 细胞功能已降低约 50%。

T2DM β 细胞功能缺陷主要表现如下。①胰岛素分泌量的缺陷:T2DM 早期空腹胰岛素水平正常或升高,葡萄糖刺激后胰岛素分泌代偿性增多(但相对于血糖水平而言胰岛素分泌仍是不足的);随着疾病的进展和空腹血糖浓度增高,基础胰岛素分泌不再增加,甚至逐渐降低,而葡萄糖刺激后胰岛素分泌缺陷更明显。患者一般先出现对葡萄糖刺激反应缺陷,对非葡萄糖的刺激(如氨基酸、胰高糖素、化学药物等)尚有反应;至疾病后期胰岛 β 细胞衰竭时,则对葡萄糖和非葡萄糖的刺激反应均丧失。②胰岛素分泌模式异常:静脉注射葡萄糖后(IVGTT 或高糖钳夹试验)第一时相胰岛素分泌减弱或消失;口服葡萄糖胰岛素释放试验中早时相胰岛素分泌延迟、减弱或消失;疾病早期第二时相(或晚时相)胰岛素分泌呈代偿性升高及峰值后移,当病情进一步发展则第二时相(或晚时相)胰岛素分泌也渐减;且对葡萄糖和非葡萄糖刺激反应均减退。③胰岛素脉冲式分泌缺陷:正常胰岛素呈脉冲式分泌,涵盖基础和餐时状态;T2DM 胰岛素分泌谱紊乱,正常间隔脉冲消失,出现高频脉冲及昼夜节律紊乱;在 DM 的发生发展过程中,胰岛素脉冲式分泌异常可能比糖刺激的第一时相胰岛素分泌异常更早出现。④胰岛素质量缺陷:胰岛素原与胰岛素的比例增加,胰岛素原的生物活性仅约为胰岛素的 15%。

3.胰岛 α 细胞功能异常和胰高糖素样多肽-1(GLP-1)分泌缺陷

近年研究发现,与正常糖耐量者比较,T2DM 患者血 GLP-1 浓度降低,尤其进餐后更为明显。但目前尚不清楚这种现象是高血糖的诱发因素或是继发于高血糖。

GLP-1 由肠道 L 细胞分泌,主要生物作用包括刺激 β 细胞葡萄糖介导的胰岛素合成和分泌、抑制胰高糖素。其他生物学效应包括延缓胃内容物排空、抑制食欲及摄食、促进β细胞增殖和减少凋亡、改善血管内皮功能和保护心脏功能等。GLP-1在体内迅速被DPP-Ⅳ降解而失去生物活性，其血浆半衰期不足2分钟。

已知胰岛中α细胞分泌胰高糖素在保持血糖稳态中起重要作用。正常情况下，进餐后血糖升高刺激早时相胰岛素分泌和GLP-1分泌，进而抑制α细胞分泌胰高糖素，从而使肝糖输出减少，防止出现餐后高血糖。研究发现，T2DM患者由于β细胞数量明显减少，α细胞数量无明显改变，致α/β细胞比例显著增加；另外T2DM患者普遍存在α细胞功能紊乱，主要表现为α细胞对葡萄糖敏感性下降(也即需要更高的血糖浓度才能实现对胰高糖素分泌的抑制作用)，T2DM患者负荷后GLP-1的释放曲线低于正常个体；从而导致胰高糖素水平升高，肝糖输出增加。通过提高内源性GLP-1水平或补充外源GLP-1后，可观察到GLP-1以葡萄糖依赖方式促进T2DM的胰岛素分泌和抑制胰高血糖素分泌，并可恢复α细胞对葡萄糖的敏感性。

胰岛α细胞功能异常和GLP-1分泌缺陷可能在T2DM发病中也起重要作用。

4.T2DM的自然史

T2DM早期存在胰岛素抵抗而β细胞可代偿性增加胰岛素分泌时，血糖可维持正常；当β细胞无法分泌足够的胰岛素以代偿胰岛素抵抗时，则会进展为IGR和糖尿病。IGR和糖尿病早期不需胰岛素治疗的阶段较长，部分患者可通过生活方式干预使血糖得到控制，多数患者则需在此基础上使用口服降糖药使血糖达理想控制；随β细胞分泌胰岛素功能进行性下降，患者需应用胰岛素控制高血糖，但不依赖外源胰岛素维持生命；但随着病情进展，相当一部分患者需用胰岛素控制血糖或维持生命。

三、糖尿病的临床表现

(一)基本临床表现

血糖升高后因渗透性利尿引起多尿，继而口渴多饮；外周组织对葡萄糖利用障碍，脂肪分解增多，蛋白质代谢负平衡，渐见乏力、消瘦，儿童生长发育受阻；患者常有易饥、多食。故糖尿病的临床表现常被描述为"三多一少"，即多尿、多饮、多食和体重减轻。可有皮肤瘙痒，尤其外阴瘙痒。血糖升高较快时可使眼房水、晶体渗透压改变而引起屈光改变致视力模糊。部分患者无任何症状，仅于健康检查或因各种疾病就诊化验时发现高血糖。

(二)常见类型糖尿病的临床特点

1.T1DM临床特点

(1)免疫介导性T1DM(1A型)：诊断时临床表现变化很大，可以是轻度非特异性症状、典型三多一少症状或昏迷。多数青少年患者起病较急，症状较明显；如未及时诊断治疗，可出现糖尿病酮症酸中毒。多数T1DM患者起病初期都需要胰岛素治疗，使代谢恢复正常，但此后可能有持续数周至数月不等的时间需要的胰岛素剂量很小或不需要胰岛素，即所谓"蜜月期"现象，这是由于β细胞功能得到部分恢复。某些成年患者，起病缓慢，早期临床表现不明显，经历一段或长或短的不需胰岛素治疗的阶段，称为"成人隐匿性自身免疫糖尿病(LADA)"。尽管起病急缓不一，一般较快进展到糖尿病需依赖外源胰岛素控制血糖。这类患者很少肥胖，但肥胖不排除本病可能性。多数1A型患者血浆基础胰岛素水平低于正常，葡萄糖刺激后胰岛素分泌曲线低平。胰岛β细胞自身抗体可呈阳性。

(2)特发性T1DM(1B型)：通常急性起病，β细胞功能明显减退甚至衰竭，临床上表现为糖尿病酮症甚至酸中毒。β细胞自身抗体检查阴性。病因未明。诊断时需排除单基因突变糖尿病。

2.T2DM临床特点

流行病学调查显示,在我国糖尿病患者群中,T2DM占90%以上。多见于成人,常在40岁以后起病,但也可发生于青少年;多数起病隐匿,症状相对较轻,半数以上无任何症状;不少患者因慢性并发症、伴发病或仅于健康检查时发现。很少自发性发生DKA,但在应激、严重感染、中断治疗等诱因下也可发生DKA。T2DM常有家族史。临床上与肥胖症、血脂异常、脂肪肝、高血压、冠心病等疾病常同时或先后发生,并常伴有高胰岛素血症,目前认为这些均与胰岛素抵抗有关,称为代谢综合征。由于诊断时所处的病程阶段不同,其β细胞功能表现差异较大,有的早期患者进食后胰岛素分泌高峰延迟,餐后3～5小时血浆胰岛素水平不适当地升高,引起反应性低血糖,可成为这些患者的首发临床表现。

3.某些特殊类型糖尿病

(1)青年人中的成年发病型糖尿病:MODY是一组高度异质性的单基因遗传病。主要临床特征:①有三代或以上家族发病史,且符合常染色体显性遗传规律;②先证者发病年龄<25岁;③无酮症倾向。

(2)线粒体基因突变糖尿病临床特征:①母系遗传;②发病早,β细胞功能逐渐减退,自身抗体阴性;③身材多消瘦;④常伴神经性耳聋或其他神经肌肉表现。

(3)糖皮质激素所致糖尿病:部分患者应用糖皮质激素后可诱发或加重糖尿病,常常与剂量和使用时间相关。多数患者停用后糖代谢可恢复正常。不管以往有否糖尿病,使用糖皮质激素时均应监测血糖,及时调整降糖方案,首选胰岛素控制高血糖。

4.妊娠糖尿病

GDM通常是在妊娠中、末期出现,此时与妊娠相关的胰岛素拮抗激素的分泌亦达高峰。GDM一般只有轻度无症状性血糖增高,但由于血糖轻度增高对胎儿发育亦可能有不利影响,因此妊娠期间应重视筛查。对所有孕妇,特别是GDM高风险的妇女(GDM个人史、肥胖、尿糖阳性,或有糖尿病家族史者),最好在怀孕前进行筛查,若FPG>7.0 mmol/L、随机血糖>11.1 mmol/L或HbA1c>6.5%则可确诊为显性糖尿病。

所有既往无糖尿病的孕妇应在妊娠24～28周时进行OGTT。针对GDM的诊断方法和标准一直存在争议。就诊断方法而言,分为一步法及两步法。一步法是妊娠24～28周行75 g OGTT;若FPG≥5.1 mmol/L,服糖后1小时血糖≥10.0 mmol/L、2小时≥8.5 mmol/L,不再检测3小时血糖;血糖值超过上述任一指标即可诊断为GDM。两步法是妊娠24～28周先做50 g OGTT初步筛查,即口服50 g葡萄糖,1小时后抽血化验血糖,血糖水平≥7.8 mmol/L为异常;异常者需行100 g OGTT确诊,分别测定FPG及负荷后1小时、2小时和3小时血糖水平;两项或两项以上异常即可确诊为GDM。

一步法简单易行,对该法诊断的GDM进行治疗可能会改善母婴结局,但鉴于OGTT变异度较大,且根据现有一步法的诊断标准可大幅度增加GDM的患病率,由此增加的经济负担,以及诊断的GDM进行干预所带来的母婴益处尚需要更多的临床研究证实。故目前不同组织对一步法及两步法的推荐态度有所不同。NIH及美国妇产科医师学会推荐两步法,国际糖尿病与妊娠研究组及世界卫生组织则支持采用一步法,而既往支持一步法的ADA 2014年发表声明称两种方法都可以选用,美国损防医学工作组、美国家庭医师协会和内分泌学会则并未就选择哪种方法做明确推荐。

对 GDM 和"糖尿病合并妊娠"均需积极有效处理,以降低围产期疾病相关的患病率和病死率。GDM 妇女分娩后血糖一般可恢复正常,但未来发生 T2DM 的风险显著增加。此外,由于某些 GDM 患者孕前可能已经存在未被诊断的各种类型的糖尿病,故 GDM 患者应在产后 6～12 周使用非妊娠 OGTT 标准筛查糖尿病,并长期追踪观察。

四、糖尿病的实验室检查

(一)糖代谢异常严重程度或控制程度的检查

1.尿糖测定

大多采用葡萄糖氧化酶法,测定的是尿葡萄糖,尿糖阳性是诊断糖尿病的重要线索。但尿糖阳性只是提示血糖值超过肾糖阈(大约 10 mmol/L),因而尿糖阴性不能排除糖尿病可能。并发肾脏病变时,肾糖阈升高,虽然血糖升高,但尿糖阴性。肾糖阈降低时,虽然血糖正常,尿糖可阳性。

2.血糖测定和 OGTT

血糖升高是诊断糖尿病的主要依据,又是判断糖尿病病情和控制情况的主要指标。血糖值反映的是瞬间血糖状态。常用葡萄糖氧化酶法测定。抽静脉血或取毛细血管血,可用血浆、血清或全血。如血细胞比容正常,血浆、血清血糖比全血血糖高 15%。诊断糖尿病时必须用静脉血浆测定血糖,治疗过程中随访血糖控制情况可用便携式血糖计测定末梢血糖。

当血糖高于正常范围而又未达到诊断糖尿病标准时,须进行 OGTT。OGTT 应在无摄入任何热量 8 小时后,清晨空腹进行,成人口服 75 g 无水葡萄糖,溶于 250～300 mL 水中,5～10 分钟饮完,空腹及开始饮葡萄糖水后 2 小时测静脉血浆葡萄糖。儿童服糖量按每千克体重 1.75 g 计算,总量不超过 75 g。

如下因素可影响 OGTT 结果的准确性:试验前连续 3 天膳食中糖类摄入过少、长期卧床或极少活动、应激情况、应用药物(如噻嗪类利尿剂、β 受体阻滞剂、糖皮质激素等)、吸烟等。因此急性疾病或应激情况时不宜行 OGTT;试验过程中,受试者不喝茶及咖啡、不吸烟、不做剧烈运动;试验前 3 天内摄入足量碳水化合物;试验前 3～7 天停用可能影响的药物。

3.糖化血红蛋白和糖化血浆白蛋白测定

糖化血红蛋白是葡萄糖或其他糖与血红蛋白的氨基发生非酶催化反应(一种不可逆的蛋白糖化反应)的产物,其量与血糖浓度呈正相关。糖化血红蛋白有 a、b、c 3 种,以糖化血红蛋白 c 最为重要。正常人糖化血红蛋白 c 占血红蛋白总量的 3%～6%,不同实验室之间其参考值有一定差异。血糖控制不良者糖化血红蛋白 c 升高,并与血糖升高的程度和持续时间相关。由于红细胞在血液循环中的寿命约为 120 天,因此糖化血红蛋白 c 反映患者近 8～12 周平均血糖水平,为评价糖尿病长期血糖控制水平的主要监测指标之一。需要注意糖化血红蛋白 c 受检测方法、有无贫血和血红蛋白异常疾病、红细胞转换速度、年龄等因素的影响。另外,糖化血红蛋白 c 不能反映瞬时血糖水平及血糖波动情况,也不能确定是否发生过低血糖。

血浆蛋白(主要为白蛋白)同样也可与葡萄糖发生非酶催化的糖化反应而形成果糖胺,其形成的量也与血糖浓度和持续时间相关,正常值为 1.7～2.8 mmol/L。由于白蛋白在血中半衰期为 19 天,故果糖胺反映患者近 2～3 周平均血糖水平,为糖尿病患者近期病情监测的指标。

(二)胰岛β细胞功能检查

1.胰岛素释放试验

正常人空腹基础血浆胰岛素为 35～145 pmol/L(5～20 mU/L),口服 75 g 无水葡萄糖(或 100 g 标准面粉制作的馒头)后,血浆胰岛素在 30～60 分钟上升至高峰,峰值为基础值的 5～10 倍,3～4 小时恢复到基础水平。本试验反映基础和葡萄糖介导的胰岛素释放功能。胰岛素测定受血清中胰岛素抗体和外源性胰岛素的干扰。

2.C 肽释放试验

C 肽释放试验方法同上。正常人空腹基础值不小于 400 pmol/L,高峰时间同上,峰值为基础值的 5～6 倍。也反映基础和葡萄糖介导的胰岛素释放功能。C 肽测定不受血清中的胰岛素抗体和外源性胰岛素的影响。

3.其他检测

β 细胞功能的方法如静脉注射葡萄糖-胰岛素释放试验和高糖钳夹试验可了解胰岛素释放第一时相;胰高糖素-C 肽刺激试验和精氨酸刺激试验可了解非糖介导的胰岛素分泌功能等。可根据患者的具体情况和检查目的而选用。

(三)其他检查

1.血脂水平检测

胆固醇,尤其是 LDL-C 在动脉粥样硬化发生和发展中发挥着关键作用。糖尿病患者发生动脉粥样硬化的危险度明显增高,故要严密监测血脂,并结合年龄、性别、吸烟与否、血压水平及有无血管病变等确定个体化血脂治疗方案及达标标准。

2.足底压力检测

有条件者可行足底压力分析,以指导糖尿病足患者的足部护理及对足矫形器的监测。

3.有关病因和发病机制的检查

GADA、ICA、IAA 及 IA-2A 的联合检测;胰岛素敏感性检查;基因分析等。

五、糖尿病的诊断与鉴别诊断

大多数早期 T2DM 患者并无明显症状,故容易漏诊和误诊。在临床工作中要善于发现糖尿病,尽可能早期诊断和治疗。糖尿病诊断以血糖升高为依据,血糖的正常值和糖代谢异常的诊断切点是依据血糖值与糖尿病特异性并发症(如视网膜病变)发生风险的关系来确定。应注意如单纯检查空腹血糖,糖尿病漏诊率高,应加测餐后血糖,必要时进行 OGTT。

(一)诊断线索

有多食、多饮、多尿及体重减轻(三多一少)症状者;以糖尿病各种急慢性并发症或伴发病首诊就诊者;原因不明的酸中毒、失水、昏迷、休克;反复发作的皮肤疖或痈、真菌性阴道炎等;手足麻木、视物模糊等。高危人群:有糖调节受损史(IFG 和/或 IGT);年龄≥45 岁;超重或肥胖;T2DM 的一级亲属;有巨大儿生产史或妊娠糖尿病史等。

(二)诊断标准

我国目前采用国际上通用 WHO 糖尿病专家委员会提出的诊断和分类标准(表 2-1、表 2-2),要点如下。

(1)糖尿病诊断是基于空腹(FPG)、任意时间或 OGTT 中 2 小时血糖值。空腹指至少 8 小时内无任何热量摄入;任意时间指一天内任何时间,无论上一次进餐时间及食物摄入量。糖尿病症状指多尿、烦渴多饮和难于解释的体重减轻。FPG 3.9～6.0 mmol/L(70～108 mg/dL)为正常;6.1～6.9 mmol/L(110～125 mg/dL)为 IFG;≥7.0 mmol/L(126 mg/dL)应考虑糖尿病。OGTT 中2 小时血糖值<7.7 mmol/L(139 mg/dL)为正常糖耐量;7.8～11.0 mmol/L(140～199 mg/dL)为 IGT;≥11.1 mmol/L(200 mg/dL)应考虑糖尿病。

表 2-1　糖尿病诊断标准

诊断标准	静脉血浆葡萄糖水平(mmol/L)
(1)糖尿病症状＋随机血糖	≥11.1
(2)空腹血糖(FPG)	≥7.0
(3)OGTT 2 小时血糖	≥11.1

注:需再测一次予以证实,诊断才能成立。随机血糖指不考虑上次用餐时间,一天中任意时间的血糖,不能用来诊断 IFG 或 IGT。

表 2-2　糖代谢状态分类

糖代谢分类	静脉血浆葡萄糖水平(mmol/L)	
	空腹血糖(FPG)	糖负荷后 2 小时血糖水平
正常血糖(NGR)	<6.1	<7.8
空腹血糖受损(IFG)	6.1～6.9	<7.8
糖耐量减低(IGT)	<7.0	7.8～11.0
糖尿病(DM)	≥7.0	≥11.1

注:2003 年 11 月国际糖尿病专家委员会建议将 IFG 的界限值修订为 5.6～6.9 mmol/L。

(2)糖尿病的临床诊断推荐采用葡萄糖氧化酶法测定静脉血浆葡萄糖。

(3)对于无糖尿病症状,仅一次血糖值达到糖尿病诊断标准者,必须在另一天复查核实而确定诊断;如复查结果未达到糖尿病诊断标准,应定期复查。IFG 或 IGT 的诊断应根据 3 个月内的两次 OGTT 结果,用其平均值来判断。严重疾病(急性严重感染、创伤)或其他应激情况下,可因拮抗胰岛素的激素(如儿茶酚胺、皮质醇等)分泌增多而发生应激性高血糖;但这种代谢紊乱常为暂时性和自限性,因此在应激因素消失前,不能据此时血糖诊断糖尿病,必须在应激消除后复查才能明确其糖代谢状况。

(4)儿童糖尿病诊断标准与成人相同。

(5)孕期首次产前检查时,使用普通糖尿病诊断标准筛查孕前未诊断的 T2DM,如达到糖尿病诊断标准即可判断孕前就患有糖尿病。如初次检查结果正常,则在孕 24～28 周筛查有无 GDM。

(6)近年对应用糖化血红蛋白作为糖尿病诊断指标的国内外研究很多,并得到了广泛的关注。糖化血红蛋白是评价长期血糖控制的金标准。流行病学和循证医学研究证明糖化血红蛋白能稳定和可靠地反映患者的预后。且糖化血红蛋白具有检测变异小、更稳定、可采用与 DCCT/UKPDS 一致的方法并进行标化、无须空腹或定时采血且受应激等急性状态影响小等优点。美国糖尿病协会(ADA)已经把糖化血红蛋白≥6.5％作为糖尿病的诊断标准,WHO 也建议在条件成熟的地方采用糖化血红蛋白作为诊断糖尿病的指标。然而由于我国有关糖化血红蛋白诊断糖尿病切点的相关资料尚不足,而且我国尚缺乏糖化血红蛋白检测方法的标准化,包括测定仪器和测定方法的质量控制存在着明显的地区差异,故目前在我国尚不推荐采用糖化血红蛋白诊断糖尿病。

(三)鉴别诊断

注意鉴别其他原因所致尿糖阳性。肾性糖尿因肾糖阈降低所致,尿糖阳性,但血糖及OGTT正常。某些非葡萄糖的糖尿如果糖、乳糖、半乳糖尿,用班氏试剂(硫酸铜)检测呈阳性反应,用葡萄糖氧化酶试剂检测呈阴性反应。

甲状腺功能亢进症、胃空肠吻合术后,因碳水化合物在肠道吸收快,可引起进食后 0.5～1 小时血糖过高,出现糖尿,但 FPG 和餐后 2 小时血糖正常。严重弥漫性肝病患者,葡萄糖转化为肝糖原功能减弱,肝糖原贮存减少,进食后 0.5～1 小时血糖过高,出现糖尿,但 FPG 偏低,餐后 2～3 小时血糖正常或低于正常。急性应激状态时,胰岛素拮抗激素(如肾上腺素、ACTH、肾上腺皮质激素和生长激素)分泌增加,可使糖耐量减低,出现一过性血糖升高、尿糖阳性,应激过后可恢复正常。

(四)分型

最重要的是鉴别 T1DM 和 T2DM,由于两者缺乏明确的生化或遗传学标志,主要根据临床特点和发展过程,从发病年龄、起病急缓、症状轻重、体重、有否酮症酸中毒倾向、是否依赖外源胰岛素维持生命等方面,结合胰岛 β 细胞自身抗体和 β 细胞功能检查结果而进行临床综合分析判断。一般来说,T1DM 发病年龄轻,起病急、症状较重,明显消瘦,有酮症倾向,需要胰岛素治疗。但两者的区别都是相对的,临床单靠血糖水平不能区分 T1DM 还是 T2DM,有些患者诊断初期可能同时具有 T1DM 和 T2DM 的特点,如这些人发病年龄较小但进展慢、一般不胖、胰岛素分泌功能降低但尚未达容易发生酮症的程度、其中相当部分患者使用口服降糖药即可达良好血糖控制,这些患者确实暂时很难明确归为 T1DM 或 T2DM;这时可先做一个临时性分型,用于指导治疗。然后依据对治疗的初始反应和 β 细胞功能的动态变化再重新评估和分型。随着疾病的进展,诊断会越来越明确。从发病机制角度来讲,胰岛 β 细胞自身抗体是诊断 T1DM 的特异指标。

MODY 和线粒体基因突变糖尿病有一定临床特点,但确诊有赖于基因分析。

许多内分泌疾病,如肢端肥大症(或巨人症)、皮质醇增多症、嗜铬细胞瘤可分泌生长激素、皮质醇、儿茶酚胺,抵抗胰岛素而引起继发性糖尿病。还要注意药物影响和其他特殊类型糖尿病。

(五)并发症和伴发病的诊断

对糖尿病的各种并发症及经常伴随出现的肥胖、高血压、血脂异常等也须进行相应检查和诊断以便及时治疗。

T1DM 应根据体征和症状考虑自身免疫性甲状腺疾病、系统性红斑狼疮等的筛查。

六、糖尿病的治疗

由于糖尿病的病因和发病机制尚未完全阐明,目前仍缺乏病因治疗。

糖尿病治疗的近期目标是通过控制高血糖和相关代谢紊乱以消除糖尿病症状和防止出现急性严重代谢紊乱;远期目标是通过良好的代谢控制达到预防和/或延缓糖尿病慢性并发症的发生和发展,维持良好健康和学习、劳动能力,提高患者的生活质量、降低病死率和延长寿命。保障儿童患者的正常生长发育。

近年循证医学的发展促进了糖尿病治疗观念的进步,糖尿病的控制已从传统意义上的治疗转变为系统管理,最好的管理模式是以患者为中心的团队式管理,团队主要成员包括全科和专科医师、糖尿病教员、营养师、运动康复师、患者及其家属等,并建立定期随访和评估系统。

近年临床研究证实:使新诊断的糖尿病患者达到良好血糖控制可延缓糖尿病微血管病变的发生、发展;早期有效控制血糖可能对大血管有较长期的保护作用(代谢记忆效应);全面控制T2DM 的危险因素可明显降低大血管和微血管病变的发生风险和死亡风险。早期良好控制血糖尚可保护β细胞功能及改善胰岛素敏感性。故糖尿病管理须遵循早期和长期、积极而理性、综合治疗和全面达标、治疗措施个体化等原则。IDF 提出糖尿病综合管理 5 个要点(有"五驾马车"之称):糖尿病教育、医学营养治疗、运动治疗、血糖监测和药物治疗。

已有证据显示,将 HbA1c 降至 7%左右或以下可显著减少糖尿病微血管并发症;如在诊断糖尿病后早期降低 HbA1c,可以减少慢性大血管病变风险。应对血糖控制的风险与获益、可行性和社会因素等进行综合评估,为患者制定合理的个体化 HbA1c 控制目标。对于大多数非妊娠成人,HbA1c 的合理控制目标为<7%。ADA 和 EASD 立场声明建议,对于某些患者(如病程短、预期寿命长、无明显的 CVD 等),在无明显的低血糖或其他不良反应的前提下,可考虑更严格的 HbA1c 目标(如 HbA1c 6.0%~6.5%)。而对于有严重低血糖病史,预期寿命有限,有显著的微血管或大血管并发症,或有严重的并发症,糖尿病病程长,并且尽管进行了糖尿病自我管理教育、合适的血糖监测、接受有效剂量的多种降糖药物包括胰岛素治疗仍然很难达标的患者,应采用较为宽松的 HbA1c 目标(如 HbA1c 7.5%~8%,或甚至更高些)。即糖尿病患者血糖控制目标应该遵循个体化的原则。

(一)糖尿病健康教育

糖尿病健康教育是重要的基础管理措施之一。每位糖尿病患者一旦诊断即应规范接受糖尿病教育,目标是使患者充分认识糖尿病并掌握糖尿病的自我管理能力。健康教育被公认是决定糖尿病管理成败的关键。良好的健康教育可充分调动患者的主观能动性,积极配合治疗,有利于疾病控制达标,防止各种并发症的发生和发展,降低医疗费用和负担,使患者和国家均受益。健康教育包括糖尿病防治专业人员的培训,医务人员的继续医学教育,患者及其家属和公众的卫生保健教育。应对患者和家属耐心宣教,使其认识到糖尿病是终身疾病,治疗需持之以恒,充分认识自身的行为和自我管理能力是糖尿病能否成功控制的关键。同时促进患者治疗性生活方式改变,定期辅导并应将其纳入治疗方案,让患者了解糖尿病的基础知识和治疗控制要求,学会自我血糖监测,掌握医学营养治疗的具体措施和体育锻炼的具体要求,使用降血糖药物的注意事项,学会胰岛素注射技术,从而在医务人员指导下长期坚持合理治疗并达标,坚持随访,按需要调整治疗方案。同时,糖尿病健康教育应涉及社会心理问题,因为良好情感状态与糖尿病治疗效果密切相关。劝诫患者戒烟和烈性酒,讲求个人卫生,预防各种感染。

(二)医学营养治疗

医学营养治疗是糖尿病基础管理措施,是综合管理的重要组成部分。对医学营养治疗的依从性是决定患者能否达到理想代谢控制的关键影响因素。其主要目标是纠正代谢紊乱、达到良好的代谢控制、减少 CVD 的危险因素、提供最佳营养以改善患者健康状况、减缓β细胞功能障碍的进展。总的原则是确定合理的总能量摄入,合理、均衡地分配各种营养物质,恢复并维持理想体重。

1.计算总热量

首先按患者性别、年龄和身高查表或用简易公式计算理想体重[理想体重(kg)=身高(cm)-105],然后根据理想体重和工作性质,参照原来生活习惯等,计算每天所需总热量。成年人休息状态下每天每千克理想体重给予热量 25~30 kcal,轻体力劳动 30~35 kcal,中度体力劳动35~

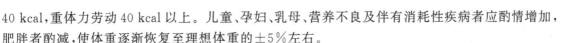

40 kcal,重体力劳动 40 kcal 以上。儿童、孕妇、乳母、营养不良及伴有消耗性疾病者应酌情增加,肥胖者酌减,使体重逐渐恢复至理想体重的±5%左右。

2.膳食搭配

膳食中碳水化合物所提供的能量应占饮食总热量的 50%～60%。不同种类碳水化合物引起血糖增高的速度和程度有很大不同,可用食物生糖指数(GI)来衡量。GI 指进食恒量的食物(含 50 g 碳水化合物)后,2～3 小时内的血糖曲线下面积相比空腹时的增幅除以进食 50 g 葡萄糖后的相应增幅。GI≤55%为低 GI 食物,55%～70%为中 GI 食物,GI≥70%为高 GI 食物。低 GI 食物有利于血糖控制和控制体重。应限制含糖饮料摄入;可适量摄入糖醇和非营养性甜味剂。肾功能正常的糖尿病个体,推荐蛋白质的摄入量占供能比的 10%～15%,成人每天每千克理想体重 0.8～1.2 g;孕妇、乳母、营养不良或伴消耗性疾病者增至 1.5～2.0 g;伴有糖尿病肾病而肾功能正常者应限制至 0.8 g,血尿素氮已升高者应限制在 0.6 g 以下;蛋白质应至少有 1/3 来自动物蛋白质,以保证必需氨基酸的供给。膳食中由脂肪提供的能量不超过总热量的 30%,其中饱和脂肪酸不应超过总热量的 7%;食物中胆固醇摄入量应<300 mg/d。

此外,各种富含食用纤维的食品可延缓食物吸收,降低餐后血糖高峰,有利于改善糖、脂代谢紊乱,并促进胃肠蠕动、防止便秘。提倡食用绿叶蔬菜、豆类、块根类、粗谷物、含糖成分低的水果等。

3.糖尿病的营养补充治疗

没有明确的证据显示糖尿病患者群维生素或矿物质的补充是有益的(如果没有缺乏)。不建议常规补充抗氧化剂如维生素 E、维生素 C 和胡萝卜素,因为缺乏有效性和长期安全性的证据。目前的证据不支持糖尿病患者补充 n-3(EPA 和 DHA)预防或治疗心血管事件的建议。没有足够的证据支持糖尿病患者常规应用微量元素如铬、镁和维生素 D 以改善血糖控制。没有足够的证据支持应用肉桂或其他中草药/补充剂治疗糖尿病。

4.饮酒

成年糖尿病患者如果想饮酒,每天饮酒量应适度(成年女性每天饮酒的酒精量≤15 g,成年男性≤25 g)。饮酒或许使糖尿病患者发生迟发低血糖的风险增加,尤其是应用胰岛素或促胰岛素分泌剂的患者。教育并保证让患者知晓如何识别和治疗迟发低血糖。

5.钠摄入

普通人群减少钠摄入每天<2 300 mg 的建议对糖尿病患者也是合适的。对糖尿病合并高血压的患者,应考虑进一步减少钠的摄入。

6.合理分配

确定每天饮食总热量和糖类、蛋白质、脂肪的组成后,按每克糖类、蛋白质产热 4 kcal,每克脂肪产热 9 kcal,将热量换算为食品后制订食谱,并根据生活习惯、病情和配合药物治疗需要进行安排。可按每天三餐分配为 1/5、2/5、2/5 或 1/3、1/3、1/3。

以上仅是原则估算,在治疗过程中要根据患者的具体情况进行调整。如肥胖患者在治疗措施适当的前提下,体重不下降,应进一步减少饮食总热量;体形消瘦的患者,经治疗体重已恢复者,其饮食方案也应适当调整,避免体重继续增加。

(三)运动治疗

体育运动在糖尿病患者的管理中占重要地位,尤其对肥胖的 T2DM 患者,运动可增加胰岛素敏感性,有助于控制血糖和体重。根据年龄、性别、体力、病情、有无并发症及既往运动情况等不同条件,在医师指导下开展有规律的合适运动,循序渐进,并长期坚持。建议糖尿病患者每周至少进行 150 分钟的中等强度的有氧体力活动(50%~70%最大心率),每周运动时间应该分布在 3 天以上,运动间隔时间一般不超过 2 天。若无禁忌证,应该鼓励 T2DM 患者每周至少进行 2 次阻力性肌肉运动。如果患者觉得达到所推荐的运动量和时间有困难,应鼓励他们尽可能进行适当的体育运动。运动前、中、后要监测血糖。运动量大或激烈运动时应建议患者调整食物及药物,以免发生低血糖。T1DM 患者为避免血糖波动过大,体育锻炼宜在餐后进行,运动量不宜过大,持续时间不宜过长。血糖>14 mmol/L、有明显的低血糖症状或者血糖波动较大、有糖尿病急性并发症和心眼脑肾等严重慢性并发症者暂不适宜运动。

(四)病情监测

糖尿病病情监测包括血糖监测、其他 CVD 危险因素和并发症的监测。

血糖监测基本指标包括空腹血糖、餐后血糖和 HbA1c。HbA1c 是评价长期血糖控制的金指标,也是指导临床调整治疗方案的重要依据之一,推荐糖尿病患者开始治疗时每 3 个月检测 1 次 HbA1c,血糖达标后每年也至少监测 2 次。也可用糖化血清蛋白来评价近 2~3 周的血糖控制情况。建议患者应用便携式血糖计进行自我监测血糖(SMBG),以了解血糖的控制水平和波动情况,指导调整治疗方案。自我血糖监测适用于所有糖尿病患者,尤其对妊娠和胰岛素治疗的患者更应加强自我血糖监测。SMBG 的方案、频率和时间安排应根据患者的病情、治疗目标和治疗方案决定。

患者每次就诊时均应测量血压;每年至少 1 次全面了解血脂及心、肾、神经、眼底等情况,以便尽早发现问题并给予相应处理。

(五)高血糖的药物治疗

1.口服降糖药物

高血糖的药物治疗多基于 2 型糖尿病的两个主要病理生理改变——胰岛素抵抗和胰岛素分泌受损。口服降糖药物根据作用效果的不同,可以分为促胰岛素分泌剂(磺脲类、格列奈类、DPP-Ⅳ抑制剂)和非促胰岛素分泌剂(双胍类、噻唑烷二酮类、α糖苷酶抑制剂)。磺脲类药物、格列奈类药物直接刺激胰岛素分泌;DPP-Ⅳ抑制剂通过减少体内 GLP-1 的分解而增加 GLP-1 增加胰岛素分泌的作用;噻唑烷二酮类药物可改善胰岛素抵抗;双胍类药物主要减少肝脏葡萄糖的输出;α糖苷酶抑制剂主要延缓碳水化合物在肠道内的吸收。

(1)二甲双胍:目前临床上使用的双胍类药物主要是盐酸二甲双胍。双胍类药物主要药理作用是通过减少肝脏葡萄糖的输出和改善外周胰岛素抵抗而降低血糖。许多国家和国际组织制定的糖尿病指南中推荐二甲双胍作为 2 型糖尿病患者控制高血糖的一线用药和联合用药中的基础用药。临床试验显示,二甲双胍可以使 HbA1c 下降 1%~2%并可使体重下降。单独使用二甲双胍类药物不导致低血糖,但二甲双胍与胰岛素或促胰岛素分泌剂联合使用时可增加低血糖发生的危险性。二甲双胍的主要不良反应为胃肠道反应。双胍类药物罕见的严重不良反应是诱发乳酸酸中毒。因此,双胍类药物禁用于肾功能不全[血肌酐水平男性>1.5 mg/dL,女性>1.4 mg/dL 或肾小球滤过率<60 mL/(min·1.73 m²)]、肝功能不全、严重感染、缺氧或接受大手术的患者。在做造影检查使用碘化造影剂时,应暂时停用二甲双胍。

(2)磺脲类药物:磺脲类药物属于促胰岛素分泌剂,主要药理作用是通过刺激胰岛 β 细胞分泌胰岛素,增加体内的胰岛素水平而降低血糖。临床试验显示,磺脲类药物可以使 HbA1c 降低 1%~2%,是目前许多国家和国际组织制定的糖尿病指南中推荐的控制 2 型糖尿病患者高血糖

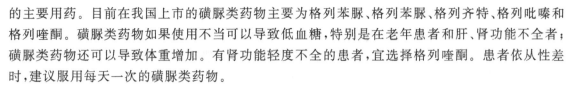

的主要用药。目前在我国上市的磺脲类药物主要为格列苯脲、格列苯脲、格列齐特、格列吡嗪和格列喹酮。磺脲类药物如果使用不当可以导致低血糖，特别是在老年患者和肝、肾功能不全者；磺脲类药物还可以导致体重增加。有肾功能轻度不全的患者，宜选择格列喹酮。患者依从性差时，建议服用每天一次的磺脲类药物。

（3）噻唑烷二酮类药物：噻唑烷二酮类药物主要通过增加靶细胞对胰岛素作用的敏感性而降低血糖。目前在我国上市的噻唑烷二酮类药物主要有罗格列酮和吡格列酮。临床试验显示，噻唑烷二酮类药物可以使 HbA1c 下降 1%～1.5%。噻唑烷二酮类药物单独使用时不导致低血糖，但与胰岛素或促胰岛素分泌剂联合使用时可增加发生低血糖的风险。体重增加和水肿是噻唑烷二酮类药物的常见不良反应，这种不良反应在与胰岛素联合使用时表现更加明显。噻唑烷二酮类药物的使用还与骨折和心力衰竭风险增加相关。在有心力衰竭（纽约心力衰竭分级Ⅱ以上）的患者、有活动性肝病或转氨酶增高超过正常上限2.5倍的患者，以及有严重骨质疏松和骨折病史的患者中应禁用本类药物。

（4）格列奈类药物：为非磺脲类的胰岛素促泌剂，我国上市的有瑞格列奈，那格列奈和米格列奈。本类药物主要通过刺激胰岛素的早期分泌而降低餐后血糖，具有吸收快、起效快和作用时间短的特点，可降低 HbA1c 0.3%～1.5%。此类药物需在餐前即刻服用，可单独使用或与其他降糖药物联合应用（磺脲类除外）。格列奈类药物的常见不良反应是低血糖和体重增加，但低血糖的发生频率和程度较磺脲类药物轻。

（5）α糖苷酶抑制剂：α糖苷酶抑制剂通过抑制碳水化合物在小肠上部的吸收而降低餐后血糖。适用于以碳水化合物为主要食物成分和餐后血糖升高的患者。国内上市的α糖苷酶抑制剂有阿卡波糖、伏格列波糖和米格列醇。α糖苷酶抑制剂可使 HbA1c 下降 0.5%～0.8%，不增加体重，并且有使体重下降的趋势，可与磺脲类、双胍类、噻唑烷二酮类或胰岛素合用。α糖苷酶抑制剂的常见不良反应为胃肠道反应。服药时从小剂量开始，逐渐加量是减少不良反应的有效方法。单独服用本类药物通常不会发生低血糖；合用α糖苷酶抑制剂的患者如果出现低血糖，治疗时需使用葡萄糖、牛奶或蜂蜜，而食用蔗糖或淀粉类食物纠正低血糖的效果差。

（6）二肽基肽酶-Ⅳ抑制剂（DPP-Ⅳ抑制剂）：DPP-Ⅳ抑制剂通过抑制二肽基肽酶-Ⅳ而减少GLP-1 在体内的失活，增加 GLP-1 在体内的水平。GLP-1 以葡萄糖浓度依赖的方式增强胰岛素分泌，抑制胰高血糖素分泌。目前国内上市的 DPP-Ⅳ抑制剂为西格列汀。在包括中国2型糖尿病患者在内的临床试验显示 DPP-Ⅳ抑制剂可降低 HbA1c 0.5%～1.0%。DPP-Ⅳ抑制剂单独使用不增加低血糖发生的风险，不增加体重。目前在我国上市的西格列汀在有肾功能不全的患者中使用时应注意减少药物的剂量。

（7）GLP-1 受体激动剂：GLP-1 受体激动剂通过激动 GLP-1 受体而发挥降低血糖的作用。GLP-1 受体激动剂以葡萄糖浓度依赖的方式增强胰岛素分泌、抑制胰高血糖素分泌并能延缓胃排空和通过中枢性的抑制食欲而减少进食量。目前国内上市的 GLP-1 受体激动剂为艾塞那肽，需皮下注射。在包括中国2型糖尿病患者在内的临床试验显示 GLP-1 受体激动剂可以使 HbA1c 降低 0.5%～1%。GLP-1 受体激动剂可以单独使用或与其他口服降糖药物联合使用。GLP-1 受体激动剂有显著的体重降低作用，单独使用无明显导致低血糖发生的风险。GLP-1 受体激动剂的常见胃肠道不良反应，如恶心，程度多为轻到中度，主要见于刚开始治疗时，随治疗时间延长逐渐减少。

2.胰岛素治疗

胰岛素治疗是控制高血糖的重要手段。1型糖尿病患者需依赖胰岛素维持生命,也必须使用胰岛素控制高血糖。2型糖尿病患者虽然不需要胰岛素来维持生命,但由于口服降糖药的失效或出现口服药物使用的禁忌证时,仍需要使用胰岛素控制高血糖,以减少糖尿病急、慢性并发症发生的危险。在某些时候,尤其是病程较长时,胰岛素治疗可能会变成最佳的、甚至是必需的保持血糖控制的措施。

开始胰岛素治疗后应该继续坚持饮食控制和运动,并加强对患者的宣教,鼓励和指导患者进行自我血糖监测,以便于胰岛素剂量调整和预防低血糖的发生。所有开始胰岛素治疗的患者都应该接受低血糖危险因素、症状和自救措施的教育。

胰岛素的治疗方案应该模拟生理性胰岛素分泌的模式,包括基础胰岛素和餐时胰岛素两部分的补充。胰岛素根据其来源和化学结构可分为动物胰岛素、人胰岛素和胰岛素类似物。胰岛素根据其作用特点可分为超短效胰岛素类似物、常规(短效)胰岛素、中效胰岛素、长效胰岛素(包括长效胰岛素类似物)和预混胰岛素(包括预混胰岛素类似物)。临床试验证明,胰岛素类似物与人胰岛素相比控制血糖的能力相似,但在模拟生理性胰岛素分泌和减少低血糖发生的危险性方面胰岛素类似物优于人胰岛素。

(1)胰岛素的起始治疗:①1型糖尿病患者在发病时就需要胰岛素治疗,而且需终身胰岛素替代治疗。②2型糖尿病患者在生活方式和口服降糖药联合治疗的基础上,如果血糖仍然未达到控制目标,即可开始口服药物和胰岛素的联合治疗。一般经过较大剂量多种口服药物联合治疗后 HbA1c 仍>7%时,就可以考虑启动胰岛素治疗。③对新发病并与1型糖尿病鉴别困难的消瘦的糖尿病患者,应该把胰岛素作为一线治疗药物。④在糖尿病病程中(包括新诊断的2型糖尿病患者),出现无明显诱因的体重下降时,应该尽早使用胰岛素治疗。⑤根据患者的具体情况,可选用基础胰岛素或预混胰岛素起始胰岛素治疗。

胰岛素的起始治疗中基础胰岛素的使用:①基础胰岛素包括中效人胰岛素和长效胰岛素类似物。当仅使用基础胰岛素治疗时,不必停用胰岛素促分泌剂。②使用方法:继续口服降糖药物治疗,联合中效或长效胰岛素睡前注射。起始剂量为 0.2 U/kg 体重。根据患者空腹血糖水平调整胰岛素用量,通常每3~5天调整一次,根据血糖的水平每次调整1~4 U 直至空腹血糖达标。如3个月后空腹血糖控制理想但 HbA1c 不达标,应考虑调整胰岛素治疗方案。

胰岛素的起始治疗中预混胰岛素的使用:①预混胰岛素包括预混人胰岛素和预混胰岛素类似物。根据患者的血糖水平,可选择每天一到两次的注射方案。当使用每天两次注射方案时,应停用胰岛素促泌剂。②使用方法包括以下2条。每天一次预混胰岛素:起始的胰岛素剂量一般为 0.2 U/kg 每天,晚餐前注射。根据患者空腹血糖水平调整胰岛素用量,通常每3~5天调整一次,根据血糖的水平每次调整1~4 U 直至空腹血糖达标。每天两次预混胰岛素:起始的胰岛素剂量一般为每天 0.4~0.6 U/kg,按1:1的比例分配到早餐前和晚餐前。根据空腹血糖,早餐后血糖和晚餐前后血糖分别调整早餐前和晚餐前的胰岛素用量,每3~5天调整一次,根据血糖水平每次调整的剂量为1~4 U,直到血糖达标。1型糖尿病在蜜月期阶段,可以短期使用预混胰岛素2~3次/天注射。

(2)胰岛素的强化治疗。

1)多次皮下注射:①在上述胰岛素起始治疗的基础上,经过充分的剂量调整,如患者的血糖水平仍未达标或出现反复的低血糖,需进一步优化治疗方案。可以采用餐时+基础胰岛素或每天三次预混胰岛素类似物进行胰岛素强化治疗。②使用方法包括以下 2 条。餐时＋基础胰岛素：根据睡前和三餐前血糖的水平分别调整睡前和三餐前的胰岛素用量，每 3～5 天调整一次，根据血糖水平每次调整的剂量为 1～4 U，直到血糖达标；每天 3 次预混胰岛素类似物：根据睡前和三餐前血糖水平进行胰岛素剂量调整，每3～5 天调整一次，直到血糖达标。

2）持续皮下胰岛素输注（CSII）：①是胰岛素强化治疗的一种形式，更接近生理性胰岛素分泌模式，在控制血糖方面优于多次皮下注射且低血糖发生的风险小。②需要胰岛素泵来实施治疗。③主要适用人群：1 型糖尿病患者；计划受孕和已妊娠的糖尿病妇女；需要胰岛素强化治疗的2 型糖尿病患者。

3）特殊情况下胰岛素的应用：对于血糖较高的初发 2 型糖尿病患者，由于口服药物很难使血糖得到满意的控制，而高血糖毒性的迅速缓解可以部分减轻胰岛素抵抗和逆转 β细胞功能，故新诊断的 2 型糖尿病伴有明显高血糖时可以使用胰岛素强化治疗。方案可以选择各种胰岛素强化治疗方案。如多次皮下注射、胰岛素泵注射等。应注意加强血糖的监测，及时调整胰岛素剂量，使各点血糖在最短时间接近正常，同时尽量减少低血糖的发生。

4）胰岛素注射装置：可以根据个人需要和经济状况选择使用胰岛素注射笔（胰岛素笔或者特充装置）、胰岛素注射器或胰岛素泵。

（六）T2DM 高血糖的管理策略和治疗流程

应依据患者病情特点结合其经济、文化、对治疗的依从性、医疗条件等多种因素，制定个体化的治疗方案，且强调跟踪随访，根据病情变化调整治疗方案，力求达到安全平稳降糖、长期达标。

生活方式干预是 T2DM 的基础治疗措施，应该贯穿于糖尿病治疗的始终。如果单纯生活方式干预血糖不能达标，应开始药物治疗。选择降糖药物应考虑有效性、安全性及费用。首选二甲双胍，且如果没有禁忌证，其应一直保留在治疗方案中；不适合二甲双胍治疗者可选择其他种类药物。如单独使用二甲双胍治疗血糖未达标，可加用其他种类的降糖药物。基线 HbA1c 很高的患者（如≥9.0％），也可直接开始两种口服降糖药联合，或胰岛素治疗。两种口服药联合治疗而血糖仍不达标者，可加用胰岛素治疗（每天 1 次基础胰岛素或每天 1～2 次预混胰岛素）或采用3 种口服药联合治疗。如血糖仍不达标，则应将治疗方案调整为多次胰岛素治疗或 CSII。

在选择治疗药物时也可根据患者血糖特点，如空腹血糖高时可选用双胍类、磺脲类和中长效胰岛素；餐后血糖升高为主时可选用格列奈类和/或 α-糖苷酶抑制剂、短效及超短效胰岛素；DPP-IV抑制剂及 GLP-1 受体激动剂降低餐后血糖同时可降低空腹血糖，并且低血糖风险小。

（七）手术治疗糖尿病

近年证实减重手术可明显改善肥胖 T2DM 患者的血糖控制，甚至可使部分糖尿病患者"缓解"，术后 2～5 年的 T2DM 缓解率可达60％～80％。故近年 IDF 和 ADA 已将减重手术（代谢手术）推荐为肥胖 T2DM 的可选择的治疗方法之一；我国也已开展这方面的治疗。2013 版《中国 2 型糖尿病防治指南》提出减重手术治疗的适应证：BMI＞32 kg/m² 为可选适应证，28～32 kg/m²且合并糖尿病、其他心血管疾病为慎选适应证。但目前各国有关手术治疗的 BMI 切点不同，应规范手术的适应证，权衡利弊，避免手术扩大化和降低手术长、短期并发症发生的风险，并加强手术前后对患者的管理。目前还不适合大规模推广。

（八）胰腺移植和胰岛细胞移植

单独胰腺移植或胰肾联合移植可解除对胰岛素的依赖，改善生活质量。治疗对象主要为T1DM 患者，目前尚局限于伴终末期肾病的 T1DM 患者；或经胰岛素强化治疗仍难达到控制目标,且反复发生严重代谢紊乱者。然而,由于移植后发生的免疫排斥反应,往往会导致移植失败,故必须长期应用免疫抑制剂。

同种异体胰岛移植可使部分 T1DM 患者血糖水平维持正常达数年。但供体来源的短缺和需要长期应用免疫抑制剂限制了该方案在临床上的广泛推广。且移植后患者体内功能性胰岛细胞的存活无法长期维持,移植后随访 5 年的患者中不依赖胰岛素治疗的比率低于 10%。近年还发现采用造血干细胞或间充质干细胞治疗糖尿病具有潜在的应用价值,但此治疗方法目前尚处于临床前研究阶段。

(九)糖尿病慢性并发症的防治原则

糖尿病慢性并发症是患者致残、致死的主要原因,强调早期防治。T1DM 病程≥5 年者及所有 T2DM 患者确诊后应每年进行慢性并发症筛查。现有证据显示:仅严格控制血糖对预防和延缓 T2DM 患者,特别是那些长病程、已发生 CVD 或伴有多个心血管危险因子患者慢性并发症的发生发展的作用有限,所以应早期和积极全面控制 CVD 危险因素。

在糖尿病合并高血压患者的血压目标值方面各指南有所不同。JNC8 将 60 岁以下糖尿病高血压患者的血压目标值设定为<18.7/12.0 kPa(140/90 mmHg)。2013 年和 2014 年美国糖尿病学会(ADA)糖尿病诊疗指南将糖尿病患者的血压目标值设定为<18.7/10.7 kPa(140/80 mmHg),而欧洲心脏病学会(ESC)和欧洲糖尿病学会(EASD)联合发布的《2013 糖尿病、糖尿病前期和心血管疾病指南》则将这些目标值设定为<18.7/11.3 kPa(140/85 mmHg),《2013 年中国 2 型糖尿病防治指南》在这一指标上与 ADA 指南保持一致。血压≥18.7/12.0 kPa(140/90 mmHg)者,除接受生活方式治疗外,还应立即接受药物治疗,并及时调整药物剂量使血压达标。糖尿病并高血压患者的药物治疗方案应包括一种血管紧张素转化酶(ACE)抑制剂或血管紧张素受体拮抗剂(ARB)。如果一类药物不能耐受,应该用另一类药物代替。避免 ACEI 和 ARB 联用。为使血压控制达标,常需联用多种药物(最大剂量的 2 种或多种药物)。如果已经应用 ACE 抑制剂、ARB 类或利尿剂,应监测血肌酐/估计肾小球滤过率(eGFR)和血钾水平。糖尿病并慢性高血压的孕妇,为了母亲长期健康和减少胎儿发育损害,建议血压目标值为 14.7～17.2/8.7～10.5 kPa(110～129/65～79 mmHg)。妊娠期间,ACE 抑制剂和 ARB 类均属禁忌。

治疗和管理血脂异常的目的是预防心血管终点事件的发生。LDL-C 是首要的治疗靶标,如果不能检测 LDL-C,那么总胆固醇应作为治疗的靶标。其他如 non-HDL-C 和 Apo B 亦可作为次要的治疗和管理靶标。

心血管风险增加的 T1DM 及 T2DM 患者(10 年风险>10%),考虑阿司匹林一级预防治疗(剂量 75～162 mg/d)。这包括大部分>50 岁男性或>60 岁女性,并至少合并一项其他主要危险因素(CVD 家族史、高血压、吸烟、血脂异常或蛋白尿)。CVD 低危的成年糖尿病患者(10 年 CVD 风险<5%,如<50 岁男性或<60 岁女性且无其他主要 CVD 危险因素者)不应推荐使用阿司匹林预防 CVD,因为出血的潜在不良反应可能抵消了其潜在益处。

严格的血糖控制可预防或延缓 T1DM 和 T2DM 蛋白尿的发生和进展。已有微量白蛋白尿而血压正常的早期肾病患者应用 ACEI 或 ARB 也可延缓肾病的进展;一旦进展至临床糖尿病肾病期,治疗的重点是矫正高血压和减慢 GFR 下降速度。ACEI 或 ARB 除可降低血压外,还可减轻蛋白尿和使 GFR 下降延缓。糖尿病肾病(Ⅳ期)饮食蛋白量为每天每千克体重 0.8 g,以优质动物蛋白为主;GFR 进一步下降后减至 0.6 g 并加用复方 α-酮酸。尽早使用促红细胞生成素纠正贫血,治疗维生素 D-钙磷失平衡可明显改善进展期患者的生活质量和预后。糖尿病肾病肾衰竭者需透析或移植治疗。

综合眼科检查包括散瞳后眼底检查、彩色眼底照相,必要时行荧光造影检查。有任何程度黄斑水肿、严重 NPDR 或任何 PDR 的患者,应该立即转诊给有治疗糖尿病视网膜病变丰富经验的眼科医师。高危 PDR、临床明显的黄斑水肿和部分严重 NPDR 患者,进行激光光凝治疗可以降低失明的危险。糖尿病黄斑水肿是抗血管内皮生长因子(VEGF)治疗的指征。由于阿司匹林不增加视网膜出血的风险且有心脏保护作用,视网膜病变的存在不是阿司匹林治疗的禁忌证。重度 NPDR 应尽早接受视网膜光凝治疗;PDR 患者存在威胁视力情况时(如玻璃体积血不吸收、视网膜前出现纤维增殖、黄斑水肿或视网膜脱离等)应尽早行玻璃体切割手术,争取尽可能保存视力。

所有 T2DM 确诊时和 T1DM 确诊 5 年后应该使用简单的临床检测手段(如 10 g 尼龙丝、音叉振动觉检查等)筛查糖尿病周围神经病变,只有当临床表现不典型时才需要进行电生理学检查;此后至少每年检查一次。除非临床特征不典型,一般不需要进行电生理学检查或转诊给神经病学专家。目前糖尿病周围神经病变尚缺乏有效治疗方法,早期严格控制血糖并保持血糖稳定是防治糖尿病神经病变最重要和有效的方法;其他如甲钴胺、α-硫辛酸、前列腺素类似物、醛糖还原酶抑制剂、神经营养因子等有一定的改善症状和促进神经修复的作用;对痛性糖尿病神经病变可选用抗惊厥药(卡马西平、普瑞巴林和加巴喷丁等)、选择性 5-羟色胺和去甲肾上腺素再摄取抑制剂(度洛西汀)、三环类抗忧郁药物(阿米替林、丙米嗪)减轻神经病变相关的特定症状,改善患者的生活质量。

对所有糖尿病患者每年进行全面的足部检查,以确定溃疡和截肢的危险因素。足部检查应该包括视诊、评估足动脉搏动、保护性感觉丢失的检查(10 g 单尼龙丝＋以下任何一项检查:128 Hz音叉检查振动觉,针刺感,踝反射或振动觉阈值)。对所有糖尿病患者都应给予糖尿病足自我保护的教育并提供一般的足部自我管理的教育。对于足溃疡及高危足患者,尤其有足溃疡或截肢病史者,推荐多学科管理。吸烟、有 LOPS、畸形或既往有下肢并发症者,应该转诊给足病专家进行持续性预防治疗和终身监护。首次筛查外周动脉病变时,应该包括跛行的病史并评估足动脉搏动。明显跛行或踝肱指数异常者,应该进行进一步的血管评估。对高危足应防止外伤、感染,积极治疗血管和神经病变。对已发生足部溃疡者要鉴别溃疡的性质,给予规范化处理,以降低截肢率和医疗费用。对高足压患者的治疗,除根据引起足压增高的原因给予相应处理外,国外的临床经验已证明,治疗性鞋或鞋垫使压力负荷重新分配,有预防足溃疡发生的作用,尤其是对曾发生过足溃疡和有足畸形的患者效果更好。

所有糖尿病患者应行心理和社会状态评估和随访,及时发现和处理抑郁、焦虑、饮食紊乱和认知功能损害等。

(十)糖尿病合并妊娠及 GDM 的管理

糖尿病合并妊娠及 GDM 均与先兆子痫、大于胎龄儿、剖宫产及肩难产等母婴并发症有关,故整个妊娠期糖尿病控制对确保母婴安全至关重要。由于胎儿发生先天性畸形危险性最大的时期是停经 9 周前及孕 7 周内,因而糖尿病妇女应在接受胰岛素治疗使血糖控制达标后才受孕。受孕前应进行全面检查,由糖尿病医师和妇产科医师共同评估是否合适妊娠。尽早对 GDM 进行诊断,确诊后即按诊疗常规进行管理。医学营养治疗原则与非妊娠患者相同,一定要让孕妇体重正常增长。应选用胰岛素控制血糖;虽然国外有文献报道二甲双胍和格列本脲应用于妊娠期患者有效、安全,但我国目前尚未批准任何口服降糖药用于妊娠期高血糖的治疗。密切监测血糖,GDM 患者妊娠期血糖应控制在餐前及餐后 2 小时血糖值分别≤5.3、6.7 mmol/L,特殊情况下可测餐后 1 小时血糖(≤7.8 mmol/L);夜间血糖不低于 3.3 mmol/L;妊娠期 HbA1c 宜<5.5%。糖尿病合并妊娠患者妊娠期血糖控制应达到下述目标:妊娠早期血糖控制勿过于严格,以防低血糖发生;妊娠期餐前、夜间血糖及 FPG 宜控制在 3.3~5.6 mmol/L,餐后峰值血糖 5.6~7.1 mmol/L,HbA1c<6.0%。无论 GDM 或糖尿病合并妊娠,经过饮食和运动管理,妊娠期血糖达不到上述标准时,应及时加用胰岛素进一步控制血糖。

密切监测胎儿情况和孕妇的血压、肾功能、眼底等。计划怀孕或已经怀孕的女性糖尿病患者应该进行综合性眼科检查,综合评价糖尿病视网膜病发生和/或发展风险。妊娠前 3 个月应进行眼科检查,随后整个妊娠期间和产后 1 年密切随访。根据胎儿和母亲的具体情况,选择分娩时间和方式。产后注意对新生儿低血糖症的预防和处理。GDM 患者应在产后 6~12 周用 OGTT 及非妊娠糖尿病诊断标准筛查是否有永久性糖尿病,如果血糖正常,应至少每 3 年进行一次糖尿病筛查。

(十一)围术期管理

糖尿病与手术应激之间有复杂的相互影响:糖尿病血管并发症可明显增加手术风险,糖尿病患者更易发生感染及伤口愈合延迟;而手术应激可显著升高血糖,甚至诱发糖尿病急性并发症,增加术后病死率。择期手术前应尽量将空腹血糖控制<7.8 mmol/L 及餐后血糖<10 mmol/L;接受大、中型手术者术前改为胰岛素治疗;并对可能影响手术预后的糖尿病并发症进行全面评估。需急诊手术而又存在酸碱、水电解质平衡紊乱者应及时纠正。术中、术后密切监测血糖,围术期患者血糖控制在 8.0~10.0 mmol/L 较安全。

(十二)免疫接种

年龄≥6 个月的糖尿病患者每年都要接种流感疫苗。所有≥2 岁的糖尿病患者须接种肺炎球菌多糖疫苗。年龄>65 岁的患者如果接种时间超过 5 年者需再接种一次。再接种指征还包括肾病综合征、慢性肾脏疾病及其他免疫功能低下状态,如移植术后。年龄在 19~59 岁的糖尿病患者如未曾接种乙肝疫苗,应该接种。年龄≥60 岁的糖尿病患者如未曾接种乙肝疫苗,也可以考虑接种。

(袁艳平)

第二节　糖尿病酮症酸中毒

糖尿病酮症酸中毒(DKA)是由于胰岛素不足和升糖激素不适当升高引起的糖、脂肪、蛋白质和水盐与酸碱代谢严重紊乱综合征。糖尿病酮症酸中毒的发生与糖尿病类型有关,T1DM 有发生糖尿病酮症酸中毒的倾向,有的 T1DM 患者以糖尿病酮症酸中毒为首发表现;T2DM 患者亦可被某些诱因诱发糖尿病酮症酸中毒。常见的诱因有急性感染、胰岛素不适当减量或突然中断治疗、饮食不当(如过量或不足、食品过甜和酗酒等)、胃肠疾病(如呕吐和腹泻等)、脑卒中、心肌梗死、创伤、手术、妊娠、分娩和精神刺激等。有时可无明显诱因,严重者有神志障碍,可因并发休克和急性肾衰竭等而导致死亡。

随着糖尿病防治水平的提高,糖尿病酮症酸中毒的总体发病率和发病密度逐年下降。除了

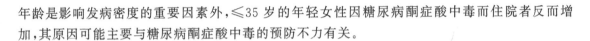

年龄是影响发病密度的重要因素外,≤35 岁的年轻女性因糖尿病酮症酸中毒而住院者反而增加,其原因可能主要与糖尿病酮症酸中毒的预防不力有关。

一、病因与发病机制

糖尿病酮症酸中毒的发病机制主要涉及两个方面。一是胰岛素绝对缺乏(T2DM 发生糖尿病酮症酸中毒时与 T1DM 一样)。有人检测 T2DM 和 T1DM 患者发生糖尿病酮症酸中毒时的血清 C 肽,均为不可检出。二是拮抗胰岛素的升糖激素(如胰高血糖素、生长激素和皮质醇等)分泌增多。任何诱因均可使此两种情况进一步加重。

(一)T1DM 因严重胰岛素缺乏导致糖尿病酮症酸中毒

胰岛素缺乏是发生糖尿病酮症酸中毒的病因和发病基础。胰岛素缺乏时,伴随着胰高血糖素等升糖激素的不适当升高,葡萄糖对胰高血糖素分泌的抑制能力丧失,胰高血糖素对刺激(精氨酸和进食)的分泌反应增强,导致肝和肾葡萄糖生成增多和外周组织利用葡萄糖障碍,加剧血糖的进一步升高,并使肝脏的酮体生成旺盛,出现酮症或酮症酸中毒。除了胰高血糖素外,升高血糖的激素还包括儿茶酚胺、糖皮质激素和生长激素等,这些升糖激素在糖尿病酮症酸中毒的发生中起了重要作用。

T1DM 和 T2DM 均可发生糖尿病酮症酸中毒,但 T1DM 比 T2DM 常见。近年来的研究及临床观察发现,成人隐匿性自身免疫性糖尿病(LADA)可能以酮症起病。但 T1DM 和 T2DM 导致胰岛素缺乏的原因有所不同。T1DM 本身即有胰岛素绝对缺乏,依赖胰岛素而生存,中断胰岛素治疗、胰岛素泵使用不当、胰岛素泵发生障碍而"停止"胰岛素治疗或加上诱发因素都可诱发糖尿病酮症酸中毒,严重患者可在无任何诱因的情况下发生糖尿病酮症酸中毒。

(二)T2DM 因急性应激诱发糖尿病酮症酸中毒

通常情况下,T2DM 的胰岛素分泌为相对不足,一般不会发生自发性糖尿病酮症酸中毒。T2DM 患者发生糖尿病酮症酸中毒时均存在 1 个或多个诱因,如严重外伤、手术、卒中、心肌梗死、器官移植和血液透析等,有时是因为使用了抑制胰岛素分泌或拮抗胰岛素作用的药物所致,如糖皮质激素、生长激素、二氮嗪、苯妥英钠、肾上腺素、氢氯噻嗪或奥曲肽等。

(三)其他原因引起或诱发糖尿病酮症酸中毒

引起糖尿病酮症酸中毒的其他原因均属少见。糖尿病与非糖尿病均可发生酮症酸中毒,但糖尿病患者发生的酮症酸中毒(即 DKA)往往更严重。

1.酮症倾向性糖尿病

酮症倾向性糖尿病(KPD)患者糖尿病酮症酸中毒发作时没有明确的诱因,主要见于 T1DM。

2.糖尿病酒精性酮症酸中毒

糖尿病患者饮用过量酒精而引起酒精性酮症酸中毒,伴或不伴糖尿病酮症酸中毒;而非糖尿病者亦可因饮酒过量而引起酒精性酮症酸中毒。因此,单纯的酒精性酮症酸中毒应与糖尿病患者的糖尿病酮症酸中毒鉴别,因为前者只需要补液即可,一般不必补充胰岛素。

3.月经相关性糖尿病酮症酸中毒

女性 T1DM 患者在每次月经期发生糖尿病酮症酸中毒和高血糖危象,糖尿病酮症酸中毒发作与月经周期一致而无诱发糖尿病酮症酸中毒的其他因素存在(月经性糖尿病酮症酸中毒/高血糖症)。

4. 药物所致的代谢性酸中毒

该病可危及生命。引起代谢性酸中毒的药物很多,如抗病毒制剂和双胍类等。根据酸中毒的病理生理特征,一般可分为以下几种类型:①肾脏排 H^+ 障碍,如 Ⅰ 型与 Ⅳ 型肾小管酸中毒;②H^+ 的负荷增加,如酸性药物和静脉营养支持治疗等;③HCO_3^- 丢失过多,如药物所致的严重呕吐与 Ⅱ 型肾小管酸中毒等。药物所致的代谢性酸中毒的病因诊断主要依赖于药物摄入史,一般可根据动脉血气分析、血清阴离子隙和血清渗透隙等确定诊断。

5. 恶性生长抑素瘤

该病罕见,患者因大量分泌生长抑素而出现抑制综合征,表现为酮症酸中毒、低胃酸症、胆石症、脂肪泻、贫血和消瘦,酮症酸中毒的发生与肿瘤分泌大分子生长抑素有关。

(四)过度脂肪分解导致酮体堆积和代谢性酸中毒

由于脂肪动员和分解加速,血液和肝脏中的非酯化脂肪酸(游离脂肪酸,FFA)增加。在胰岛素绝对缺乏的情况下,FFA 在肝内重新酯化受阻而不能合成甘油三酯(TG);同时由于糖的氧化受阻,FFA 的氧化障碍而不能被机体利用;因此,大量 FFA 转变为酮体。糖尿病酮症酸中毒时,酮体被组织利用减少,肾脏因失水而使酮体排出困难,从而造成酮体在体内堆积。含产酮氨基酸的蛋白质分解也增加酮体的产生。血酮升高(酮血症)和尿酮排出增多(酮尿)统称为酮症。酮体中的乙酰乙酸(AcAc)和 β-羟丁酸(OHB)属有机酸性化合物,在机体代偿过程中消耗体内的碱储备。早期由于组织利用及体液缓冲系统和肺与肾的调节,pH 可保持正常;当代谢紊乱进一步加重,血酮浓度继续升高并超过机体的代偿能力时,血 pH 降低,出现失代偿性酮症酸中毒;当 pH<7.0 时,可致呼吸中枢麻痹和严重肌无力,甚至死亡。另一方面,酸中毒时,血 pH 下降使血红蛋白与氧亲和力降低(Bohr 效应),可使组织缺氧得到部分改善。如治疗时过快提高血 pH,反而加重组织缺氧,诱发脑水肿和中枢神经功能障碍,称为酮症酸中毒昏迷。所有以上因素均加重酮症。当酮体在体内堆积过多,血中存在的缓冲系统不能使其中和,则出现酸中毒和水、电解质代谢紊乱。

二、临床表现

酮体在体内堆积依程度的轻重分为酮症和糖尿病酮症酸中毒,前者为代偿期,后者为失代偿期。T1DM 合并糖尿病酮症酸中毒的患者多较年轻,可无诱因而自发;T2DM 合并糖尿病酮症酸中毒多为老年糖尿病患者,发病前多有诱发因素和多种并发症;酮症倾向性糖尿病和 LADA 患者可以糖尿病酮症酸中毒为首发临床表现。根据酸中毒的程度,糖尿病酮症酸中毒分为轻度、中度和重度 3 度。轻度仅有酮症而无酸中毒(糖尿病酮症);中度除酮症外,还有轻至中度酸中毒(DKA);重度是指酸中毒伴意识障碍(糖尿病酮症酸中毒昏迷),或虽无意识障碍,但二氧化碳结合力<10 mmol/L。

(一)糖尿病酮症酸中毒引起失水/电解质丢失/休克

糖尿病酮症酸中毒时,一方面使葡萄糖不能被组织利用;另一方面拮抗胰岛素作用的激素(其中主要是儿茶酚胺、胰高血糖素和糖皮质激素)分泌增多,肝糖原和肌糖原分解增多,肝内糖异生作用增强,肝脏和肌肉中糖释放增加。两者共同作用的后果是血糖升高。

1. 失水

大量的葡萄糖从尿中排出,引起渗透性利尿,多尿症状加重,同时引起水和血清电解质丢失。严重失水使血容量减少,可导致休克和急性肾衰竭;失水还使肾血流量减少,酮体从尿中排泄减少而加重酮症。此外,失水使血渗透压升高,导致脑细胞脱水而引起神志改变,但糖尿病酮症酸中毒患者的神志改变与酸中毒程度无直接关系。一般认为,糖尿病酮症酸中毒是由下列因素的综合作用引起的:①血糖和血酮浓度增高使血浆渗透压上升,血糖升高的 mmol 值与血浆渗透压的增值(Δmmol)相等;细胞外液高渗时,细胞内液向细胞外转移,细胞脱水伴渗透性利尿。②蛋白质和脂肪分解加速,渗透性代谢物(经肾)与酮体(经肺)排泄带出水分,加之酸中毒失代偿时的厌食、恶心和呕吐,使水摄入量减少,丢失增多,故患者的水和电解质丢失往往相当严重。③在一般情况下,失水多于失盐;失水引起血容量不足,血压下降甚至循环衰竭。

2.电解质平衡紊乱

渗透性利尿、呕吐及摄入减少、细胞内外水分及电解质的转移及血液浓缩等因素均可导致电解质平衡紊乱。血钠正常或减低,早期由于细胞内液外移引起稀释性低钠血症;进而因多尿和酮体排出致血钠丢失增加,失钠多于失水而引起缺钠性低钠血症;严重高脂血症可出现假性低钠血症。如失水超过失钠,血钠也可增高(缺钠性高钠血症)。由于细胞分解代谢增加,磷在细胞内的有机结合障碍,磷自细胞释出后由尿排出,引起低磷血症。低磷血症导致红细胞 2,3-二磷酸甘油减少,使血红蛋白与氧的亲和力增加,引起组织缺氧。

3.血压下降和休克

多数患者的多尿、烦渴多饮和乏力症状加重,但亦可首次出现。如未及时治疗,病情继续恶化,于2~4天发展至失代偿阶段,出现食欲减退、恶心和呕吐,常伴头痛、烦躁和嗜睡等症状,呼吸深快,呼气中有烂苹果味(丙酮气味)。病情进一步发展,出现严重失水,尿量减少、皮肤黏膜干燥和眼球下陷,脉快而弱,血压下降和四肢厥冷。到晚期,除食欲降低外,多饮、多尿和体重减轻的症状加重,患者常感显著乏力。失水较明显,血容量减少和酸中毒最终导致低血容量性休克。血压下降使肾灌注量降低,当收缩压<9.3 kPa(70 mmHg)时,肾滤过量减少引起少尿或无尿,严重时发生急性肾衰竭。各种反射迟钝甚至消失,终至昏迷。患者还可有感染等诱因引起的临床表现,但常被糖尿病酮症酸中毒的表现掩盖。

(二)其他临床表现依病情而定

1.消化道症状

多数患者有不同程度的消化道症状,如恶心、呕吐、腹痛或上消化道出血等。少数患者腹痛剧烈,酷似急腹症,以儿童及老年患者多见。易误诊,应予注意。其发病机制尚不明了,可能主要与酸中毒有关。

急性食管坏死综合征少见,但后果严重。病因与糖尿病酮症酸中毒、酒精摄入、血栓栓塞、组织低灌注状态、胃内容物腐蚀、胃肠-食管麻痹、幽门梗阻、感染和血管病变有关。主要表现为上消化道出血、上腹部疼痛、呕吐、厌食和发热等;实验室检查可见贫血和粒细胞升高。食管镜检可见黏膜变黑和糜烂,黑色的食管与胃贲门的界线清晰。活检组织可发现坏死黏膜组织。

2.感染表现

有些患者可有体温降低而潜在感染,需要警惕。如果入院时为低体温,经治疗后,体温升高,常提示合并有感染。

3.脑水肿

糖尿病酮症酸中毒时的脑水肿是患者死亡的主要原因之一(20%~60%),发病机制未明,主要有两种见解,一种观点认为,脑水肿是糖尿病酮症酸中毒本身的表现之一,可能主要与个体差异和代谢紊乱的严重程度有关;但更多的学者认为,脑水肿是糖尿病酮症酸中毒治疗过程中的并

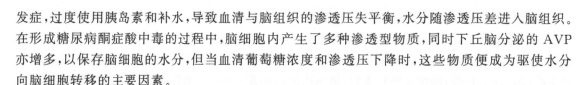

发症,过度使用胰岛素和补水,导致血清与脑组织的渗透压失平衡,水分随渗透压差进入脑组织。在形成糖尿病酮症酸中毒的过程中,脑细胞内产生了多种渗透型物质,同时下丘脑分泌的 AVP 亦增多,以保存脑细胞的水分,但当血清葡萄糖浓度和渗透压下降时,这些物质便成为驱使水分向脑细胞转移的主要因素。

糖尿病酮症酸中毒的患者发生神志模糊和昏迷有多种可能。除糖尿病酮症酸中毒外,最常见的原因为脑水肿。脑水肿可分为症状性和无症状性(亚临床型)两种,症状性脑水肿见于约1％的糖尿病酮症酸中毒患者,而无症状性脑水肿相当常见,经 MRI 证实(脑室变窄)者高达50％以上,而且绝大多数是在治疗中发生的,提示目前的糖尿病酮症酸中毒治疗措施有促发脑水肿可能。引起脑水肿的主要原因是无溶质的自由水增加。自由水一般有 3 个来源:一是饮水(如入院前)使胃内潴留的自由水进入循环;二是使用了较大剂量的无电解质的葡萄糖溶液(如 5％葡萄糖溶液);三是糖尿病酮症酸中毒治疗后,原来依靠脂肪酸供能的脑组织突然改为葡萄糖供能,结果因代谢而产生较多的自由水。严重失水使血液黏稠度增加,在血渗透压升高、循环衰竭及脑细胞缺氧等多种因素的综合作用下,出现神经元自由基增多,信号传递途径障碍,甚至 DNA裂解和线粒体失活,细胞呼吸功能及代谢停滞,出现不同程度的意识障碍和脑水肿。

4.急性心血管事件和器官衰竭

老年人和病情严重或治疗不及时者,可诱发心肌梗死、脑卒中或心力衰竭。糖尿病酮症酸中毒所致的代谢紊乱和病理生理改变经及时、正确的治疗可以逆转。因此,糖尿病酮症酸中毒的预后在很大程度上取决于及时诊断和正确处理。但老年人、全身情况差和已有严重慢性并发症者的死亡率仍很高,主要原因为糖尿病所并发的心肌梗死、肠坏死、休克、脑卒中、严重感染和心肾衰竭等。妊娠并糖尿病酮症酸中毒时,胎儿和母亲的死亡率明显增高。妊娠期反复发作糖尿病酮症酸中毒是导致胎儿死亡或胎儿宫内发育迟滞的重要原因之一。

5.严重低体温

糖尿病酮症酸中毒患者出现严重低体温往往提示其预后极差,死亡率极高。病理生理变化的一个显著特征是发生肾近曲小管上皮细胞糖原蓄积现象(阿-埃细胞现象),肾近曲小管上皮细胞糖原蓄积并伴有核下肾小管上皮细胞空泡变性,其发生机制未明。主要见于糖尿病酮症酸中毒,可能与低体温和糖代谢严重紊乱有关。

三、诊断

糖尿病酮症酸中毒的诊断并不困难。对昏迷、酸中毒、失水和休克的患者,要想到糖尿病酮症酸中毒的可能性,并作相应检查。如尿糖和酮体阳性伴血糖增高,血 pH 和/或二氧化碳结合力降低,无论有无糖尿病病史,都可诊断为糖尿病酮症酸中毒。糖尿病合并尿毒症和脑血管意外时,可出现酸中毒和/或意识障碍,并可诱发糖尿病酮症酸中毒,因此应注意两种情况同时存在的识别。

(一)从应激/饮酒/呕吐/表情淡漠患者中筛查糖尿病酮症酸中毒

临床上,当糖尿病患者遇有下列情况时要想到糖尿病酮症酸中毒的可能:①有加重胰岛素绝对或相对缺乏的因素,如胰岛素突然减量或停用、胰岛素失效、感染、应激、进食过多高糖、高脂肪食物或饮酒等;②恶心、呕吐和食欲减退;③呼吸加深和加快;④头昏、头痛、烦躁或表情淡漠;⑤失水;⑥心率加快、血压下降,甚至是休克;⑦血糖明显升高;⑧酸中毒;⑨昏迷。

(二)根据糖尿病病史/血糖-血酮明显升高/酸中毒确立糖尿病酮症酸中毒诊断

糖尿病酮症酸中毒临床诊断不难,诊断依据:①糖尿病病史,以酮症为首发临床表现者则无;②血糖和血酮或血 β-羟丁酸明显升高;③呼气中有酮味;④呼吸深快、有失水征和神志障碍等。糖尿病酮症酸中毒的诊断流程如图 2-1 所示。临床上遇有昏迷者要首先想到糖尿病酮症酸中毒可能。

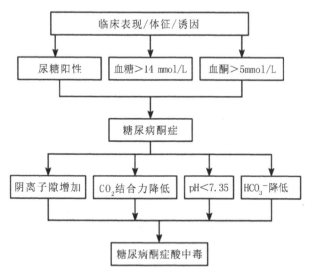

图 2-1　糖尿病酮症酸中毒的诊断流程

1.血酮明显升高

血酮明显升高伴 pH 和碳酸氢根降低是糖尿病酮症酸中毒典型特征。酮体包括乙酰乙酸(AcAc)、β-羟丁酸(OHB)和丙酮。正常情况下,葡萄糖无氧糖酵解的终产物为丙酮酸,在丙酮酸羧激酶的作用下,被氧化为乙酰乙酸。糖尿病酮症酸中毒时,三羧酸循环受阻,乙酰乙酸不能被氧化代谢,在还原型辅酶Ⅰ(NADH)的参与下被氧化为 β-羟丁酸,后者在肝细胞线粒体内自动地转化为丙酮,三者合称为酮体,其中,乙酰乙酸和 β-羟丁酸为强酸,可被血液中的缓冲系统所中和。如果所产生的酮体被全部中和,则只发生酮血症;如果不能被全部中和则引起酮症酸中毒。丙酮可经肺部排泄,使患者呼气中有酮味(烂苹果味)。血酮体升高定量检查常在 5 mmol/L 以上,严重病例可达 25~35 mmol/L。特别是 β-羟丁酸升高。正常时,血中 β-羟丁酸与乙酰乙酸比值为 1;而糖尿病酮症酸中毒时,则比值常在 10 以上。故直接测定血中 β-羟丁酸比测定酮体更为可靠。

目前糖尿病酮症酸中毒的诊断标准的定量指标(如血清 HCO_3^- 和 pH)和定性指标(如血酮体和尿酮体)均缺乏特异性,HCO_3^- 18 mEq/L 相当于 β-羟丁酸 3.0 mmol/L(儿童)和 3.8 mmol/L(成人)。如果用 β-羟丁酸诊断糖尿病酮症酸中毒,那么其与 HCO_3^-、pH 和血糖的不一致率在 20%以上。糖尿病酮症酸中毒患者在入院时的 HCO_3^- 和血糖没有相关性,而血糖与 β-羟丁酸的相关性也不强。由于 HCO_3、pH 和血糖受许多因素(尤其是复合性酸碱平衡紊乱和高氯血症)的影响,因而只要可能,就应该用血清 β-羟丁酸(儿童 3.0 mmol/L,成人 3.8 mmol/L)作为糖尿病酮症酸中毒的诊断切割值。但是,硝基氢氰酸盐检测酮体不能测得 β-羟丁酸。急诊室一般只测β-羟丁酸。糖尿病酮症酸中毒时,应同时测定酮体的 3 种组分或血 β-羟丁酸。酮症时要排除乙醇中毒可能。异丙醇中毒者的血内酮明显升高,可致血酮体阳性反应,但患者无酮尿,β-羟丁酸和乙酰乙酸不升高,血糖正常。

2.血糖升高

一般在 16.7~33.3 mmol/L(300~600 mg/dL),如血糖>33.3 mmol/L 时多伴有高渗性高血糖状态或有肾功能障碍。

3.严重酸中毒

血二氧化碳结合力和 pH 降低,剩余碱负值(>-2.3 mmol/L)和阴离子间隙增大与碳酸盐的降低程度大致相等。糖尿病酮症酸中毒患者偶见碱血症,多因严重呕吐、摄入利尿药或碱性物质补充过多所致。碳酸氢根(HCO$_3^-$)常小于 10 mmol/L,阴离子间隙(AG)因酮体堆积或同时有高乳酸血症而增大。

(三)其他检查有助于糖尿病酮症酸中毒病情和并发症判断

1.血电解质

血钠降低(<135 mmol/L),但也可正常。当输入大量生理盐水后,常因高氯性酸中毒而加重糖尿病酮症酸中毒,因而建议使用平衡溶液。由于摄入不足和排出过多,糖尿病酮症酸中毒的钾缺乏显著,但由于酸中毒和组织分解加强,细胞内钾外移,故治疗前的血钾可正常或偏高,但在补充血容量、注射胰岛素和纠正酸中毒后,常发生严重的低钾血症,可引起心律失常或心搏骤停。糖尿病酮症酸中毒治疗前,因分解代谢旺盛、多尿和酸中毒等,虽然磷的丢失严重,但血磷多数正常。但是,在开始胰岛素治疗后至恢复饮食前的一段时间内,一方面因血磷得不到及时补充,另一方面又因血磷随葡萄糖一起进入细胞内,以及尿磷丢失,血磷可能迅速下降。血磷下降的程度与速度主要与以下因素有关:①禁食或饮食中缺乏磷的供应;②连续使用数天以上的大剂量葡萄糖液和胰岛素,如每天的胰岛素用量在 100 U 以上和葡萄糖在 200 g/d 以上;③肾功能相对较好,无肾衰竭并发症或严重感染等促进机体分解代谢的并发症(分解代谢时伴有软组织磷的输出);④酸中毒纠正过于迅速;⑤伴有临床型或亚临床型急性肾衰竭,且尿量在 2 500 mL/d 以上。

糖尿病酮症酸中毒产生过多的 β-羟丁酸、非酯化脂肪酸和乳酸等有机酸,抑制肾小管尿酸排泄,出现一过性高尿酸血症,但一般不会引起急性痛风性关节炎发作。

2.血白细胞计数

不论有无感染的存在,因为存在应激、酸中毒和脱水等情况,故糖尿病酮症酸中毒患者的周围血白细胞计数常升高,特别是中性粒细胞增高很明显,如无感染存在,治疗后常迅速恢复正常。

3.酶活性测定

血清淀粉酶、谷草转氨酶和谷丙转氨酶可呈一过性增高,一般在治疗后 2~3 天恢复正常。如果血清淀粉酶显著升高且伴有腹痛和血钙降低,提示糖尿病酮症酸中毒诱发了急性胰腺炎。肥胖、糖尿病神经病、严重高甘油三酯血症和高脂肪饮食是急性胰腺炎的主要危险因素。

4.血尿素氮和肌酐

血尿素氮和肌酐可轻至中度升高(多为肾前性)或正常。一般为肾前性,经治疗后恢复正常。原有糖尿病肾病者可因糖尿病酮症酸中毒而加速肾损害的速度,恶化肾功能。

5.尿液检查

尿糖和尿酮阳性或强阳性。肾损害严重时,尿糖和尿酮阳性强度可与血糖和血酮值不相称,随糖尿病酮症酸中毒治疗恢复而下降,但肾脏有病变时可不下降或继续升高。此外,重度糖尿病酮症酸中毒缺氧时,有较多的乙酰乙酸被还原为 β-羟丁酸,此时尿酮反而阴性或仅为弱阳性,糖尿病酮症酸中毒病情减轻后,β-羟丁酸转化为乙酰乙酸,使尿酮再呈阳性或强阳性,对这种血糖-酸中毒-血酮分离现象应予认识,以免错误判断病情。部分患者可有蛋白尿和管型尿,随糖尿病酮症酸中毒治疗恢复可消失。

6.其他特殊检查

胸部 X 线检查有助于确定诱因或伴发的肺部疾病。心电图检查可发现低钾血症、心律失常或无痛性心肌梗死等病变,并有助于监测血钾水平。

四、鉴别诊断

(一)糖尿病酮症酸中毒与饥饿性酮症及酒精性酮症鉴别

糖尿病酮症酸中毒应与饥饿性酮症和酒精性酮症酸中毒鉴别,鉴别的要点是饥饿性酮症或酒精性酮症时,血糖不升高。饥饿性酮症者有进食少的病史,虽有酮症酸中毒,但无糖尿病史,血糖不高和尿糖阴性是其特征。酒精性酮症酸中毒有饮酒史,但无糖尿病病史,血糖不高,尿糖阴性,易于鉴别。妊娠合并糖尿病酮症酸中毒时的血糖水平不一,多数明显升高,少数患者的血糖稍微升高、正常甚至在发生糖尿病酮症酸中毒之前有过低血糖病史。鉴别的要点是血酮体(β-羟丁酸)测定。

(二)糖尿病酮症酸中毒与低血糖昏迷/高渗性高血糖状态/糖尿病乳酸性酸中毒/水杨酸盐中毒/腹部急性并发症/脑卒中鉴别

糖尿病酮症酸中毒患者昏迷只占少数,此时应与低血糖昏迷、高渗性高血糖状态及乳酸性酸中毒等相鉴别(表 2-3)。

表 2-3　糖尿病并发昏迷的鉴别

	酮症酸中毒	低血糖昏迷	高渗性高血糖状态	乳酸性酸中毒
病史	糖尿病及 DKA 诱因史	糖尿病,进餐少/活动过度史	多无糖尿病史,感染/呕吐/腹泻史	肝衰竭/心力衰竭/饮酒/苯乙双胍
起病症状	慢,1～4 天,厌食/恶心/口渴/多尿/嗜睡等	急,以小时计,饥饿/多汗/手抖等表现	慢,1～2 周,嗜睡/幻觉/抽搐等	较急,1～24 小时,厌食/恶心/昏睡
体征				
皮肤	失水/干燥	潮湿/多汗	失水	失水/潮红
呼吸	深而快	正常	快	深、快
脉搏	细速	速而饱满	细速	细速
血压	下降或正常	正常或稍高	下降	下降
化验				
尿糖	++++	阴性或+	++++	阴性或+
尿酮	+～+++	阴性	阴性或+	阴性或+
血糖	16.0～33.3 mmol/L	降低,<2.5 mmol/L	>33.3 mmol/L	正常或增高
血钠	降低或正常	正常	正常或显著升高	正常或增高
pH	降低	正常	正常或稍低	降低
CO_2CP	降低	正常	正常或降低	降低
乳酸	稍升高	正常	正常	显著升高
血浆渗透压	正常或稍高	正常	显著升高	正常
血渗透压隙	稍升高	正常	正常或稍升高	明显升高

1.高渗性高血糖状态

高渗性高血糖状态以血糖和血渗透压明显升高及中枢神经系统受损为特征。糖尿病酮症酸中毒和高渗性高血糖状态(HHS)是高血糖危象的两种不同表现。高渗性高血糖状态的特点有：①血糖和血浆渗透压明显高于糖尿病酮症酸中毒的患者；②血酮体阴性或仅轻度升高；③临床上中枢神经系统受损症状比糖尿病酮症酸中毒的患者明显，故不难鉴别，应当注意的是糖尿病酮症酸中毒可与高渗性昏迷合并存在(如高钠性高渗性昏迷)。此种情况时，血钠升高特别明显。

2.乳酸性酸中毒

乳酸性酸中毒一般发生在服用大量苯乙双胍或饮酒后。糖尿病乳酸性酸中毒(DLA)患者多有服用大量苯乙双胍(降糖灵)病史，有的患者在休克、缺氧、饮酒或感染等情况下，原有慢性肝病、肾病和心力衰竭史者更易发生。本病的临床表现常被各种原发病所掩盖。休克时，可见患者呼吸深大而快，但无酮味，皮肤潮红。实验室检查示血乳酸＞5 mmol/L，pH＜7.35 或阴离子隙＞18 mmol/L，乳酸/丙酮酸(L/P)＞3.0。血清渗透压隙升高提示急性酒精中毒或其他有毒渗透性物质中毒可能。

3.低血糖昏迷

患者有胰岛素、磺脲类药物使用过量或饮酒病史及 Whipple 三联症表现，即空腹和运动促使低血糖症发作、发作时血浆葡萄糖＜2.8 mmol/L 和供糖后低血糖症状迅速缓解。患者亦无酸中毒和失水表现。低血糖症反复发作或持续时间较长时，中枢神经系统的神经元出现变性与坏死，可伴脑水肿、弥漫性出血或节段性脱髓鞘；肝脏和肌肉中的糖源耗竭。低血糖症纠正后，交感神经兴奋症状随血糖正常而很快消失，脑功能障碍症状则在数小时内逐渐消失。但如低血糖症较重，则需要数天或更长时间才能恢复；严重而持的低血糖昏迷(＞6 小时)可导致永久性脑功能障碍或死亡。

4.水杨酸盐中毒伴肾损害

老年人常因心血管疾病及其他疾病长期服用阿司匹林类解热止痛药，有的患者可发生慢性中毒(用量不一定很大)。主要原因可能是老年人对此类药物的代谢清除作用明显下降，或伴有肾功能不全时，其慢性蓄积程度急剧增加，后者又可导致水杨酸盐性肾损害。其临床表现可类似于糖尿病酮症酸中毒，测定血浆药物浓度有助于诊断。治疗同糖尿病酮症酸中毒，活性炭可吸附胃肠道内未吸收的残存药物，严重患者或急性中毒可考虑血液透析。

5.腹部急性并发症

腹痛可见于 1/3～1/2 的糖尿病酮症酸中毒患者，慢性酒精中毒和麻醉药物成瘾为糖尿病酮症酸中毒腹痛的高危因素。糖尿病酮症酸中毒患者出现急性腹痛可能有多种原因，必须认真鉴别。

(1)糖尿病酮症酸中毒所致的腹痛：腹痛较轻，位置不定，伴或不伴恶心、呕吐和腹泻，此可能是糖尿病酮症酸中毒本身(尤其是酸中毒)的一种表现，血常规检查和粪便常规检查无特殊发现，并随着糖尿病酮症酸中毒的缓解而消失。

(2)腹部急性疾病：如急性阑尾炎、急性胰腺炎(尤其多见于高甘油三酯血症患者)、腹膜炎、肠梗阻、功能性/器质性肠套叠、弧菌性胃肠炎和坏死性筋膜炎等；值得注意的是，糖尿病酮症酸中毒合并急腹症时，后者的临床表现往往很不典型，因此对任何可疑对象均需要进行必要的实验室检查(如超声、胰淀粉酶和脂肪酶等)，早期确立诊断。

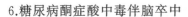

6.糖尿病酮症酸中毒伴脑卒中

老年或原有高血压的糖尿病患者可因糖尿病酮症酸中毒而诱发脑血管意外,如果患者的酸中毒、失水与神志改变不成比例,或酸中毒已经基本纠正而神志无改善,尤其是出现神经定位体征时,要想到脑卒中可能。可有失语、神志改变和肢体瘫痪等体征,伴脑萎缩可表现智力下降、记忆力差和反应迟钝等。病史、定位检查及脑脊液检查有助于鉴别。CT 和 MRI 有重要鉴别意义。

大约10％的糖尿病酮症酸中毒患者合并有糖尿病酮症酸中毒相关性脑卒中,除了最常见的脑水肿外,还包括动脉出血性脑梗死和缺血性脑梗死。同时,糖尿病酮症酸中毒因炎症和凝血机制障碍可合并弥散性血管内凝血(DIC)。在目前报道的病例中,糖尿病酮症酸中毒相关性脑卒中的主要表现形式有动脉缺血性脑卒中、脑静脉血栓形成和出血性脑卒中;临床鉴别均较困难,出凝血指标检查可提供诊断线索,影像检查以 MRI 为首选,其敏感性近100％。CT 诊断的主要缺点是对脑水肿不敏感。

五、治疗

糖尿病酮症酸中毒患者的抢救应该在专科医师的持续指导下进行。抢救的措施与病情监测项目需要做到目的明确,预见性强。糖尿病酮症酸中毒所引起的病理生理改变,经及时正确治疗是可以逆转的。因此,糖尿病酮症酸中毒的预后在很大程度上取决于早期诊断和正确治疗。对单有酮症者,仅需补充液体和胰岛素治疗,持续到酮体消失。糖尿病酮症酸中毒是糖尿病的一种急性并发症,一旦确诊应住院治疗,严重者应立即进行抢救。治疗措施包括:纠正失水与电解质平衡;补充胰岛素;纠正酸中毒;去除诱因;对症治疗与并发症的治疗;加强护理与监测。

(一)迅速纠正失水与电解质紊乱

糖尿病酮症酸中毒常有严重失水,血容量与微循环灌注不足,导致一些危及生命的并发症,故失水的纠正至关重要。首先是扩张血容量,以改善微循环灌注不足,恢复肾灌注,有助于降低血糖和清除酮体。

1.补液总量

补液总量可按发病前体重的10％估计。补液速度应先快后慢,如无心力衰竭,在开始2小时内输入 1 000～2 000 mL,以便较快补充血容量,改善周围循环和肾功能;以后根据血压、心率、每小时尿量及周围循环状况决定输液量和输液速度,在第3～6小时内输入 1 000～2 000 mL;一般第1个24小时的输液总量为 4 000～5 000 mL,严重失水者可达 6 000～8 000 mL。如治疗前已有低血压或休克,快速补液不能有效升高血压时,应输入胶体溶液,并采用其他抗休克措施。老年或伴心脏病和心力衰竭患者,应在中心静脉压监护下调节输液速度及输液量。患者清醒后鼓励饮水(或盐水)。

2.补液种类

补液的原则仍是"先盐后糖、先晶体后胶体、见尿补钾"。治疗早期,在大量补液的基础上胰岛素才能发挥最大效应。一般患者的失水在 50～100 mL/kg,失钠在 7～10 mmol/kg,故开始补液阶段宜用等渗氯化钠溶液。如入院时血钠>150 mmol/L 或补液过程中血钠逐渐升高(>150 mmol/L)时,不用或停用等渗盐溶液,患者无休克可先输或改输0.45％半渗氯化钠溶液,输注速度应放慢。绝大多数伴有低血压的糖尿病酮症酸中毒患者输入等渗盐水 1 000～2 000 mL后,血压上升。如果血压仍<12.0/8.0 kPa(90/60 mmHg),可给予血浆或其他

胶体溶液100～200 mL,可获得明显改善。如果效果仍差,可静脉给予糖皮质激素(如地塞米松10 mg或氢化可的松100 mg),甚至可适当予以血管活性药物(如多巴胺和多巴酚丁胺等),同时纠正酸中毒。应用糖皮质激素后,应适当增加胰岛素的剂量。当血糖降至13.8 mmol/L,应改输5%葡萄糖液。糖尿病酮症酸中毒纠正后,患者又可口服,可停止输液。

3.输液速度

脑水肿是导致患者死亡的最重要原因,输液速度过快是诱发脑水肿的重要原因之一。有心、肺疾病及高龄或休克患者,输液速度不宜过快,有条件者可监测中心静脉压,以指导输液量和输液速度,防止发生肺水肿。如患者能口服水,则采取静脉与口服两条途径纠正失水。单纯输液本身可改善肾脏排泄葡萄糖的作用,即使在补液过程中不用胰岛素,也使血糖明显下降。在扩容阶段后,输液速度不宜过快,过快则因尿酮体排泄增快,可引起高氯性酸中毒和脑肿胀。

近年来,人们主张即使在严重失水情况下,也仅仅应用生理盐水(0.9%NaCl),并尽量少用或不用碱性液体纠正酸中毒。为了防止血糖的快速波动,可使用两套输液系统对血糖的下降速度进行控制,这是预防脑水肿的主要措施。

(二)合理补充小剂量胰岛素

糖尿病酮症酸中毒发病的主要病因是胰岛素缺乏,一般采用低剂量胰岛素治疗方案,既能有效抑制酮体生成,又可避免血糖、血钾和血浆渗透压下降过快带来的各种风险。给予胰岛素治疗前应评估患者的以下病情:①是否已经使用了胰岛素(与使用胰岛素的剂量相关);②患者的有效循环功能和缺血缺氧状态(与胰岛素的使用途径有关);③糖尿病酮症酸中毒的严重程度与血糖水平;④是否伴有乳酸性酸中毒或高渗性高血糖状态。有人用计算机系统来协助计算胰岛素的用量,认为有助于减少胰岛素用量和住院时间。

1.短效胰岛素持续静脉滴注

最常采用短效胰岛素持续静脉滴注。开始以0.1 U/(kg·h)(成人5～7 U/h)胰岛素加入生理盐水中持续静脉滴注,通常血糖可依2.8～4.2 mmol/(L·h)的速度下降,如在第1小时内血糖下降不明显,且脱水已基本纠正,胰岛素剂量可加倍。每1～2小时测定血糖,根据血糖下降情况调整胰岛素用量。

当血糖降至13.9 mmol/L(250 mg/dL)时,胰岛素剂量减至每小时0.05～0.1 U/kg(3～6 U/h),至尿酮稳定转阴后,过渡到平时治疗。在停止静脉滴注胰岛素前1小时,皮下注射短效胰岛素1次,或在餐前胰岛素注射后1～2小时再停止静脉给药。如糖尿病酮症酸中毒的诱因尚未去除,应继续皮下注射胰岛素治疗,以避免糖尿病酮症酸中毒反复。胰岛素持续静脉滴注前是否加用冲击量(负荷量)无统一规定。一般情况下,不需要使用所谓的负荷量胰岛素,而持续性静脉滴注正规(普通,速效)胰岛素(每小时0.1 U/kg)即可。如能排除低钾血症,可用0.1～0.15 U/kg胰岛素静脉推注,继以上述持续静脉滴注方案治疗。

2.胰岛素泵治疗

按T1DM治疗与教育程序(DTTPs)给药,以取得更好疗效,降低低血糖的发生率。儿童患者在胰岛素泵治疗过程中,如反复发作糖尿病酮症酸中毒,建议检查胰岛素泵系统,排除泵失效的因素(如机械故障)。这样可达到安全控制血糖,避免糖尿病酮症酸中毒或低血糖的发作。目前应用的胰岛素泵大多采用持续性皮下胰岛素输注(CSII)技术。使用胰岛素或超短效胰岛素类似物,并可根据患者血糖变化规律个体化地设定1个持续的基础输注量及餐前追加剂量,以模拟人体生理性胰岛素分泌。新近发展的胰岛素泵采用螺旋管泵技术,体积更小,携带方便,有多种

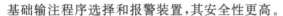

基础输注程序选择和报警装置,其安全性更高。

3.皮下或肌内注射胰岛素

轻度糖尿病酮症酸中毒患者也可采用皮下或肌内注射胰岛素。剂量视血糖和酮体测定结果而定。采用基因重组的快作用胰岛素类似物(如诺和锐等)治疗儿童无并发症的糖尿病酮症酸中毒也取得很好的效果。

4.5％葡萄糖液加胰岛素治疗

在补充胰岛素过程中,应每小时用快速法监测血糖1次。如果静脉滴注胰岛素2小时,血糖下降未达到滴注前血糖的30％,则胰岛素滴入速度加倍,达到目标后再减速。血糖下降也不宜过快,以血糖每小时下降 3.9～6.1 mmol/L 为宜,否则易引起脑肿胀。当血糖下降到13.8 mmol/L时,则改输5％葡萄糖液。在5％葡萄糖液中,按2∶1[葡萄糖(g)∶胰岛素(U)]加入胰岛素。酮体消失或血糖下降至13.8 mmol/L时,或患者能够进食即可停止输液,胰岛素改为餐前皮下注射。根据血糖监测结果以调整胰岛素剂量。

(三)酌情补钾和补磷

糖尿病酮症酸中毒时的机体钾丢失严重,但血清钾浓度高低不一,经胰岛素和补液治疗后可加重钾缺乏,并出现低钾血症。一般在开始胰岛素及补液治疗后,只要患者的尿量正常,血钾<5.5 mmol/L即可静脉补钾,以预防低钾血症的发生。在心电图与血钾测定监护下,最初每小时可补充氯化钾 1.0～1.5 g。若治疗前已有低钾血症,尿量≥40 mL/h 时,在胰岛素及补液治疗同时必须补钾。严重低钾血症(<3.0 mmol/L)可危及生命,此时应立即补钾,当血钾升至3.5 mmol/L时,再开始胰岛素治疗,以免发生心律失常、心脏骤停和呼吸肌麻痹。

1.补钾

在输液中,只要患者没有高钾血症,每小时尿量在 30 mL 以上,即可在每 500 mL 液体中加入氯化钾(10％)溶液 10 mL。每天补钾总量为 4～6 g。在停止输液后还应口服钾制剂,每天3 g,连服 1 周以上,以完全纠正体内的缺钾状态。

2.补磷

糖尿病酮症酸中毒时,体内有磷缺乏,但血清磷可能降低、正常甚至升高。当血磷浓度<1.0 mg/dL时,可致心肌、骨骼肌无力和呼吸抑制。如果患者的病情重,病史长且血磷明显降低应考虑补磷。补磷的方法主要是迅速恢复自然进食,尤其是及时进食富含无机磷的食物,如牛奶和水果等;如果血磷在0.4 mmol/L以下,可能诱发溶血和严重心律失常,应紧急口服中性磷制剂或静脉滴注无机磷。

国外有人主张补充磷酸钾,特别是儿童和青少年糖尿病酮症酸中毒患者。糖尿病酮症酸中毒患者的红细胞中因磷缺乏而有 2,3-二磷酸甘油酸(2,3-DPG)缺乏,从而使红细胞氧离曲线右移,不利于组织获得氧供,但在糖尿病酮症酸中毒时存在的酸中毒可使血 pH 降低以代偿,一旦酸中毒被纠正,这种代偿功能即不存在而使组织缺氧加重。不过补磷未列为糖尿病酮症酸中毒的常规治疗。血磷显著降低,且在治疗过程中仍不上升者可一般每小时给予 12.5 mmol/L 的缓冲性磷酸钾,由于磷酸盐可明显降低血钙。应在补磷过程中监测血清钙和磷,以免引起低钙血症或严重的高磷血症。

(四)严重酸中毒时小量补碱

酮体产生过多可发生酸中毒。轻度酸中毒(血 pH>7.0)时,一般不需补充碱性药物。经补液和胰岛素治疗后即可自行纠正,不必补碱。重度酸中毒时,外周血管扩张,心肌收缩力降低,可导致低体温和低血压,并降低胰岛素敏感性,当血 pH 低至 7.0 时,可抑制呼吸中枢和中枢神经功能,诱发脑损伤和心律失常,应予以抢救。

1.补碱原则和方法

补碱宜少、宜慢。符合前述补碱标准者,可静脉滴注 5％碳酸氢钠 200 mL,当血渗透压很高时,可考虑配用 1.25％碳酸氢钠等渗溶液(3 份注射用水加 1 份 5％碳酸氢钠溶液)输注。补碱过多和过快易发生不良结果:①增加尿钾丢失;②二氧化碳透过血-脑屏障比 HCO_3^- 快,二氧化碳与水结合后形成碳酸,使脑细胞发生酸中毒;③补碱过多,可使脑细胞内外渗透压失衡而引起脑水肿;④补碱后,红细胞释氧功能因血 pH 升高而下降,使组织缺氧加重;⑤治疗后酮体消失,原来与酮体结合血液中的缓冲系统特别是碳酸/碳酸氢钠缓冲系统重新释放,加上所补的碳酸氢钠,故可引起反跳性碱中毒。如果糖尿病酮症酸中毒患者在治疗前神志不清,经治疗后神志恢复,而在补碱过程中又出现神志不清,要考虑补碱过多过快而引起的脑水肿可能;⑥补液治疗容易发生高氯性酸中毒,其原因与大量生理盐水引起氯负荷和高氯性酸中毒有关,高氯性酸中毒可能进一步加重原有的酸中毒。

当血 pH 降至 6.9～7.0 时,50 mmol 碳酸氢钠(约为 5％碳酸氢钠 84 mL)稀释于 200 mL 注射用水中(pH<6.9 时,100 mmol 碳酸氢钠加 400 mL 注射用水),以 200 mL/h 的速度静脉滴注。此后,以 30 分钟至 2 小时的间隔时间监测血 pH,pH 上升至 7.0 以上停止补碱。

2.过多过快补碱的危害

过多过快补充碱性药物可产生不利影响:①二氧化碳透过血-脑屏障的弥散能力快于碳酸氢根,快速补碱后脑脊液 pH 呈反常性降低,引起脑细胞酸中毒,加重昏迷;②血 pH 骤然升高,而红细胞 2,3-二磷酸甘油降低和高糖化血红蛋白状态改变较慢,使血红蛋白与氧的亲和力增加,加重组织缺氧,有诱发和加重脑水肿的危险;③促进钾离子向细胞内转移,可加重低钾血症,并出现反跳性碱中毒,故补碱需十分慎重。

(五)抢救和处理其他并发症

1.休克、心力衰竭和心律失常

如休克严重且经快速输液后仍不能纠正,应考虑合并感染性休克或急性心肌梗死的可能,应仔细查找,给予相应处理。年老或合并冠状动脉病(尤其是急性心肌梗死)、输液过多等可导致心力衰竭和肺水肿,应注意预防,一旦出现,应予相应治疗。血钾过低和过高均可引起严重心律失常,应在心电监护下,尽早发现,及时治疗。

2.脑水肿

糖尿病酮症酸中毒性脑水肿可以发生于新诊断的 T2DM 治疗之前,但绝大多数的脑水肿是糖尿病酮症酸中毒的最严重并发症,病死率高,可能与脑缺氧、补碱过早过多过快、血糖下降过快和补液过多等因素有关。脑水肿易发生于儿童及青少年糖尿病并发糖尿病酮症酸中毒者。这些并发症在治疗过程中是可以避免的,如严密监测血糖、血钾、心电图及观察神志改变等。关于脑水肿发生的原因及机制目前尚不清楚。临床有学者观察到儿童发生脑水肿与基础状态的酸中毒、血钠和血钾的异常及氮质血症有关。糖尿病酮症酸中毒经治疗后,高血糖已下降,酸中毒改善,但昏迷反而加重,应警惕脑水肿的可能。可用脱水剂、呋塞米和地塞米松治疗。

严重的弥漫性脑水肿(恶性脑水肿)因最终形成脑疝而死亡。这些患者即使幸存,也多遗留广泛而严重的神经-精神-躯体并发症,如运动障碍、视力下降、健忘或植物人状态。因此,如果临床表现能确认存在严重的弥漫性脑水肿,并经 CT 证实,应该施行减压式双额颅骨切除术,紧急降低颅内压。

3.肾衰竭

糖尿病酮症酸中毒时失水和休克,或原来已有肾病变,以及治疗延误等,均可引起急性肾衰竭。强调预防,一旦发生,及时处理。

(六)防治和监测糖尿病酮症酸中毒并发症

1.对症治疗

酸中毒可引起急性胃扩张,用5‰碳酸氢钠液洗胃,清除残留食物,以减轻呕吐等消化道症状,并防止发生吸入性肺炎和窒息。护理是抢救糖尿病酮症酸中毒的重要环节,按时清洁口腔和皮肤,预防压疮和继发性感染与院内交叉感染,必须仔细观察和监测病情变化,准确记录生命体征(呼吸、血压和心率),以及神志状态、瞳孔大小、神经反应和水出入量等。

2.抗感染

感染常为糖尿病酮症酸中毒的诱因,也可以是其伴发症;呼吸道及泌尿系统感染最常见,应积极治疗。因糖尿病酮症酸中毒可引起低体温和白细胞升高,故不能单靠有无发热或血常规来判断感染。糖尿病酮症酸中毒的诱因以感染最为常见,且有少数患者可以体温正常或低温,特别是昏迷者,不论有无感染的证据,均应采用适当的抗生素以预防和治疗感染。鼻-脑毛霉菌病虽罕见,但十分严重,应早期发现,积极治疗。

存在免疫缺陷的糖尿病酮症酸中毒患者可能发生致命的接合菌感染,早期受累的软组织主要是鼻、眼球和脑组织,继而扩散至肺部及全身,两性霉素B、卡泊芬净和泊沙康唑有较好疗效,配合高压氧治疗和免疫调节剂可增强疗效。

3.输氧

糖尿病酮症酸中毒患者有组织缺氧,应给予输氧。如并发休克、急性肾衰竭或脑水肿,应采取措施进行治疗。在治疗过程中需避免发生低血糖症或低钾血症。少见的并发症有横纹肌溶解症,可导致急性肾衰竭。

4.护理及监测

在治疗糖尿病酮症酸中毒的同时,应积极控制感染、降低颅内压和防治脑功能障碍。如果并发了脑卒中,除了大量出血患者需要手术治疗外,急性(24～36小时)缺血性脑梗死采用溶栓剂治疗可取得很好效果,但动脉出血性脑卒中患者属于禁忌。急性期后,动脉缺血性脑卒中和脑静脉栓塞的儿童患者应长期使用抗凝治疗,一般建议首选低分子量肝素,继而口服华法林3个月。成年患者应控制高血压,重组的人Ⅶa因子可能降低复发率。一般糖尿病酮症酸中毒病例不建议进行预防性抗凝治疗。

昏迷者应监测生命体征和神志改变,注意口腔护理,勤翻身,以防压疮。定时监测血糖、酮体、血钾、CO_2CP 和经皮二氧化碳分压的变化,以便及时调整治疗措施。

(徐明付)

第三节　糖尿病乳酸性酸中毒

体内的碳水化合物代谢产生两种乳酸同分异构体,即左旋乳酸(L-乳酸)和右旋乳酸(D-乳酸)(图 2-2)。因此,乳酸性酸中毒应分为 L-乳酸性酸中毒和 D-乳酸性酸中毒两类。但是,一般情况下的乳酸性酸中毒仅指 L-乳酸性酸中毒。机体乳酸产生过多和/或其清除减少引起血 L-乳酸明显升高($\geqslant 5$ mmol/L),导致代谢性酸中毒(血碳酸氢盐$\leqslant 10$ mmol/L,动脉血气 pH $\leqslant 7.35$),称为 L-乳酸性酸中毒(简称乳酸性酸中毒),而 D-乳酸性酸中毒是指血清 D-乳酸$\geqslant 3$ mmol/L 的临床状态。血乳酸增高而无血 pH 降低称为高乳酸血症。在糖尿病基础上发生的乳酸性酸中毒称为糖尿病乳酸性酸中毒(DLA),亦应包括糖尿病 L-乳酸性酸中毒(常见)和糖尿病 D-乳酸性酸中毒(少见)两种。糖尿病乳酸性酸中毒的发病率在 $0.25\%\sim4\%$,多发生于服用大量苯乙双胍伴肝肾功能不全和心力衰竭等的糖尿病患者,虽不常见,但后果严重,死亡率高。

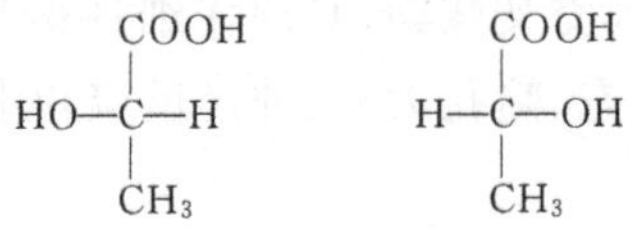

$$
\begin{array}{cc}
\text{COOH} & \text{COOH} \\
\text{HO-C-H} & \text{H-C-OH} \\
\text{CH}_3 & \text{CH}_3 \\
L\text{-乳酸} & D\text{-乳酸}
\end{array}
$$

图 2-2　乳酸的同分异构体

一、病因与分类

乳酸性酸中毒可分为 L-乳酸性酸中毒和 D-乳酸性酸中毒两类,其病因与分类见表 2-4。

表 2-4　乳酸性酸中毒的病因与分类

L-乳酸性酸中毒(常见)	药物
组织缺氧型	双胍类
心力衰竭	果糖
心源性休克	山梨醇/木糖醇
窒息	反转录蛋白酶抑制剂(AIDS)
脓毒败血症	中毒
非组织缺氧型	甲醇/乙二醇
糖尿病	一氧化碳中毒
恶性肿瘤	D-乳酸性酸中毒(少见)
肝衰竭	生成过多
肾衰竭	胃肠手术
严重感染	短肠综合征
先天性代谢疾病	肠外营养
1 型糖原贮积症	代谢障碍(亚临床酸中毒)
丙酮酸脱氢酸缺陷症	糖尿病
丙酮酸羟化酶缺陷症	新生儿
果糖 1,6-二磷酸酶缺陷症	严重缺血缺氧
线粒体呼吸链病	创伤

(一)L-乳酸和 D-乳酸的来源和代谢不同

1.L-乳酸来源与代谢

正常人血清中的 L-乳酸来源于细胞代谢,以左旋乳酸为主,葡萄糖分解代谢生成的丙酮酸大部分经三羧酸循环氧化供能,但在缺氧或氧利用障碍时,大部分丙酮酸则在乳酸脱氢酶的作用下还原为乳酸。机体内产生乳酸的部位主要为红细胞(无线粒体)、骨骼肌、皮肤和神经等代谢活跃的组织;在氧供不充足时,人体绝大多数组织都能通过糖酵解途径生成乳酸。当人体在剧烈运动时,组织处于相对缺氧的生理状态;一些疾病(休克、心功能不全造成组织低灌注及窒息或严重贫血造成低氧状态)也可导致机体处于缺氧的病理状态,均可使体内无氧糖酵解增强,乳酸生成增多。

2.D-乳酸来源与代谢

人类缺乏 D-乳酸脱氢酶,仅能通过 D-α-羟酸脱氢酶生成丙酮酸(图 2-3)。由甲基乙二醛途径生成的 D-乳酸很少,仅 11~70 nmol/L,尿 D-乳酸<0.1 μmol/h。但在某些情况下,肠道细菌可产生大量 D-乳酸,使血清 D-乳酸升高数百至数千倍。此外,外源性 D-乳酸或 L-乳酸可来源于发酵食品(如腌菜和酸奶等)。D-乳酸在组织中的转运依赖于质子-依赖性单羧酸盐转运体(MCT1~8),表达 MCT 的组织很多,如视网膜、骨骼肌、肾脏、肝脏、脑组织、胎盘、血细胞、毛细血管内皮细胞、心肌细胞和肠黏膜细胞等。

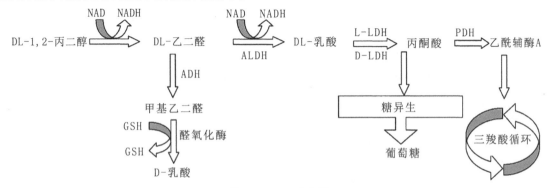

图 2-3　乙二醇代谢

注:glycol:乙二醇;ADH:alcohol dehydrogenase,醇脱氢酶;ALDH:aldehyde dehydrogenase,醛脱氢酶;GSH:reduced glutathione,还原型谷胱甘肽;PDH:pyruvate dehydrogenase,丙酮酸脱氢酶;L-LDH:L-lactate dehydrogenase,L-乳酸脱氢酶;D-LDH:D-lactate dehydrogenase,D-乳酸脱氢酶

(二)肝/肾是利用和清除 L-乳酸的主要器官

正常情况下,肝脏可利用机体代谢过程中产生的乳酸为底物,通过糖异生合成葡萄糖,即所谓的 Cori 循环,或转变为糖原加以储存,少量乳酸经肾自尿液排出,机体乳酸的产生和利用之间保持平衡,血乳酸浓度相对恒定。若血乳酸明显升高,大大超过肝脏的处理能力,同时超过乳酸肾阈值(7.7 mmol/L),则可通过肾脏由尿中排泄,因此在肝肾功能不全时,易出现高乳酸血症,严重时可发生乳酸性酸中毒。

乳酸产生过多见于:①休克和左心功能不全等病理状态造成组织低灌流;②呼吸衰竭和严重贫血等导致动脉血氧合降低,组织缺氧;③某些与糖代谢有关的酶系(葡萄糖-6-磷酸脱氢酶、丙酮酸羧化酶和丙酮酸脱氢酶等)的先天性缺陷。乳酸清除减少主要见于肝肾功能不全。临床上,大多数的乳酸性酸中毒患者均不同程度地同时存在着乳酸生成过多及清除的障碍。

(三)缺氧/疾病/药物/中毒引起 L-乳酸性酸中毒

L-乳酸性酸中毒可分为组织缺氧型(A 类)和非组织缺氧型(B 类)两类。

1.组织缺氧型乳酸性酸中毒(A 类)

A 类常见于心力衰竭、心源性休克、窒息、一氧化碳中毒或脓毒败血症等,此时因缺氧导致了大量乳酸产生,远超过机体的清除能力,同时也可能伴有清除能力下降。T2DM 患者常并发心血管疾病,因此也可表现为此类。在各种休克的抢救过程中,常需使用较大剂量的儿茶酚胺类升压药。许多缩血管药物可恶化组织灌注,细胞缺血、缺氧更为严重。细胞内,尤其是线粒体的呼吸链缺氧可导致严重的高乳酸血症。有些患者的血乳酸升高不明显,但乳酸/丙酮酸或乳酸/酮体总量比值明显升高,这部分患者的死亡率更高。乳酸/丙酮酸比值升高及高乳酸血症持续的时间越长,多器官衰竭和死亡的概率也越高。

2.非组织缺氧型乳酸性酸中毒(B 类)

B 类即无明显低氧血症或循环血量不足。B 类又可分为 B-1、B-2 和 B-3 型。

(1)B-1 型:见于糖尿病、恶性肿瘤、肝功能衰竭、严重感染及肾衰竭等情况。

(2)B-2 型:多由于药物及毒物引起,主要见于双胍类口服降糖药、果糖、山梨醇、木糖醇、甲醇和乙二醇等的中毒。用反转录蛋白酶抑制剂治疗 HIV 感染时,常发生继发性脂肪营养不良(外周性脂肪萎缩伴中枢性肥胖)和肝损害,患者往往还并发乳酸性酸中毒(NRTI-LD 综合征)。长期使用抗反转录病毒治疗时,还可发生严重的多器官衰竭-乳酸性酸中毒综合征。有人用大剂量维生素 B_1 治疗取得较好效果。

(3)B-3 型:由于先天性代谢疾病所致,常见者为葡萄糖-6-磷酸酶缺陷(Ⅰ型糖原贮积症)、丙酮酸脱氢酸缺陷、丙酮酸羟化酶缺陷、果糖 1,6-二磷酸酶缺陷及线粒体呼吸链的氧化磷酸化障碍等情况。细胞的氧化磷酸化在线粒体呼吸链上进行。参与呼吸链氧化磷酸化的酶类很多,这些酶可因先天性缺陷或后天性病变及毒物中毒而发生功能障碍。这类疾病是线粒体病中的一种类型——线粒体呼吸链病(MRCD)。线粒体呼吸链病可为局限性(如仅发生于肝脏)或泛发性(肝、脑和肌肉细胞等)。局限于肝脏的线粒体呼吸链病的最优治疗是肝移植,但必须选择好肝移植的受体对象。

此外,无论是儿童或成年人的短肠综合征患者均易发生乳酸性酸中毒,其发生机制未明。

二、常见诱因和临床表现

糖尿病存在乳酸利用缺陷。当感染、糖尿病酮症酸中毒、高渗性高血糖状态或缺氧时容易造成乳酸堆积和乳酸性酸中毒。糖尿病患者易发生糖尿病乳酸性酸中毒是因为:①糖尿病患者常伴有丙酮酸氧化障碍及乳酸利用缺陷,平时即有血乳酸轻度升高,因此在存在乳酸性酸中毒诱因时,更易发生乳酸性酸中毒;②糖尿病性急性并发症如感染、脓毒血症、糖尿病酮症酸中毒(DKA)和非酮症高渗性糖尿病昏迷等时可造成乳酸堆积,因此乳酸性酸中毒可与糖尿病酮症酸中毒或非酮症高渗性糖尿病昏迷同时存在;③糖尿病患者可合并心、肝、肾脏疾病和/或并发心、肝、肾脏损害,可造成组织器官血液灌注不良和低氧血症;同时由于糖化血红蛋白增高,血红蛋白携氧能力下降,更易造成局部缺氧,这些均可引起乳酸生成增加。此外,肝脏及肾脏功能障碍又可影响乳酸的代谢、转化及排出,进而导致乳酸性酸中毒。

(一)双胍类药物诱发 L-乳酸性酸中毒

糖尿病患者常服用双胍类药物,因其能增强糖的无氧酵解,抑制肝脏和肌肉对乳酸的摄取,抑制糖异生作用,故有致乳酸性酸中毒的作用,特别是高龄,合并心、肺、肝和肾疾病的糖尿病患者长期、大剂量服用苯乙双胍(用量>100 mg/d)时,易诱发乳酸性酸中毒,但在国内因苯乙双胍导致乳酸性酸中毒的报道较少,其原因可能与用量较小有关。二甲双胍仅使血乳酸轻度升高,多<2 mmol/L,二甲双胍致乳酸性酸中毒的发生率与死亡率分别为 0～0.8/1 000 和 0～0.024/10 000,仅为苯乙双胍的 1/20,

两者的差异可能与二甲双胍的半衰期(1.5 小时)较苯乙双胍明显缩短(12 小时)有关。有研究表明,与接受其他降糖药治疗的糖尿病患者相比,服用二甲双胍的患者的血乳酸水平和乳酸性酸中毒的发病率并无显著差异。Pongwecharak 等在泰国南部的 Hatyai 观察了门诊糖尿病患者的二甲双胍使用情况,有 80% 以上的患者存在该药的禁忌证(如慢性肝病、心力衰竭和慢性肾病),但并未增加乳酸性酸中毒的发生率,说明二甲双胍引起的乳酸性酸中毒并非常见。

鉴于苯乙双胍易诱发糖尿病乳酸性酸中毒,目前临床上已基本不用,而以二甲双胍代替。如用苯乙双胍,每天剂量最好≤75 mg。

糖尿病患者使用二甲双胍前,应首先评价肾功能,评价的方法:① 如果血清肌酐高于 96.5 μmol/L,即列为二甲双胍的禁忌证;② 因为肾功能正常者使用该药亦可诱发高乳酸血症,ALT 和 BMI 是引起高乳酸血症的独立相关因素,ALT 和 BMI 越高,发生高乳酸血症的可能性越大,因此应同时考查 ALT 和 BMI 状况;③ 肾小球滤过率(GFR)60～90 mL/min 者可以使用二甲双胍,但应减量,并避免使用经肾排泄的其他药物。

(二)缺氧/感染/糖尿病酮症酸中毒/高渗性高血糖状态/肺心病/酗酒/一氧化碳中毒诱发糖尿病乳酸性酸中毒

糖尿病伴有感染、各种休克、脓毒败血症、糖尿病酮症酸中毒和高渗性非酮症高血糖性昏迷综合征等急性并发症的糖尿病患者,常因微循环障碍、组织器官灌注不良、组织缺氧、乳酸生成增加和排泄减少而诱发糖尿病乳酸性酸中毒。糖尿病患者合并大血管和微血管慢性并发症,如心肌梗死、糖尿病肾病和脑血管意外,可造成或加重组织器官血液灌注不良,出现低氧血症及乳酸清除减少,导致乳酸性酸中毒。

此外,糖尿病合并严重肺气肿、肺心病、肺栓塞和白血病等也可引起组织缺氧,使血乳酸升高。或因酗酒、一氧化碳中毒、水杨酸、儿茶酚胺、硝普钠和乳糖过量诱发乳酸性酸中毒。二甲双胍中毒可因诱发顽固性 L-乳酸性酸中毒而导致死亡。

(三)糖尿病乳酸性酸中毒的表现常被基础疾病/糖尿病酮症酸中毒/高渗性高血糖状态掩盖

在临床上,糖尿病乳酸性酸中毒不如糖尿病酮症酸中毒常见,主要发生于长期或过量服用苯乙双胍(降糖灵)并伴有心、肝和肾疾病的老年糖尿病患者,在发病开始阶段,这些基础疾病的症状常掩盖了糖尿病乳酸性酸中毒的症状,以致难以确定。其临床症状和体征无特异性。一般发病较为迅速,主要表现为不同程度的代谢性酸中毒的临床特征,当血乳酸明显升高时,可对中枢神经、呼吸、消化和循环系统产生严重影响。

乏力、食欲降低、嗜睡、腹痛、头痛、血压下降、意识障碍、昏迷及休克是糖尿病乳酸性酸中毒的常见表现。轻症可仅有乏力、恶心、食欲降低、头昏、嗜睡和呼吸稍深快。中至重度可有腹痛、恶心、呕吐、头痛、头昏、疲劳加重、口唇发绀、无酮味的深大呼吸至潮式呼吸、血压下降、脱水表现、意识障碍、四肢反射减弱、肌张力下降、体温下降和瞳孔扩大,最后可导致昏迷及休克。值得注意的是糖尿病酮症酸中毒及高渗性非酮症高血糖性昏迷综合征的患者,尤其是老年患者也常同时并发乳酸性酸中毒,导致病情更加复杂和严重,治疗更加困难。糖尿病乳酸性酸中毒是糖尿病最严重的并发症之一,病死率高达 50% 以上。血乳酸越高,病死率越高。血乳酸＞9.0 mmol/L 者病死率高达 80%;血乳酸＞15 mmol/L,罕有抢救成功的患者。在治疗过程中血乳酸持续升高不降者,其存活后的预后也差。

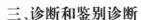
三、诊断和鉴别诊断

(一)不能用糖尿病酮症酸中毒或高渗性高血糖状态解释的意识障碍提示糖尿病乳酸性酸中毒

临床上糖尿病患者出现意识障碍和昏迷,并有服用苯乙双胍史及伴有肝肾功能不全和慢性缺氧性疾病者,而不能用糖尿病酮症酸中毒或高渗性非酮症高血糖性昏迷综合征解释者,应高度怀疑本病的可能性,尽快作血乳酸测定以确诊。

(二)根据血乳酸明显升高和代谢性酸中毒确立诊断

诊断糖尿病乳酸性酸中毒的要点。①糖尿病:患者已经诊断为糖尿病或本次的临床资料能确立糖尿病的诊断;②血乳酸明显升高:血乳酸≥5 mmol/L 者可诊断为乳酸性酸中毒,血乳酸/丙酮酸≥30;血乳酸>2 mmol/L 但<5 mmol/L 者可诊断为高乳酸血症;③代谢性酸中毒:动脉血气 pH<7.35,血 HCO_3^-<10 mmol/L,阴离子隙>18 mmol/L;④排除糖尿病酮症酸中毒和尿毒症。因此,为了早期明确诊断,应进行如下检测。

1.必检项目

作为代谢性酸中毒的病因鉴别依据,血糖、血酮体、尿酮体和血渗透压为必检项目。糖尿病乳酸性酸中毒时,血糖多偏低或正常,血酮体及尿酮体一般正常,若患者进食少及反复呕吐时,也可略高;若与糖尿病酮症酸中毒并存时,则可明显升高。血浆渗透压正常或略高。血 Na^+ 和 K^+ 正常或稍高,血 Cl^- 正常。血尿素氮和肌酐(Cr)常升高。血白细胞轻度增多。

2.阴离子隙和清蛋白校正的阴离子隙

应用碱缺乏(BD)和阴离子隙诊断乳酸性酸中毒不准确。阴离子隙的正常值为 10~12 mq/L,其预测乳酸性酸中毒的敏感性为 63%,特异性为 80%。在不能测定乳酸的情况下,清蛋白校正的阴离子隙(ACAG)预测乳酸性酸中毒有一定价值,其敏感性达94.4%,但特异性不足 30%。阴离子隙=$[Na^+]-(Cl^-+HCO_3^-)$;计算的 ACAG(Figge 方程)=$\{4.4-[$测定的清蛋白(g/dL)$]\}\times2.5+AG$。清蛋白和乳酸校正的阴离子隙(ALCAG)=$\{[4.4-$测定的清蛋白(g/dL)$]\times0.25\}+AG-[$血乳酸(mmol/L)$]$。因此,阴离子隙和清蛋白校正的阴离子隙主要用于乳酸性酸中毒(尤其是 D-乳酸性酸中毒)的排除诊断。由于 AG、ACAG 和 BD 预测乳酸性酸中毒的敏感性不高,尤其存在低蛋白血症时仅能作为诊断的参考依据,因此应该强调直接测定血清乳酸含量。

3.血乳酸测定

正常情况下,乳酸是体内葡萄糖无氧酵解的终产物。正常情况下,机体代谢过程中产生的乳酸可由肝脏代谢及肾脏排泄,血乳酸为 0.5~1.6 mmol/L(5~15 mg/dL),≤1.8 mmol/L。糖尿病乳酸性酸中毒时,血乳酸≥5 mmol/L,严重时可高达 20~40 mmol/L,血乳酸/丙酮酸≥30,血乳酸浓度显著升高是诊断糖尿病乳酸性酸中毒的决定因素。2 mmol/L<血乳酸<5 mmol/L,可认为是高乳酸血症。但是,通常用于检测 L-乳酸的方法不能测出 D-乳酸,因此,当血清乳酸值与临床表现不符时,应考虑 D-乳酸性酸中毒可能。

4.血气分析

动脉血气 pH<7.35,常在 7.0 以下,血 HCO_3^-<10 mmol/L,碱剩余(BE)为负值,缓冲碱(BB)降低,实际碳酸氢盐(AB)与标准碳酸氢盐(SB)均减少,阴离子间隙(AG)>18 mmol/L。

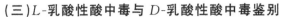

(三)L-乳酸性酸中毒与 D-乳酸性酸中毒鉴别

如果乳酸性酸中毒的临床表现典型,阴离子隙和清蛋白校正的阴离子隙均明显升高,但血清乳酸不升高或仅轻度升高时,应想到 D-乳酸性酸中毒可能。胃肠手术(尤其是空场-回肠旁路术)后,容易发生 D-乳酸性酸中毒(血清 D-乳酸≥3 mmol/L)。由于手术切除了较多的肠段,摄入的碳水化合物不能被及时消化吸收,潴留在结肠。而结肠的厌氧菌(主要是乳酸杆菌)将这些碳水化合物分解为右旋乳酸(D-乳酸)。D-乳酸具有神经毒性,可引起中毒性脑病。在肾功能正常情况下,中毒性脑病症状较轻,且具有一定自限性;但严重肾衰竭患者可能出现 D-乳酸性酸中毒。此外,血清 D-乳酸升高而未达到 3 mmol/L 的现象称为亚临床 D-乳酸性酸中毒,多见于严重的糖尿病肾病、缺血缺氧或创伤性休克。

(四)糖尿病乳酸性酸中毒与糖尿病酮症酸中毒/酒精性酮症酸中毒/高渗性高血糖状态/低血糖症鉴别

1.糖尿病酮症酸中毒或糖尿病酮症酸中毒合并糖尿病乳酸性酸中毒

糖尿病酮症酸中毒患者有血糖控制不良病史,临床表现有明显脱水、呼气中可闻及酮味、血糖高、血酮明显升高及血乳酸<5 mmol/L,可资鉴别。另一方面,糖尿病酮症酸中毒合并糖尿病乳酸性酸中毒的情况并不少见,应引起高度重视。当糖尿病酮症酸中毒抢救后酮症已消失,而血 pH 仍低时要考虑糖尿病乳酸性酸中毒的合并存在。

2.高渗性高血糖状态或高渗性高血糖状态合并糖尿病乳酸性酸中毒

该病多见于老年人,起病较慢,主要表现为严重的脱水及进行性的精神障碍,血糖、血钠及血渗透压明显升高,但血 pH 正常或偏低,血乳酸正常。同样应注意少数患者也可同时伴有糖尿病乳酸性酸中毒,如果在无酮血症时,碳酸氢盐≤15 mmol/L,应该考虑到同时合并糖尿病乳酸性酸中毒的可能。

3.低血糖症

低血糖症也可有神志改变,但有过量应用降糖药和进食不及时等病史,出现饥饿感和出冷汗等交感神经兴奋症状,血糖≤2.8 mmol/L,补糖后症状好转,血乳酸不高,可资鉴别。

4.酒精性酮症酸中毒

有长期饮酒史,血阴离子间隙增大,动脉血 CO_2 分压降低而血酮和 β-羟丁酸/乙酰乙酸比值升高。酒精性糖尿病酮症酸中毒患者有长期饮酒史,血阴离子隙和血清渗透压隙增大,动脉血 CO_2 分压($PaCO_2$)降低而血酮和 β-羟丁酸/乙酰乙酸比值升高。有的患者伴有肝功能异常、乳酸性酸中毒、急性胰腺炎、Wernicke 脑病和心力衰竭。

四、预防及治疗

糖尿病乳酸性酸中毒是糖尿病急性并发症之一。其在临床中发病率较低,易误诊,但一旦发生,病情严重,预后差,死亡率高达 50%,因为这些患者多伴有肝肾功能不全、感染和休克等严重并发症,目前尚无满意的治疗方法,加强糖尿病的宣传教育,加强医师与患者间的联系,注重预防,早期发现,及时治疗。

为安全考虑,在临床中严格掌握双胍类药物的适应证和禁忌证,尽可能不用苯乙双胍。糖尿病患者若并发心、肝和肾功能不全,或在缺氧、过度饮酒和脱水时,应尽量避免使用双胍类药物。美国糖尿病协会已建议当血肌酐(Cr)>125 μmol/L 时,应避免使用双胍类药物。使用双胍类药物时,应定期监测肝肾功能。

(一)去除糖尿病乳酸性酸中毒诱因并治疗原发病

目前仍缺乏统一的诊疗指南,其治疗很不规范,疗效差异大。在连续监测血乳酸,及时判断疗效的前提下,进行如下治疗。

1.诱因和原发病治疗

一旦考虑糖尿病乳酸性酸中毒,应立即停用双胍类等可导致乳酸性酸中毒的药物、保持气道通畅和给氧。对于由肺部疾病导致缺氧者,应针对原发病因及时处理,必要时作气管切开或机械通气,以保证充分氧合;如血压偏低、有脱水或休克,应补液扩容改善组织灌注,纠正休克,利尿排酸,补充生理盐水维持足够的心排血量与组织灌注,必要时可予血管活性药及行中心静脉压监护,但尽量避免使用肾上腺素或去甲肾上腺素等强烈收缩血管药物,以防进一步减少组织的灌注量。补液量应根据患者的脱水情况和心肺功能等情况来决定;如病因不明的严重乳酸性酸中毒患者,应着重先考虑有感染性休克的可能,及早行病原体培养,并根据经验,尽早选用抗生素治疗。

西柚子汁似乎可改善胰岛素抵抗,降低体重,但可能增加二甲双胍致乳酸性酸中毒的风险。

2.糖尿病酮症酸中毒和高渗性高血糖状态治疗

当糖尿病酮症酸中毒或高渗性高血糖状态患者合并高乳酸血症时,一般按糖尿病酮症酸中毒或高渗性高血糖状态的治疗即可,高乳酸血症将在治疗过程中自然消退;如果糖尿病酮症酸中毒或高渗性高血糖状态患者合并有严重的乳酸性酸中毒,则应该在治疗的同时更积极地处理原发病、改善循环、控制血糖和维持水电解质平衡,但补碱的原则仍与糖尿病酮症酸中毒相同,禁忌大量补充碱性溶液。

3.糖尿病治疗

控制血糖采用小剂量胰岛素治疗,以 0.1 U/(kg·h)速度持续静脉滴注,不但可降低血糖,而且能促进三羧酸循环,减少乳酸的产生并促进乳酸的利用,如血糖正常或偏低,则应同时予葡萄糖及胰岛素,根据血糖水平调整糖及胰岛素比例。监测血钾和血钙,视情况酌情补钾和补钙,以防低血钾和低血钙。

(二)纠正酸中毒并维持水电解质平衡

1.纠正酸中毒

目前对乳酸性酸中毒使用碱性药物仍有争议。一般认为过度的血液碱化可使氧离曲线左移,加重组织缺氧,而且可以使细胞内液和脑脊液进一步酸化和诱发脑水肿,并无确切证据表明静脉应用碳酸氢钠可降低死亡率,故补碱不宜过多和过快。当 $pH < 7.2$ 和 HCO_3^- <10.05 mmol/L时,患者肺脏能维持有效的通气量以排出蓄积的二氧化碳,以及肾功能足以避免水钠潴留,应及时补充5%碳酸氢钠 $100 \sim 200$ mL($5 \sim 10$ g),用生理盐水稀释到1.25%的浓度。酸中毒严重者(血 $pH < 7.0$,HCO_3^- <5 mmol/L)可重复使用,直到血 $pH > 7.2$,则停止补碱。24 小时可用碳酸氢钠 $4.0 \sim 170.0$ g。如补碱过程中血钠升高,可予呋塞米,同时也将有助于乳酸及药物的排泄。若心功能不全或不能大量补钠,可选择使用三羟甲基氨基甲烷(THAM),应注意不可漏出血管。二氯乙酸盐(DCA)可通过增加氧摄取,激动丙酮酸脱氢酶复合物,促进乳酸氧化,降低血乳酸,缓解酸中毒症状,对多种原因引起的乳酸性酸中毒有较好的疗效,日剂量在 $100 \sim 1\,500$ mg/kg,短期应用无不良反应。

2.透析疗法

透析疗法多用于伴肾功能不全或严重心力衰竭及血钠较高的危重患者,应使用不含乳酸钠

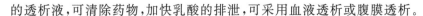

的透析液,可清除药物,加快乳酸的排泄,可采用血液透析或腹膜透析。

3.支持和对症处理

积极改善心功能、护肝、保护肾功能及加强营养和护理等综合治疗。

(徐明付)

第四节　糖尿病胃肠病变

糖尿病胃肠病变发生率占糖尿病患者的 1/2 左右,有报道其中胃部病变占 10% 左右,腹泻和便秘各约占 20%,因部分患者无临床表现,故临床就诊发病率比实际发病率低。

一、发病机制

(一)自主神经病变

内脏自主神经包括迷走神经和交感神经两种,糖尿病患者自主神经病变发生率为 20%～40%,常与以下几方面相关:①迷走神经和交感神经节发生退行性改变,进而引起胃肠蠕动功能和分泌功能下降,导致胃轻瘫、胃潴留、便秘等;同时,因为内脏神经节的病变,导致迷走神经与交感神经电耦联异常,电耦联增强时使肠蠕动增加,产生腹泻;电耦联减弱时,则表现为便秘。②胃肠暴发峰电位减弱,影响胃肠的协调性运动,导致便秘等发生。

目前,有多种关于自主神经病变学说。

1.多元醇通路学说

糖尿病时,多元醇通路活性增加,在醛糖还原酶作用下,产生一系列酶联反应,使神经细胞内山梨醇通路代谢上升,果糖生成增加,易致神经细胞水肿。

2.山梨醇-肌醇失常学说

糖尿病患者常有肌醇水平降低,代谢产物磷酸肌醇生成减少,致使神经元细胞膜上 K^+-Na^+-ATP 酶活性下降,Na^+ 在细胞内增加,导致神经节去极化减弱,神经传导速度下降或失去。

3.氧自由基学说

糖尿病患者糖代谢过程中可产生大量的超氧化物和过氧化氢,这些高度活性物质在神经组织中的增加使神经细胞膜磷脂内不饱和磷脂酸发生过氧化反应,导致一系列生化反应和结构改变,引起胃肠神经功能异常。

4.蛋白质非酶糖化学说

由于糖尿病晚期糖化终末产物(AGEs)生成增加,并参与修饰神经细胞内蛋白质表达,引起神经元细胞功能障碍。

(二)胃肠内分泌功能失调

1.胃泌素

胃泌素是一种简明结构的胃-肠-胰(GEP)激素,为血清中主要的循环激素之一,其生理作用包括促进胃酸分泌和营养胃黏膜并刺激胃黏膜生长、修复。当糖尿病患者伴有自主神经病变,迷走神经对胃泌素分泌调控作用减弱,致使出现高胃泌素血症,诱发胃炎和溃疡等。

2.胃动素

胃动素由 22 个氨基酸多肽组成,主要由十二指肠及空肠黏膜分泌,结肠和远端小肠也有少量分泌,在消化间期时血中含量最高,以促进胃肠内未消化食物残渣排空。糖尿病患者迷走神经病变时,胃动素分泌下降,导致胃动力障碍发生。

3.胰升糖素

胰升糖素是胰岛 α 细胞分泌的一种 29 氨基酸残基单链多肽,参与抑制胃、小肠。结肠张力及蠕动,抑制胆囊收缩和胰外分泌,以及抑制肠道对水、盐的吸收。自主神经病变引起其分泌量改变,容易导致腹泻和便秘等肠道并发症的发生。

4.缩胆囊素(CCK)

CCK 由十二指肠和空肠黏膜中 Ⅰ 细胞或 CCK 细胞分泌,有刺激胰岛素、胰消化酶合成和分泌、胆囊收缩、Oddi 括约肌舒张等作用,同时 CCK 也参与胃肠道功能调节。糖尿病自主神经病变时,缩胆囊素分泌障碍,引起和加重相关消化系统症状或疾病。

5.胰多肽

胰多肽为 36 氨基酸多肽,由胰岛 PP 细胞分泌,是胰腺外分泌强抑制剂,对胰液外分泌起重要的负调控作用。糖尿病患者常有胃多肽分泌障碍。

6.生长抑素

其活性成分为小环状 14 肽,主要由神经核分泌合成,少量由胰岛 D 细胞分泌,参与抑制胃液、胃酸、胰液、肝胆汁、消化酶等分泌,抑制消化道多肽类激素的分泌,抑制胃肠蠕动和对葡萄糖、果糖的吸收。糖尿病患者大多有生长抑素分泌下降。

(三)胃肠微血管病变和血流变异常及血液理化改变

糖尿病患者微血管病变主要表现为血管基底膜糖蛋白沉积引起血管壁增厚,伴有内皮细胞增生,使血管管腔狭窄,形态扭曲,加上高血糖引起的血黏滞度升高和血小板、红细胞聚集增加,容易引起血流减慢,甚而导致血栓形成或血管闭塞,胃肠黏膜水肿、糜烂和溃疡。

胃肠微血管病变和血流变异常发生与蛋白激酶 C(PKC)活性增加有关。PKC 活化是糖尿病血管并发症的重要生化机制:①细胞内 PKC 通路参与血管功能调节,包括血管舒缩、通透性、基底膜再生、内皮细胞生长、血管再生、血流动力学和血凝机制等。②参与 NO 生成调节,一方面抑制 NO 合酶的活性,使 NO 生成减少;另一方面又可抑制 NO 介导的 cGMP 生成,导致微血管动力学改变。③通过调节 V-W 因子的分泌,增加 PAI-1 含量和活性,增强血小板功能,使糖尿病患者产生血液高凝和高黏滞度。

AGEs 在血管中长期蓄积,以共价键的形式与蛋白质相结合,在微血管和血流异常时,使胶原蛋白质和血浆蛋白质之间发生不可逆性交联,导致微血管基底膜增厚,血流更加异常,甚至于血管腔阻塞。

糖尿病血液易产生高凝状态,进一步加重了器官和组织的缺氧,这主要与血液理化改变有关,如高血脂、高血糖、低氧血症、血小板黏附增加等。

(四)幽门螺杆菌感染

有研究表明,糖尿病胃轻瘫患者幽门螺杆菌感染率为 75.56%,远高于糖尿病无胃轻瘫患者的幽门螺杆菌感染率的 43.85%,后者感染率与普通正常人群接近,提示幽门螺杆菌感染与糖尿病胃轻瘫相关。

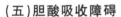

(五)胆酸吸收障碍

因糖尿病患者胆汁酸吸收不良,排泄增加,加之其有刺激肠道蠕动作用,故常易导致腹泻。

(六)胰腺外分泌功能障碍

胰腺内分泌激素有促进胰腺腺泡生长的作用,特别是胰岛素。当胰岛素分泌不足时,糖尿病患者常有不同程度的外分泌功能障碍,表现为脂肪吸收不良性腹泻。

(七)酮症酸中毒

酮症酸中毒时,患者常伴有中毒产物增加、低氧血症、水电解质平衡紊乱等,使胃黏膜微发生循环障碍,产生缺血缺氧,引起胃黏膜广泛充血、水肿、糜烂、出血,甚至产生溃疡。

二、临床表现

(一)食管

大多数患者无食管症状,为亚临床表现。有症状者,与食管动力障碍有关,通常表现为胸骨后不适、返酸、嗳气,更有甚者发生吞咽困难。

(二)胃

1.糖尿病性胃轻瘫

1/3 左右的糖尿病患者出现胃轻瘫,老年糖尿病患者发病率更高,可达 70% 左右。主要表现为胃动力障碍、排空延迟所致的上腹胀、早饱、嗳气或模糊不清的上腹不适感,严重者出现恶心、呕吐,表现为胃潴留、胃扩张等。Jones 等研究发现上腹饱胀感与胃轻瘫明显相关,且胃排空延迟,女性患者明显高于男性。

2.应激性溃疡

在应激状态(如感染、创伤、手术等)下,患者因胃黏膜缺血、血流量下降、胃黏膜黏液分泌下降、上皮更新速度减慢、前列腺素生成减少、胃酸作用等可导致上腹痛、呕吐咖啡色液体、黑便并伴有头晕、乏力出汗、口干等表现,严重者可发生失血性休克。

3.消化性溃疡

在糖尿病患者中,可发生消化性溃疡,主要为胃溃疡,十二指肠溃疡发生率低,这可能与低胃酸分泌有关。

(三)肠道

1.糖尿病性腹泻

糖尿病性腹泻主要与糖尿病所致内脏自主神经变性有关,也可因小肠内细菌异常繁殖所致。多表现为间歇性水样泻或脂肪泻,有时腹泻与便秘交替出现,也可表现为顽固性水样泻,往往无明显诱因且以夜间多发。大多数患者伴有周围神经性病变(包括肌张力下降、腱反射减弱、四肢末梢感觉异常等)和自主神经病变(瞳孔对光反射减弱、多汗、尿潴留、大便失禁等),多发生于长期胰岛素依赖型糖尿病患者,且血糖控制不良者。

2.糖尿病性便秘

糖尿病性便秘是糖尿病患者中常见的消化道症状之一,约 2/3 的糖尿病患者有便秘史,糖尿病并发广泛神经病变患者便秘发生率约 90%,主要因结肠动力障碍所致,有的患者表现为结肠扩张,甚至产生肠梗阻。

三、诊断与鉴别诊断

（一）诊断原则

有明确的糖尿病病史，需除外胃肠道自身的器质性病变、其他系统疾病和药物反应、精神因素等影响。

（二）食管运动障碍

通过食管测压确诊并需胸部 X 线或 CT、食管吞钡或胃镜检查除外食管本身及其周围占位性病变或者器质性病变，如食管炎、食管癌、纵隔肿瘤等。

（三）胃轻瘫

双核素固体和液体食物排空时间检查被认为是诊断本病的金标准，有报道 B 超和胃肠电图也可作出诊断，但首先需经上消化道钡餐或胃镜等检查排外消化道器质性病变和其他全身性疾病。

（四）应激性溃疡和消化性溃疡

应激性溃疡和消化性溃疡均需通过胃镜检查确诊。应激性溃疡镜下表现为胃窦或胃角及胃体充血、水肿、糜烂、出血；消化性溃疡应注意与胃癌、胃淋巴瘤等相鉴别。

（五）糖尿病性腹泻

因糖尿病性腹泻无特异性，故诊断需除外其他原因所致，如肠源性、胰源性、肝胆源性和其他全身性疾病。必要时行小肠镜或胶囊内镜检查除外小肠病变。

（六）糖尿病性便秘

糖尿病性便秘诊断为排除性，钡剂灌肠、大肠镜检查除外结肠器质性病变，如克罗恩病、结肠炎、结肠癌等后方可确诊。

四、治疗

（一）治疗原则

由于糖尿病胃肠病变的发生与血糖控制不良、微循环病变、自主神经变性等密切相关，故治疗上需考虑：积极控制血糖，改善微循环，控制和改善内脏神经病变。

（二）食管运动障碍

（1）积极控制血糖。

（2）饮食治疗：采用低脂低糖高纤维素饮食。

（3）药物治疗：上腹烧灼感者，可加用抗酸剂（H_2受体抑制剂或质子泵抑制剂）；上腹饱胀感者，可加用胃动力药（如多潘立酮、莫沙比利等），若并发真菌感染需加用抗真菌药等。

（三）胃轻瘫

（1）控制血糖。

（2）饮食治疗。

（3）营养神经：可用 B 族维生素、肌醇片等。

（4）对症治疗：中枢和外周多巴胺受体拮抗剂，如甲氧氯普胺，一般采用 10～20 mg，每天 3 次；多潘立酮，常用剂量 10～20 mg，每天 3 次。胃动素受体激动剂，一般采用红霉素，200 mg，每天 1 次。

（5）呕吐剧烈伴有脱水患者，应积极纠正水电解质平衡。

(6)手术：Watkins 等发现胃切除术能明显缓解糖尿病胃轻瘫所致的难治性呕吐且无反弹。

(四)应激性溃疡

积极去除诱因，加用抗酸类针剂药物（H_2 受体抑制剂或质子泵抑制剂），病情严重者，应禁食、胃肠减压、补液、输血等抗休克治疗。

(五)消化性溃疡

治疗以抑酸、保护胃黏膜为主，有饱胀者，加用胃动力药（多潘立酮等），幽门螺杆菌阳性者，需根除治疗：一般采用质子泵抑制剂加甲硝唑、阿莫西林和克拉霉素等 3 种抗生素中的任意两种组成三联方案的 2 周疗法，青霉素过敏者，采用除外阿莫西林的三联方案，根治失败者，可加用铋制剂等组成四联用药方案。

(六)糖尿病性腹泻

除积极控制血糖、营养神经、饮食治疗外，并发感染者需加用抗生素，一般选用抗革兰阴性菌和厌氧菌类药物，如青霉素、甲硝唑等。其他药物治疗包括思密达、达吉胶囊、考来烯胺、生长抑素等。

(七)糖尿病性便秘

高纤维素饮食配合促动力药（西沙比利等）及改善大便性状类药物（福松等）进行治疗，效果欠佳和顽固性便秘者可结合直肠电生理反馈治疗。

五、预防

糖尿病胃肠病变患者应积极进行二级和三级预防，在积极控制血糖的情况下，尽量避免诱发因素，如感染、外伤等，同时患者应在医师的指导下合理饮食、用药控制体重等，以有效控制疾病进展。

（徐明付）

第五节 糖尿病肾脏疾病

一、发病机制

1936 年，Kimmelestiel 和 Wilson 首先报道了糖尿病（DM）患者特有的肾脏损害，由于糖尿病本身的病情进展累及肾脏，故定名为糖尿病肾病（DN）。2007 年美国全国肾脏病基金会（NKF）在其 K/DOQI 指南中第一次推出关于糖尿病和慢性肾脏疾病的临床诊疗手册，建议把由于糖尿病导致的慢性肾脏疾病命名为糖尿病肾脏疾病（DKD）以取代目前使用的糖尿病肾病。目前公认，DKD 是糖尿病最主要的微血管并发症之一，以持续蛋白尿、高血压和进行性肾功能丧失为特征，可在 1 型和 2 型糖尿病中发生。随着糖尿病发病率在全球范围内迅速增加，以及糖尿病患者生存时间的延长，DKD 在糖尿病中的患病比例也逐年增加。1978 年美国国家糖尿病委员会统计，糖尿病患者比非糖尿病患者肾衰竭的发生率高 17 倍。1990 年糖尿病引起的 DKD 占终末期肾病（ESRD）的 26%，花费达 10 亿美元。美国 Joslin Clinic 曾总结了美国和日本 4 000 例糖尿病死亡病例，从中得出结论：心、脑、肾病变死亡率占糖尿病总死亡人数的 75%，其中 ESRD

的死亡率在美国占 10.8%,在日本则高达 51.6%。目前 DKD 已成为西方国家 ESRD 及进行肾替代治疗的最主要原因。在我国,中华医学会糖尿病分会糖尿病慢性并发症课题组于 2001 年对除西藏外 30 个省市的糖尿病住院患者慢性并发症调查发现,患者中 1/3 合并有肾脏损害。迄今为止,DKD 发生、发展的机制尚未完全明了。因此,探讨 DKD 的发病机制,寻求预防和治疗 DKD 进展的方法具有重要的社会意义和经济价值。

(一)DKD 肾小球损害机制

DKD 既往被称为糖尿病肾小球硬化症。Kimmelstiel 和 Wilson 报道的糖尿病患者伴有蛋白尿时其肾脏的典型损害为肾小球结节状硬化(Kimmelstiel-Wilson 结节,以下简为 K-W 结节),因而 DKD 被认为是起源于肾小球的病变,肾小管间质的损害是继发于肾小球病变的结果。其后的研究虽认识到并非所有 DKD 患者的病理表现均存在 K-W 结节,但大量的研究仍围绕 DKD 时肾小球病变进行。目前较完善和公认的 DKD 发病机制也以肾小球为中心环节。

肾小球是包裹在肾小囊内的一团卷曲的毛细血管,与肾小囊一同构成肾小体,是肾单位的重要组成部分。肾小球结构复杂而独特,其固有细胞包括肾小球内皮细胞、系膜细胞和上皮细胞,它们在结构和功能上密切联系,相互关联。由于系膜细胞分离、纯化、培养相对容易,在一个相当长的时期内,对 DKD 发病机制的研究主要集中在系膜细胞,以此为对象,人们进行了大量的研究工作,对糖尿病状态下系膜细胞肥大、增殖,细胞外基质(ECM)产生与降解失衡有了较全面的认识。如目前公认转化生长因子-β(TGF-β)是 DKD 发病的中心环节,研究证实,DKD 时 TGF-β在系膜细胞表达增加,通过调节 ECM 蛋白的基因表达,增加 ECM 积聚。细胞肥大,被认为与细胞周期蛋白、细胞周期蛋白激酶和细胞周期蛋白激酶抑制剂调控有关。P_{21} 和 P_{27} 是目前已知的具有最广泛活性的细胞周期蛋白激酶抑制剂,DKD 时 P_{21} 和 P_{27} 在系膜细胞表达增加,导致细胞周期停滞,引起细胞肥大。此外,公认的 DKD 发病机制中己糖激酶途径、醛糖还原酶途径、蛋白激酶 C(PKC)途径激活,以及糖基化终末产物(AGEs)形成也主要在系膜细胞中有较为深入的研究。

肾小球脏层上皮细胞是一种高度分化的贴附于肾小球基底膜(GBM)外侧面的特殊上皮,电镜下可见自胞体伸出许多突起,故又称足细胞。其足突间的滤过裂孔是构成肾小球滤过屏障的结构之一。既往认为足细胞损伤是蛋白尿增加的晚期继发性结果,但是来自人类的肾活检结果提示在 DKD 自然病史非常早的时候足细胞的功能和结构就发生损害,表现为足细胞足突蛋白 nephrin 表达下降、足突增宽、足突融合和足细胞数量减少。目前认为代谢和血流动力学因素是 DKD 足细胞损伤的始动因素。糖尿病状态下高糖、非酶糖基化蛋白引起足细胞裂孔膜蛋白 nephrin 表达下调,导致足细胞足突病变。血管紧张素 II(Ang II)是下调 nephrin 的关键因子,并激活其他细胞因子如 TGF-β 和血管内皮生长因子(VEGF),引起系膜基质沉积增加、GBM 增厚和足细胞凋亡、脱落;另一方面,肾小球高滤过、高灌注、高压力造成的机械牵张力进一步影响足细胞功能,削弱足细胞与 GBM 的附着,进而加速足细胞的凋亡、脱落,导致大量蛋白尿。蛋白尿的出现进一步加重足细胞的损伤,由此构成的恶性循环最终导致肾小球硬化的发生。虽然,将 DKD 归为足细胞病尚存争议,但足细胞病变在 DKD 发病机制中的作用已为人们公认。图 2-4 总结了目前公认的足细胞损伤导致 DKD 的机制。

已证实,在大鼠肾小球中,内皮细胞、系膜细胞和上皮细胞 3 种细胞的数量比为 3:2:1。糖尿病血糖异常持续升高引发细胞功能紊乱,内皮细胞是首当其冲的受害者。DKD 时肾活检病理损害中,出球小动脉和入球小动脉透明样变性是其特征性形态学改变之一。K-W 结节既往认为是肾小球系膜高度增生的表现,目前却认为是内皮细胞受损导致系膜溶解的结果。肾小球的渗出性病变(球囊滴、纤维蛋白帽等)同样反映的是内皮细胞的问题。近年来的研究证实微量蛋白尿是DKD中肾小球广泛内皮细胞损害的标志之一。由于肾小球内皮细胞难以分离、纯化和培养,因此对内皮细胞参与DKD发病机制的研究起步较晚。目前认为代谢性因素(糖代谢通路异常、AGEs形成)和血流动力学因素(肾素-血管紧张素系统、内皮素、一氧化氮)影响内皮细胞。此外,上述两方面因素可激活多种细胞因子如VEGF、血小板源性生长因子(PDGF)、血管生成素直接作用于内皮细胞。其中,VEGF表达和功能异常发挥了重要作用。研究表明VEGF与内皮细胞上的受体联结后,激活PI_3K/Akt通路,增强肾小球血管内皮的通透性,促进DKD早期新生血管的形成和肾小球高滤过;在2型糖尿病鼠模型中,予VEGF抗体可减轻肾小球高滤过和蛋白尿的程度,预防肾小球肥大。

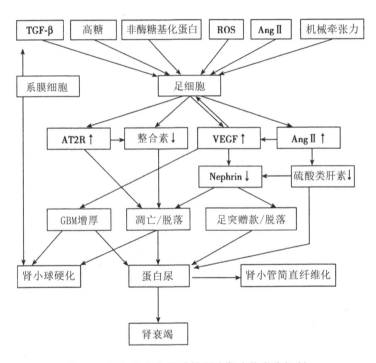

图 2-4　足细胞损伤导致糖尿病肾病的发病机制

总之,肾小球3种固有细胞——内皮细胞、系膜细胞和上皮细胞均参与DKD的发生、发展。3种细胞之间又相互联系、相互影响。如前所述,内皮细胞很多功能均依赖于VEGF,而肾小球内VEGF主要是足细胞分泌。此外,应用特异性细胞基因打靶技术证实足细胞分泌的VEGF也对系膜细胞的生存和分化起关键作用。进一步全面阐明肾小球固有细胞之间的相互联系和作用将有助于加深对DKD发病机制的认识。

(二)DKD肾小管间质损害机制

在DKD中,对占肾脏体积90%的肾小管间质病变的研究甚少。至1999年Gilbert提出DKD的肾小管间质损害并不依赖肾小球病变,是导致DKD进展的一个独立因素后,对肾小管间质在DKD发生、发展中的作用才逐渐得以重视。事实上,DKD早期其病理特征之一的肾脏肥大在很大程度上反映了肾组织中最为丰富的肾小管上皮细胞肥大及肾小管基底膜增厚,早期发生的这些结构改变被认为正是启动和促进小管间质纤维化进程的关键因素。进一步研究更证实，糖尿病状态下肾小管间质病变的严重程度与蛋白尿排泄量和肾功能进行性下降密切相关，并直接影响其预后。因此，更多的关注 DKD 的肾小管间质病变具有非常重要的临床意义。已有的研究证实，高血糖是引起 DKD 肾小管间质损害的始动因素，高糖时肾小管 Na^+-K^+-ATP 酶活性逐渐增强，此酶活性的改变在一定程度上参与了肾小管间质功能和结构改变。另外，高糖环境使阻止细胞凋亡的 $Bcl2$ 基因的表达下降，促进细胞凋亡的 Bax 基因表达增加，从而引起肾小管上皮细胞凋亡，促进间质纤维化。近年来特别指出，Ang Ⅱ通过其不同的受体在肾小管间质纤维化和修复的过程中扮演重要的角色。Ang Ⅱ通过 AT1 受体刺激肾小管细胞肥大、胶原纤维分泌，诱导成纤维细胞增生、胶原沉积和 TGF-β_1 的合成，使间质成纤维细胞、肾小管上皮细胞转分化为成肌纤维细胞，后期诱导凋亡，最终引起肾小管间质纤维化。

（三）发病机制的研究热点

在 DKD 各种发病机制中，目前认为氧化应激是重要的共同机制。过多葡萄糖自身氧化作用造成线粒体过度负荷，导致反应氧类物质（ROS）产生过多，同时又消耗过多的抗氧化作用物质。另一方面，AGEs 大量生成还促使一些脂质如低密度脂蛋白过多氧化。这些作用最终均通过激活一些重要信号分子（包括 ERK、P38/JNK/SARK 及 NF-κB 等）造成肾脏损害。氧化应激过程中产生的大量 ROS 是引发炎症反应的重要因素，炎症机制被认为是 DKD 持续发展的关键因素。糖尿病状态下，肾内炎症效应主要由巨噬细胞介导，2004 年，Chow 等在 2 型糖尿病模型 db/db 小鼠中发现随着糖尿病时间的延长，肾小球及肾小管-间质巨噬细胞浸润逐渐增多，并与血糖、血红蛋白 A1c（HbA1c）、尿白蛋白、血肌酐、肾小球、肾小管损害及肾纤维化等水平呈正相关，同时，原位杂交显示肾小球及肾小管间质单核细胞趋化蛋白-1（MCP-1）、骨桥蛋白、移动抑制因子（MIF）及单核细胞集落刺激因子（M-CSF）mRNA 水平明显增加，且也与巨噬细胞浸润呈正相关。新近研究证实在链佐星（STZ）诱导的糖尿病鼠模型中，MCP-1 介导的巨噬细胞积聚和活化在 DKD 进展中起着重要作用，在对 DKD 患者的研究中也得到类似的结果。因此，2005 年 Tuttle 提出"DKD 可被视为一种代谢紊乱触发的炎症性疾病"。

为了阐明 DKD 的发病机制，还有大量的研究工作有待完成，但在从不同侧面和深度探讨 DKD 发病机制的同时，还应注意从系统的层面对已有的认识进行整合与分析。以便得出一个相对完整的概念，并发现新问题，从而进一步阐明 DKD 的发病机制。

二、糖尿病肾病早期的检测

由于 1 型 DKD 自然史比较清晰，丹麦 Mogensen 医师将其分为如下 5 期：Ⅰ期，肾小球高滤过和肾脏肥大期；Ⅱ期，正常白蛋白尿期；Ⅲ期，早期糖尿病肾病期；Ⅳ期，临床糖尿病肾病期；Ⅴ期，终末期肾衰竭。2 型糖尿病 50％的病例是由于偶然的血糖检查或患其他疾病时才被发现，对其 DKD 自然史所知甚少，因此对 2 型 DKD 进行分期时，Mogensen 的分期仅供参照。临床比较实用的 2 型 DKD 分期：早期 DKD，隐性或微量白蛋白尿期；临床期 DKD，持续蛋白尿期；终末期 DKD，分别相当于 1 型中的Ⅲ、Ⅳ、Ⅴ期。

DKD 的Ⅰ、Ⅱ、Ⅲ期病变有不同程度的可逆性；Ⅳ、Ⅴ期病变为不可逆改变。然而 DKD 早期症状不明显，一经发现往往已进入Ⅳ期，多数患者在 5 年左右发展到Ⅴ期。因此，DKD 的早期诊断就成为延缓 DKD 病程、提高 DKD 患者生活质量的关键环节。

理论上可以在 DKD 患者肾活检标本中，对发病机制中已认识的各种细胞因子、生长因子等应用分子生物学方法进行测定并推测进展趋势。但是由于取材不便,且需细胞分离等复杂程序才可准确判断,尚要避免取材过程中血液对标本的污染,因此仅少数机构在进行探索性研究。DKD 早期肾脏体积增大,可以应用 X 线、B 超等影像学手段检出,但也因个体差异而难下定论。高滤过可以通过测定肾小球滤过率检出,但该法准确度较差,因此也难以用于 DKD 的早期诊断。肾穿刺病理检查观察 GBM 及系膜病变,特别是 GBM 增厚出现早(用电镜观察),结合临床有助早期诊断。肾小球体积的测定,结合血糖检查对于诊断早期 DKD 有一定帮助,但难以广泛开展。典型的结节性肾小球硬化等,固然可帮助 DKD 确诊,但此时 DKD 的临床表现常常已足以诊断。

(一)尿微量白蛋白检测

传统观念认为,微量白蛋白尿(MA)是诊断 DKD 的标志;MA 不仅反映了肾脏的损害,也反映了全身血管内皮的损害。若在这一阶段积极有效地控制血糖、降压、降脂、减少蛋白摄入量、改善生活方式,仍有希望阻止病情向大量蛋白尿发展或延缓其发展速度,同时也能减少心血管事件的发生。美国糖尿病协会(ADA)于 2002 年建议,并于 2007 年再次确定对于发病时间较肯定的 1 型糖尿病患者,要求起病 5 年后就要进行尿微量白蛋白的筛查;对于 2 型糖尿病则在确诊糖尿病时就要同时进行尿微量白蛋白的检查,同年 NKF 的指南中也同意上述观点。MA 的筛检顺序如图 2-5。

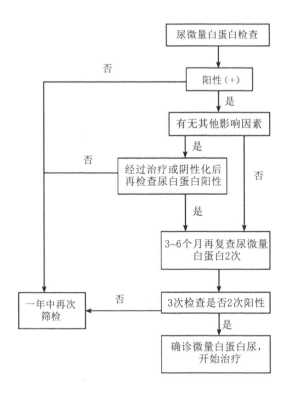

图 2-5 微量白蛋白尿的筛查诊断程序

既往对微量白蛋白尿的诊断标准为 $20\sim200\ \mu g/min$ 或 $30\sim300\ mg/d$。其筛查方法有 3 种:①留取任何时间点的尿液,测定尿白蛋白和尿肌酐比值(ACR);②留取 24 小时尿液,测定 24 小时尿白蛋白排泄率;③留取一段时间内的尿液(4 小时或过夜),测定尿白蛋白排泄率。由于尿微量白蛋白与尿肌酐的排出量均受到相同因素的影响而出现波动,对于个体而言,尿 ACR 保持相对的恒定。所以,单独观察某一个指标会产生一定的片面性,而观察尿 ACR 能更准确地诊断出糖尿病早期肾损害。新近几个临床研究也均以尿 ACR 代替尿白蛋白排泄率作为诊断 DKD 和观察疗效的指标。因此,2007 年 NKF 指南提出微量白蛋白尿的定义应确定为 ACR 在 30~300 mg/g,大量白蛋白尿为 ACR>300 mg/g。

但是近来对 MA 的出现是否就代表肾脏损害,同时 MA 的出现是否必然预示着疾病将进展至明显蛋白尿并最终导致慢性肾衰竭尚存在一些争议。在几个较大系列、较长时间的观察中发现,出现 MA 的患者 10 年中仅有 30%~45%转为蛋白尿,有 30%MA 消失,这种现象在 2 型 DKD 中更为明显。因此,尽管认为 MA 是诊断 DKD 的有力指标,但需多次检查及连续随访才可判定。由于 MA 并不能完全作为诊断 DKD 的指标,因此人们仍在寻找其他可以预测早期肾脏损害的临床和实验室指标。

(二)尿转铁蛋白检测

转铁蛋白(trf)的分子量(77 000)与白蛋白近似,但所带电荷比白蛋白少得多,因而较易通过带负电荷的肾小球滤过膜。因此当糖尿病患者的肾小球滤过膜上出现电荷改变时,转铁蛋白较白蛋白更易从肾小球滤过。有报道认为:trf 是一项比 MA 更敏感的 DKD 早期诊断指标,检测尿 trf 可以从另一侧面发现尿 MA 正常的 DKD 患者,使之早期得到诊断,尽早防止 DKD 的发展。

(三)尿 α_1-微球蛋白检测

α_1-微球蛋白(α_1-MG)分子量为 26 000~33 000,可自由通过肾小球并被近端肾小管全部吸收和降解,血、尿 α_1-MG 测定分别是肾小球滤过功能和近端肾小管重吸收功能的检测指标。研究表明,当糖尿病肾损害患者内生肌酐清除率还在正常范围时,尿中 α_1-MG 即可明显升高。2003 年新加坡对 590 名 2 型糖尿病患者的交叉研究证实:尿 α_1-MG 与糖尿病病程、严重程度和病情控制相关,且与尿白蛋白排泄直接相关,在糖尿病患者中检测尿 α_1-MG,对确定早期肾病是否存在具有重要意义。

(四)尿 β_2-微球蛋白检测

由于 DKD 肾小管间质病变越来越得到广泛重视,所以更多的反映肾小管损伤的指标也逐渐被应用于早期 DKD 检测。β_2-微球蛋白(β_2-MG)是 100 个氨基酸残基组成的低分子蛋白,分子量为 11 800,存在于人的血液内。正常人体内 β_2-MG 非常恒定,合成与降解平衡,能自由通过肾小球滤过膜,99.9%由近端肾小管重吸收和降解,因此正常尿中含量极微。当肾小球滤过功能或近端肾小管重吸收功能受损时,可分别使血、尿中 β_2-MG 升高。临床试验证明,常规尿蛋白阴性的 DM 患者运动后尿 β_2-MG 较非 DM 对照组明显增加,随诊 5 年后 78.6%出现大量白蛋白尿,尿蛋白定性试验阳性。因此,对于无白血病、淋巴瘤、胶原病等全身性疾病的患者测定血和尿中的 β_2-MG 改变也可作为 DKD 的一项临床检查指标。但是 β_2-MG 稳定性差,在酸性尿中特别容易分解,在尿 pH<5.5 时 β_2-MG 就开始降解,而且 β_2-MG 需用放射免疫法测定,仪器设备复杂,操作不便,限制了其在临床的广泛应用。

(五)尿视黄醇结合蛋白检测

尿视黄醇结合蛋白(RBP)是血液中视黄醇的转运蛋白,为一种低分子蛋白,分子质量为 21 200,在体内主要由肝脏细胞合成,受全反式视黄醇刺激并与之特异结合,即形成视黄醇-RBP 复合物(Holo-RBP)。正常时 RBP 仅有少量从尿中排出,为 0.1 μg/min 以下,当肾近曲小管受

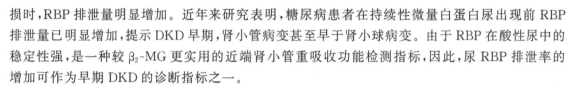

损时,RBP 排泄量明显增加。近年来研究表明,糖尿病患者在持续性微量白蛋白尿出现前 RBP 排泄量已明显增加,提示 DKD 早期,肾小管病变甚至早于肾小球病变。由于 RBP 在酸性尿中的稳定性强,是一种较 β_2-MG 更实用的近端肾小管重吸收功能检测指标,因此,尿 RBP 排泄率的增加可作为早期 DKD 的诊断指标之一。

(六)N-乙酰-β-D 氨基葡萄糖苷酶检测

N-乙酰-β-D 氨基葡萄糖苷酶(NAG)是一高分子糖蛋白,分子量为 110 000～140 000,属于溶酶体水解酶,在人体内广泛存在,肾脏也是合成和贮存 NAG 的主要器官,近曲小管上皮细胞中含量尤高,因此尿 NAG 升高主要见于肾小管损伤,是反映肾小管损伤最灵敏的可靠指标之一。有不少研究认为尿 NAG 检测是诊断早期 DKD 的一项敏感指标。

(七)肿瘤坏死因子-α 检测

炎症反应在 DKD 发病机制中的作用近来受到重视,炎症标记物在检测早期 DKD 中所起的作用也受到研究者的关注。肿瘤坏死因子-α(TNF-α)是细胞因子网络中重要的炎症因子之一,可由肾脏系膜细胞、肾小管上皮细胞及浸润的单核巨噬细胞产生。研究证实在 2 型糖尿病患者中,尿 TNF-α 排泄增加且与肾小球和肾小管间质损害及其严重程度独立相关,可考虑作为早期 DKD 的诊断指标。

三、治疗

对 DKD 发病机制的认识和早期诊断指标的探索离不开基础研究和临床验证,如何将这两方面的成果用于指导临床治疗、确定治疗方案是医学研究真正需要解决的问题,也是每一个临床医师所关注的问题。面对 DKD 患者日渐增多的趋势及 DKD 对人类健康的危害,加强对 DKD 的防治是必需的,也是必要的。由于 DKD 治疗依不同病期、不同对象而异,因此依据 DKD 分期制订防治策略就具有重要意义。近年来人们最为熟知的 DN 防治策略就是三级预防:①一级预防,患者一经发现糖耐量减低(IGT)或诊断为 DM 就应积极治疗。仅为 IGT 者,则应纠正 IGT 状态,防范糖尿病的发生;已诊断为 DM 者,应竭力阻止微量白蛋白尿的出现。这一阶段的防治措施主要是改变生活方式(饮食管理、运动、降低体重)和严格控制血糖(合理选择和使用降糖药物)。②二级预防,DKD 早期出现微量白蛋白尿是进一步发展为临床 DN 的最大隐患,积极加以干预可减少和延缓大量蛋白尿的产生,这一阶段的危险因素还包括尿白蛋白水平、糖化血红蛋白(HbA1c)、血压、血清胆固醇水平等,相应地防治措施应包括饮食管理、控制血压、控制血糖及调脂治疗。③三级预防,此阶段的血压、尿蛋白、血糖是导致肾小球滤过率(GFR)进行性下降的重要危险因素,尽力延缓 DKD 的进程,预防肾功能不全的发生、发展是本阶段的重要目标,除饮食管理之外降低蛋白尿及控制血压与 DN 的进展密切相关。

(一)饮食管理

低蛋白饮食(LPD)能减少蛋白尿,减轻胰岛素抵抗,延缓 DN 进展,改善蛋白、糖及脂肪三大代谢,减轻肾功能不全症状及并发症。1989 年 Walker 等对 19 例 1 型糖尿病肾损害Ⅳ期患者进行了 30 个月的自身对照临床试验,证实 LPD 时期的 GFR 下降速率显著减慢,仅为正常蛋白饮食时期的 1/4,并伴随尿白蛋白排泄减少。1991 年 Zeller 等对 1 型糖尿病肾损害Ⅳ期的患者进行了前瞻、对照临床研究,平均观察 35 个月,结果与 Walker 的研究一致。2002 年 Hansen 等对 1 型糖尿病肾损害Ⅳ期的患者做了进一步的前瞻、随机、对照临床试验,观察 4 年,证实 LPD 组患者进入 ESRD 或死亡的人数明显低于对照组,差异有显著性。上述 3 个试验都是从糖尿病肾损害Ⅳ期才开始实施 LPD 治疗,虽然方案不尽相同,但是结果都一致显示 LPD 能延缓肾损害进展。

除临床观察外,1996 年 Pedrini 等对 5 个临床研究进行了荟萃分析(包括 108 例 1 型糖尿病患者,多数病例肾损害在第Ⅳ期),结果显示,LPD[处方入量为 0.5~0.85 g/(kg·d),多数在 0.6 g/(kg·d)左右]能有效延缓患者 GFR 或肌酐清除率的下降(相对危险 0.56,CI=0.40~0.77,$P<0.001$)。2001 年 Zarazaga 等所作的另一个更大样本荟萃分析,对 1 型糖尿病肾损害患者也获得了同样结论。在对各种临床试验及荟萃分析资料进行综合分析后,2003 年 ADA 对 DKD 的 LPD 治疗作了如下建议:在 DKD 第Ⅳ期应开始 LPD 治疗,肾功能正常的患者饮食蛋白入量为 0.8 g/(kg·d);当 GFR 下降后,饮食蛋白入量为 0.6 g/(kg·d)。2007 年 ADA 糖尿病诊疗指南则修订为:在 DKD 早期(Ⅲ期以前)饮食蛋白入量为 0.8~1 g/(kg·d);DN 后期(Ⅳ、Ⅴ期)饮食蛋白入量为 0.8 g/(kg·d)(B 级证据)。2007 年 NKF 的指南则推荐糖尿病伴 DKD Ⅰ~Ⅳ期患者饮食蛋白摄入为 0.8 g/(kg·d)(B 级证据)与 ADA 糖尿病诊疗指南基本一致。

实施 LPD 治疗均需防止营养不良发生,除保证患者起码的蛋白质入量及足够热量,密切监测患者依从性及各种营养指标外,可加用 α-酮酸制剂——开同。开同除提供肾功能不全患者常缺乏的 10 种氨基酸(8 种必需氨基酸及组氨酸和酪氨酸),保证患者营养外,还有如下优点:开同成分中的 α-酮酸及 α-羟酸进入体内后,在转氨酶作用下能与氮结合生成相应氨基酸,故能减少体内尿素氮;不扩张肾小球入球小动脉,因而不会增加肾小球内"三高"症状;此外,α-酮酸及 α-羟酸是以钙盐形式存在,有利于改善高磷血症及继发性甲状旁腺功能亢进症。

(二)控制血糖

纠正异常糖代谢,控制血糖是治疗 DKD 的最根本手段。在控制 DM 及其并发症试验(DCCT)中,对 1 441 例 1 型糖尿病患者经过平均 6.5 年的观察,强化血糖控制组(HbA1c 7%)微量白蛋白尿的发生危险性降低 34%~43%,而大量蛋白尿的发生危险性降低了 56%。在英国前瞻性糖尿病研究(UKPDS)试验中,2 型糖尿病患者经过 12 年的强化降血糖治疗,HbA1c 下降 0.9%,蛋白尿的发生危险性降低 34%。2007 年 ADA 糖尿病诊疗指南依然认为强化控制血糖并维持 HbA1c<7%可推迟 1 型和 2 型糖尿病患者微量白蛋白尿的发生、发展(A 级证据)。同年的 NKF 指南也认为强化控制血糖可预防 DKD,延缓已存在的肾脏疾病的进展;DM 患者 HbA1c 的靶目标值是<7%,无论是否存在 DKD(A 级证据)。但在 DCCT 试验中也发现,尽管严格控制血糖,仍有 16%的患者 9 年后出现微量白蛋白尿。因此,单纯严格控制血糖,还不足以完全控制肾病的发生,应该同时控制其他危险因素。

临床常用的口服降糖药物包括五大类:磺脲类、双胍类、α-葡萄糖苷酶抑制剂、噻唑烷二酮类及格列奈类。胰岛素按作用快慢和持续时间分为超速效、速效、中效、长效和预混胰岛素。对新诊断为 2 型糖尿病的患者建议先进行 3 个月饮食和运动疗法,若代谢控制不满意即开始口服降糖药治疗;对那些确诊为 DM 时已有症状或随机血糖 15~17 mmol/L 者,宜将饮食和运动疗法缩短在 6~8 周内,若随机血糖仍然>17 mmol/L(无酮症)或临床症状严重者,宜口服药物治疗。发现早期微量蛋白尿诊断为早期 DKD 者宜选用格列喹酮(商品名糖适平,30~180 mg/d,2~3 次/天)、格列吡嗪(商品名美吡达,2.5~40 mg/d,2~3 次/天;控释片商品名为瑞怡宁,5~20 mg/d,1~2 次/天)、格列齐特(商品名达美康,40~320 mg/d,1~2 次/天)进行治疗。以上药物应餐前半小时口服,但 GFR 下降至 30%的患者禁用。若发生继发性磺脲类药物失效,可加用 α-葡萄糖苷酶抑制剂(商品名拜糖平,50~300 mg/d,3 次/天),该药与磺脲类药物作用互补,可减轻餐后血糖负荷,对肥胖者列为首选,注意在进餐第一口时服用有效。噻唑烷二酮类的匹格列酮(商品名爱迪,30 mg/d,1 次/天)和罗格列酮(商品名文迪雅,2～4 mg/d,1 次/天)可降低胰岛素抵抗,两者均可通过与过氧化物酶增殖体激活体受体 γ(PPARγ)结合而改善胰岛 β 细胞的功能。双胍类的药物因以原形从肾脏排出,肾功能减退时易在血中蓄积,引起乳酸酸中毒,因此不推荐使用。格列奈类主要是血糖调节剂瑞格列奈(商品名诺和龙)可单独应用,也可与其他降糖药物合用,初始剂量餐前 0.5 mg,最大量剂量餐前 4 mg,每天总量不超过 16 mg。瑞格列奈刺激胰岛素分泌作用呈葡萄糖依赖性,因此低血糖的发生率明显降低,是 2 型 DKD 治疗中的一种全新的药物。

对于 1 型糖尿病及 DKD 进入临床糖尿病肾病期或 ESRD 的患者,必须选用胰岛素治疗。根据起效快慢及作用时间长短,胰岛素制剂可分为如下三大类:短效果胰岛素、中效胰岛素(NPH)、长效胰岛素(PZI)。常用制剂有:①常规胰岛素(RI);②精蛋白锌胰岛素(PZI);③常规胰岛素混合精蛋白锌胰岛素[RI:PZI 一般为(2～3):1];④中性短效可溶性人胰岛素(如诺和灵 R、优泌林 R);⑤低精蛋白胰岛素(NPH,如诺和灵 N、优泌林 N);⑥中性预混型人胰岛素(如诺和灵 30R、优泌林 70/30,30％为中性短效可溶性人胰岛素,70％为 NPH 人胰岛素);⑦中性预混型人胰岛素(如诺和灵 50R,50％为中性短效可溶性人胰岛素,50％为 NPH 人胰岛素)等。丹麦诺和诺德公司生产的诺和灵系列与美国礼来公司生产的优泌林系列同为基因重组人胰岛素,两者仅基因工程的受体菌不同,一为酵母菌,一为大肠埃希菌。使用胰岛素时应注意个体化,从小剂量开始;短效或预混型胰岛素应在餐前 15～30 分钟皮下注射,中效应餐前 1 小时给药;自行混合的胰岛素应先抽吸短效胰岛素,再抽吸中、长效胰岛素;动物胰岛素不与基因重组人胰岛素相混,不同厂家生产的胰岛素不能相混;动物胰岛素换用基因重组人胰岛素时,总量需减少20％～30％。近年有主张强化胰岛素治疗,认为可严格控制血糖、减少并发症,但 2 型糖尿病发生低血糖的机会将增加,因此需密切观察,随时注意调整剂量。

(三)应用肾素-血管紧张素系统阻断剂

虽然 DKD 发生和发展的分子机制尚未完全阐明,但是目前认为,肾素-血管紧张素系统(RAS)的激活和 AGEs 的生成是参与 DKD 发病机制的主要因素。除降压作用外,RAS 阻断剂已经被公认为对肾脏有保护作用的一线药物,因此血管紧张素转化酶抑制剂(ACEI)、血管紧张素Ⅱ受体拮抗剂(ARB)用于 DKD 的治疗越来越受到重视。20 世纪 80 年代至 21 世纪初的各大临床研究均证实 ACEI 和 ARB 对 DKD 患者除控制血压外还具有独立于降压效果外的肾脏保护作用,防止从微量白蛋白尿进展至临床白蛋白尿,减少心血管事件的发生。2007 年 ADA 最新糖尿病诊疗指南指出:1 型糖尿病伴高血压患者,无论蛋白尿的程度如何,ACEI 均可延缓肾病进展(A 级证据);2 型糖尿病伴高血压、微量白蛋白尿患者,ACEI 和 ARB 均可延缓微量白蛋白尿进展至临床白蛋白尿(A 级证据);2 型糖尿病伴高血压、明显蛋白尿和肾功能受损(血肌酐>132.6 μmol/L)的患者,ARB 能够延缓肾病的进展(A 级证据)。

近年来,ACEI 和 ARB 两者联合治疗 DKD 的价值已成为人们十分关注的研究热点。理论上,ACEI 和 ARB 联合应用可更完全阻断 RAS,尤其大量临床试验也表明联合用药的降压效果比单一用药更理想,且能更有效地减少蛋白尿,显著延缓肾功能减退进程,但尚未达成共识。目前尚缺乏联合应用两类药物长期观察的资料,Jacobsen 等研究表明,在 2 型糖尿病患者中联合应用 ARB 及 ACEI 阻断 RAS 比单一应用 ARB 或 ACEI 具有更强的降压及降低蛋白尿的作用;亦有报道联合使用两者并不能进一步减少尿蛋白。2000 年完成的 CALM 试验是一项针对 199 例有微量白蛋白尿和高血压的 2 型糖尿病患者的短期、小规模研究。该研究随机分为坎地沙坦组、赖诺普利组及两组联合应用组,共治疗 24 周。结果显示,坎地沙坦和赖诺普利联合治疗较任何一种药物单独治疗能产生更明显的降血压和降低白蛋白尿的作用,而不良反应并未明显增加,提示了联合用药的优越性。2002 年开始的 ONTARGET 试验是一项迄今为止全球规模最大的 ACEI 及 ARB 单用及联合应用对心血管事件终点影响的试验,通过对 28 400 例心血管高危患者,其中 DM 患者 9 940 例,随机分为雷米普利组、替米沙坦组及两药联合组,随访 5.5 年。这一试验的结果将能证实 ACEI 和 ARB 联合应用对心血管疾病(也包括 DKD)的后果是否具有更为显著的疗效。

在应用 ACEI 或 ARB 的过程中应该注意监测肾功能及血钾水平,尤其对肾功能不全的患者更为重要。由于应用 ACEI 或 ARB 后 Ang Ⅱ 效应被阻断,出球小动脉扩张,球内"三高"症状降低,导致血肌酐水平一定程度上升。上升幅度<35% 是正常反应,不应停药。但是,如果血肌酐上升幅度>35% 则为异常反应,主要见于肾脏有效血容量不足时(如脱水、肾病综合征、左心衰竭及肾动脉狭窄),此时需及时停药,并设法改善肾脏有效血容量。如果血容量改善,血肌酐回落到用药前水平,ACEI 或 ARB 仍能重新应用;如血容量不能改善(如肾动脉狭窄未行血管成形术),则不可再用。肾功能不全时,肾脏排钾受限,此时若用 ACEI 或 ARB 可导致醛固酮生成减少,肾脏排钾进一步受阻,即很易发生高钾血症,因此,整个用药过程均应密切监测血钾水平,一旦血钾增高必须及时处理。

(四)控制高血压

高血压在 DKD 中不仅常见,同时是导致 DKD 发生、发展的重要因素,实验动物模型表明高血压加剧肾脏病变的进展,有效的抗高血压治疗能延缓 DKD 的进展并改善心血管疾病的预后。因此应严格控制血压。NKF、ADA 及中国糖尿病防治指南推荐血压控制目标为低于 17.3/10.7 kPa(130/80 mmHg)。在临床 DKD 患者的治疗中,达到上述靶目标血压时,大多需要多种药物综合治疗,常用的降压药物有 RAS 阻断剂(ACEI、ARB)、钙通道阻滞剂(CCB)、β 受体阻滞剂及利尿剂等。2007 年 NKF 的指南推荐在糖尿病伴 DKD Ⅰ～Ⅳ期的患者应使用 ACEI 或 ARB 治疗,并常与利尿剂合用(A 级证据)。

1.RAS 阻断剂

详见前文叙述。

2.钙通道阻滞剂

钙通道阻滞剂(CCB)的降压特点是作用强,不受摄盐的影响,无咳嗽的不良反应,对血脂代谢无不良影响。CCB 虽能降低系统高血压,但由于其扩张入球小动脉作用强于扩张出球小动脉,故降低肾小球高压、高灌注及高滤过不明显。因此,该药不适宜单独用于 DKD 早期。ADA 推荐:二氢吡啶类钙离子拮抗剂(DCCB)在延缓 DKD 进展方面效果并不优于安慰剂,用于 ACEI 和 ARB 治疗后需进一步降压的患者(B 级证据)。另有研究表明,非二氢吡啶类钙离子拮抗剂维拉帕米、地尔硫草具有减少蛋白尿、保护肾功能的作用(E 级证据)。2007 年 NKF 的指南则认为非二氢吡啶类钙离子拮抗剂与 ACEI 和 ARB 一样,在 DKD 高血压患者中减少尿蛋白的作用胜过其他降压药物(A 级证据)。

3.利尿剂

60%～90% 的 DKD 高血压患者治疗时除使用 ACEI 或 ARB 外还使用噻嗪类或髓袢利尿剂。有些研究显示联用噻嗪类利尿剂和 RAS 阻断剂在降压方面比单独使用一种药物更有效。

由于大多数 DKD 高血压患者需要应用超过 1 种降压药以使血压的目标值＜17.3/10.7 kPa（130/80 mmHg），2007 年 NKF 的指南建议使用利尿剂联用 ACEI 或 ARB 以达到目标血压，并且认为利尿剂可增强 ACEI 和 ARB 对 DKD 高血压患者的有益作用（B 级证据）。

4.β 受体阻滞剂

一般认为 β 受体阻滞剂有降低胰岛素敏感性的作用并对血脂代谢产生不良影响，从而影响血糖控制、掩盖低血糖反应。但 β 受体阻滞剂能够降低冠心病的死亡率，改善心力衰竭，对糖尿病伴心血管并发症患者有益。近来的一项研究表明，β 受体阻滞剂，特别是具有 β_1 选择性的 β 受体阻滞剂对糖尿病患者并没有产生严重影响血糖代谢的作用，并且对 DKD 具有保护作用。因此，β 受体阻滞剂仍是 DKD 并发高血压患者的治疗选择之一。

（五）调节血脂

糖尿病患者常伴脂肪代谢紊乱，同时高脂血症可加速 DKD 的 GFR 下降及增加病死率。纠正脂肪代谢紊乱，尤其是控制高胆固醇血症可降低蛋白尿，延缓肾小球硬化的发生与发展，因此应积极治疗。降脂的靶目标，总胆固醇＜4.5 mmol/L，低密度脂蛋白＜2.5 mmol/L（降脂治疗的首要目标），高密度脂蛋白＞1.1 mmol/L，甘油三酯＜1.5 mmol/L。治疗中强调饮食管理，脂肪摄入占总能量的 25%，高胆固醇血症患者首选用羟甲基戊二酰辅酶 A 还原酶抑制剂（即他汀类药）治疗，如普伐他汀（商品名普拉固）、阿托伐他汀（商品名立普妥）等。但目前尚缺乏对控制血脂在延缓 DKD 进展方面的大规模临床研究。

（六）应用过氧化物酶体增生物激活受体 γ 激动剂

噻唑烷二酮类药是过氧化物酶体增生物激活受体 γ（PPAR-γ）激动剂，已成为临床可供选择的治疗胰岛素抵抗的降糖药物。除降糖作用外，此类药还可能通过多种机制防止 2 型糖尿病 DKD 的发生和发展，如改善内皮功能、改善炎症状态、减少反应氧类产物和对血管平滑肌细胞的直接作用等。临床随机双盲对照试验证实罗格列酮能改善 2 型糖尿病患者初期 DKD 的肾小球高滤过、肾脏内皮功能不良，及减少尿白蛋白。

（七）抗感染治疗

炎症反应参与 DKD 的发生和发展，目前已有学者在动物模型和临床试验中尝试抗感染治疗，并取得了一定的成效。

1.吗替麦考酚酯

吗替麦考酚酯（MMF）是一种新型、高效的免疫抑制剂，随着对 MMF 药理作用研究的深入，发现它除了高度选择性地抑制淋巴细胞的增殖外，还可抑制系膜细胞，近、远曲肾小管细胞的增殖及减少细胞间黏附分子的表达和细胞外基质的沉积，降低肾内诸多细胞因子的表达。Fujihara 等将 STZ 所致实验性 DM 大鼠分成两组：一组单用胰岛素治疗；另一组用相同剂量的胰岛素加 MMF 治疗。单用胰岛素治疗的大鼠 6 周后出现高血压、蛋白尿、肾小球高滤过、巨噬细胞浸润和广泛的肾小球硬化，而用 MMF 加胰岛素治疗的糖尿病大鼠则上述表现明显减轻。MMF 有抑制单核/巨噬细胞增殖、限制黏附因子表达等抗感染作用，对血糖影响不明显，认为 MMF 正是通过抗感染作用延缓了 DKD 的进展。国内研究也有类似的结果。

2.阿司匹林

2001 年 Yuan 等用大剂量的水杨酸类制剂逆转了肥胖啮齿动物的高血糖、高胰岛素血症和血脂异常，开始了经典非甾体抗炎药阿司匹林或水杨酸制剂在 DKD 治疗中的作用研究。Makino 等的研究发现，在 STZ 诱导糖尿病大鼠模型中，阿司匹林可显著改善系膜区增宽，并抑制 TGF-β、结缔组织生长因子(CTGF)和纤连蛋白的表达;体外系膜细胞培养也证明阿司匹林可抑制高糖诱导的 CTGF 表达上调。而且,Hundal 等用大剂量阿司匹林对 2 型糖尿病患者进行为期 2 周的治疗发现,空腹葡萄糖水平下降 25%、甘油三酯下降 50%、C 反应蛋白浓度下降15%,而血浆胰岛素水平无显著变化。

3.全反式维 A 酸

Han 等的研究发现,在 STZ 诱导糖尿病大鼠模型中,全反式维 A 酸可显著降低 DM 组尿白蛋白排泄率、尿 MCP-1 排泄率,抑制肾组织中 MCP-1 和 ED-1 的表达,认为在 DKD 早期,全反式维 A 酸通过其抗感染效应发挥一定的肾脏保护作用。

(八)醛固酮拮抗剂治疗

近 10 年很多研究表明醛固酮有经典机制以外的作用,其促炎症反应和促纤维化作用是一个非常重要的方面。2 型糖尿病动物模型研究显示,应用醛固酮拮抗剂螺内酯治疗对血糖和血压水平无显著影响,但能显著抑制尿白蛋白排泄。螺内酯可抑制 MCP-1mRNA 表达和 MCP-1 分泌,以及 MIF 在肾内的合成,防止肾小球硬化、胶原沉着和 CTGF 的表达,表明醛固酮拮抗剂通过抗炎症反应及抗纤维化机制在防治 DKD 发展过程中起一定作用。一项随机双盲临床试验证实在最大推荐剂量的 ACEI 或 ARB 基础上加用螺内酯可以减少 2 型糖尿病患者的蛋白尿。

(九)蛋白激酶 C 抑制剂治疗

蛋白激酶 C(PKC)途径激活是 DKD 发病的重要机制之一。动物试验证实蛋白激酶 C-β 抑制剂 ruboxistaurin 能减弱巨噬细胞浸润、肾小管间质纤维化和 TGF-β 的活性,减少肾小管间质损伤。Tuttle 等通过多中心随机双盲对照研究发现 ruboxistaurin 可减轻 2 型 DKD 患者的蛋白尿,维持肾小球滤过率。该研究对 123 例使用了 RAS 抑制剂治疗仍有持续蛋白尿的 2 型糖尿病患者,使用 ruboxistaurin 治疗,随访 1 年,其 ACR 降低了 24%,安慰剂组仅降低了 9%。ruboxistaurin 治疗组患者肾小球滤过率无显著降低,安慰剂组患者肾小球滤过率显著降低。

(十)糖胺聚糖类药物治疗

有学者对 DM 肾小球硬化大鼠模型给予糖胺聚糖(GAG)治疗,如低分子肝素,可减少白蛋白尿、肾小球和肾小管间质沉积及 TGF-β1 mRNA 高表达。抑制 VEGF 表达可能是低分子肝素对早期糖尿病肾病保护作用的机制之一。舒洛地特是由肝素片段(硫酸艾杜糖糖胺聚糖,占80%)及硫酸皮肤素(占 20%)组成的 GAG 类药物,能够口服或肌内注射给药,已有动物试验显示,它能改善 DM 大鼠模型 GBM 和系膜基质的异常。临床试验证舒洛地特能影响肾血管功能,减少尿 NAG 排泄并减少Ⅲ、Ⅳ期 1 型和 2 型糖尿病患者的白蛋白尿排泄。目前该药已正式投放市场。

(十一)肾脏替代治疗

越来越多的学者认为,当 DKD 患者内生肌酐清除率降至 20～30 mL/min 时即可开始准备实施肾脏替代治疗 RRT(包括血液透析、腹膜透析及肾移植);当肌酐清除率进一步下降达 10～15 mL/min和/或血肌酐>442 μmol/L 时即应开始透析。DKD 移植包括单独肾移植、胰腺移植及胰肾联合移植。单独的胰腺移植能使空腹血糖、HbA1c 及 C 肽浓度恢复正常水平,降低蛋白尿,改善早期 DKD。Martins 等报道胰肾联合移植、单独肾移植 5 年存活率分别为 82%、60%;因此胰肾联合移植比单纯肾移植具有更好的效果,应作为 1 型 DKD 肾衰竭患者的首选治疗。

(十二)其他治疗探索

此外,针对 DKD 发病机制的各主要环节,为减缓 DKD 的发展,曾有一些针对性的干预试验,但大多限于试验动物观察,在人类 DKD 试验中,或结果不满意或不良反应过大,大多未能实际应用。例如,应用醛糖还原酶抑制剂在大鼠 DKD 模型中可以减轻 DKD 病变;但在人类试验中因所需剂量过大,不良反应过强而不能耐受。针对阻碍 AGE 形成或干预 AGE 与其受体结合的药物在试验动物中曾有过十分令人鼓舞的结果,但在人体试验中,效果远不如动物试验。大剂量维生素 E 等抗氧化剂的应用在 DKD 人群中虽有一定的好处,但效果尚不理想。基因治疗(反义基因和基因转染)虽在动物模型上取得一定疗效,但存在并发症,故临床应用也备受争议。

总之,随着对 DKD 发病机制认识的不断深入和完善,防治 DKD 发生、发展的措施已取得了较大进步。早期诊断 DKD,应用肾脏保护药物能减缓 DKD 的发展,降低死亡率。随着研究的日益深入,更多更有效的药物将被认识,并应用于临床。

(徐　帝)

第六节　糖尿病合并感染

糖尿病患者免疫功能低下,易发生感染,其发生率为 35%～90%,糖尿病合并感染多较严重,不易控制,而且感染还往往加剧糖尿病的糖、脂肪和蛋白质等的代谢紊乱,易诱发高血糖危象,如酮症酸中毒(DKA)和非酮症高渗性昏迷,严重降低糖尿病患者的生活质量和生存。据统计,住院的糖尿病酮症酸中毒患者中,77% 是感染所致。有学者报道,在糖尿病患者死因中,感染占第 3 位。

一、病因与病原菌

(一)糖尿病易并发各类感染

T1DM 的病因主要与自身免疫有关,发生糖尿病后又伴有免疫功能紊乱。易并发疖和痈等化脓性感染,常反复发生,愈合能力差,有时可引起败血症和脓毒血症。

糖尿病患者机体免疫功能降低表现在:①皮肤的完整性是机体抵御细菌侵犯的第一道防线。由于糖尿病的血管病变及周围神经病变的广泛存在,使皮肤易损和易裂,成为细菌侵入的缝隙。自主神经病变致膀胱肌无力和尿潴留,血、尿糖增高,有利于泌尿道的细菌繁殖。②高浓度血糖有利于细菌的生长繁殖,且可抑制白细胞(包括多形核白细胞、单核细胞和巨噬细胞)的趋化性、移动性、黏附能力、吞噬能力及杀菌能力。此外,糖尿病易并发大、中血管病变,血流缓慢和血液供应减少时,可妨碍白细胞的动员和移动。所有这些都将降低糖尿病患者细胞免疫功能抵御感染的能力。③糖尿病伴营养不良与低蛋白血症时,免疫球蛋白、抗体及补体生成明显减少。对沙门菌、大肠埃希菌和金黄色葡萄球菌的凝集素显著减少。④糖尿病患者常伴有失水,失水有利于细胞的生长繁殖。⑤由于血管硬化,血流减少,组织缺血和缺氧,有利于厌氧菌的生长。

(二)感染部位有助于估计病原菌的种类与性质

糖尿病并发感染以泌尿系统感染最常见(43.4%),其次为肺结核(17%)、肺炎(9%)、糖尿病性坏疽(9%)、胆囊炎(5.4%)、蜂窝织炎(4.5%)、带状疱疹(4.5%)、败血症(2.7%)、中耳炎(1.8%)及其他各种感染(2.7%)。

泌尿系统和肺部感染的病原菌主要是肺炎链球菌、金黄色葡萄球菌、流感嗜血杆菌、克雷伯杆菌、军团菌、大肠埃希菌、肠杆菌属、假单胞菌属和厌氧菌,有时可为病毒感染或支原体等其他病原体所致。糖尿病结核杆菌感染的特点是结核杆菌易出现高度耐药。胆囊胆道感染的病原菌主要是厌氧菌中的梭状芽孢杆菌,其次为大肠埃希菌。毛囊和皮脂腺的急性化脓性感染由金黄色葡萄球菌引起。

二、临床表现

(一)糖尿病并发寻常感染

1.泌尿系统感染

糖尿病易并发泌尿系统感染,其中女性更常见,约为男性的 8 倍,而糖尿病妇女又比非糖尿病妇女高 2～3 倍。其原因主要与糖尿病患者尿中葡萄糖较多,有利于细菌生长,同时与女性泌尿生殖道的解剖生理特点及妊娠、导尿等诱发感染的机会较多有关。老年糖尿病患者若并发自主神经病变,常发生尿潴留,促进泌尿系统感染的发生,住院时间延长,死亡率增加。女性糖尿病患者中,60%～80%有泌尿系统感染。血糖得到长期满意控制的糖尿病患者,其泌尿系统感染的发生率显著降低。糖尿病患者并发的泌尿系统感染以肾盂肾炎和膀胱炎最常见,易发展成败血症。偶可并发急性肾乳头坏死或气肿性肾盂肾炎,10%～20%的泌尿系统感染表现为无症状性菌尿。泌尿系统感染的细菌以革兰阴性菌为主,其中以大肠埃希菌最常见,其次是副大肠埃希菌、克雷伯杆菌、变形杆菌、产气杆菌和铜绿假单胞菌。革兰阳性菌较少见,主要是粪链球菌和葡萄球菌。真菌感染也可见到。当糖尿病患者尿细菌培养菌落计数$\geqslant 10^5$/mL,而无临床症状时,即可诊断为无症状性菌尿,这是糖尿病患者最常见的尿路感染形式。Vejlsgaard 等提出,血管病变的存在是引起无症状性菌尿的最重要因素。

肾盂肾炎患者可有尿频、尿急、尿痛、排尿不适和烧灼样疼痛等。若为下尿路感染(膀胱炎),多数无发热和腰痛等中毒症状。患者出现发热、寒战、头痛、恶心和呕吐等全身中毒症状及肾区叩痛(尿常规可发现管型),则考虑为肾盂肾炎。尿常规检查可发现尿液混浊,管型尿,尿蛋白微量,约半数患者可有镜下血尿,较有诊断意义的是白细胞尿,镜检白细胞＞5 个/HP 则有意义。用血细胞计数盘检查,如$\geqslant 10$ 个/mL 为脓尿,其特异性和敏感性约为 75%。尿白细胞排泄率是较尿沉渣涂片检查更为准确的检测方法,阳性率可达 88.1%。正常人白细胞＜20 万/小时。白细胞＞30 万/小时为阳性;介于 20 万/小时～30 万/小时者为可疑。尿细菌培养和菌落计数对确定是否为真性菌尿有鉴别意义。尿菌落计数的标准:尿菌落计数$\geqslant 10^5$/mL 为阳性;＜10^4/mL 为污染;在 10^4～10^5/mL 时,应结合临床确定其意义或重复检查。

由于尿细菌培养的结果与尿标本收集的方法有密切关系,故必须严格按照无菌操作规程留取中段尿标本,尽量争取在应用抗生素之前或停药后 5 天以上留尿标本。以清晨第 1 次尿或在膀胱内停留 6 小时以上的尿为宜。但许多患者因尿频和尿急明显,不能收集到膀胱内停留 6 小时以上的尿做细菌培养。因此,有人认为对有明显尿频、排尿不适伴白细胞尿的女性患者,如尿菌落计数在 10^2～10^4/mL,则可拟诊为尿路感染。B超和 X 线检查有助于发现泌尿系统的器质性病变(如结石和畸形等)。静脉肾盂造影、尿浓缩稀释试验、血肌酐和血尿素氮的测定有助于了解肾功能状况。反复发作肾盂肾炎,最终可致肾衰竭。

女性糖尿病患者易并发真菌性阴道炎。有些老年女性糖尿病患者常以外阴瘙痒为首发症状就诊。皮肤真菌感染也常见,如脚癣和体癣。某些糖尿病酮症酸中毒患者可并发罕见的鼻脑毛真菌病。死亡率极高。致病菌为毛真菌、根真菌及犁头真菌属。病菌先由鼻部开始,发生化脓性炎症,以后迅速扩展至眼眶及中枢神经系统。患者可出现黑色坏死性鼻甲伴鼻周围肿胀、单侧眼肌瘫痪或失明及发热、头痛和谵妄等脑膜脑炎等症状。若有单侧眼球突出、球结膜水肿及视网膜静脉充血,则可能出现海绵窦血栓形成。早期诊断有赖于鼻黏膜刮除物涂片、培养或活组织检查,如见形态不规则、分支的无中隔厚壁菌丝即可明确判断。其发病机制可能与酸中毒及高血糖状态有利于该类真菌的生长有关。在酸中毒时,与转铁蛋白结合的铁离子解离,使血清铁浓度增加,促使真菌的生长。

2.呼吸道感染

患者最常表现为上呼吸道感染和肺炎,可表现为咳嗽、咳痰、胸痛、呼吸困难、畏寒和发热,部分患者无典型临床表现。常见致病菌为肺炎链球菌、金黄色葡萄球菌、流感嗜血杆菌、克雷伯杆菌、军团菌、大肠埃希菌、肠杆菌属、假单胞菌属和厌氧菌,有时可为病毒感染或支原体等其他病原体所致。体格检查可发现咽喉部充血,扁桃体肿大,呼吸音增粗及干湿啰音,甚至可出现胸腔积液体征。痰革兰染色、细菌培养、胸片和血常规检查有助于诊断和鉴别诊断,痰培养加药敏试验有助于指导用药。分枝杆菌感染在糖尿病患者中也易发生。

3.结核感染

结核感染以糖尿病合并肺结核多见,发病率明显高于非糖尿病患者群,肺结核病变多呈渗出性或干酪样坏死,易形成空洞,病变的扩展与播散较快。

糖尿病易伴发结核感染的原因可能:①糖尿病患者常有糖、蛋白质和脂肪代谢紊乱,造成营养不良,易感染结核菌,使病情恶化;②当血糖升高及组织内糖含量增高时,形成的酸性环境减弱了组织抵抗力,使抗体形成减少,免疫功能下降,均有利于细菌繁殖生长;③糖尿病患者维生素 A 缺乏,使呼吸道黏膜上皮的感染抵抗力下降,易致结核菌感染。糖尿病患者伴发肺结核的机会较正常人高 3～5 倍。有学者曾对 256 例住院肺结核患者进行糖耐量检查,发现 41% 患者糖耐量降低(包括糖尿病)。糖尿病患者伴肺结核病的症状表现各异,并发肺结核的特点是结核中毒症状少,多数患者无发热、咯血及盗汗,也很少有咳痰。当应用胰岛素改善代谢及其他相应治疗后,可出现结核中毒症状。糖尿病患者结核病临床症状不仅取决于糖尿病病情程度,也取决于机体的代偿情况。代偿良好的糖尿病患者,肺结核的临床、X 线表现和治疗效果与一般肺结核患者无区别,多表现为局限性病变。代偿不良的老年糖尿病患者患肺结核时,以慢性纤维空洞型肺结核相对较多,病变性质以增殖和干酪样改变为主。青年患者多以渗出性和坏死性等混合性病变为主,病灶扩展和播散较快,并以下叶病灶多见。由于患者机体免疫力下降,结核菌素试验可呈假阴性,若不及时进行 X 线检查和痰液结核菌检查,极易漏诊,在老年患者中尤应注意,必要时可行诊断性抗结核治疗。

结核菌素是结核菌的代谢产物,从长出结核菌的液体培养基提炼而成,主要成分为结核蛋白,目前国内均采用国产结核菌素纯蛋白衍生物(purified protein derivative,PPD)。我国推广的试验方法是国际通用的皮内注射法(Mantoux 法)。将 PPD 5 U(0.1 mL)注入左前臂内侧上中 1/3 交界处皮内,使局部形成皮丘。48～96 小时(一般为 72 小时)观察局部硬结大小,判断标准为:硬结直径<5 mm 阴性反应,5～9 mm 一般阳性反应,10～19 mm 中度阳性反应,≥20 mm 或不足20 mm但有水疱或坏死为强阳性反应。美国则根据不同年龄、免疫状态、本土居民还是移民(来自何地)等对 TST 判断有不同标准。结核菌素试验的主要用途:①社区结核菌感染的流行病学调查或接触者的随访;②监测阳转者,适用于儿童和易感高危对象;③协助诊断。目前所用结核菌素(抗原)并非高度特异。许多因素可以影响反应结果,如急性病毒感染或疫苗注射、免疫

抑制性疾病或药物、营养不良、结节病、肿瘤、其他难治性感染和老年人迟发变态反应衰退者可以出现假阴性。尚有少数患者已证明活动性结核病,并无前述因素影响,但结核菌素反应阴性,即"无反应性"(anergy)。尽管结核菌素试验在理论和解释上尚存在困惑,但在流行病学和临床上仍是有用的。阳性反应表示感染,在 3 岁以下婴幼儿按活动性结核病论;成人强阳性反应提示活动性结核病可能,应进一步检查;阴性反应特别是较高浓度试验仍阴性则可排除结核病;菌阴肺结核诊断除典型 X 线征象外,必须辅以结核菌素阳性以佐证。

4.胆囊-胆道感染

急性气肿性胆囊炎多见于糖尿病患者,病情较重,致病菌以梭形芽孢杆菌最常见,大肠埃希菌和链球菌次之。糖尿病易并发胆囊炎和胆囊结石,其原因可能与糖尿病脂代谢紊乱、自主神经病变、胆囊舒缩功能障碍和胆汁排泄障碍有关。胆囊结石又易并发胆源性胰腺炎,加重糖尿病。糖尿病易并发气肿性胆囊炎,病原菌为厌氧菌中的梭状芽孢杆菌,其次为大肠埃希菌。除有普通胆囊炎症状外,其特点:①腹膜炎症状通常缺如;②腹部触诊可触到捻发感,腹部 CT 或 B 超发现胆囊、胆囊腔壁或胆周间隙存在气体。其发病机制可能与糖尿病血管病变有关。

5.牙周炎

糖尿病患者牙周病的发生率也较非糖尿病患者群高,且病情严重,可能与牙周组织的微血管病变等有关。Iughetti 等报道 T1DM 儿童口腔唾液 pH 及缓冲碱较健康儿童低,而糖含量、过氧化物酶、IgA、Mg^{2+} 和 Ca^{2+} 浓度较健康儿童高。因此,患儿要特别注意口腔卫生。血糖控制良好的患者,龋齿比正常人低。牙周病常在青春期开始,表现为轻微牙龈出血和牙龈萎缩,可以表现为严重的牙周炎,尤其是血糖控制不佳者,其微血管病变、免疫抑制、菌群失调和胶原代谢异常是导致糖尿病牙周病的主要原因。牙龈炎的常见致病菌为革兰阴性菌和厌氧菌。控制不良的糖尿病患者可发生化脓性牙周炎、牙齿松动和牙周流脓,甚至牙周膜和牙槽骨被吸收。

6.皮肤黏膜感染

疖是单个毛囊及其所属皮脂腺的急性化脓性感染,常发生于毛囊和皮脂腺丰富的部位,如头、面、颈和背等处。痈则为多个相邻的毛囊及其所属附件的急性化脓性感染。另外,糖尿病易发生急性蜂窝织炎、指头炎、甲沟炎或皮肤黏膜脓肿。

丹毒多为 β-溶血性链球菌所致的皮肤及其网状淋巴管的急性炎症,好发部位为下肢及面部。起病急,常有畏寒、发热及头痛等全身症状,局部呈片状红疹,边界清楚,颜色鲜红,中心稍淡,略显隆起,红肿区有时可出现水疱,局部有烧灼样疼痛,手指轻压可使红色消退,但在解除压迫后即很快恢复。急性蜂窝织炎是皮下、筋膜下、肌间隙或深部蜂窝组织的一种弥漫性化脓感染,其特点是病变不易局限,扩散迅速,与正常组织无明显界限。致病菌主要是溶血性链球菌,其次为金黄色葡萄球菌。由于链激酶和透明质酸酶的作用,病变迅速扩展,脓液稀薄,呈血性,有时能引起败血症。葡萄球菌引起者则较易局限为脓肿,脓液稠厚。化脓性指头炎、甲沟炎和皮肤脓肿则较易诊断。有些患者在发生皮肤感染前常无糖尿病病史,而以皮肤感染为首发症状就诊,如对本病无认识,则极易漏诊糖尿病,甚至造成误治,加重病情。

7.术后感染

糖尿病患者的任何部位手术均增加感染机会,术后的伤口感染率较正常人群高 5～10 倍,而且感染的严重程度重,预后差。

(二)糖尿病并发特异性感染和严重感染

1.血培养阴性感染性心内膜炎及苛养微生物感染

血培养结果出来之前不恰当地使用抗生素是血培养阴性感染性心内膜炎的最常见原因。另一种常见病因是苛养菌——考克斯体、巴尔通体、HACEK 组菌群(嗜血杆菌)、伴放线菌放线杆菌、人心杆菌、啮蚀艾肯菌、金格杆菌或真菌(如念珠菌或曲霉菌等),检验需要特殊的培养技术或培养方式。在人工瓣膜、人工管道、留置输液管道或起搏器上,或在宿主免疫功能低下和肾衰竭时,苛养微生物尤为常见。其中许多微生物的治疗很棘手。

抗生素治疗前,应获得血培养结果,以确定病原微生物。血培养阴性感染性心内膜炎的常见原因是在抽取血培养标本前应用了抗生素。

2.气肿性膀胱炎

气肿性膀胱炎是一种罕见的膀胱感染,膀胱黏膜与肌层出现含气小泡,气肿由膀胱壁内细菌发酵产生,大部分患者出现肉眼血尿,偶尔还可伴有气肿性肌炎。常见于女性,尤其是并发自主神经病变者,常因反复发作而转为慢性。

3.气肿性肾盂肾炎

气肿性肾盂肾炎的典型表现为寒战高热、肾绞痛、血尿和肾乳头坏死组织碎片从尿中排出,常并发急性肾衰竭,病死率高;亚临床型肾乳头坏死常在影像检查时发现,可使肾实质全部破坏,死亡率高达 33％。该病可通过 CT 扫描确定诊断。CT 扫描的特征为:肾外形增大,肾实质多处破坏,肾内及肾周弥漫性气体与低密度软组织影合并存在,肾周及肾筋膜增厚。患者肾功能明显减退或消失。有学者统计分析了 48 例,其中 10 例(22％)患者还出现泌尿道阻塞。大肠埃希菌(69％)和克雷伯杆菌(29％)是主要致病菌。单用抗生素治疗者死亡率为 40％,经皮导管引流加抗生素治疗的成功率为 66％。14 例患者中有 8 例因用经皮导管引流不成功而被迫行肾切除,7 例患者存活。48 例患者中,总死亡率是 18.8％(9 例死亡)。肾切除标本活检(大部分)发现有广泛性肾损害,主要包括阻塞、栓塞、肾动脉硬化和肾小球硬化等。

50％～60％的急性肾乳头坏死由糖尿病引起,糖尿病患者尤其是发生糖尿病昏迷、伴低血压或休克者,肾髓质血流量减少,导致缺血性坏死。肾乳头坏死主要分为髓质型和乳头型,常累及双侧肾脏。临床表现取决于坏死累及的部位、受累的乳头数目及坏死发展的速度。临床表现除有明显的泌尿系统感染症状外,大多数患者有严重感染的全身中毒症状,如寒战、高热、乏力和衰竭等,还可有败血症表现及进行性加重的氮质血症。常有肉眼血尿,尿中有肾乳头碎片,坏死的肾乳头组织脱落可引起肾绞痛。如双肾发生广泛性急性肾乳头坏死,可出现急性肾衰竭。抗生素治疗效果差。

4.毛霉菌感染

毛霉菌感染的发病率增加可能与广泛使用抗霉菌药物预防感染有关。主要的发病对象是糖尿病和免疫缺损患者,累及的部位主要是肺部、皮肤和消化道、鼻和脑。或以弥散性毛霉菌病形式出现,是糖尿病合并真菌感染的最严重类型。毛霉菌容易侵犯血管,引起血管栓塞,继而导致大块组织感染坏死。鼻-脑型毛霉菌病可并发酮症酸中毒,其病情严重,病死率高。感染常首发于鼻甲和鼻副窦,导致严重的蜂窝织炎和组织坏死;炎症可由筛窦扩展至眼球后及中枢神经,引起剧烈头痛、鼻出血、流泪和突眼等症状,或导致脑血管及海绵窦血栓形成。鼻腔分泌物呈黑色、带血,鼻甲和中隔可坏死甚至穿孔。皮肤和软组织的毛霉菌感染可采用高压氧治疗。

5.丙型肝炎

糖尿病容易并发丙型肝炎,可能与肝脏的糖代谢异常和免疫力降低有关,丙型肝炎的特点是慢性肝病伴有脂肪肝、胰岛素抵抗和 T2DM,肝细胞癌的风险增高。

6.恶性中耳炎

恶性中耳炎主要发生于糖尿病患者,在其他人群中罕见。患者年龄较大,90％发生于 35 岁以上的糖尿病患者。患者诉持续性耳痛,并有分泌物流出,常无发热和白细胞计数升高。约半数患者有面瘫,若感染扩展至深部组织,可侵犯腮腺、乳突、下颌关节及脑神经,可引起其他脑神经瘫痪。其常见致病菌为铜绿假单胞菌。发病机制可能与局部的微血管病变,致血液供应减少有关。游泳和戴助听器常是诱因。病死率 50％以上,故称为"恶性"。及早诊断很重要。抗生素和手术清创是主要的治疗措施。

7.肠球菌脑膜炎

肠球菌脑膜炎患者常缺乏脑膜炎的典型症状,有发热,诊断依据是脑脊液检查及细菌培养。

8.化脓性汗腺炎和红癣

化脓性汗腺炎和红癣是大汗腺的慢性化脓性感染伴瘢痕形成,好发于腋窝和肛周。红癣为微小棒状杆菌引起的皮肤感染,表现为境界清楚的红褐色皮肤斑,广泛分布于躯干和四肢。

9.龟头包皮炎和巴氏腺炎

龟头包皮炎多为白色念珠菌感染,好发于包皮过长者。真菌性阴道炎和巴氏腺炎是女性患者的常见并发症,多为白色念珠菌感染,血糖控制不佳时易反复发生,突出的表现是外阴瘙痒和白带过多,并可能成为糖尿病的首发症状。

10.坏死性筋膜炎

坏死性筋膜炎的致病菌主要是酿脓链球菌、副溶血弧菌或多种化脓菌的混合感染,死亡率30％以上,死亡的原因为心力衰竭。

11.幽门螺杆菌感染

幽门螺杆菌通常只感染胃十二指肠,但近年发现,幽门螺杆菌感染还有胃肠外组织受累的表现,或者说甚至可感染胃肠外组织,幽门螺杆菌感染与糖尿病的关系未明,但糖尿病患者的幽门螺杆菌根除率明显降低,复发率高。

三、预防与治疗

(一)局部卫生和避免皮肤黏膜损伤是预防感染的有效措施

如无特殊禁忌,应鼓励患者多运动,增强机体抵抗力。保持皮肤、口腔和会阴部清洁卫生。避免皮肤损伤。重视糖尿病足的护理,防止外伤及褥疮的发生。老年患者或伴有维生素 D 不足的患者应适当补充,提高机体抵抗力。

(二)多饮水并避免使用器械是预防泌尿系统感染的有效方法

对于泌尿道易感染患者,应鼓励患者多饮水,多排尿(可每 2~3 小时排尿 1 次)以冲洗膀胱和尿路,避免细菌在尿路中停留和繁殖。尽量避免使用尿路器械,对于糖尿病神经源性膀胱者必须导尿时,应严格消毒,闭式引流,定期冲洗,尽早撤除导尿管。拔管后作尿细菌培养,以便及时发现泌尿系统感染。在必须持续留置导尿管时,在插导尿管的同时给予抗生素药物,可延缓泌尿系统感染的发生。但 3 天以后虽继续用抗生素,亦无预防作用,应定期作尿细菌检查,以便及时发现泌尿系统感染。

(三)纠正代谢紊乱是预防感染的基本措施

糖尿病患者易感染。预防感染的基本措施是控制血糖,纠正代谢紊乱和加强支持治疗。平时应积极控制高血糖状态和/或酮血症,病情较重时应选用胰岛素治疗,并根据病情随时调整胰岛素用量。纠正水电解质平衡紊乱及营养不良状态,必要时可输入血浆和清蛋白加强支持治疗。

(四)局部感染灶处理

皮肤和口腔黏膜感染应及时清创和换药,切开引流,切不可盲目挤压,以免引起感染扩散。恶性外耳道炎应尽早施行外耳道的冲洗和引流术,选用强有力的抗生素,必要时行扩创术。胆道感染并胆结石对反复发作者应选择外科手术切除,尤其对于气肿性胞囊炎应选择早期胆囊切除(诊断明确后 48 小时内),以免发生胆囊坏死或穿孔。鼻脑毛真菌病除积极应用抗真菌药两性霉素 B 以外,应及早切除坏死组织。两性霉素 B 推荐剂量一般为每天 1 mg/kg,重者每天 1.5 mg/kg,累积量 2~4 g。氟康唑和伊曲康唑体外抗毛真菌的活性低,尚无临床评价。对于神经源性膀胱可采取非手术疗法——持续尿液引流、膀胱训练、针灸、按摩、膀胱穿刺和促进排尿药物,如氯贝胆碱 10~20 mg,每天 3 次。手术疗法常用的有膀胱造瘘术和膀胱颈部 Y-V 成形术。

(五)合理使用抗生素

病情较严重感染时,如不及时处理,可导致糖尿病酮症酸中毒、高渗综合征或乳酸性酸中毒等急性代谢紊乱综合征。一般病情较急,常不能等待细菌培养等检查结果。因此,在采集血和尿等标本后,应根据经验、感染发生的部位及药物的吸收和分布特性尽快进行抗菌治疗。

以后再根据细菌培养及药敏试验选择有效的抗生素,如青霉素类、头孢菌素类及氨基糖苷类在尿液中浓度甚高,对敏感细菌所致泌尿系统感染应首选。大环内酯类抗生素在胆汁中浓度高于血清浓度,对胆道感染控制有利。还应考虑到抗厌氧菌抗生素和抗真菌药物的应用。由于糖尿病常并发肾脏病变,故在应用对肾脏有毒性或由肾脏排出的抗生素时应特别慎重。

由于糖尿病患者肝和肾等器官功能障碍,使患者对化疗药物不良反应增多。因此,治疗应根据结核类型、病情轻重程度和曾用化疗药物情况,尽量选用一线敏感药物,现多主张短程化疗,9 个月为宜,少用二线药物。短程化疗分两个阶段:强化阶段不少于 2 个月或 3 个月,巩固阶段 7 个月或 6 个月。具体方案为强化阶段必须保持用异烟肼(H)、利福平(R)、吡嗪酰胺(I)、乙胺丁醇(E)和链霉素(S)等,2HRE/7HR 或 3HRE/6HR(字母前数字为治疗月数)。强化阶段可 4 药联用(2SHRI 或 3SHRE)。对于某些糖尿病患者虽未找到明显结核感染灶,但结核菌素试验强阳性者,提示有结核感染,可用 1 个疗程化疗。糖尿病并结核病的抗结核效果不如单纯性结核病。而且,抗结核药物可升高血糖,增加血糖控制的难度,应引起注意。浅表部位的感染,尤其是厌氧菌感染可用高压氧治疗。

糖尿病患者肌内注射青霉素后的反应与正常人有很大差异,肌内注射后的药物吸收慢,血药浓度曲线明显低平,达高峰时间延迟。平均峰浓度降低,药物吸收减慢,改用静脉注射可明显提高疗效,故糖尿病合并感染患者应尽可能行静脉途径给药。

必须注意,氟喹诺酮类抗生素(如氟喹诺酮、左氧氟沙星、加替沙星)可导致低血糖症,应尽量避免使用。严重低血糖症可进一步导致中心性脑桥髓鞘溶解症(central pontine myelinolysis,CPM)。如果同时使用了口服降糖药,则可导致严重的血糖下降。另一方面,氟喹诺酮类抗生素导致低血糖症需与脓毒血症引起的低血糖症鉴别,脓毒血症也可致低血糖症。脓毒血症时,糖的利用和产生均增加。当血糖来源减少时,可发生低血糖症。脓毒血症患者发生低血糖症一般合

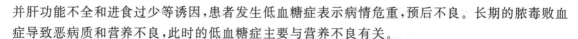

并肝功能不全和进食过少等诱因,患者发生低血糖症表示病情危重,预后不良。长期的脓毒败血症导致恶病质和营养不良,此时的低血糖症主要与营养不良有关。

（徐　帝）

第七节　糖　尿　病　足

糖尿病足是指发生于糖尿病患者,与局部神经异常和下肢远端血管病变相关的足部感染、溃疡和/或深层组织破坏,它是糖尿病下肢神经病变和血管病变的结果。病变累及从皮肤到骨与关节的各层组织,严重者可发生局部或全足坏疽,需要截肢。国际糖尿病足工作组（IWGDF）将糖尿病足定义为糖尿病累及的踝以下全层皮肤创面,而与这种创面的病程无关。糖尿病患者因足病而造成截肢者比非糖尿病者高5～10倍,糖尿病足是引起糖尿病患者肢体残废的主要原因,严重地威胁着糖尿病患者的健康。

一、发病率和危险因素

（一）糖尿病足发病率与病期/年龄/吸烟/高血压/冠心病/血脂异常相关

2004年,全国14所三甲医院协作,对糖尿病足患者进行了调查,634例糖尿病足与周围血管病变患者中,男性占57.7%,女性42.3%;平均年龄（65.65±10.99）岁,70～80岁的足病发生率最高,达37.60%。这些患者大多有糖尿病并发症或者心血管病的危险因素,如吸烟率37%、高血压57%、冠心病28%和血脂异常29%;脑血管病26%;下肢动脉病27%;肾病40%;眼底病42%;周围神经病69%。386例合并足溃疡,47%为皮肤表面溃疡;35%的溃疡累及肌肉;18%的溃疡累及骨组织;70%合并感染。平均住院（25.70±19.67）天。我国北方地区的糖尿病足患者较南方地区更重,截肢率更高。最近报道的17家三甲医院联合调查了2007年1月至2008年12月期间住院的慢性足溃疡患者,结果发现住院慢性溃疡患者中糖尿病患者占到33%,是2006年多家医院调查住院慢性溃疡患者中糖尿病（4.9%）的8倍多。据国外调查,85%的糖尿病截肢起因于足溃疡。糖尿病患者截肢的预后较差,有学者报道了截肢患者随访5年,其死亡率将近40%。下肢血管病变、感染和营养不良是截肢的主要原因。

糖尿病足及截肢的治疗和护理给个人、家庭和社会带来沉重的经济负担。美国2007年的糖尿病医疗费用高达1 160亿美元,其中糖尿病足溃疡的治疗费用占33%。国内2004年调查的糖尿病足与下肢血管病变患者的平均住院费用约1.5万元。未来20年中,发展中国家T2DM的发病率将急剧升高,糖尿病足和截肢防治的任务繁重。

（二）神经病变/血管病变/足畸形/胼胝是糖尿病足的高危因素

病史和临床体检发现有下列情况（危险因素）时,应特别加强足病的筛查和随访:①既往足溃疡史;②周围神经病变和自主神经病变（足部麻木、触觉或痛觉减退或消失、足部发热、皮肤无汗、肌肉萎缩、腹泻、便秘和心动过速）和/或缺血性血管病（运动引起的腓肠肌疼痛或足部发凉）;③周围血管病（足部发凉和足背动脉搏动消失）;④足部畸形（如鹰爪足、压力点的皮肤增厚和Charcot关节病）和胼胝;⑤糖尿病的其他慢性并发症（严重肾脏病变,特别是肾衰竭及视力严重减退或失明）;⑥鞋袜不合适;⑦个人因素（社会经济条件差、独居老年人、糖尿病知识缺乏者和不能进行有效足保护者)。其中,糖尿病足溃疡最重要的危险因素是神经病变、足部畸形和反复应力作用(创伤),糖尿病足部伤口不愈合的重要因素是伤口深度感染和缺血。

二、发病机制

发病机制未完全阐明,糖尿病足与下列因素有密切关系。

(一)感觉神经病是糖尿病足的重要诱因

60%~70%的糖尿病患者有神经病变,多呈袜套样分布的感觉异常、感觉减退或消失,不能对不合适因素进行调整,如袜子过紧、鞋子过小和水温过高等。自主神经病使皮肤出汗和温度调节异常,造成足畸形、皮肤干燥、足跟烫伤、坏疽和皲裂,皮肤裂口成为感染的入口,自主神经病变常与 Charcot 关节病相关。运动神经病变引起跖骨和足尖变形,增加足底压力,还可使肌肉萎缩。当足底脂肪垫因变形异位时,足底局部的缓冲力降低,压力增大,指间关节弯曲变形,使鞋内压力增加导致足溃疡。

(二)下肢动脉闭塞引起足溃疡和坏疽

糖尿病患者外周血管动脉粥样硬化的发生率增加,血管疾病发生年龄早,病变较弥漫。下肢中、小动脉粥样硬化闭塞,血栓形成,微血管基底膜增厚,管腔狭窄,微循环障碍引起皮肤-神经营养障碍,加重神经功能损伤。足病合并血管病变者较单纯神经病变所致的足病预后差。缺血使已有溃疡的足病难以恢复。

(三)免疫功能障碍导致足感染

多核细胞的移动趋化功能降低,噬菌能力下降,感染使代谢紊乱加重,导致血糖增高,酮症又进一步损害免疫功能。80%以上的足病患者至少合并 3 种糖尿病慢性并发症或心血管危险因素。一旦发生足的感染,往往难以控制,用药时间长,花费大而疗效差。有时仅仅是皮肤水疱就可并发局部感染,严重者需要截肢(趾)。

(四)生长因子调节紊乱和慢性缺氧参与发病过程

糖尿病足溃疡患者一氧化氮合酶及精氨酸酶活性增加,而转化生长因子-β(TGF-β)浓度降低,一氧化氮合酶的代谢增强损伤组织,精氨酸酶活性增强使基质沉积。有学者发现,IGF-2 在正常人、糖尿病和糖尿病患者有并发症 3 组患者的上皮细胞中均可见,在溃疡边缘最明显,而IGF-1 在非糖尿病的上皮细胞可见,在糖尿病未损伤的皮肤颗粒层和棘层表达减少,而在溃疡的基底层缺乏,成纤维细胞缺乏 IGF-1。基底层和成纤维细胞缺乏 IGF-1 使溃疡延迟愈合。高血糖引起慢性缺氧,与大血管和微血管病变造成的慢性缺氧一起损害溃疡愈合,是糖尿病足溃疡经久不愈的原因之一。Catrina 等将皮肤细胞和从糖尿病足溃疡及非糖尿病溃疡的活检标本置入不同糖浓度和不同氧张力条件下培养,发现高糖阻止了细胞对缺氧的感知与反应。这种机制可能也是糖尿病足溃疡持久不愈的重要解释。糖尿病足的形成与转归见图 2-6。

三、分级和临床表现

神经病变、血管病变和感染导致糖尿病足溃疡和坏疽,根据病因或病变性质分为神经性、缺血性和混合性。根据病情的严重程度进行分级,使用标准方法分类以促进交流、随访和再次评估。

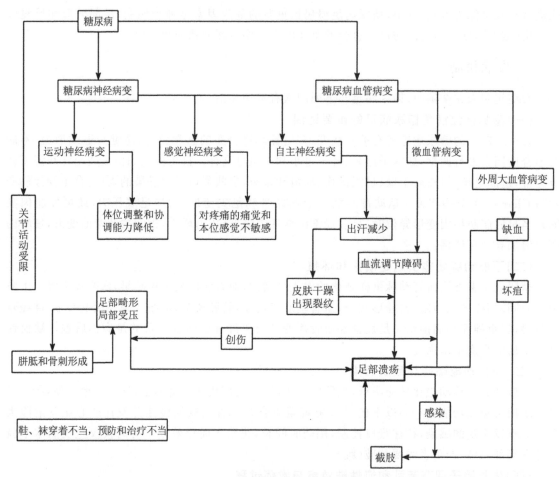

图 2-6　糖尿病足发病机制与转归

(一)根据病因分为神经性/神经-缺血性/单纯缺血性溃疡三类

最常见足溃疡的部位是前足底,常为反复机械压力所致,由于周围神经病变引起的保护性感觉缺失,患者不能感觉到异常的压力变化,没有采取相应的预防措施,发生溃疡后极易并发感染,溃疡难以愈合,最后发生坏疽。因此,足溃疡和坏疽往往是神经病变、压力改变、血液循环障碍和感染等多种因素共同作用的结果。

1.神经性溃疡

神经病变起主要作用,血液循环良好。足病通常是温暖的,但有麻木感,皮肤干燥,痛觉不明显,足部动脉搏动良好。神经病变性足病的后果是神经性溃疡(主要发生于足底)和神经性关节病(Charcot 关节病)。

2.神经-缺血性溃疡

神经-缺血性溃疡常伴有明显的周围神经病变和周围血管病变,足背动脉搏动消失。足凉而有静息痛,足部边缘有溃疡或坏疽。

3.单纯缺血性溃疡

单纯缺血性溃疡较少见,单纯缺血所致的足溃疡无神经病变。糖尿病足溃疡患者初诊时约50％为神经性溃疡,50％为神经-缺血性溃疡。国内糖尿病足溃疡主要是神经-缺血性溃疡。

(二)临床应用多种糖尿病足分级/分期标准

1.Wagner 分级

Wagner 分级主要是依据解剖学为基础的分级,也是最常用的经典分级方法。Wagner 分级重点关注溃疡深度和是否存在骨髓炎或坏疽(图 2-7)。

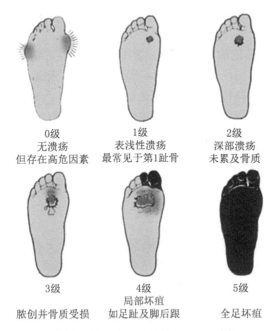

0级
无溃疡
但存在高危因素

1级
表浅性溃疡
最常见于第1趾骨

2级
深部溃疡
未累及骨质

3级
脓创并骨质受损

4级
局部坏疽
如足趾及脚后跟

5级
全足坏疽

图 2-7　糖尿病足溃疡的 Wagner 分级
1.鹰爪趾(呈鹰爪样足趾);2.凸出;3.跖囊炎;4.跖囊网状炎;
5.夏科关节/骨性突出;6.感觉异常,皮肤干燥,血管疾病

(1)0 级:存在足溃疡的危险因素。常见的危险因素为周围神经和自主神经病变、周围血管病变、以往足溃疡史、足畸形(如鹰爪足和夏科关节足)、胼胝、失明或视力严重减退、合并肾脏病变特别是肾衰竭、独立生活的老年人、糖尿病知识缺乏者和不能进行有效的足保护者。目前无足溃疡的患者应定期随访,加强足保护教育、必要时请足病医师给予具体指导,以防止足溃疡的发生。

(2)1 级:足部皮肤表面溃疡而无感染。突出表现为神经性溃疡,好发于足的突出部位,即压力承受点(如足跟部、足或趾底部),溃疡多被胼胝包围。

(3)2 级:表现为较深的穿透性溃疡,常合并软组织感染,但无骨髓炎或深部脓肿,致病菌多为厌氧菌或产气菌。

(4)3 级:深部溃疡常波及骨组织,并有深部脓肿或骨髓炎。

(5)4 级:局限性坏疽(趾、足跟或前足背),其特征为缺血性溃疡伴坏疽,常合并神经病变(无严重疼痛的坏疽提示神经病变),坏死组织表面可有感染。

(6)5 级:全足坏疽,坏疽影响到整个足部,病变广泛而严重。

2.Texas 分级与分期

Texas 分级与分期强调组织血液灌注和感染因素。德州大学(University of Texas)分类是在解剖学分类的基础上加入了分期,无感染无缺血的溃疡(A 级)、感染溃疡(B 级)、缺血性非感染溃疡(C级)、缺血性感染溃疡(D级)。该分类分期方法评估了溃疡深度、感染和缺血程度,考虑了病因与程度两方面的因素。截肢率随溃疡深度和分期严重程度而增加,随访期间的非感染非缺血性溃疡无一截肢。溃疡深及骨组织者的截肢率高11倍。感染与缺血并存,截肢增加近90倍。从更好反映临床病情程度上考虑,推荐采用该分类方法,但在实际应用中,多数仍然采用Wagner分类。

3.Foster分类

Foster等提出一种简单易记的糖尿病足分类方法。1级:正常足;2级:高危足;3级:溃疡足;4级:感染足;5级:坏死足。3~5级还可进一步分为神经性和缺血性。1~2级主要是预防,3~5级需要积极治疗。3级神经性溃疡患者需要支具和特制鞋;4级患者需要静脉用抗生素,缺血患者需要血管重建;5级患者需要应用抗生素和外科处理,缺血患者需要血管重建。

我国习惯上将糖尿病足坏疽分为湿性坏疽和干性坏疽,国外则不如此分类。湿性坏疽指的是感染渗出较多的坏疽,其供血良好;干性坏疽是缺血性坏疽,由于动脉供血差,而静脉回流良好,因此坏疽呈干性。处理上,前者相对容易,以抗感染为主;后者必须在改善血液供应基础上采取局部措施。

4.PEDIS分类

国际糖尿病足工作组从2007年起推荐采用PEDIS分类。P指的是血液灌注,E是溃疡面积,D是溃疡深度,I是感染,S是感觉。该分类清楚地描述了足溃疡的程度和性质,特别适合用于临床科研。

四、辅助检查与诊断

(一)辅助检查协助糖尿病足诊断

糖尿病足的辅助检查主要包括足溃疡检查、影像检查、神经功能检查、动脉供血检查和足压力测定等。建立一种能够实际操作的、适合当地卫生医疗条件的筛查程序,登记每例糖尿病足患者。筛查能及时发现有危险因素的患者,筛查项目既包括糖尿病相关的全身性检查如眼底、血压、尿蛋白、神经功能和心血管系统等,也包括足的重点局部检查等。筛查本身不需要复杂的技术,但应该由训练有素的人员完成,需要对患者下肢和足病作出精确诊断。

电生理测定和定量检测振动觉与温度觉阈值对于糖尿病足的诊断有重要价值,但难以用于临床常规筛查。简单的音叉检查可用于诊断神经病变,缺血性糖尿病足应接受多普勒超声和血管造影。认真查找所有足溃疡及其可能的病因,评价神经病变、缺血性病变和感染因素的相对重要性,因为不同类型的防治方法是不同的。需要强调的是,临床上常规的物理检查基本能够帮助作出正确诊断和判断预后。如果患者的足背动脉和胫后动脉均搏动良好,皮肤温度正常,足的血供应无严重障碍。关键是要求患者脱鞋检查,而这点在繁忙的门诊往往难以做到。

合并感染时,需明确感染的程度、范围、窦道大小、深度及有无骨髓炎。通常情况下,一般体格检查很难判定足溃疡是否合并感染及感染的程度和范围。局部感染的征象包括红肿、疼痛和触痛。但这些体征可以不明显甚至缺乏;更可靠的感染表现是脓性分泌物渗出、捻发音(产气细菌所致)或深部窦道。应用探针探查感染性溃疡时,如发现窦道,探及骨组织,要考虑骨髓炎,并用探针取出溃疡深部的标本做细菌培养。新近的研究证实,探针触及骨组织基本上可以诊断为骨髓炎,具有很高的诊断敏感性和特异性。针吸取样具有特异性,但缺乏敏感性。皮肤表面溃疡培养的细菌常是污染菌,缺乏特异性。特殊检查的目的是确定有无深部感染及骨髓炎。X线片发现局部组织内气体说明有深部感染,X 线片上见到骨组织被侵蚀,提示存在骨髓炎。判断困难时应行 MRI 检查。

(二)Charcot 关节病增加糖尿病足溃疡危险性

Charcot 关节病患者常有长期的糖尿病病史,且伴有周围神经病变和自主神经病变,如直立性低血压和麻痹性胃扩张。Charcot 关节病的病因未明,其起病与神经病变有关,诱因是创伤。创伤可较轻微,但可能伴有小骨折。Charcot 关节病好发于骨质疏松者。创伤后成骨细胞活性增加,骨组织破坏成小碎片,在修复过程中导致畸形,进而引起慢性关节病。反复损伤导致关节面与骨组织破坏,足溃疡危险性增加。急性 Charcot 关节病可与局部感染或炎症性关节病混淆。Charcot 关节病造成的畸形和功能丧失是可预防的,因此需要及早发现和早期治疗。在 X 线片上,可见到 Charcot 关节病的特征性改变,但病变早期很难识别。由于局部血流增加,骨扫描常显示早期骨摄入^{99m}Tc增加;MRI 能早期发现应力性骨损伤。

(三)影像检查显示糖尿病足的性质与程度

一般表现为动脉内膜粗糙,不光滑,管壁增厚。管腔不规则、狭窄伴节段性扩张,管径小,管腔内有大小不等的斑块或附壁血栓。血管迂曲狭窄处的血流变细,频谱增宽;严重狭窄处可见湍流及彩色镶嵌血流,血流波形异常。收缩期峰值流速增快,狭窄远端的血流减慢;静脉血流障碍。

X 线检查和核素扫描显示局部骨质破坏、骨髓炎、骨关节病、软组织肿胀、脓肿和气性坏疽等病变。足骨骨髓炎可行^{99m}Tc-ciprofloxacin 闪烁扫描检查,以确定病变的程度与性质。

(四)神经系统检查评价足保护性感觉

较为简便的方法是采用 10 g 尼龙丝检查。取 1 根特制的 10 g 尼龙丝,一头接触于患者的大足趾、足跟和前足底外侧,用手按住尼龙丝的另一头,并轻轻施压,正好使尼龙丝弯曲,患者足底或足趾此时能感到足底尼龙丝,则为正常,否则为异常。异常者往往是糖尿病足溃疡的高危者,并有周围神经病变。准确使用 10 g 尼龙丝测定的方法为:在正式测试前,在检查者手掌上试验 2～3 次,尼龙丝不可过于僵硬;测试时尼龙丝应垂直于测试处的皮肤,施压使尼龙丝弯曲约 1 cm,去除对尼龙丝的压力;测定下一点前应暂停 2～3 秒,测定时应避开胼胝,但应包括容易发生溃疡的部位;建议测试的部位是大足趾,跖骨头 1、2、3、5 处及足跟和足背。如测定 10 个点,患者仅感觉到 8 个点或不足 8 个点,则视为异常。另一种检查周围神经的方法是利用音叉或 Biothesiometer 测定振动觉。Biothesiometer 的功能类似于音叉,其探头接触于皮肤(通常为大足趾),然后调整电压,振动觉随电压增大而增强,由此可以定量测出振动觉。

神经电生理检查可了解神经传导速度和肌肉功能。甲襞微循环测定简便、无创,出结果快,但特异性不高,微循环障碍表现为:①管襻减少,动脉端变细、异形管襻及襻顶淤血(＞30%);②血流速度缓慢,呈颗粒样、流沙样或为串珠样断流;③管襻周边有出血和渗出。

目前有多种糖尿病足分类和计分系统,多数已经得到临床验证,使用方便。简单的分类计分主要用于临床诊疗,而详细的分类和计分系统更适合于临床研究。

周围感觉定性测定很简单,如将音叉或一根细的不锈钢小棍置于温热水杯中,取出后测定患者不同部位的皮肤感觉,同时与正常人(检查者)的感觉进行比较。定量测定是利用皮肤温度测定仪如红外线皮肤温度测定仪,这种仪器体积小,测试快捷、方便,准确性和重复性均较好。

现已研制出多种测试系统测定足部不同部位的压力,如 MatScan 系统或 FootScan 系统等。这些系统测定足部压力的原理是让受试者站在有多点压力敏感器的平板上,或在平板上行走,通过扫描成像,传送给计算机,在屏幕上显示出颜色不同的脚印,如红色部分为主要受力区域,蓝色部分为非受力区域,以了解患者有无足部压力异常。此法还可用于步态分析,糖尿病足的步态分析可为足部压力异常的矫正提供依据。

(五)血管检查确定缺血性足病的程度与范围

踝动脉-肱动脉血压比值(ABI)是非常有价值的反映下肢血压与血管状态的指标,正常值 0.9～1.3;<0.9 为轻度缺血,0.5～0.7 为中度缺血,<0.5 为重度缺血。重度缺血容易发生下肢(趾)坏疽。正常情况下,踝动脉收缩压稍高于或相等于肱动脉,如果踝动脉收缩压过高[高于 29.3 kPa(220 mmHg)或 ABI>1.3],应高度怀疑下肢动脉粥样硬化性闭塞。此时,应测定足趾血压。足趾动脉较少发生钙化,测定踝动脉或足趾动脉需要多普勒超声听诊器或特殊仪器(仅能测定收缩压)。如果用多普勒超声仍不能测得足趾收缩压,则可采用激光测定。多功能血管病变诊断仪检查包括趾压指数(TBI,即趾动脉压/踝动脉压比值)和踝压指数(ABI,即踝动脉压/肱动脉压比值)。评判标准:以 ABI 或 TBI 值为标准,<0.9 为轻度供血不足;0.5～0.7 易出现间歇性跛行;0.3～0.5 可产生静息性足痛;<0.3 提示肢端坏疽的可能性大。如果有足溃疡,这种溃疡在周围血供未得到改善之前不能愈合。

血管超声和造影检查均可用于了解下肢血管闭塞程度、部位和有无斑块,既可为决定截肢平面提供依据,又可为血管旁路手术做准备。糖尿病患者下肢动脉血管造影的特点是下肢动脉病变的患病率高和病变范围广。如果严重足坏疽患者行踝以下截肢手术后,创面持久不愈,应该采用血管减数造影,明确踝动脉以下血管是否完全闭塞。踝动脉以下血管闭塞者应从膝以下截肢。有的患者长期夜间下肢剧痛,其最常见的病因是动脉闭塞。

踝部血管网(内踝血管网、外踝血管网和足底深支吻合)是否开通及其开通血管的数目影响足溃疡的预后。畅坚等发现,当 3 组踝部血管网均参与侧支形成时,足溃疡引起的截肢率明显降低;较少的踝部血管网参与侧支循环是与糖尿病足截肢率和大截肢率相关密切的危险因素。

经皮氧分压(transcutaneous oxygen tension,TcPO$_2$)的测定方法为采用热敏感探头置于足背皮肤。正常人足背皮肤氧张力>5.3 kPa(40 mmHg)。TcPO$_2$<4.0 kPa(30 mmHg)提示周围血液供应不足,足部易发生溃疡或已有的溃疡难以愈合。TcPO$_2$<2.7 kPa(20 mmHg)者的足溃疡无愈合可能,需要进行血管外科手术以改善周围血供。如吸入 100% 氧气后,TcPO$_2$ 提高 1.3 kPa(10 mmHg),说明溃疡的预后较好。

五、预防

糖尿病足的处理涉及糖尿病专科、骨科、血管外科、普通外科、放射科和感染科等多个专科,需要医师和护士的密切配合,在国外,还有专门的足病师。糖尿病足患者的相关知识教育十分重要,可降低患病率,预防严重并发症,避免截肢。糖尿病足防治中需要多学科合作、专业化处理和预防为主。糖尿病足部溃疡和截肢的预防开始于糖尿病确诊时,且应坚持始终。患者每年应检查 1 次,如有并发症,则应每季度检查 1 次。如有足部溃疡,应立即治疗使溃疡愈合。

(一)足部护理和定期检查是预防的关键措施

具体的足部保健措施有:①避免赤脚行走。②每天以温水洗脚和按摩,局部按摩不要用力揉搓。洗脚时,先用手试试水温,以免水温高而引起足的烫伤。洗脚后用毛巾将趾间擦干。足部用热水袋保暖时,切记用毛巾包好热水袋,不能使热水袋与患者皮肤直接接触。③修剪趾甲或厚茧、鸡眼时,避免剪切太深或涂擦腐蚀性强的膏药。④出现皮肤大疱和血疱时,不要用非无菌针头等随意刺破,应在无菌条件下处理。请专业人员修剪足底胼胝。⑤足部皮肤干燥时可涂擦少

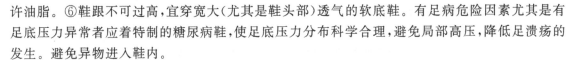

许油脂。⑥鞋跟不可过高,宜穿宽大(尤其是鞋头部)透气的软底鞋。有足病危险因素尤其是有足底压力异常者应着特制的糖尿病鞋,使足底压力分布科学合理,避免局部高压,降低足溃疡的发生。避免异物进入鞋内。

(二)矫正足压力异常和增加足底接触面积有良好预防效果

尽量减少局部受压点的压力和局部的机械应力,避免发生局部压力性溃疡。

六、治疗

糖尿病足溃疡不愈主要与神经血管病变和早期处理不当有关,患者的感染、截肢和死亡概率明显增加。糖尿病足的治疗包括基础治疗和局部治疗。基础治疗包括控制血糖和血压、纠正血脂异常和营养不良及戒烟等。局部治疗包括抗感染、改善下肢供血、局部减压和促进创面愈合,严重足病需要进行外科手术治疗,甚至截肢。

(一)控制代谢紊乱是足病处理的基础治疗

糖尿病治疗的基本原则和方法与一般糖尿病相同,但是需要注意的是足部严重感染时,患者的能量消耗大,所以饮食治疗在一段时期内可以适当放宽。应用胰岛素使血糖控制在正常或接近正常范围内。由于患者往往合并有多种糖尿病慢性并发症,如自主神经病、肾病和心血管疾病,特别需要注意在血糖监测的基础上调整胰岛素剂量,注意教育和管理患者的饮食,避免低血糖症。营养不良如低蛋白血症、贫血和低脂血症常见于严重足病的患者,是足溃疡乃至截肢的重要因素,因此应加强支持治疗,必要时输注血浆、清蛋白或复方氨基酸液。营养不良和低蛋白血症所致水肿的治疗主要是纠正营养不良状态,必要时采用利尿剂治疗。

高血压和血脂异常的治疗原则与一般糖尿病相似。但是,严重足病患者往往因营养不良而合并有低脂血症。

(二)神经性溃疡处理的关键是减轻局部压力

90%的神经性溃疡可以通过保守治疗而愈合。处理的关键是减轻局部压力,如特殊的矫形鞋或全接触石膏托(TCC)。处理胼胝可以减轻局部压力和改善血液循环,是促使神经性溃疡愈合的有效手段。糖尿病患者的胼胝处理需要专业化,如果胼胝中间有溃疡,应该将溃疡周围的胼胝予以剔除,因为局部隆起的过度角化组织不利于溃疡愈合。

(三)多种措施改善下肢血液供应

一般用扩张血管、活血化瘀、抗血小板和抗凝等药物改善微循环功能:①口服 PGE_1 制剂的临床疗效确切。脂微球包裹的前列腺素 $E_1(PGE_1)$ 制剂:具有作用时间长和靶向性好的优势,可扩张血管,改善循环功能。一般以 $10\sim20~\mu g$ 加入生理盐水 $250\sim500~mL$ 中静脉滴注,1 次/天,$2\sim4$ 周为 1 个疗程。②西洛他唑和沙格雷酯:治疗轻中度的下肢动脉病变均有一定的疗效。③右旋糖酐-40:$250\sim500~mL$ 静脉滴注,1 次/天。④山莨菪碱(654-2):使小静脉舒张,减少毛细血管阻力,增强微血管自律运动,加快血流速度;减轻红细胞聚集,降低血液黏滞度,减少微小血栓的形成,同时还降低微血管的通透性,减少渗出。但该药可诱发尿潴留及青光眼,应用时应注意观察。由于新近已经有多种疗效较为确切和不良反应小的抗血小板和扩血管药物,山莨菪碱制剂临床上已经很少应用。

介入治疗已经广泛地应用于治疗下肢动脉闭塞症。膝以下的动脉闭塞一般可采用深部球囊扩张术。膝以上的局限性动脉狭窄可采用支架植入治疗。尽管部分患者在接受介入治疗后有发生再狭窄的可能,但不妨碍血管介入治疗糖尿病合并下肢动脉闭塞症,因为介入治疗后的血管开通和下肢循环的改善可促使足溃疡愈合和避免截肢。手术后患肢可形成侧支循环,从而避免下肢的再次截肢。但是,10%~15%的患者治疗效果不理想,仍然需要截肢。截肢手术后要给予康复治疗,帮助患者尽快利用假肢恢复行走。由于一侧截肢后,另一侧发生溃疡或坏疽的可能性增加,因而必须对患者加强有关足保护的教育和预防。

一些研究认为,自体骨髓或外周血干细胞移植能促进缺血下肢的新生血管生成,适用于内科疗效不佳、下肢远端动脉流出道差而无法进行下肢搭桥的患者及年老体弱或伴发其他疾病不能接受手术的患者,这种方法操作简单,无明显不良反应,具有良好的应用前景。根据中华医学会糖尿病学分会的立场声明,干细胞移植治疗糖尿病等下肢动脉缺血性病变的安全性和有效性需要更有力的循证医学证据来验证和支持,目前尚未将干细胞移植治疗作为糖尿病下肢血管病变的常规治疗。

(四)根据病情处理糖尿病足溃疡

根据溃疡的深度、面积大小、渗出物多少及是否合并感染来决定换药的次数和局部用药。如神经-缺血性溃疡通常没有大量渗出物,因此不能选用吸收性很强的敷料;如合并感染而渗出较多时,敷料选择错误可以使创面泡软,病情恶化,引起严重后果。一般可以应用负压吸引治疗(VAC)清除渗液。或者应用具有强吸收力的藻酸盐敷料。为了保持伤口湿润,可选择水凝胶敷料处理干燥的伤口,逐步清创。尽量不要选择棉纱敷料,否则会引起伤口干燥和换药时疼痛。合并感染的伤口应该选择银离子敷料。

1.伤口床一般处理

在溃疡的治疗中起重要作用。治疗原则是将慢性伤口转变为急性伤口。利用刀和剪等手术器械清除坏死组织是正确治疗的第一步。缺血性溃疡和大面积溃疡需要逐步清除坏死组织。缺血性溃疡伤口干燥,需要用水凝胶湿润,蚕食清创。需要在充分的支持治疗下进行彻底清创。坏死的韧带和脂肪需要清除,骨髓炎时需要通过外科手术清除感染骨。无感染和肉芽组织生长良好的大面积溃疡可以进行皮瓣移植治疗。

当发生严重软组织感染,尤其是危及生命的感染时,清创、引流和控制感染是第一位的。在清除感染组织后应解决局部供血问题。如果清创面积大,而解决局部缺血不及时有力,有可能造成大面积组织坏死甚至坏疽,此时必须根据下肢血管造影结果尽早决定截肢平面。经典的足溃疡感染征象是局部红肿热痛、大量渗出、皮肤色泽变化和溃疡持久不愈合。糖尿病患者由于存在血管神经并发症,感染的临床表现可能不明显。

处理溃疡时,局部应用生理盐水清洁是正确的方法,避免用其他消毒药物,如雷氟诺尔等。厌氧菌感染可以局部使用过氧化氢溶液,然后用生理盐水清洗。局部庆大霉素等抗生素治疗和654-2治疗缺乏有效的循证医学根据。严重葡萄球菌感染时,可以局部短期用碘伏直至出现肉芽组织生长。

2.抗感染治疗

合并有严重感染、威胁肢体和生命的感染,即有骨髓炎和深部脓肿者,常需住院治疗。在血糖监测的基础上胰岛素强化治疗。可采用三联抗生素治疗,如静脉用第二和第三代头孢菌素、喹诺酮类抗菌药和克林霉素等。待细菌培养结果出来后,再根据药物敏感试验选用合适的抗生素。表浅的感染可采取口服广谱抗生素,如头孢霉素加克林达霉素。不应单独使用头孢霉素或喹诺酮类药物,因为这些药物的抗菌谱并不包括厌氧菌和一些其他革兰阳性细菌。深部感染治疗应首先静脉给药,以后再口服维持用药数周(最长达12周)。深部感染可能需要外科引流,包括切除感染的骨组织和截肢。在治疗效果不满意时,需要重新评估溃疡情况,包括感染的深度、微生物的种类、药物敏感和下肢血液供应情况,以及时调整治疗措施。

国际糖尿病足工作组推荐的静脉联合应用抗生素治疗的方案为:①氨苄西林/头孢哌酮(舒巴坦);②替卡西林/克拉维酸;③阿莫西林/克拉维酸;④克林霉素加一种喹诺酮;⑤克林霉素和第二代或第三代头孢类抗生素;⑥甲硝唑加一种喹诺酮。多重耐药增加和耐甲氧西林的金黄色葡萄球菌(MRSA)的增加意味着需要选择新的抗生素。

3.辅助药物和其他措施

难以治愈的足溃疡可采用生物制剂或生长因子类物质治疗。Dermagraft 含有表皮生长因子、胰岛素样生长因子、角化细胞生长因子、血小板衍生生长因子、血管内皮生长因子、α-转运生长因子和 β-转运生长因子,以及基质蛋白如胶原 1 和胶原 2、纤维连接素和其他皮肤成分,是一种人皮肤替代品,可用以治疗神经性足溃疡,促进溃疡愈合,改善患者的生活质量。愈合困难的足溃疡宜采用自体血提取的富含血小板凝胶治疗。这种凝胶不仅具有加速止血和封闭创面的特点,而且含有丰富的生长因子,能加速创面愈合。

2011 年,国际糖尿病工作组公布新版糖尿病足溃疡感染诊治指南,专家小组复习了 7 517 篇文献,其中 25 篇属于随机对照研究,4 篇为队列研究。专家组的结论是,已经报道的多种治疗方法如创面用抗生素、新型敷料、高压氧、负压吸引、创面用生物合成材料(包括血小板和干细胞在内的细胞材料),以及激光、电磁和微波等措施,只有负压吸引技术有足够的循证医学证据证明其有效性,高压氧治疗也有统计学意义的治疗效果。其他措施均缺乏循证依据。

高压氧治疗有利于改善缺氧状况,当下肢血管闭塞时,氧合作用指数下降,血乳酸升高,且代偿性血管舒张等加重水肿。此时若在 3 个绝对大气压下吸入 100% 氧气可提高组织氧含量,降低血乳酸。高压氧适用于 Wagner 分级中 3、4 级或较严重、不易愈合的 2 级溃疡,但高压氧治疗的长期效果不明。对于非厌氧菌的严重感染患者,尤其是合并肺部感染者不宜用高压氧治疗。用带有真空装置的创面负压治疗有较好疗效,并对创面负压治疗的适应证、方法和评估作出了详细规定。

(五)严重糖尿病足需要外科处理

1.严重足趾-跖趾关节感染

严重足趾-跖趾关节感染一般需要进行半掌或其他方式截肢。截肢前需要进行下肢血管造影检查,以了解血管病变水平。年轻患者的截肢位置应尽可能低,尽可能保留肢体功能。而老年患者的重点是保存生命,保证截肢创面的一期愈合。截肢手术后要给予康复治疗。老年糖尿病足患者合并多种疾病,发生急性下肢动脉栓塞的风险高,需要及时给予溶栓治疗。

当糖尿病足感染或坏疽影响到足中部和后跟,必须在截肢或保守治疗中进行选择。Caravaggi 等报道,采取夏科关节手术(跗中切断术),经过 1 次或 2 次手术后取得了良好效果。该种手术可以避免足病变患者大截肢。如果患者的病变严重,应该行重建手术,如血管置换、血管成形或血管旁路术。但糖尿病患者下肢血管重建(特别是血管成形)术有争议。坏疽患者在休息时有疼痛及广泛的病变不能手术者要给予截肢。截肢前应行血管造影,以决定截肢水平。重建术包括受损关节的复位及融合术,但不能用于有坏疽或感染未控制者。术后约需 5 个月的时间达到固定,此期间患肢避免负重,术后加强一般治疗和支持治疗。全层皮肤缺损较大的溃疡可考虑皮肤移植,但要求伤口无坏死组织及感染,无暴露的肌腱、骨或关节,无不可清除的瘘或窦道。

2.难治性溃疡

难治性溃疡可以采用外科手术治疗。手术的目的是减少足部畸形,改善足的外观,减轻疼痛,改善血循环,减少溃疡形成,避免或减少截肢范围,尽量保留功能。趾伸肌腱延长术主要适用于跖趾关节过伸畸形或背侧脱位者。屈肌腱移位术主要适用于可屈性锤状趾畸形矫正。趾间关节成形术主要适用于固定性锤状趾畸形伴趾背或趾尖胼胝形成的治疗。跖骨头截骨短缩跖趾关节成形术主要适用于固定性锤状趾畸形伴跖趾关节脱位、跖底胼胝或溃疡的治疗。但是,这种治疗有严重的局部并发症。有学者认为,如果足跟溃疡能被避免,肌腱延长手术是治疗糖尿病前足和第 1 足趾处神经性溃疡的可选择方法。坏疽患者在休息时有疼痛及广泛的病变不能手术者,要给予有效的截肢。

3.神经压迫

感觉运动性周围神经病变患者常合并有神经压迫,下肢神经手术减压可降低高危糖尿病足和深部窦道的发生率。

4.夏科关节病

夏科关节病的治疗主要是长期制动。患者可以用矫形器具,鞋子内用特殊的垫子。如足底反复发生溃疡,可以给予多种适用于神经性糖尿病足溃疡和夏科关节的关节石膏支具,以减轻局部压力,同时又可在支具上开窗,使溃疡面暴露易于换药。支具不但可以使病变关节制动,还可以改变和纠正神经病变所致的足部压力异常。外科手术治疗夏科关节病是治疗的重要手段。手术方式包括切除踝骨和踝关节的残余物、松弛软组织、足的重排列和固定。6 周后除去手术处理的固定物,再用石膏支具 6 周。3 个月后,以矫正器替代石膏支具并让患者穿特制的鞋。

5.血管严重缺血

血管严重缺血治疗主要有经皮腔气囊血管成形术(PTA)和分流术(BGP)两种。前者是用带扩张球的导管逆行插入病变的血管以成形血管。当管腔完全闭塞或狭窄长度＞10 cm,严重肝肾功能障碍时禁用该方法。BGP 是用血管重建的方法恢复肢体灌注指数,多采用逆向隐静脉分流术,流入动脉多为周围动脉,流出动脉为足背动脉,适用于丧失行走能力的患者及不愈合的溃疡或坏疽。禁忌证为严重末端肢体缺血、器质性脑病长期卧床和膝部严重屈曲挛缩等。对于不稳定型心绞痛或充血性心力衰竭和急性肾功能不全的患者,应待病情稳定后再进行手术。总体上,糖尿病患者的下肢动脉闭塞性病变往往是多节段和远端病变更重,膝以下的动脉狭窄一般采取深部球囊扩张治疗。

6.钙化性小动脉病

钙化性小动脉病(calcific arteriolopathy,CAP)又称钙化性尿毒症性小动脉病(CUA),是动脉钙化的严重并发症。糖尿病是引起动脉钙化和 CAP 的常见原因,如果体格检查时发现局部组织缺血、淤血、血管扩张、小动脉钙化结节形成、四肢近端皮肤溃疡和组织坏死等,应想到 CAP 可能,并采用合适的影像检查予以证实。

(徐　帝)

第三章　下丘脑-垂体疾病

第一节　下丘脑综合征

下丘脑综合征是由多种病因累及下丘脑,使其结构、代谢及功能受损所致的疾病。可以因先天遗传或后天性、器质性(如颅咽管瘤)或功能性(如各种原因导致严重精神创伤)等多种原因引发。主要临床表现有内分泌代谢功能失调、自主神经功能紊乱、睡眠障碍、体温调节和性功能障碍,尿崩症,多食肥胖或厌食消瘦,精神失常、癫痫等综合征。

一、病因及发病机制

有先天性和后天性、器质性和功能性等病因,归纳如下。

(一)先天性或遗传因素

如家族性嗅神经性发育不全征、性幼稚色素性网膜炎-多指畸形综合征等;下丘脑激素缺乏,如下丘脑甲状腺功能低下、下丘脑性腺功能低下、多发性激素缺乏。

(二)肿瘤

如颅咽管瘤、星状细胞瘤、漏斗瘤、垂体瘤(向鞍上生长)、异位松果体瘤、脑室膜瘤、神经节细胞瘤、浆细胞瘤、神经纤维瘤、髓母细胞瘤、白血病、转移性肿瘤、外皮肉瘤、血管瘤、恶性血管内皮瘤、脉络丛囊肿、第三脑室囊肿、脂肪瘤、错构瘤、畸胎瘤、脑膜瘤及肺癌下丘脑转移等。有研究曾报道1例下丘脑朗格汉斯细胞组织细胞增生症,表现为烦渴、厌食、头痛、疲乏等症状。

(三)肉芽肿

肉芽肿见于结核瘤、结节病、网状内皮细胞增生症、慢性多发性黄色瘤、嗜酸性肉芽肿等。

(四)感染和炎症

如结核性或化脓性脑膜炎、脑脓肿、病毒性脑炎、流行性脑炎、脑脊髓膜炎、天花、麻疹、水痘、狂犬病疫苗接种、组织胞浆菌病。

(五)退行性变

退行性变主要为结节性硬化、脑软化、神经胶质增生。

(六)血管损害

脑动脉硬化、脑动脉瘤、脑出血、脑栓塞、系统性红斑狼疮和其他原因引起的脉管炎等。

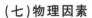

（七）物理因素

颅脑外伤或脑外科手术，原发性颅高压或颅低压，放射治疗（脑、脑垂体区）。

（八）脑代谢病

急性间隙发作性血卟啉病、二氧化碳麻醉。

（九）药物

服氯丙嗪、利血平及避孕药后均可引起溢乳闭经综合征。

（十）功能性障碍

因环境变迁、精神创伤等因素可发生闭经或阳痿伴甲状腺功能和/或肾上腺皮质功能的低下及厌食消瘦等症状，可伴有下丘脑功能紊乱。

二、临床表现

由于下丘脑体积小，功能复杂，而且损害常不限于一个核群而累及多个生理调节中枢，因而下丘脑损害多表现为复杂的临床综合征。

（一）内分泌激素分泌紊乱

内分泌功能障碍可引起内分泌功能亢进或减退，可造成一种或数种激素分泌紊乱。

(1)全部下丘脑释放激素缺乏：可引起全部垂体前叶功能降低，造成性腺。甲状腺和肾上腺皮质功能等减退。

(2)促性腺激素释放激素分泌失常：①女性，亢进者性早熟，减退者神经源性闭经。②男性，亢进者性早熟或减退者肥胖、生殖无能、营养不良症、性发育不全和嗅觉丧失症群。

(3)泌乳激素释放抑制因子(或释放因子)分泌失常：①泌乳激素过多发生溢乳症或溢乳闭经综合征及性腺功能减退。②泌乳激素缺乏症。

(4)促肾上腺皮质激素释放激素分泌失常：引起肾上腺皮质增生出现皮质醇增多症，称为皮质醇增多症。

(5)促甲状腺素释放激素分泌失常：下丘脑性甲状腺功能亢进症或下丘脑性甲状腺功能减退症。

(6)生长激素释放激素(或抑制激素)分泌失常：①亢进者肢端肥大症或巨人症。②减退者侏儒症，表现为身材矮小。

(7)抗利尿激素分泌失常：①亢进者抗利尿激素分泌过多症。②减退者尿崩症。

(8)低 T_3/T_4 综合征。

（二）神经系统病变

下丘脑病变常伴有非下丘脑非内分泌损害的一种或多种表现。常见下丘脑症状如下。

1.嗜睡和失眠

下丘脑后部病变时，大多数患者表现嗜睡，少数患者有失眠。常见的嗜睡类型：①发作性睡眠。患者不分场合，可随时睡眠。持续数分钟至数小时，为最常见的一种形式。②深睡眠症。发作时可持续性睡眠数天至数周，但睡眠发作期常可喊醒吃饭、小便等，过后又睡。③发作性嗜睡贪食症。患者不可控制地出现发作性睡眠，每次睡眠持续数小时至数天，醒后暴饮暴食，食量较常量增加数倍甚至十倍，极易饥饿，患者多肥胖。除与下丘脑功能失常有关外，可能还与情感紊乱有关。

2.多食肥胖或顽固性厌食消瘦

病变累及腹内侧核或结节部附近(饱食中枢),患者因多食面肥胖,常伴生殖器官发育不良(称肥胖生殖无能营养不良综合征)。表现为进行性肥胖,脂肪分布以面部、颈及躯干最显著;其次为肢体近端,面皮肤细嫩、手指尖细,常伴骨骼过长现象,或为性早熟。智力发育不全或减退,以及尿崩症,病变累及下丘脑外侧的腹外侧核(摄食中枢)时有厌食、体重下降、皮肤萎缩、毛发脱落、肌肉软弱、怕冷、心跳缓慢、基础代谢率降低等。当病变同时损害垂体时则表现为全垂体前叶功能减退症。

3.发热和体温过低

病变在下丘脑前部或后部时,可出现体温变化表现:①低热,一般在 37.5 ℃左右。②体温过低,体温可降到 36 ℃以下。③高热,可呈弛张型或不规则形,1 天内体温多变,但高热时肢体冰冷、躯干温暖,有些患者甚至心率与呼吸可保持正常。高热时对一般退热药无效。

4.精神障碍

当后腹外核及视前区有病变时常可产生精神症状,主要表现为过度兴奋、哭笑无常、定向力障碍、幻觉及激怒等症状。

5.其他

头痛是常见症状。患者又常可出现多汗或汗闭,手足发绀,括约肌功能障碍,可伴下丘脑性癫痫。当腹内侧部视交叉受损时可伴有视力减退、视野缺损或偏盲。血压忽高忽低、瞳孔散大、缩小或两侧不等。累及下丘脑前方及下行至延髓中的自主神经纤维时,可引起胃和十二指肠消化性溃疡或出血等表现。

三、实验室检查

(1)垂体性腺内分泌功能测定,以期了解性腺、甲状腺和肾上腺皮质功能情况。

(2)垂体功能测定,以了解下丘脑-垂体的储备功能,鉴别下丘脑或垂体疾病引起的腺垂体功能减退。

(3)X 线头颅平片可示蝶鞍扩大,鞍背、后床突吸收或破坏,鞍区病理性钙化等表现。必要时进一步做蝶鞍薄分层片、头颅 CT 或头颅磁共振检查,以显示颅内病变部位和性质。

(4)脑脊液检查除颅内占位病变有颅压增高、炎症有白细胞计数升高外,一般均属正常。

(5)脑电图检查可见弥漫性异常。

四、诊断与鉴别诊断

(一)诊断

病史与症状体征:引起下丘脑综合征的病因很多,临床症状在不同的患者中可十分不同。有时诊断比较困难,必须详问病史,综合分析后作出诊断。以下几点可提供临床线索。

(1)用单一靶腺激素或垂体损害来解释的症状。

(2)内分泌功能紊乱症状伴无法解释的肥胖、多食、消瘦、厌食、嗜睡、精神异常、体温异常。

(3)颅内压增高伴视野改变、尿崩症、性腺功能减退及泌乳等。

(4)伴发育异常、嗅觉异常或性腺功能不全等。

(5)伴自身免疫疾病或血皮质醇降低。

(6)低 T_3/T_4 综合征。

（二）鉴别诊断

注意与原发性甲状腺、性腺、肾上腺、中枢性尿崩症、腺垂体功能减退、神经衰弱、精神分裂症等鉴别。

五、治疗

（一）病因治疗

对肿瘤可采取手术切除或放射治疗，对不能根治的肿瘤伴颅内压增高者可用减压术减轻症状。对炎症则选用适当的抗生素，以控制感染。由药物引起者则应立即停用有关药物。精神因素引起者需进行精神治疗。

（二）特殊治疗

对尿崩症的治疗见尿崩症章节。有垂体前叶功能减退者，则应根据靶腺受累的程度，予以补充替代治疗。有溢乳者可用溴隐亭 2.5～7.5 mg/d 或 L-多巴 1～2 mg/d。

（三）对症治疗

根据患者的临床表现进行个体化处理。属垂体功能低下者，应注意避免使用镇静药。发热者可予药物或物理降温。

（四）中医治疗

发热者可予中药（至宝丹等）治疗。

（王清梅）

第二节 侏 儒 症

侏儒症是由一种基因疾病引起的，会导致短小的身材和骨骼不成比例的生长。按病变部位可分为垂体性和下丘脑性两种；按受累激素的多少可分为单一性生长激素缺乏和伴垂体其他激素缺乏症的不同类型。本节主要介绍垂体性侏儒症。

一、病因及发病机制

（一）特发性

特发性占 60％～70％，男性多见，原因不明，可分为单一性生长激素缺乏和伴垂体其他激素缺乏症的不同类型。

（二）继发性

继发于下丘脑-垂体及其附近肿瘤、感染、创伤、手术等。使下丘脑—腺垂体或垂体门脉系统中断，生长激素释放激素不能到达腺垂体，致生长激素释放减少。儿童期长期大剂量应用肾上腺皮质激素也可引起。

（三）遗传性

遗传性可分为遗传性单一生长激素缺乏、遗传性多种腺垂体激素缺乏、生长激素增多性侏儒症（如 Laron 综合征）等。

二、临床表现

（一）生长迟缓

大多数患儿出生时身高、体重正常，1 岁后生长节律逐渐变慢，与同龄正常人平均身高的差距随年龄增长而越来越明显。至成年时低于 130 cm。骨龄延迟 2 年以上，身体比例似儿童，即上半身长于下半身。垂体性矮小者的智力与年龄相符，学习成绩与同龄者无差别。垂体性侏儒症者的身材矮小，匀称协调，至成人后仍保持儿童外貌和矮小体型，皮肤较细腻而干燥，有皱纹，皮下脂肪丰满，身高不到 130 cm。

（二）骨骼发育不全长

骨短小，骨化中心发育迟缓，骨龄相当于身高年龄，比年龄晚 4 年以上。骨骼延迟融合，常至 30 岁仍不融合，有的患者甚至终身不融合。

（三）性器官不发育

至青春期后仍无第二性征出现，男性生殖器小似幼儿，睾丸小面软，常伴有隐睾；女性有原发性闭经，乳房不发育，臀部不发达，无女性体型，无腋毛及阴毛，外阴幼稚，子宫小。

（四）特殊面容面

容幼稚，皮下脂肪丰富，成年后呈特征性"老小孩"模样。

（五）智力

智力与年龄相等，虽然身材短小，性器官发育不良，但智力发育正常，学习成绩与同龄同学相仿。但久病后可有少数患者出现抑郁、反应迟钝，长期血糖偏低可使智力减退。

（六）垂体病变表现

特发性患者无垂体压迫症状表现，如系肿瘤引起，可有垂体、垂体周围组织或下丘脑受压的临床表现。如头痛、视力下降或视野缺损、尿崩、嗜睡、肥胖及垂体功能低下等表现。

三、实验室检查

（一）一般常规检查

主要包括血常规、尿常规及相关生化检查以了解全身基本情况。注意有无血吸虫病和肠寄生虫病。由于生长激素分泌呈脉冲式，峰值与谷值相差较大，故不能仅靠基础生长激素值来诊断本病。一般可根据需要和重点怀疑的病因选择必要的检查，如 T_3、T_4、FT_3、FT_4、促甲状腺激素、促肾上腺皮质激素、皮质醇、黄体生成素、卵泡刺激素、催乳素、睾酮、雌二醇等。

（二）糖代谢紊乱

在口服糖耐量试验（口服葡萄糖耐量试验）中，不少患者在服糖后 2～3 小时血糖偏低。部分患者可表现为糖耐量减退。口服葡萄糖耐量试验示糖尿病样曲线，血浆胰岛素分泌反应较正常差。用生长激素治疗后，糖耐量改善，胰岛素分泌增加。

（三）垂体功能检查

对垂体性侏儒症的诊断，常须做生长激素兴奋试验，如胰岛素低血糖试验、精氨酸兴奋试验、左旋多巴试验、可乐定试验等，一般选择两项。精氨酸和精氨酸与生长激素释放激素序贯联合试验。血清胰岛素样生长因子-1（IGF-1）、胰岛素样生长因子结合蛋白 3 测定对本病诊断亦有一定帮助。

1.胰岛素低血糖-生长激素刺激试验

（1）原理：低血糖刺激脑内葡萄糖受体，激活单胺类神经元通过 α 受体促进生长激素释放激素分泌,同时抑制生长抑素分泌。

(2)方法:普通胰岛素 0.1 U/kg 体重加入 2 mL 生理盐水中一次静脉注射。采血测生长激素的同时测血糖,血糖低于 2.78 mmol/L 或比注射前血糖值降低 50% 以上为有效刺激。试验前试验后 30、60、90 分钟采血测生长激素、血糖。

(3)结果判断:刺激后生长激素峰值 10 μg/L 以上时为正常反应,<5 μg/L 为反应低下。

2.左旋多巴生长激素刺激试验

(1)原理:左旋多巴通过刺激生长激素释放激素促进生长激素的分泌。

(2)方法:患者餐后服左旋多巴制剂 500 mg,体重 15～30 kg 者服 250 mg,服药前及服药后 30、60、90、120 分钟分别采血测生长激素值。

(3)结果判断:正常人 60～120 分钟时生长激素≥7 μg/L,垂体性矮小者无反应。于口服左旋多巴前 20 分钟内上下楼梯 20 次左右可提高试验的反应性,称运动左旋多巴试验。

四、诊断与鉴别诊断

垂体性侏儒症主要依据其临床特点和血清生长激素明显降低作出诊断,必要时可进行生长激素兴奋试验,如血清生长激素仍无明显升高(<7 μg/L)则符合本病的诊断。在临床上。本病须与其他疾病相鉴别。

(一)全身性疾病所致的侏儒症

患者在儿童时期患有心、肝、肾、胃、肠等慢性疾病或各种慢性感染,如结核病、血吸虫病、钩虫病等都可因生长发育障碍而致身材矮小。

(二)呆小症(克汀病)

甲减发病于胎儿或新生儿。可引起患者的生长发育障碍。患儿除身材矮小外,常伴甲减表现及智力低下。

(三)Turner 综合征

Turner 综合征为性染色体异常所致的女性分化异常,其性染色体核型常为 45,XO。除身材矮小外。伴有生殖器官发育不全,原发性闭经,亦可伴有颈蹼、肘外翻、盾形胸等畸形,患者血清生长激素正常。

(四)青春期延迟

生长发育较同龄儿童延迟,常到 16 岁以后才开始第二性征发育,智力正常,无内分泌系统或慢性疾病依据。一旦开始发育,骨骼生长迅速,性成熟良好,最终身高可达正常人标准。

(五)Laron 侏儒症

患者的血清生长激素免疫活性测定正常或升高,但 IGF-1 低下(由于生长激素受体缺陷)。先天性 IGF-1 抵抗患者的血清生长激素基础值及兴奋试验均为正常反应。

五、治疗

肿瘤引起者或有明显病因者应进行病因治疗。特发性病因不明者应进行内分泌治疗。垂体性侏儒症的治疗目的是使患儿尽量达到正常身高。

(一)生长激素治疗

对垂体性侏儒症最理想的治疗是用生长激素替代治疗。早期应用可使生长发育恢复正常。身高及体重增加,使骨纵向生长,但骨龄及性征不变。基因重组人生长激素治疗剂量多按临床经验决定。近年来用药剂量已至每周 0.5～0.7 U/kg 体重。增加剂量会提高生长反应。多数认为每天给药疗效优于每周注射治疗,间歇治疗(治疗 6 个月停药 3～6 个月)治疗效果不如连续治疗好。临睡前注射使血中生长激素浓度如正常人睡后升高,采用夜晚注射具有更佳的效果。

(二)生长激素释放激素治疗

目前认为,生长激素释放激素治疗仅应用于生长激素分泌障碍较轻的下丘脑性侏儒症患儿,但其剂量、用药途径,包括鼻吸用药及注射频率尚未确定,严重的侏儒症儿童仍用生长激素释放激素治疗。

(三)性激素

多年来临床试用合成类固醇来促进患儿的生长,常用人工合成的蛋白同化苯丙酸诺龙,对蛋白质合成有强大的促进作用,能促进骨的纵向生长,对性征和骨骼融合影响小。一般 14 岁开始治疗,剂量为每月 1～1.5 mg/kg 体重,每 1～2 周肌内注射 1 次,连用 3 个月后停用 3 个月,共用 1～3 年。女性患者剂量不宜过大。治疗 2 年后生长减慢,并最终因骨骺融合面停止生长,开始治疗时一般一年可增高 10 cm 左右。

(四)人绒毛膜促性腺激素

在接近发育年龄后开始应用,每周 2 次,每次 500～1 000 U,以后可增至 1 500～2 000 U,连用 2～3 个月为 1 个疗程,停药 3 个月后再开始第二疗程,可用 4～6 个疗程,对性腺及第二性征有促进作用。多与雄性激素交替使用。

(五)甲状腺素

对于伴有甲状腺功能低下者应用甲状腺片,在补足生长激素的同时,补充小量的甲状腺片,有促进生长和骨骺融合的作用,剂量从每天 15 mg 开始,1 周后加量至 30～60 mg 维持,并长期应用。部分侏儒症患者可有多发性垂体激素缺乏。生长激素治疗可使潜在的下丘脑性甲减病情加重。若患儿对生长激素反应不理想,或血清 T_4 水平降至正常值以下,应及时补充甲状腺素。确有肾上腺皮质功能减退者应长期补充可的松。必要时可给小剂量的促性腺激素或性激素以诱发青春发育。近年来又研制了可口服或鼻内吸入的生长激素释放激素制剂,它们的促生长激素分泌作用是特异的,不激活垂体的腺苷环化酶,不抑制生长激素的分泌。但其效果有待进一步观察。

六、预后

早发现、早诊断、早干预是矮小症的治疗原则。特别是生长激素缺乏性矮小症,早期治疗身高可以达到较好的预期效果。该病是慢性病,需要长期治疗、监控,定期随访。如治疗不及时,患者可能终身身材矮小。

(王清梅)

第三节 尿 崩 症

尿崩症是由于抗利尿激素分泌和释放不足,或肾远曲小管、集合管上皮细胞对抗利尿激素失去反应所导致的以多尿、低比重尿和低渗尿为特征的临床综合征。由于下丘脑-神经垂体病变导致抗利尿激素分泌不足者称为中枢性尿崩症,由于肾脏病变导致抗利尿激素受体不敏感或受体后信息传导障碍者称为肾性尿崩症。

一、病因及发病机制

(一)病因

1.中枢性尿崩症

中枢性尿崩症是指各种病因导致的下丘脑视上核和室旁核精氨酸血管升压素(AVP)合成、分泌与释放受损,具体病因如下。

(1)特发性中枢性尿崩症:无明确病因的中枢性尿崩症定义为特发性尿崩症。现研究发现特发性尿崩症患者血循环中存在针对下丘脑神经核团的自身抗体,导致下丘脑视上核及室旁核细胞功能损伤,Nissil颗粒耗尽,AVP合成释放减少。采用针对AVP分泌细胞的抗体进行免疫组化染色和成像技术研究发现,特发性尿崩症发病率占中枢性尿崩症的30%左右。淋巴细胞性垂体炎患者存在针对AVP分泌细胞的抗体,可归为特发性尿崩症。

(2)继发性中枢性尿崩症:肿瘤、手术和外伤是导致下丘脑垂体后叶损害的常见原因。其中肿瘤所致的中枢性尿崩症约占25%,常见肿瘤包括颅咽管瘤、生殖细胞瘤、松果体瘤和垂体瘤等。手术导致的尿崩症占中枢性尿崩症发病率的20%左右,经蝶手术腺瘤切除术术后发生中枢性尿崩症概率为10%~20%,而传统开颅手术切除大腺瘤术后中枢性尿崩症发病概率为60%~80%,但其中大部分为一过性中枢性尿崩症。如手术造成正中隆突以上的垂体柄受损,则可导致永久性中枢性尿崩症。头部外伤或蛛网膜下腔出血导致的尿崩症占中枢性尿崩症的15%左右,其他引起中枢性尿崩症的原因包括肉芽肿、结节病、组织细胞增多症、脑炎、结核、梅毒、动脉瘤、淋巴瘤等。

(3)遗传性中枢性尿崩症:约10%的中枢性尿崩症为家族遗传性尿崩症,可为X连锁隐性、常染色体显性或常染色体隐性遗传。研究表明,染色体20p13上的*AVP-NPⅡ*基因突变可导致AVP-NPⅡ变异蛋白产生,其对AVP神经元细胞具有毒性并破坏神经元。此外,编码wolframin四聚体蛋白的*WFS1*基因突变也可引起中枢性尿崩症。Wolframin作为一种新型的内质网钙通道蛋白存在于胰岛β细胞和下丘脑视上核和室旁核神经元中。WFS1基因突变导致的尿崩症可以是Wolfram综合征,其临床综合征包括尿崩症、糖尿病、视神经萎缩和耳聋,极为罕见。AVP前体基因突变,AVP载体蛋白基因突变可产生无活性AVP,也可导致中枢性尿崩症。

2.肾性尿崩症

由于肾脏对AVP不反应或反应减弱所致。肾性尿崩症病因有遗传性和获得性两种。

(1)遗传性:约90%遗传性肾性尿崩症与X染色体q28V$_2$受体基因突变有关,由于为X性连锁隐性遗传,大多患者为男性。女性携带者通常无症状,少数携带者尿渗透压下降。迄今为止,超过200个V$_2$受体突变位点被报道。另外,10%遗传性肾性尿崩症是由于染色体12q13编码*AQP-2*的基因突变所致,可为常染色体隐性或显性遗传。

(2)继发性:多种疾病导致的肾小管损害可导致肾性尿崩症,如多囊肾、阻塞性尿路疾病、镰状细胞性贫血、肾淀粉样变、慢性肾盂肾炎、干燥综合征、骨髓瘤等。代谢紊乱如低钾血症、高钙血症也可致肾性尿崩症。多种药物可导致肾性尿崩症,如锂盐、地美环素、两性霉素B、西多福韦、庆大霉素、氟哌酸、奥利司他等。其中用于治疗精神性疾病的锂盐可导致尿素转运蛋白和

AQP-2减少,是最多见的引起肾性尿崩症的药物。

3.妊娠性尿崩症

妇女妊娠时,血容量增加1.4倍,血浆渗透压降低8~10 mmol/L,妊娠期分泌更多抗利尿激素,但胎盘会产生氨肽酶,这种酶水平第10周可增高,第22~24周达高峰。氨肽酶可降解AVP和催产素,由于AVP降解增多,患者出现尿崩症症状,在妊娠中晚期开始有多尿、口渴,直至妊娠终止。有人认为此类患者未妊娠时即有很轻的中枢性尿崩症,每天尿量为2.0~2.5 L,妊娠时尿量可增加为5~6 L/d。

(二)发病机制

抗利尿激素也称精氨酸血管升压素(AVP),是自由水排泄的主要决定因素。抗利尿激素由下丘脑的视上核及室旁核合成,然后经由核神经元的轴突向下延伸进入垂体后叶,并以囊泡形式存储到神经垂体束末梢中,在血浆渗透压升高等刺激下,神经冲动下传至神经垂体的神经末梢,囊泡以胞吐方式将AVP释放到血循环中发挥抗利尿作用。

研究表明,视上核与室旁核合成的最初产物为AVP的前体分子(AVP-NPⅡ),包括信号肽、AVP序列、神经垂体素转运蛋白Ⅱ(neurophysinⅡ,NPⅡ)序列及一个由39个氨基酸残基组成的多肽。信号肽在信号肽酶作用下从前体裂解下来后,AVP和NPⅡ结合形成分泌颗粒沿着轴突向垂体后叶运输。AVP和NPⅡ基因异常可导致产生变异型AVP-NPⅡ蛋白,变异型AVP-NPⅡ蛋白生物活性下降,而且不被正常降解而具有毒性,可导致细胞死亡。AVP和NPⅡ基因异常为常染色体显性遗传,其引起的尿崩症属中枢性尿崩症之一。

AVP的受体是一类G蛋白偶联受体,根据其结构和功能情况,分为V_1、V_2受体,V_1受体主要分布于血管和垂体促肾上腺皮质激素细胞,介导血管收缩,促进促肾上腺皮质激素释放;V_2受体主要分布于肾小管,参与调节体内水代谢。抗利尿激素与肾脏远曲小管和集合管细胞膜上的V_2受体结合后,使Gs蛋白与腺苷酸环化酶耦联,导致细胞内的cAMP增加,从而激活蛋白激酶A。蛋白激酶A活化水通道蛋白2(aquaporin-2,AQP-2),使其附着在管腔膜上,形成水通道,使水分顺着渗透压差从管腔进入渗透压较高的肾间质中,从而保留水分,浓缩尿液。当抗利尿激素缺乏时,管腔膜上的水通道蛋白可在细胞膜的衣被凹陷处集中,后者形成吞饮小泡进入胞浆,导致管腔膜上的水通道消失,对水再吸收作用消失。近年来发现肾小管上皮细胞膜上至少存在5种水通道蛋白,其中AQP-2的基因突变导致AQP-2生成减少或活性下降是肾性尿崩症的主要原因之一,其他水通道蛋白突变也可能导致肾性尿崩症。

AVP分泌的调节:①血浆渗透压感受性调节动物研究显示下丘脑前部的终板血管器和穹隆下器细胞是主要的渗透压感受器。渗透压感受器以阈值或调定点形式控制AVP分泌。当禁水或失水时,血浆渗透压在调定点以上时,渗透压感受器细胞内水分外移,细胞脱水,导致神经冲动传导至视上核和室旁核,引起AVP释放及血浆AVP上升,使肾脏重吸收水增多,尿量减少,体液平衡得以维持或恢复。②容量或血压感受性调节冠状动脉,主动脉,颈动脉窦和心房中存在压力感受器,血容量或血压发生剧烈变化时,压力感受器受刺激,发出神经冲动经由迷走神经和舌咽神经投射到下丘脑,从而促进AVP合成和释放,使血管收缩,产生升压作用。妊娠期,血压或血容量大幅度降低时,容量感受器调定点可下降。③化学感受性调节颈动脉体存在化学感受器,当血氧分压低于8.0 kPa(60 mmHg)或二氧化碳分压升高时,化学感受器兴奋,神经冲动传入下丘脑,促进AVP释放增加。④神经介质和药物调节下丘脑乙酰胆碱、组织胺、缓激肽、去甲肾上腺素、前列腺素、血管紧张素Ⅱ等神经介质和神经肽调节AVP合成分泌,同时尼古丁、吗啡、长春新碱、环磷酰胺、氯贝丁酯、氯磺丙脲、氯丙嗪、苯妥英钠及一些三环类抗惊厥药和抗抑郁药也可影响 AVP 释放。⑤糖皮质激素具有拮抗 AVP 的作用,其增高 AVP 释放渗透压阈值。此外,糖皮质激素也能直接作用于肾小管,降低水的通透性,促进水的排泄。因此,尿崩症患者若合并糖皮质激素缺乏,则尿量减少,在糖皮质激素替代治疗后,尿量增多,症状加重。

综上所述,当某种原因导致下丘脑视上核、室旁核合成分泌 AVP 和 NPⅡ减少或异常,或视上核、室旁核的神经元到垂体后叶的轴突通路受损以及垂体后叶受损时便引起中枢性尿崩症。而肾脏 AVP 受体或水通道蛋白作用减少引起肾性尿崩症。

二、临床表现

尿崩症的主要症状是多尿,同时伴有烦渴与多饮。一般起病缓慢,也有突然起病者。患者每天尿量多为 2.5～20 L,超过 20 L 的较少,同时夜尿显著增多。患者尿比重多在 1.001～1.005,不超过 1.010。多数患者因口渴中枢完整,除了因饮水、小便次数多、夜尿增多影响生活质量外,可正常生活。长期多尿可导致膀胱容量增大,因此排尿次数有所减少。若患者因呕吐、意识丧失、短期内断绝饮水供应或口渴障碍不能充分补充水分,可导致脱水和严重高钠血症,进一步损伤中枢神经系统,引发昏迷、癫痫、颅内出血等严重后果。

不同病因所致的尿崩症有不同的临床特点。

(1)遗传性中枢及肾性尿崩症常幼年起病,表现为尿布更换频繁,喝奶增加,若治疗不及时,饮水量不充分,可出现脱水及高钠血症,严重者可出现高渗性脑病,表现为呕吐、发热、呼吸困难、抽搐,重者昏迷死亡。如能幸存,多存在智力和体格发育迟缓,成年后多尿症状可减轻。

(2)肿瘤导致的中枢性尿崩症有头痛、视野缺损等占位效应,若影响到下丘脑可产生睡眠障碍、体温改变、进食增加等下丘脑综合征表现。生殖细胞瘤可有性早熟。若压迫腺垂体可出现激素分泌低下表现,如畏寒、纳差、乏力等。若合并糖皮质激素或甲状腺激素缺乏则多尿症状减轻,使用上述激素替代后,多尿症状可加重。

(3)下丘脑或垂体部位的手术、肿瘤及炎症等,导致中枢性尿崩症同时可能损伤下丘脑渴感中枢。由于渴感障碍,中枢性尿崩症患者不能及时摄入足够水分,极易导致严重脱水和高钠血症。慢性高钠血症可出现为淡漠、嗜睡、抽搐等。肿瘤还可能同时破坏下丘脑渗透压感受器,若强制摄入大量水分,可导致水中毒和低钠血症,出现头痛、恶心、呕吐、精神错乱、惊厥、昏迷以至死亡。

(4)颅脑手术或外伤性中枢性尿崩症可为一过性尿崩症、永久性尿崩症或典型三相变化:多尿-抗利尿-多尿。第一期多尿是由于垂体柄阻断,AVP 运输障碍,可在术后头 2 天发生,维持 1 至数天。第二期抗利尿期是由于储存在神经垂体中的 AVP 释放入血,患者尿量减少,可维持 1～2 天。由于储存神经垂体的 AVP 分泌不受渗透压感受器调控,若此期大量输液可能会导致水中毒。第三期多尿期在储存 AVP 释放完毕后出现。多数三相性尿崩症在手术损伤导致的下丘脑垂体柄出血控制、炎性水肿消退后可恢复正常。少数患者由于手术导致视上核-神经束损毁,AVP 分泌细胞坏死、萎缩,转为永久性尿崩症。

(5)尿崩症患者合并妊娠时,由于糖皮质激素分泌增加,拮抗 AVP 作用,可使尿崩症的病情加重,分娩后尿崩症病情减轻。妊娠尿崩症多在妊娠中晚期出现多尿、低比重尿、烦渴、多饮、恶心、乏力等症状,主要由于氨肽酶分泌在中晚期更明显。

(6)部分患者症状较轻,每天尿量在 2.5 L 左右,如限制水分致严重脱水时,尿比重可达

1.010～1.016,尿渗透压可超过血浆渗透压,达 290～600 mmol/L,称为部分性尿崩症。

甲状腺功能低下时,尿溶质的排泄减少,也可使多尿症状减轻。

三、实验室检查与辅助检查

(一)实验室检查

1.尿液检查

尿量超过 2.5 L,可达 10 L 以上,中枢性尿崩症比重常在 1.005 以下,肾性尿崩症尿比重在 1.010 以下。部分性尿崩症患者尿比重有时可达 1.016。

2.血、尿渗透压测定

患者血渗透压正常或稍高(血渗透压正常值为 290～310 mmol/L),中枢性尿崩症尿渗透压多低于 200 mmol/L,尿渗透压/血渗透压比值<1.5。肾性尿崩症尿渗透压多低于 300 mmol/L,尿渗透压/血渗透压比值<1,但严重脱水或部分性尿崩症患者可正常。

3.血生化检查

中枢性尿崩症患者严重脱水可导致血钠增高,血尿素氮、肌酐升高。继发于肾脏疾病的肾性尿崩症也可出现血尿素氮、肌酐、胱抑素升高或酸碱平衡障碍。

4.血浆 AVP 测定(放射免疫法)

正常人血浆 AVP(随意饮水)为 2.3～7.4 μmol/L,禁水后可明显升高。中枢性尿崩症患者 AVP 水平下降,禁水后无明显变化。肾性尿崩症患者 AVP 水平增高,禁水时可进一步升高。由于血浆 AVP 不稳定,且大多与血小板结合,致测定准确度不高。现推荐测定 copeptin 反映 AVP 水平。Copeptin 来源于 AVP 前体,前血管升压素原。由于血浆 copeptin 稳定,故测定准确度高、敏感性好。

5.AVP 抗体和抗 AVP 细胞抗体测定

有助于特发性尿崩症的诊断。

(二)辅助检查

1.禁水-升压素试验

禁水-升压素试验是尿崩症的确诊试验。试验原理为禁饮时血容量下降,血浆渗透压升高,刺激下丘脑 AVP 合成及垂体后叶释放 AVP 增加,使肾脏水重吸收增加,尿量减少,尿渗透压、尿比重升高,而血浆渗透压和血容量保持稳定。尿崩症患者因 AVP 缺乏或受体后通道障碍导致禁饮时远端肾小管对水分的重吸收障碍,尿量不减少,尿渗透压、尿比重没有明显升高。禁水试验可鉴别尿崩症与精神性烦渴多饮;阴性者,皮下注射血管升压素,可鉴别中枢性或肾性尿崩症。

(1)试验方法:试验前先测体重、血压、心率、血尿渗透压。试验后不能喝水和进食,禁饮时间视患者多尿程度而定,一般试验前晚 8～10 点开始禁水,尿量>10 000 mL/24 h 者,可于清晨 0 点或 2 点开始禁饮。禁饮开始后每小时留尿,测尿量、比重、和尿渗透压,同时测体重和血压,当尿渗透压(或尿比重)达到平顶,即继续禁饮不再增加尿量时,此时再抽血测血渗透压、尿渗透压,然后皮下注射血管升压素 5 U,注射后仍继续每小时留尿,测尿量、尿比重、尿渗透压共 2 次,停止试验。禁水总时间 8～18 小时,但如患者排尿量甚多,虽禁饮不到 18 小时,体重已较原来下降 3%～5% 或血压明显下降,也应停止试验。

(2)临床意义:正常人不出现明显的脱水症状,禁饮以后尿量明显减少,尿比重>1.020,尿渗透压一般＞800 mmol/L。精神性烦渴，禁饮前尿比重低，尿渗透压＜血渗透压，但禁饮-升压素反应如正常人。完全性中枢性尿崩症患者禁水后尿量仍多，尿比重多数＜1.010，尿渗透压＜血渗透压，部分性中枢性尿崩症患者尿比重有时可＞1.010，但＜1.016，尿渗透压＞血渗透压。注射血管升压素后，部分性尿崩症患者尿渗透压增加达注射前的10%～50%，完全性尿崩症增加50%以上。肾性尿崩症患者注射血管升压素后尿量不减少，尿比重、渗透压不增加。

2.高渗盐水试验

正常人静脉滴注高渗盐水(2.5%～3.0%氯化钠注射液)后，血浆渗透压升高，AVP分泌增多，尿量减少，尿比重增加。中枢性尿崩症患者滴注高渗盐水后尿量不减少，尿比重不增加，注射升压素后，尿量明显减少，尿比重明显升高。肾性尿崩症则尿量减少。试验过程中注意血压监测，高血压和心脏病患者慎行此项检查。

3.其他检查

继发性尿崩症需确立病因或原发病。考虑继发性中枢性尿崩症需要进行颅脑和垂体 MRI、CT 或 X 线检查。MRI 对颅内肿瘤、感染、血管性病变都有很好的鉴别能力，而且可以发现垂体容积、垂体柄状态、垂体后叶高信号区变化。垂体后叶高信号区消失是中枢性尿崩症的特征性变化，有助于中枢性尿崩症诊断。继发性肾性尿崩症需要进行肾脏 B 超、CT，肾脏 ECT，血气分析等检查。考虑肾淀粉变时可行肾脏病理检查。

针对 AVP(包括 AVP-NPⅡ)基因、AVP 受体基因、AQP-2 基因等突变分析可明确部分遗传性尿崩症的分子机制。对 X 连锁的隐性遗传携带者胎儿进行基因检测有助于早期发现患儿，及时治疗，避免夭折。

四、诊断与鉴别诊断

(一)诊断

典型的尿崩症诊断不难，根据临床表现和禁水升压素试验及血尿渗透压测定多可明确诊断。尿崩症诊断成立后，应进一步确立中枢性或肾性，确立尿崩症的病因或原发疾病，确立为部分性尿崩症或完全性尿崩症。其中禁水-升压素试验是确定诊断、鉴别中枢性尿崩症和肾性尿崩症，区分部分性或完全性的关键。

(二)鉴别诊断

尿崩症应与下列以多尿为主要表现的疾病相鉴别(表 3-1，表 3-2)。

表 3-1　中枢性尿崩症、肾性尿崩症、精神性多饮的鉴别

项目	中枢性尿崩症	肾性尿崩症	精神性多饮
发病年龄	多为 20 岁以下	多出生后即有症状	成人
性别比例	男＝女	男性多见	女＞男
症状	多尿→多饮	较中枢性尿崩症轻	多饮→多尿
自然病程	持续性多饮多尿	成年后症状减轻	间歇性多饮多尿
病因	下丘脑、垂体损害	家族遗传史	癔症、神经衰弱
随机血 AVP	减低	正常或升高	减低或正常
随机血浆渗透压	轻度升高或正常	轻度升高或正常	低
随机尿渗透压	低	低	低

续表

项目	中枢性尿崩症	肾性尿崩症	精神性多饮
禁水后血浆渗透压	增高	增高	正常或轻度升高
禁水后尿渗透压	低	低	增高
对 AVP 反应	好	无反应	不好,有时症状加重
高渗盐水反应	无反应	无反应	好
神经垂体 T_1 高信号	多数消失	多数存在	多数存在

表 3-2 完全性尿崩症和部分性尿崩症鉴别

项目	完全性尿崩症	部分性尿崩症
症状严重程度	较重	较轻
每天尿量	多为 5 L 以上	2.5~5 L
尿比重	多为 1.001~1.005	可达 1.010~1.014
禁水后反应	尿量无明显减少,尿比重无明显增加,最大尿渗透压不超过血渗透压	尿量可减少,尿比重增加,最大尿渗透压超过血浆渗透压,尿渗透压/血浆渗透压>1,但<1.5
注射升压素后反应	尿量显著减少,尿比重显著增加,尿渗透压增加 50% 以上	尿量进一步减少,尿比重进一步增加,尿渗透压增加 9%~50%,少数增加达 60%

1.精神性烦渴

可出现类似尿崩症症状,如烦渴、多饮、多尿与低比重尿等,但 AVP 并不缺乏,禁水-升压素试验正常。如果发现患者上述症状与精神因素相关,并伴有其他神经官能症状,可排除尿崩症。

2.糖尿病

糖尿病有多尿、烦渴症状,但血糖升高,尿糖阳性,容易鉴别。

3.慢性肾脏疾病

该病可影响肾脏浓缩功能而引起多尿、口渴等症状,同时也可引起 AVP 的 V_2 受体和 AQP-2 合成障碍导致肾性尿崩症,主要鉴别有赖于禁水-升压素试验。

4.干燥综合征

除明显口干、多饮、多尿外,同时合并眼干和其他外分泌腺及腺体外其他器官的受累而出现多系统损害的症状,其血清中有多种自身抗体和高免疫球蛋白血症,免疫学检查有助于诊断。

5.高尿钙症

该病见于甲状旁腺功能亢进症、结节病、维生素 D 中毒、多发性骨髓瘤、癌肿骨转移等病,有原发病症状和禁水-升压素试验有助鉴别。

6.高尿钾症

该病见于原发性醛固酮增多症、失钾性肾病、肾小管性酸中毒、Fanconi 综合征、Liddle 综合征、Bartter 综合征等,测定血尿电解质和禁水-升压素试验有助于诊断。

7.颅脑手术后液体滞留性多尿

颅脑手术时,患者因应激而分泌大量 AVP,当手术应激解除后,AVP 分泌减少,滞留于体内的液体自肾排出,如此时为平衡尿量而输入大量液体,即可导致持续性多尿而误认为尿崩症。限制液体入量,如尿量减少血钠仍正常,提示为液体滞留性多尿;如尿量不减少且血钠升高,给予AVP后尿量减少,血钠转为正常,尿渗透压增高,则符合损伤性尿崩症的诊断。此外,尿崩症患者因血液浓缩和AVP的V_1受体功能障碍而致尿酸清除减少,血尿酸升高,而液体滞留性多尿以及精神性多饮患者血液被稀释,尿酸清除正常,所以尿酸无升高。据报道,血尿酸>50 μg/L有助于两者的鉴别,并强烈提示为损伤性尿崩症。

五、治疗

(一)一般治疗

患者应摄入足够水分,并根据季节和气候进行调整,在可能导致水源供应障碍的场合应携带水。若患者同时存在渴感中枢障碍或渗透压感受器受损,应合并使用AVP替代治疗的同时通过血钠、血浆渗透压、尿量确定饮水量。若要经历手术及麻醉,应告知手术和麻醉医师尿崩症病史,以保证手术和麻醉期间足够液体输入,同时术中密切观察生命体征、血浆渗透压、血钠水平和尿量以调节液体输入量。宜低盐饮食,避免使用溶质性利尿剂,限制咖啡、茶和高渗饮料的摄入。

(二)去除诱因

部分获得性中枢性尿崩症和肾性尿崩症在原发病因解除后,多饮、多尿症状可缓解或减轻。如合并脑炎、脑膜炎、结核、真菌感染等,抗感染、抗病毒等,相应治疗可改善症状。下丘脑-垂体肿瘤通过手术治疗后,多尿症状缓解。淋巴性垂体炎采用激素治疗后,多数患者多尿症状减轻。肾盂肾炎、尿路梗阻疾病、药物导致的肾性尿崩症通过控制感染、解除梗阻、停用药物可缓解多尿症状。因此,应积极治疗获得性尿崩症的原发疾病。

(三)中枢性尿崩症可使用AVP替代疗法

1.1-脱氨-8-右旋精氨酸血管升压素

1-脱氨-8-右旋精氨酸血管升压素(1-deamino-8-D-arginine-vasopressin,DDAVP)是目前最常用的抗利尿剂替代方案。DDAVP为天然精氨盐升压素的结构类似物,系对天然激素的化学结构进行两处改动而得,即1-半胱氨酸脱去氨基和以8-D-精氨酸取代8-L-精氨酸。通过上述结构改变,DDAVP的血管加压作用只有天然AVP的1/400,而抗利尿增强3倍,抗利尿/升压作用比从天然AVP的1:1变为2 400:1,抗利尿作用强,升压作用弱,是目前最理想的抗利尿剂。DDAVP有口服、肌肉注射、鼻喷三种剂型。常用为口服制剂,用法为每天1~3次,每次0.1~0.4 mg。剂量应个体化,具体剂量可根据尿量确定,调整药物剂量使尿量控制在1~2.5 L。过量使用可导致水中毒,因此对于婴幼儿、渴感中枢障碍、渗透压感受器受损的患者还需要通过血钠、血浆渗透压、每天液体出入量精确调整药物剂量和饮水量,维持渗透压平衡。由于价格昂贵,也可采取睡前口服以减少夜尿,改善睡眠,白天通过饮水维持血浆渗透压。

2.垂体后叶素

作用仅维持3~6小时,皮下注射,每次5~10 U,每天需要多次注射,主要用于脑损伤或神经外科术后尿崩症的治疗,长期应用不便。

3.长效尿崩停(鞣酸升压素油剂)

每毫升油剂含AVP 5 U,深部肌肉注射,从0.1 mL开始,可根据每天尿量情况逐步增加到1次0.5~0.7 mL,注射1次可维持3~5天。长期应用可产生抗体而减轻疗效,过量可引起水中毒。

(四)中枢性尿崩症可选用的其他药物

1.氢氯噻嗪

每次 25 mg,每天 2~3 次,可使尿量减少约一半。其作用机制可能是由于尿中排钠增加,体内缺钠,肾近曲小管水重吸收增加,到达远曲小管的原尿减少,因而尿量减少。长期服用可引起缺钾、高尿酸血症等,应适当补充钾盐。

2.卡马西平

机制可能为增加肾远曲小管 cAMP 的形成,也可能增加 AVP 释放。用量为每次 0.125~0.25 g,每天 1~2 次,服药后 24 小时起作用,尿量减少。不良反应为低血糖、白细胞计数减少或肝功能损害,与氢氯噻嗪合用可减少低血糖反应。

3.氯磺丙脲

治疗机制可能为刺激 AVP 合成和释放,同时有改善渴感中枢的功能,可用于合并有渴感障碍的中枢性尿崩症患者。用法为每次 0.125~0.25 g,每天 1~2 次,250 mg/d。不良反应为低血糖、白细胞计数减少、肝功能损害等。

4.氯贝丁酯

机制可能是增加 AVP 释放,与 DDAVP 合用可减少 DDAVP 耐药发生。用量为每次 0.2~0.5 g,每天 3 次。长期应用有肝损害、肌炎及胃肠道反应等不良反应。

由于 AVP 制剂的广泛使用,上述药物已经较少用于中枢性尿崩症的治疗。

(五)肾性尿崩症治疗

肾性尿崩症治疗困难,主要依赖充分水分摄入来预防脱水。少数患者对大剂量 AVP 有反应。低钠饮食和氢氯噻嗪对肾性尿崩症有帮助。在肾性尿崩症中,氢氯噻嗪抗利尿作用可能由于细胞外液容量体积减小,肾小球滤过率下降,肾近曲小管钠和水重吸收增加,到达远曲小管的原尿减少,从而降低尿量。此外,还发现氢氯噻嗪可增加 AQP-2 表达。长期服用可引起缺钾、高尿酸血症等,应适当补充钾盐或合用保钾利尿剂。具体用法为每次 25 mg,每天 2~3 次,可使肾性尿崩症尿量减少约一半。同时使用非甾体抗炎药,如吲哚美辛、布洛芬等可增加氢氯噻嗪疗效,这类药物可能是通过抑制肾脏中前列腺素合成,从而使腺苷环化酶活性增强,cAMP 生成增多而使 AVP 作用增强,但应注意长期使用的胃肠道不良反应。

吲达帕胺作用机制类似于氢氯噻嗪,每次 2.5~5 mg,每天 1~2 次。阿米洛利,氨苯蝶啶也可用于肾性尿崩症的治疗,机制不完全清楚,作用类似于氢氯噻嗪,可和氢氯噻嗪联用,防治低钾血症出现。

遗传性肾性尿崩症根据 V₂ 受体变异程度分为 5 种类型,其中二型变异 V_2 受体仅有 1 个氨基酸错配,错误折叠的 V_2 受体蛋白被陷于内质网中,使用 V_2 受体拮抗剂可作为分子伴侣和错误折叠的受体结合,从而改变受体构象并稳定其结构,然后该受体可以通过内质网运输到质膜,被抗利尿激素激活发挥抗利尿作用。目前有多种相关药物在研制中,其中在肾性尿崩症的临床试验中发现 SR49059 可减少患者饮水量和尿量的 50% 左右,最大尿渗透压增加到 450 mmol,提示这类药物的应用前景。

(六)颅脑外伤或术后尿崩症治疗

未使用利尿剂情况下,颅脑外伤或手术后出现严重多尿(>250 mL/h)提示尿崩症可能。在第一期多尿期,需防止脱水和高钠血症,除适当补充液体,可根据病情注射垂体后叶素,每次 5~10 U,第二次升压素注射应在第一次升压素作用消失后使用。在第二期多尿期,则要控制补液量,以免引起水中毒。第三期多尿期,可用垂体后叶素或DDAVP治疗。外伤或手术后尿崩症多为一过性,可由于神经轴突末梢与毛细血管联系重建而自行缓解恢复。转为永久性尿崩症者需要长期服用DDAVP。

(七)妊娠伴尿崩症治疗

妊娠中晚期出现多尿、多饮时应考虑尿崩症诊断。由于妊娠妇女不适合行禁水-升压素试验,诊断依赖临床表现、实验室检查和试验性治疗。若尿比重在1.001~1.005,尿渗透压低于200 nmol/L,并低于血浆渗透压,尿崩症可能性大。首选药物为DDAVP,因其不被血浆中的氨肽酶降解。DDAVP具有5%~25%的催产素活性,需注意子宫收缩状况。分娩后,血浆中的氨肽酶活性迅速下降,患者的多尿症状可明显减轻或消失,应及时减量或停药。若肾性尿崩症合并妊娠,可谨慎使用氢氯噻嗪,并注意补钾,维持电解质平衡。

六、预后

在通常情况下,经过积极的治疗,尿崩症预后良好,并不会留有典型的后遗症。

(王清梅)

第四节 腺垂体功能减退症

腺垂体功能减退症指由不同病因引起腺垂体全部或大部分受损,导致一种或多种腺垂体激素分泌不足或绝对缺乏所致的临床综合征。腺垂体功能减退症是临床上较常见的内分泌疾病,其病因和临床表现多种多样。发生在成年人的腺垂体功能减退症又称为西蒙病。妇女因产后大出血引起腺垂体缺血性坏死所致的腺垂体功能减退症由英国医师Sheehan最先报道,称为希恩综合征,其临床表现最为典型。严重的病例可在某些诱因促发下,或因治疗不当而诱发垂体危象。该病发病年龄以21~40岁最为多见,亦可发生于儿童期。本章主要介绍成人腺垂体功能减退症。

一、病因及发病机制

腺垂体功能减退症是一种多病因的疾病。按照发病部位不同,一般将由腺垂体本身病变引起者称为原发性,由下丘脑、中枢神经系统病变及垂体门脉系统受损等导致的各种释放激素分泌不足引起者称为继发性。常见的病因为垂体瘤及产后垂体缺血性坏死。在发达国家,希恩综合征发生率较低,仅占垂体功能低下患者的5%。在发展中国家,过去希恩综合征较为多见,近年来由于医疗水平的提高,在城市中该病因所引起者已减少,但在农村和偏远地区仍非少见。目前,垂体瘤是造成腺垂体功能减退症的最常见病因,约占该病的50%。

(一)垂体、下丘脑等附近肿瘤

体积较大的腺瘤常压迫正常垂体组织,或压迫到垂体柄而妨碍垂体正常组织的血液供应,或影响下丘脑释放或抑制激素的分泌而造成腺垂体功能减退。如巨大的垂体瘤、颅咽管瘤、脑膜瘤、松果体瘤、下丘脑、视交叉附近的胶质瘤、错钩瘤等。转移癌、白血病、淋巴瘤、组织细胞增多症引起的本症少见。部分患者的垂体肿瘤切除后,其腺垂体功能减退症状可以恢复,但如病程较

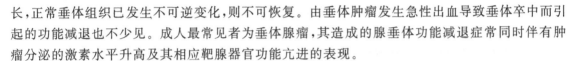

长,正常垂体组织已发生不可逆变化,则不可恢复。由垂体肿瘤发生急性出血导致垂体卒中而引起的功能减退也不少见。成人最常见者为垂体腺瘤,其造成的腺垂体功能减退症常同时伴有肿瘤分泌的激素水平升高及其相应靶腺器官功能亢进的表现。

(二)产后腺垂体萎缩及坏死

常由于与分娩相关的产后大出血(胎盘滞留、前置胎盘)、产褥感染、羊水栓塞或感染性休克等病因所引起,垂体血管痉挛或发生弥散性血管内凝血,继而垂体门脉系统缺血而导致垂体坏死。病变发生的病理基础目前认为仍然与妊娠时的生理改变相关。在妊娠时,雌激素刺激垂体分泌催乳素增加,垂体明显增生肥大,较孕前增长 2～3 倍。增生肥大的垂体受蝶鞍骨性限制,在急性缺血肿胀时极易损伤,加以垂体门脉血管无交叉重叠,缺血时不易建立侧支循环,因此当发生分娩大出血,供应垂体前叶及垂体柄的动脉发生痉挛而闭塞,使垂体门脉系统缺血而导致垂体坏死萎缩。另一种观点认为,垂体坏死的发生与弥散性血管内凝血有关,子痫、羊水栓塞、胎盘早期剥离、产褥热等都可以引起弥漫性血管内凝血。由于神经垂体的血流供应不依赖门脉系统,故产后出血所引起者一般不伴有神经垂体坏死。腺垂体缺血性坏死也可发生于有血管病变的糖尿病或妊娠期糖尿病患者,其他血管病变如结缔组织病、镰形细胞性贫血、颞动脉炎、海绵窦栓塞、颈动脉瘤等亦可引起本病。

(三)手术、创伤或放射性损伤

严重颅脑外伤可直接损伤到垂体组织或造成垂体柄断裂,引起腺垂体功能减退,可同时累及神经垂体而并发尿崩症。手术切除,如垂体瘤术后等发生的急性垂体前叶功能减退往往由于垂体或垂体柄损伤所致。垂体瘤放疗或鼻咽癌等颅底及颈部放疗后均可引起本症。在放疗若干年后,部分患者可出现垂体功能减退。文献报道垂体手术加放疗 5 年内垂体功能减退的发生率高达 67.55%。本病也可见于电离辐射 10 年后,可能由门脉血管炎所致。近年来随着显微外科,立体定向外科技术的发展,放疗中垂体正常组织受损的机会明显降低,从而垂体功能减退症的发生率及严重性也有明显改善。

(四)感染和浸润性疾病

各种病毒性、结核性、化脓性脑膜炎、脑膜脑炎、流行性出血热、病毒、真菌、梅毒等均可直接破坏腺垂体或影响下丘脑引起下丘脑-垂体损伤而导致功能减退。结节病、组织细胞增多症、嗜酸性肉芽肿病、白血病、血色病及各种脂质累积病甚至转移性肿瘤(较常见的有乳癌和肺癌)侵犯到下丘脑和脑垂体前叶也可引起腺垂体功能减退。

(五)自身免疫性疾病

自 1962 年首次报道淋巴细胞性垂体炎以来已有近百例此类病例,好发于女性,男女比例约 7:1,多发生于妊娠期或产后,是一种自身免疫性疾病,也可伴有其他内分泌腺体的自身免疫性损伤(如甲状腺炎、肾上腺炎、卵巢炎、睾丸炎、萎缩性胃炎、淋巴细胞性甲状旁腺炎等)。病变垂体有大量淋巴细胞和浆细胞浸润,偶见淋巴滤泡形成,初有垂体肿大,继而纤维化和萎缩等。其临床表现类似垂体肿瘤。

(六)遗传性(先天性)腺垂体功能减退

临床报道较罕见,主要有两种。一种是由于调节垂体发育的基因突变或缺失导致垂体先天性发育不良。在腺垂体的胚胎发育中,由于同源框转录因子突变导致一种或多种垂体分泌的激素异常。*PIT1* 基因显性突变引起生长激素、催乳素、促甲状腺激素缺乏,POUF1 的突变可致严重的腺垂体功能减退。另一种是由于先天性下丘脑、垂体或其附近的脑组织畸形累及垂体所致,其特点是有新生儿低血糖,出生时矮小,鞍鼻,外生殖器小,伴多种垂体前叶激素缺失,完全性生长激素缺如,可伴视神经发育不全,下丘脑垂体发育异常等。

(七)特发性腺垂体功能减退症

确切病因尚不明确,可能是由于某种自身免疫现象引起,有些患者具有遗传背景。发病多与营养、心理、精神和环境因素有关。

(八)其他

一些血管病变亦可累及垂体前叶,如广泛性动脉硬化,糖尿病性血管病变可引起垂体缺血坏死,颞动脉炎、海绵窦血栓常导致垂体缺血,引起垂体梗死。

二、临床表现

本病的临床症状可分为与病因有关的表现和腺垂体功能减退的表现。本病患者如未获得及时诊断和治疗,发展至后期容易在各种诱因的促发下发生垂体危象。

(一)与病因有关的临床表现

因原发疾病不同临床表现多变。Sheehan 综合征病例有难产而产后大出血、休克或其他感染等并发症。产后患者极度虚弱,无乳汁分泌,可有低血糖症状,产后全身状态恢复差,无月经来潮。

垂体内或其附近肿瘤引起者可出现压迫症群,症状随被压迫的组织机能损伤情况而定。最常见为头痛和视神经交叉受压引起的视野缺损。X 线示蝶鞍扩大,床突被侵蚀与钙化点等病变,有时可出现颅内压增高的症群。病变累及下丘脑时可出现下丘脑综合征,如厌食或多食,睡眠节律改变,体温异常等。垂体瘤或垂体柄受损,门脉阻断时,由于多巴胺作用减弱,催乳素分泌增多,女性呈乳溢、闭经与不育,男性诉阳痿。

其他由手术、感染、创伤等引起者各有其相关病史及表现。

(二)腺垂体功能减退的表现

腺垂体功能减退的临床表现取决于患者的发病年龄、性别、腺垂体组织的毁坏程度、各种垂体激素减退的速度及相应靶腺萎缩的程度。一般认为,腺垂体组织毁坏 50% 以下时,可无任何临床表现;破坏 75% 时,症状明显;达 95% 以上时,则出现完全性、持续性严重的腺垂体功能减退表现。但上述关系并非绝对。

腺垂体激素分泌不足的表现大多是逐步出现,催乳素和生长激素是最易累及的激素,其次为促性腺激素及促甲状腺激素。促肾上腺皮质激素缺乏较少见。以 Sheehan 综合征为例,最早是催乳素分泌不足而出现产后无乳、乳房萎缩,以及生长激素分泌不足出现乏力、低血糖。这是因为催乳素和生长激素不经过靶腺,而是直接作用于器官组织的缘故。继之,促性腺激素分泌不足,出现闭经、不育、性欲减退、乳房及生殖器官萎缩等。最后,往往于若干年后才出现促甲状腺激素和促肾上腺皮质激素的分泌不足的症状。促肾上腺皮质激素明显不足时可危及生命,而促性腺激素不足不易引起人们的注意。因此,相当一部分轻症患者仅表现为疲乏无力、体力衰退、胃纳减退、月经少、产后无乳等不易引人注意的症状,若干年后因应激诱发危象而就诊。

1.促性腺激素和催乳素分泌不足综合征

女性患者产后无乳,乳腺萎缩,长期闭经与不育为本症的特征。毛发常脱落,尤以腋毛、阴毛为明显,眉毛稀少或脱落。女性生殖器萎缩,宫体缩小,会阴部和阴部黏膜萎缩,常伴阴道炎。男性胡须稀少,伴阳痿,睾丸松软缩小,体力衰弱,易于疲乏,精神不振等症状。性欲减退或消失,如

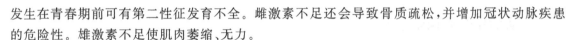

发生在青春期前可有第二性征发育不全。雌激素不足还会导致骨质疏松,并增加冠状动脉疾患的危险性。雄激素不足使肌肉萎缩、无力。

2.促甲状腺激素分泌不足综合征

属继发性甲状腺功能减退,临床表现常较原发性甲状腺功能减退症轻,患者常诉畏寒、乏力、皮肤干燥而粗糙、苍黄、弹性差、少光泽、少汗等,但出现典型的黏液性水肿者较少。较重病例可有食欲减退、便秘、反应迟钝、表情淡漠、记忆力减退等。部分患者可出现精神异常,表现为幻觉、妄想、木僵或躁狂,严重者可发生精神分裂症等。

3.促肾上腺皮质激素分泌不足综合征

促肾上腺皮质激素分泌不足主要影响糖皮质激素,表现为继发性皮质醇分泌不足,而盐皮质激素醛固酮所受影响较小。早期或轻症患者的症状往往不明显。患者常见症状有极度疲乏,体力软弱。有时纳差、恶心、呕吐、体重减轻、脉搏细弱、血压低、体质孱弱。患者的机体免疫力、防御和监护系统功能较差,故易发生感染。重症病例有低血糖症发作,对外源性胰岛素的敏感性增加。肤色变浅,面容及乳晕等处苍白,这是由于促肾上腺皮质激素-促脂素中促黑素分泌减少所致,与原发性肾上腺皮质功能减退症的皮肤色素沉着迥然不同。

4.生长激素不足综合征

本病患者生长激素缺乏在儿童可引起生长障碍,表现为侏儒症。但是成人生长激素不足,由于没有特征性临床表现,过去一直未受到应有的重视。垂体腺瘤及其手术和放射治疗,及其他原因所导致垂体功能减退,生长激素是最易累及的激素,许多患者甚至在垂体其他激素分泌减少不是很明显时,实际上已伴有垂体生长激素的缺乏。生长激素不足表现为身体组分的改变,包括肌肉组织异常减少,肌肉张力和运动能力常常减弱,以及腹部脂肪组织增加,引起腰围/臀围比率增加;骨密度尤其是小梁骨减少;血总胆固醇,低密度脂蛋白胆固醇水平升高;心理和行为异常;同时可使成年人纤溶酶原活性抑制剂的活性增加和血纤维蛋白原升高,从而增加动脉血栓形成的概率。患者心血管疾病的发生率增高,寿命缩短。

(三)垂体危象

腺垂体功能减退危象多发生在较严重的病例。由于机体对各种刺激的应激能力下降,各种应激,如感染、劳累、腹泻、呕吐、失水、饥饿、受寒、停药、创伤、手术、麻醉,以及服用镇静安眠类药物、降血糖药物等常可诱发垂体危象及昏迷。

临床上可分以下几种类型。①低血糖性昏迷:最常见,在糖皮质激素和生长激素同时缺乏的患者更易发生。其原因可能是自发性的,即由于进食过少引起,或由于胰岛素所诱发。②感染性昏迷:本病患者由于机体抵抗力低下,易于发生感染,且感染后易于发生休克、昏迷。体温可高达40 ℃以上,脉搏往往不相应地增加,血压降低。③低体温性昏迷,此类危象常发生于冬季,起病缓慢,逐渐进入昏迷,体温很低,可在26～30 ℃。④水中毒性昏迷:由于患者缺乏皮质醇,利尿功能减退,常因摄入水过多发生,细胞外液呈低渗状态,引起细胞内水分过多,细胞代谢和功能发生障碍。患者表现为淡漠、嗜睡、恶心、呕吐、精神紊乱、抽搐、最后陷入昏迷。⑤低钠性昏迷:因胃肠紊乱、手术、感染等所致钠丢失而机体无法代偿,患者可出现周围循环衰竭,昏迷等。⑥镇静、麻醉药物性昏迷:本病患者对镇静、麻醉剂甚为敏感,一般常用剂量即可使患者陷入昏睡,甚至昏迷。⑦垂体卒中:由垂体肿瘤急性出血所致,起病急,患者突发严重头痛、颈项强直、眩晕、呕吐、很快陷入昏迷。临床上往往呈混合型,表现为精神失常、谵妄、高热或低温、恶心、呕吐、低血糖症群、低体温、低血压、昏厥、昏迷和惊厥等一系列症状。

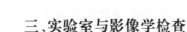

三、实验室与影像学检查

(一)实验室检查

下丘脑、垂体与靶腺激素测定有助于了解内分泌功能,兴奋试验进一步明确相应靶腺激素的储备及反应性,可帮助判断病变部位在下丘脑或垂体。

1.下丘脑-垂体-性腺轴功能检查

女性需测定血卵泡刺激素、黄体生成素及雌二醇(E_2);男性测定血卵泡刺激素、黄体生成素和睾酮(T)。由于卵泡刺激素和黄体生成素都是脉冲式分泌的,所以单次测定并不能反映垂体的功能状态。临床上性腺功能低下的患者,如女性检测其 E_2 水平低下,男性 T 水平降低,但卵泡刺激素和黄体生成素水平在正常范围或偏低,则提示垂体储备能力降低。黄体生成素释放激素兴奋试验有助于定位诊断,方法为静脉注射黄体生成素释放激素 $100\sim200\ \mu g$ 后于 0、30、45、60 分钟分别抽血测卵泡刺激素、黄体生成素,在 $30\sim45$ 分钟时出现分泌高峰为正常。如反应较弱或高峰延迟出现提示病变位于下丘脑,如对黄体生成素释放激素无反应,则提示病变部位在腺垂体。

2.下丘脑-垂体-甲状腺轴功能检查

激素测定包括促甲状腺激素、T_3、T_4、FT_3、FT_4,此病由于是垂体促甲状腺激素减少引起 T_3、T_4、FT_3、FT_4 水平低下,可与原发性甲状腺功能减退相区别,后者促甲状腺激素增高。疑为下丘脑病变所致时,需做促甲状腺素释放激素兴奋试验进行鉴别。

3.下丘脑-垂体-肾上腺皮质轴功能检查

24 小时尿游离皮质醇及血皮质醇均低于正常时血促肾上腺皮质激素仍在正常范围或降低。24 小时尿游离皮质醇测定优于单次血清皮质醇测定。促肾上腺皮质激素释放激素兴奋试验有助于判断病变部位,静脉注射促肾上腺皮质激素释放激素 $1\ \mu g/kg$ 后,垂体分泌促肾上腺皮质激素功能正常者,15 分钟促肾上腺皮质激素可达高峰,促肾上腺皮质激素分泌功能减退患者则反应减退或无反应。

4.生长激素测定

80%以上的腺垂体功能减退患者生长激素储备降低。由于正常人生长激素的分泌呈脉冲式,有昼夜节律,且受年龄、饥饿、运动等因素的影响,故一次性测定血清生长激素水平并不能反映生长激素的储备能力。血清 IGF-1 浓度亦是反映生长激素水平的有价值指标。胰岛素、精氨酸、L-多巴等兴奋试验有助于评估垂体的储备能力。为确诊有无成人生长激素缺乏,应行 2 项生长激素兴奋试验,其中胰岛素低血糖试验虽最为可靠,但需谨慎进行,尤其对于严重腺垂体功能减退症患者、60 岁以上且存在心、脑血管潜在疾病的患者不宜采用。行生长激素释放激素兴奋试验可有助于明确病变部位。

5.催乳素测定

垂体组织破坏性病变时血清催乳素水平降低,而下丘脑疾病由于丧失多巴胺对催乳素的抑制,催乳素很少降低,反而是升高的,因而催乳素的测定往往对病变的定位有帮助。促甲状腺素释放激素及甲氧氯普胺兴奋试验可判断垂体分泌催乳素储备能力。

此外,本病患者生化检查常可发现低血糖,血钠、血氯常偏低,血钾大多正常。血常规检查多呈正常细胞正常色素型贫血,少数患者为巨幼红细胞型,一般在 300 万$\sim$400 万/mm^3,白细胞总数正常偏低,分类计数中淋巴细胞及嗜酸性粒细胞常可偏高。

（二）影像学检查

高分辨率 CT 或 MRI（必要时进行增强）是首选方法。蝶鞍的头颅 X 线和视野测定提示有无肿瘤存在。无高分辨率 CT 或 MRI 时，可采用蝶鞍多分层摄片。怀疑鞍旁血管异常或血管瘤时可行脑血管造影。

四、诊断与鉴别诊断

本病诊断包括病因确定和对内分泌功能状态的评价，主要根据临床表现结合实验室功能检测和影像学检查，但须与以下疾病鉴别。

（一）神经性厌食

好发于年轻女性，表现为厌食、对体形观念异常、患者消瘦、乏力、畏寒，常伴有抑郁、固执，并出现性功能减退，闭经或月经稀少，第二性征发育差，乳腺萎缩，阴毛、腋毛稀少等症状。实验室检查除性腺功能减退（促性腺激素和性激素下降）较明显外，其余的垂体功能基本正常。

（二）多靶腺功能减退

患者由于多个垂体激素的靶腺出现功能低下易与本症混淆。如施密特综合征患者，常有皮肤色素加深及黏液性水肿。但本症患者往往皮肤苍白，黏液性水肿罕见。实验室检查可发现垂体激素水平升高有助于鉴别。

此外，本病在临床上还需注意与原发性甲状腺功能减退症、慢性肾上腺皮质功能减退症及一些慢性消耗性疾病相鉴别。本病误诊的原因往往是只注意到本病的某一较突出的症状，而忽略了整体病情的全面考虑。尤其部分患者因应激发生垂体危象昏迷而首次就诊，易误诊为脑血管意外、脑膜炎、心源性疾病等。当临床上遇到原因不明的昏迷患者，应考虑到腺垂体功能减退的可能，进行详细的病史询问和全面的体检。

五、治疗

首先积极行病因治疗，如颅内肿瘤，可行手术切除或放射治疗，因感染引起者，选用有效安全的抗生素治疗。防治产后大出血及产褥热等均可防止本病的发生。近年来，在积极推广妇幼卫生和围产期保健的基础上，发病率已显著下降。垂体瘤手术、放疗中也须注意预防此症。

（一）营养及护理

患者以高热量、高蛋白质及富含维生素的膳食为宜，饮食中适量注意钠、钾、氯的补充。尽量预防感染、劳累等应激刺激。若严重贫血，则可给予输血，加强支持治疗。

（二）激素替代治疗

本病一经诊断，需马上开始进行激素替代治疗。理论上以选择腺垂体激素最为合理，但此类激素属肽类，不易补充，且价格昂贵，长期应用易产生相应抗体而失效，故目前本病仍以靶腺激素替代治疗为主。根据检查结果，在了解患者肾上腺皮质、甲状腺和性腺激素水平减退情况的基础上，选择相应的激素替代治疗。由于替代激素的药代动力学与自身分泌的激素特性之间存在差异，以及各种病因的病理生理情况不同，要求替代激素的选择和给药方法必须个体化。临床上多为混合型，因此大多应用多种靶腺激素生理性剂量联合替代治疗。

1.补充糖皮质激素

是需要首先补充的激素，尤其应优先于甲状腺激素，以免诱发肾上腺危象。首选氢化可的松，亦可选用可的松、泼尼松等（需经肝脏转化为氢化可的松）。剂量应个体化，一般所需剂量为氢化可的松每天 12.5～37.5 mg，或泼尼松每天 2.5～7.5 mg，服用方法应模仿生理分泌的时间，以每天上午 8 点服全天量 2/3，下午 2 时服 1/3 较为合理。应注意剂量需随病情而调节，当有感染、创伤等应激时，应加大剂量。根据应激刺激的大小，临时增加剂量，轻度应激（如感冒、轻度外伤等）原口服剂量加倍；中度应激（如中等手术、较重创伤等）增用静脉滴注氢化可的松 100 mg/d，分 2～3 次给药；重度应激（大手术、严重感染和重度外伤等）增用静脉滴注氢化可的松 200～400 mg/d，分 3～4 次静脉滴注。应激消除后在数天内逐渐递减至平时剂量。

在皮质激素替代治疗过程中，需要定期监测患者的体重指数、腰围、血压、血糖、血电解质及血脂水平，警惕皮质激素过量引起代谢紊乱。疗效的判定主要根据临床表现评估。测定血浆促肾上腺皮质激素、皮质醇和尿游离皮质醇对疗效评估无意义。

2.补充甲状腺激素

该激素的补充须从小剂量开始逐渐增加剂量，以免起始剂量过大而加重肾上腺皮质负担，诱发危象。可用干甲状腺片，从每天 10～20 mg 开始，数周内逐渐增加到 60～120 mg，分次口服。如用 L-T$_4$，开始每天 25 µg，每 1～2 周增加 25 µg 直至每天用量 75～100 µg。对老年、心脏功能欠佳者，如初始应用大量甲状腺激素，可诱发心绞痛。对同时伴有肾上腺皮质功能减退者，应用甲状腺激素宜慎重，最好同时补充小量糖皮质激素及甲状腺激素。应强调的是，本病与原发性甲状腺功能减退治疗有所不同，应先补充肾上腺皮质激素，然后再用甲状腺激素或两种药物同时使用，这对于低体温的患者尤为重要。若单用甲状腺激素，可加重肾上腺皮质功能不全，甚至诱发垂体危象。当遇有严寒或病情加重时，应适当增加甲状腺激素用量，但同时也要相应调整皮质激素用量，以免导致肾上腺皮质功能不全。监测血清 FT$_3$、FT$_4$ 水平来调节剂量，使 FT$_4$ 水平在正常值范围的上半部分，促甲状腺激素水平对继发性甲状腺功能减退判断替代治疗剂量是否合适没有帮助。

3.补充性激素

育龄期妇女可采用人工月经周期治疗，己烯雌酚 0.5～1 mg 或炔雌醇每天口服 0.02～0.05 mg，连续服用 25 天，在最后 5 天（21～25 天），同时每天加用甲羟孕酮（安宫黄体酮）4～8 mg 口服，或每天加黄体酮 10 mg 肌内注射，共 5 天。停药 1 周。在停用黄体酮后，患者可出现撤退性子宫出血。现亦有多种固定配方的雌孕激素制剂便于患者使用。雌孕激素周期使用可维持第二性征和性功能。如患者有生育要求，可用人绝经期促性腺激素或人绒毛膜促性腺激素以促进生育。如下丘脑疾病引起者还可用黄体生成素释放激素（以微泵作脉冲式给药），以促进排卵。男性患者可用雄性激素补充，有益于促进第二性征发育，改善性欲，增强体力。常用十一酸睾酮胶囊（如安特尔）口服，通常起始剂量每天 120～160 mg 连续服用 2～3 周，然后服用维持剂量，每天 40～120 mg，应根据个体反应适当调整剂量。亦有针剂十一酸睾酮注射液（如思特珑）每月 1 次，肌内注射 250 mg。

4.补充生长激素

过去一直未受到应有的重视。近十余年来，对于腺垂体功能减退症患者进行生长激素治疗有相当多的文献报道。1996 年美国 FDA 已正式批准基因重组人生长激素用于治疗成人生长激素缺乏症。但至今生长激素替代治疗剂量尚无统一的标准，具有高度个体化的特点。基因重组人生长激素能提高患者的生活质量、显著改善骨密度及降低心血管疾病的危险，但是否会导致肿瘤的复发及恶性肿瘤的发生目前尚存争议。

（三）病因治疗

病因治疗包括垂体瘤手术切除或放疗等。

（四）垂体危象处理

去除诱因。适当加强营养,注意保暖,避免应激刺激,纠正水和电解质紊乱。对于可疑病例慎用或禁用巴比妥类安眠药、氯丙嗪等中枢神经抑制药、吗啡等麻醉剂,尽可能限制胰岛素和口服降糖药的使用。

1.补液

周围循环衰竭患者需及时补充生理盐水,对于低血糖患者需快速静脉注射 50％葡萄糖溶液 40～60 mL,继以 10％葡萄糖生理盐水静脉滴注。液体中加入氢化可的松,每天 100～200 mg,或用地塞米松注射液作静脉或肌内注射,亦可加入液体内滴入。

2.低温或高热

低温者须注意保暖,可用热水浴疗法,或用电热毯等使患者体温逐渐回升至 35 ℃以上,并给予小剂量甲状腺激素(需注意与糖皮质激素同用)。高热者用物理降温,并及时去除诱因,药物降温需慎用。

3.水中毒

可口服泼尼松 10～25 mg,或可的松 50～100 mg,或氢化可的松 40～80 mg,每 6 小时 1 次。不能口服者可补充氢化可的松 50～200 mg(或地塞米松 1～5 mg)缓慢静脉注射。

六、预后

极重症患者可因产后大出血休克或重度感染而死亡;轻症患者可带病生活数十年,但体质虚弱,体力明显下降,由于表现不明显,易延误诊断。经确诊并予以适当治疗者可维持较好的生活质量。

（王清梅）

第五节　巨人症和肢端肥大症

巨人症和肢端肥大症是腺垂体生长激素细胞腺瘤或增生,分泌生长激素过多,引起软组织、骨骼及内脏的增生肥大及内分泌代谢紊乱。95％的本症患者存在垂体生长激素腺瘤。临床上以面貌粗陋、手足厚大、皮肤粗厚、头痛眩晕、蝶鞍增大、显著乏力等为特征。发病在青春期前,骺部未闭合者为巨人症;发病在青春期后,骺部已闭合者为肢端肥大症。巨人症患者有时在骨骺闭合后继续受生长激素过度刺激可发展为肢端肥大性巨人症。本病并不罕见,手术患者生长激素瘤占 6％。男女之比为 1.1∶1。发病年龄在肢端肥大症中以 31～40 岁组最多,21～30 岁、41～50 岁组次之。十分罕见的其他导致肢端肥大症和巨人症的病因还包括生长激素释放激素过度分泌、异位垂体腺瘤、分泌生长激素的其他肿瘤、类肢端肥大症、McCune-Albright 综合征、多发性内分泌肿瘤。在混合性垂体瘤中,生长激素混合催乳素瘤的类型较多。

根据临床表现及病理学特征可将垂体生长激素腺瘤分为两类:一类表现为瘤体小、生长慢、细胞分化好、细胞内颗粒多、临床过程隐匿,而对生长抑素的反应好,gsp 癌基因检测阳性率高;

第二类表现为瘤体大、进展快、分化差,仅有散在颗粒及较易复发,生长激素水平较高。

一、病因及发病机制

巨人症患者垂体大多为生长激素细胞增生,少数为腺瘤;肢端肥大症患者垂体内大多为生长激素细胞腺瘤,少数为增生,腺癌罕见。近年发现,在约40%生长激素腺瘤细胞中,介导跨膜信息传递的兴奋性三磷酸鸟苷(GTP)结合蛋白a亚单位(G,a)发生突变,使生长激素的合成和分泌增加,导致生长激素细胞的增生,久之形成肿瘤,发生 G,a 突变的基因被称为生长刺激蛋白癌基因。也有学者认为肢端肥大症可能系下丘脑生长激素释放抑制激素不足或生长激素释放激素过多,使垂体生长激素细胞受到持久的刺激,形成肿瘤。垂体常肿大,引起蝶鞍扩大变形,鞍壁及前后床突受压迫与侵蚀;毗邻组织亦受压迫,尤其是垂体本身、视交叉及第三脑室底部下丘脑更为显著。腺瘤直径一般在 2 cm 左右,大者 4~5 cm,甚而引起颅内压增高。晚期肿瘤内有出血及囊样变化,使腺功能由亢进转为减退。内分泌系统中,肾上腺、甲状腺、甲状旁腺都有增生和腺瘤,生殖腺早期增生,继以萎缩,晚期病例肾上腺和甲状腺亦萎缩,胸腺呈持久性增大。内脏方面,心、肝、肺、胰、肾、脾皆巨大,肠增长,淋巴组织增生。骨骼系统病变常颇明显,有下列特征:巨人症的长骨增长和增大,肢端肥大症的长骨骨骺部加宽,外生骨疣。颅骨方面的变化除两侧鼻窦皆增大外,巨人症患者仅见全面性增大;肢端肥大症患者头颅增大,骨板增厚,以板障为著,颧骨厚大,枕骨粗隆增粗突出,下颌骨向前下伸长,指(趾)端增粗而肥大。脊柱骨有多量软骨增生,骨膜骨化,骨质常明显疏松,引起脊柱骨楔状畸形,腰椎前凸与胸椎后凸而发生佝偻。

本病主要由于生长激素分泌过多所致,正常成人血浆生长激素浓度基值为 3~5 $\mu g/L$,而本病患者可高达 100~1 000 $\mu g/L$。治疗后可下降至正常水平。过多的生长激素可促进机体蛋白质等合成性代谢,有氮、磷、钾的正平衡,钙的吸收增加,钠亦趋正平衡。表现为全身软组织、脏器及骨骼的增生肥大,其骨与软骨的改变主要由于生长激素诱导的 IGF-1 所介导。血中的 IGF-1主要来源于肝脏,生长激素本身对各种组织的细胞分化也有刺激作用;糖代谢方面有致糖尿病倾向,降低胰岛素降血糖的敏感性,脂肪代谢方面有促进脂肪动员及分解作用以致血浆游离脂肪酸增高,生酮作用加强。此外,本症中尚有泌乳激素、促性腺激素等影响。早期垂体功能显著亢进,晚期部分激素分泌功能衰退,尤其是促性腺激素等衰退较明显,形成了本病的复杂症群。

二、临床表现

(一)巨人症
单纯的巨人症较少见,成年后半数以上继发肢端肥大症,临床表现可分两期。

1.早期(形成期)

发病多在青少年期,可早至初生幼婴,本病特征为过度的生长发育,全身成比例地变得异常高大魁梧,远超过同年龄的身高与体重。躯干、内脏生长过速,发展至 10 岁左右已有成人样高大,且可继续生长达 30 岁左右,身高可达 210 cm,肌肉发达、臂力过人,性器官发育较早,性欲强烈,此期基础代谢率较高,血糖偏高,糖耐量减低,少数患者有继发性糖尿病。

2.晚期(衰退期)

当患者生长至最高峰后,逐渐开始衰退,表现精神不振、四肢无力、肌肉松弛,背部渐成佝偻,毛发渐渐脱落,性欲减退,外生殖器萎缩;患者常不生育,智力迟钝,体温下降,代谢率减低,心率缓慢,血糖降低,糖耐量增加。衰退期历时 4~5 年,患者一般早年夭折,平均寿限 20 余岁。由于抵抗力降低,易死于继发感染。

(二)肢端肥大症

起病大多数缓慢,病程长。症状亦分两期。

1.形成期

一般始自20～30岁,最早表现大多为手足厚大,面貌粗陋,头痛疲乏,腰背酸痛等症状,患者常诉鞋帽、手套变小,必须时常更换。当症状发展明显时,有典型面貌。由于头面部软组织增生,头皮及脸部皮肤增粗增厚,额部多皱折,嘴唇增厚,耳鼻长大,舌大而厚,言语常模糊,音调较低沉。加以头部骨骼变化,有脸部增长,下颌增大,眼眶上嵴、前额骨、颧骨及颞骨弓均增大、突出,牙齿稀疏,有时下切牙处于上切牙前,容貌趋丑陋。四肢长骨虽不能增长,但见加粗,手指、足趾粗而短,手背、足背厚而宽。脊柱骨增宽,且因骨质疏松发生楔形而引起背部佝偻后凸、腰部前凸的畸形,患者易感背痛。皮肤粗糙增厚,多色素沉着,多皮脂溢出,多汗,毛发增多,呈现男性分布。男性患者性欲旺盛,睾丸胀大;女性经少或经闭、乳房较发达,泌乳期可延长至停止哺乳后数年之久,有时虽无妊娠亦出现持续性自发泌乳,甚至见于男性患者。神经肌肉系统方面有不能安静、易怒、暴躁、头痛、失眠、神经紧张、肌肉酸痛等表现。头痛以前额部及双侧颞部为主。嗜睡,睡眠时间延长。约30%患者因软组织肿胀,压迫正中神经,引起腕管综合征。常伴有多发性神经炎病变。心血管疾病是肢端肥大症致死的主要原因之一,可有高血压、心脏肥大、左心室功能不全、心力衰竭、冠状动脉硬化性心脏病及心律不齐等。由于患者气管受阻,临床上可表现呼吸睡眠暂停综合征。内脏普遍肥大,胃肠道息肉和癌症发生率增加。糖尿病症群为本症中重要表现,称为继发性糖尿病,144例中有糖尿病者占24%,其中少数病例对胰岛素有抵抗性。甲状腺呈弥漫性或结节性增大,基础代谢率可增高达+20%～+40%,但甲状腺功能大多正常,基础代谢率增高可能与生长激素分泌旺盛促进代谢有关。血胆固醇、游离脂肪酸常较高,血磷于活动期偏高,大多在1.45～1.78 mmol/L,可能是生长激素加强肾小管对磷的重吸收所致,血钙与碱性磷酸酶常属正常。X线检查示颅骨蝶鞍扩大及指端丛毛状等病变,磁共振示垂体瘤。病程较长,大多迁延十余年或二三十年之久。

2.衰退期

当病理发展至衰退期时患者表现精神萎靡,易感疲乏,早期多健忘,终期多精神变态。皮肤、毛发、肌肉均发生衰变。腺瘤增大可产生腺垂体本身受压症群,如性腺、甲状腺或肾上腺皮质功能低下;垂体周围组织受压症群,如头痛、视野缺损、视力减退和眼底改变、下丘脑综合征、海绵窦综合征、脑脊液鼻漏、颅内压增高症等。一般病例晚期因周围靶腺功能减退,代谢紊乱,抵抗力低,大多死于继发感染以及糖尿病并发症、心力衰竭及颅内肿瘤之发展。

三、诊断与鉴别诊断

(一)诊断

根据特殊的外貌,随机生长激素水平>0.4 µg/L或口服葡萄糖抑制试验生长激素谷值>1 µg/L,影像学检查发现垂体占位,诊断本症并不困难。

1.体征

典型面貌,肢端肥大等全身征象。

2.内分泌检查

(1)血生长激素测定:明显升高,随机生长激素>0.4 µg/L。由于生长激素呈脉冲式分泌,波动范围大,可以低至测不出,或升高>30 μg/L,单次血生长激素测定对本症诊断价值有限。24 小时血生长激素谱测定能很好地反映机体生长激素分泌情况,但测定复杂且患者难以接受,一般用于科研。

(2)血 IGF-1 测定:高于年龄和性别匹配的正常值范围。空腹血 IGF-1 与疾病活动度和 24 小时血生长激素整合值有很好的相关性,并较血生长激素测定更为稳定。临床怀疑肢端肥大症或巨人症的患者应首先测定血 IGF-1。血 IGF-1 是目前肢端肥大症与巨人症诊断、疾病活动度及疗效观察的重要指标。

(3)胰岛素样生长因子结合蛋白测定:主要是胰岛素样生长因子结合蛋白 3,明显升高,但诊断价值有限。

(4)口服葡萄糖抑制试验:目前临床最常用诊断生长激素瘤的试验。一般采用口服 75 g 葡萄糖,分别于 0、30、60、90、120、180 分钟采血测定血生长激素水平。口服葡萄糖后,血清生长激素谷值在 1 μg/L 以下,本症患者口服葡萄糖不能抑制生长激素,生长激素水平可以升高、无变化或约有 1/3 的患者可有轻度下降。

(5)生长激素释放激素兴奋实验和促甲状腺素释放激素兴奋试验:国外资料报道仅约 50% 患者有反应,临床很少使用。

(6)血生长激素释放激素测定:有助于诊断异位生长激素释放激素过度分泌导致的肢端肥大症和巨人症,准确性高。血浆生长激素释放激素水平在外周生长激素释放激素分泌肿瘤中升高,垂体瘤患者中则正常或偏低,下丘脑生长激素释放激素肿瘤患者血浆生长激素释放激素水平并不升高。此病因罕见,临床极少应用。

(7)钙磷测定:高血磷、高尿钙提示疾病活动,高血钙、低血磷须除外多发性内分泌肿瘤。

(8)其他垂体激素测定:肿瘤压迫发生腺垂体功能减退时可有相应垂体激素及其靶腺激家的降低。肿瘤压迫垂体柄或自身分泌催乳素时可有催乳素升高。

3.影像学检查

(1)颅骨 X 线检查:肿瘤较大者可有蝶鞍扩大、鞍床被侵蚀的表现。由于 CT 和 MRI 的普及,目前已较少使用。

(2)CT 检查:垂体大腺瘤一般头颅 CT 平扫即可有阳性发现,微腺瘤须作冠状位薄层平扫及增强。CT 对垂体微腺瘤诊断价值有限,阴性结果亦不能完全排除垂体微腺瘤。但 CT 对骨质破坏及钙化灶的显示优于 MRI。

(3)MRI 检查:对垂体的分辨率优于 CT,有助于微腺瘤的诊断,并有助于了解垂体邻近结构受累情况或与其他病变相鉴别。一般采用冠状面或矢状面薄层成像。

(4)生长抑素受体显像:不仅可以用于生长激素瘤的诊断,还可以预测患者对生长抑素的治疗反应。

(5)其他部位 CT 检查:有助于诊断或除外垂体外肿瘤。

(二)鉴别诊断

1.类肢端肥大症

体质性或家族性,本病从幼婴时开始,有面貌改变,体形高大类似肢端肥大症,但程度较轻,蝶鞍不扩大,血中生长激素水平正常。

2.手足皮肤骨膜肥厚症

以手、足、颈、脸皮肤肥厚而多皱纹为特征,脸部多皮脂溢出、多汗,胫骨与桡骨等远端骨膜增厚引起踝、腕关节部显著肥大症,但无内分泌代谢紊乱,血中生长激素水平正常。蝶鞍不扩大,颅骨等骨骼变化不显著为重要鉴别依据。此外,如空泡蝶鞍、类无睾症及异位生长素瘤亦须加以鉴别。

四、治疗

治疗目标是要降低疾病相关的致残率,使死亡率恢复到正常人群水平。即通过安全的治疗手段,减轻肿瘤造成的不良影响或消除肿瘤,生长激素和IGF-1恢复至正常,并避免垂体功能减退。目前公认的治愈标准:①口服葡萄糖抑制试验生长激素谷值$<1\ \mu g/L$;②IGF-1恢复到与年龄和性别相匹配的正常范围内;③影像学检查肿瘤消失,无复发。目前主要治疗手段包括手术治疗、药物治疗和放疗。手术治疗是首选治疗,药物治疗与放疗一般作为辅助治疗。

(一)手术治疗

外科切除分泌生长激素的腺瘤是多数患者的首选治疗。主要包括经蝶垂体瘤摘除术和经额垂体瘤摘除术。微腺瘤的治愈率约70%,大腺瘤的治愈率不到50%。软组织肿胀在肿瘤切除后迅速得到改善。生长激素水平在术后1小时内即降到正常水平,IGF-1水平在3~4天恢复正常。约10%的肢端肥大症患者在接受了成功的手术后数年后复发;垂体功能低下发生率高达15%。术者的经验与手术的疗效和并发症的发生直接相关。手术并发症包括尿崩、脑脊液漏、出血、脑膜炎及垂体功能减退。

(二)药物治疗

1.生长抑素(SST)类似物

常用药物包括奥曲肽及其长效制剂以及兰瑞肽、SOM230等。作用机制为结合SST受体(SSTR,以SSTR2和SSTR5为主),抑制细胞内腺苷酸环化酶,减少cAMP的产生,从而抑制生长激素的分泌和细胞增殖。其临床疗效包括抑制生长激素和IGF-1水平,改善头痛和肢端肥大症状及缩小瘤体等。对这种类似物无效的患者不到10%。

(1)奥曲肽长效制剂(LAR):Oetrotide LAR作用时间较长,约4周。每次肌内注射20 mg,注射间隔一般为28天,6个月后生长激素水平由27.6 $\mu g/L$降到(5.03+5.38)$\mu g/L$,IGF-1由(889.55±167.29)$\mu g/L$降到(483.0+239.71)$\mu g/L$(n-9),66%的患者肿瘤体积缩小。

(2)兰瑞肽:兰瑞肽作用时间稍短,约为10天。每次60 mg,每月注射3次,如疗效不明显,可将注射间期缩短至1周。报道92例肢端肥大症患者应用兰瑞肽平均治疗24个月后,有88%患者的生长激素、65%患者的IGF-1降至正常范围,且IGF-1恢复正常的患者比例从第1年的49%逐渐增至第3年的77%,近半数患者的瘤体积缩小。

(3)SOM230:SOM230是一种新的SST类似物,半衰期23小时。其对SSTRI、SSTR3、SSTRS的结合力分别是奥曲肽的30、5.4倍,较奥曲肽对生长激素/催乳素瘤和催乳素细胞的抑制作用(主要通过SSTRS介导)更强。生长抑素类似物在大多数患者耐受性良好。不良反应多是短期的,且多数与生长抑素抑制胃肠活动和分泌相关。恶心、腹部不适、脂肪吸收不良、腹泻和肠胃胀气发生于1/3的患者,虽然这些症状多在两周内缓解。奥曲肽抑制餐后胆囊的收缩,延缓胆囊的排空,高达30%的患者长期治疗后发生胆囊泥沙样回声或无症状的胆囊胆固醇结石。

2.生长激素受体拮抗剂

培维索孟是第一个用于临床的生长激素受体拮抗剂,它能阻断生长激素受体二聚体的形成,从血阻止生长激素的外周作用。还可使IGF-1水平降至正常,显著缓解症状和体征,纠正代谢紊乱,且不良反应轻微。但对肿瘤体积没有减少作用,应使用 IGF-1 作为疗效衡量指标。该药适用于对 SST 类似物抵抗或不耐受的患者。

3.多巴胺激动剂

多巴胺激动剂一般用于伴高分泌催乳素的垂体瘤,但对于生长激素的分泌也有一定抑制作用,溴隐亭可以抑制部分肢端肥大症患者的生长激素过度分泌,但剂量较大。64.5％肢端肥大症患者口服溴隐亭 2.5 mg 后生长激素浓度减少 50％以上,通常每天 5～10 mg 可达满意疗效。溴隐亭的降血糖作用是通过抑制脂肪分解及减少肝糖原释放,减少甘油三酯的转化及氧化,从而改变糖耐量及胰岛素释放曲线而达到降糖作用的,并通过增加中枢(下丘脑)和周围靶器官多巴胺和去甲肾上腺素的活性比值来影响代谢神经内分泌组织。美国食品药品监督管理局批准溴隐亭速释片治疗 2 型糖尿病。肢端肥大症患者口服溴隐亭后糖代谢异常改善。

(三)放射治疗

包括常规放疗、质子刀、χ 刀和 γ 刀,表 3-3 概括了不同方法的优缺点。放射治疗常作为辅助治疗手段。放射治疗起效慢,50％的患者需要至少 8 年才能使生长激素水平降到 5 μg/L 以下;18 年后有 90％的患者能够抑制到此水平,但是生长激素抑制欠佳。在放疗效果达到最大之前,患者可能需要数年的药物治疗。多数患者还可发生下丘脑垂体损害,在治疗后 10 年内发生促性腺激素、促肾上腺皮质激素和/或促甲状腺激素不足。有生育要求的患者不适用放射治疗。放射治疗的并发症主要包括脱发、颅神经麻痹、肿瘤坏死出血、垂体功能减退,偶尔可发生失明、垂体卒中和继发性肿瘤。

表 3-3　几种不同的垂体放射治疗的比较

放疗名称	优点	缺点
常规放疗	可用于邻近视交叉的肿瘤	治疗次数多,需 20～30 次达到缓解的时间长,10～20 年
质子刀	单次或分次	配备的单位不多肿瘤距视交叉必须>5 mm
χ 刀	单次或分次	肿瘤距视交叉必须>5 mm
γ 刀	单次,起效较快,1～3 年	配备的单位不多肿瘤距视交叉必须>5 mm

本症患者须长期随访。手术治疗后,患者应每 3 个月接受 1 次随访直到生化水平得到控制。其后,每半年进行一次激素评估。达到治愈标准的患者,每 1～2 年进行 1 次 MRI 检查。对于未能达到治愈标准的患者或需要激素替代的患者,应每半年进行 1 次视野检查和垂体储备功能检查,每年进行 1 次 MRI 检查,并对临床表现、内分泌代谢表现进行评估。对年龄超过 50 岁的患者和患有息肉病的患者应进行乳房检查和结肠镜检查。

(王清梅)

第六节　垂 体 瘤

垂体瘤是一组来源于垂体和胚胎期颅咽管囊残余鳞状上皮细胞的肿瘤,约占全部颅内肿瘤的 15％,多在尸检时被发现。其中大多数是来自腺垂体的垂体腺瘤,来自神经垂体的肿瘤极少见。根据肿瘤大小可将垂体瘤分为微腺瘤(直径<10 mm)和大腺瘤(直径≥10 mm)两类。绝大多数垂体瘤是良性肿瘤。

一、病因及发病机制

垂体瘤的病因和发病机制尚未完全阐明,多种因素参与肿瘤形成。垂体瘤的发病可能与下列因素有关。

(一)基因功能异常

包括癌基因的激活及抑癌基因的失活。40%的生长激素分泌型肿瘤存在 $Gs\alpha$ 基因突变(R201C/H;Q277A),导致 cAMP 水平升高,PKA 活化,使 cAMP 反应原件结合蛋白(CREB)激活,从而促进生长激素细胞增殖。McCune-Albright 综合征是一种罕见的垂体激素过度分泌综合征,包括骨纤维发育不良、皮肤色素沉着、生长激素细胞增生、甲状腺功能亢进、皮质醇增多等。在该综合征患者的内分泌和非内分泌组织中可检测到 $Gs\alpha$ 基因突变。在侵袭性催乳素瘤和远处转移的垂体癌中,发现 Ras 基因突变,推测 Ras 基因突变在恶性肿瘤的形成和生长中发挥重要作用。垂体瘤转化基因在所有垂体瘤中高表达,尤其是催乳素瘤。

(二)其他

垂体富含碱性成纤维细胞生长因子,它可刺激垂体细胞有丝分裂。垂体腺瘤表达 FGF-4,转染 FGF-4 能刺激肿瘤血管生成。外周靶腺功能不全、补充雌激素、辐射等因素也可能参与垂体肿瘤的发生。

二、临床表现

垂体腺瘤的临床表现常与激素的异常分泌和垂体肿物局部扩张有关。若垂体癌发生颅外转移,可产生相应的临床表现,较为罕见。

(一)肿瘤的占位效应(表 3-4)

1.头痛

蝶鞍内肿瘤的主要特征是头痛。鞍内肿瘤生长造成鞍内压力的微小变化即可使硬脑膜受牵拉而产生头痛。头痛的严重程度与腺瘤的大小及局部扩张情况无必然联系。鞍膈或硬脑膜轻度受累即可引起持续性头痛。多巴胺受体激动剂或生长抑素类似物在治疗较小的功能性垂体肿瘤时常可使头痛得到显著改善。突发的严重头痛伴恶心、呕吐及意识状态改变可能是由于垂体腺瘤出血梗死引起,急需手术治疗。

表 3-4　垂体或下丘脑肿瘤的占位效应特点

受累部位	临床表现
垂体	成人生长激素缺乏综合征、生长障碍、性腺功能减退综合征、肾上腺功能减退综合征、甲状腺功能减退综合征
视交叉	红视力丧失、盲点、双颞侧偏盲、上方或双颞侧视野缺损、失明
颞叶	沟回癫痫
额叶	人格障碍、嗅觉丧失
下丘脑	体温调节异常、食欲异常、口渴、尿崩症、肥胖、睡眠障碍、行为异常、自主神经系统功能障碍
海绵窦	眼肌麻痹、复视、上睑下垂、面部麻木
脑	头痛、痴呆、脑积水、精神异常、笑痉挛

2.视神经结构受累

肿瘤向鞍上侵犯压迫视交叉,会导致视野缺损。患者可表现为双颞侧上方视野缺损或双颞侧偏盲,进而鼻侧视野受累,严重时可导致失明。另外,视神经受到侵犯或脑脊液回流障碍也会导致视力减退。长期视交叉受压会导致视盘苍白。

3.垂体柄受压

垂体柄受压可阻断下丘脑激素及多巴胺到达垂体,导致垂体功能减退症。生长激素缺乏和低促性腺激素型性腺功能减退症较常见。而催乳素细胞失去多巴胺抑制,催乳素水平会轻度升高(一般<200 ng/mL)。多巴胺受体激动剂可以降低催乳素水平,并使催乳素瘤体积减小,但不能缩小非催乳素分泌型肿瘤的体积,故应注意鉴别以免延误病情。对大腺瘤患者进行垂体减压术,其中约半数患者腺垂体功能减退症可得到改善。垂体肿瘤很少会直接引起中枢性尿崩症,后者如若发生,应怀疑有无颅咽管瘤或其他下丘脑病变存在。

4.其他

肿瘤向侧方侵袭累及海绵窦,可造成第Ⅲ、Ⅳ、Ⅵ对脑神经及第Ⅴ对脑神经的眼支及上颌支麻痹。患者可出现不同程度复视、上睑下垂、面部感觉减退等。垂体肿瘤侵犯鞍底可使蝶窦受累。若侵袭性肿瘤侵犯颚顶,可引起鼻咽部的梗阻、感染或脑脊液漏,但此情况较少发生。罕见颞叶和额叶受累,患者可出现沟回癫痫、人格障碍或嗅觉缺失。侵袭性垂体肿瘤直接侵犯下丘脑可能导致重要的代谢异常,包括体温异常、食欲异常、睡眠障碍、中枢性尿崩症、口渴、性早熟或性腺功能减退等。

(二)激素的分泌异常

功能性垂体瘤可分泌不同的垂体激素,导致相应的临床表现。激素分泌型腺瘤的特点是激素呈自主分泌,失去正常的反馈调节。一般而言,垂体肿瘤越大,其分泌的激素越多。但激素分泌量与肿瘤大小并不总是一致。此外,无功能腺瘤可能因其压迫周围的垂体组织只表现为垂体功能减退的症状,而无激素过度分泌表现。部分垂体腺瘤及其临床表现如表 3-5。

表 3-5　部分垂体腺瘤激素分泌及其临床表现

腺瘤细胞来源	百分比(%)	激素	临床表现
生长激素细胞	10~15	生长激素	肢端肥大/身材高大
催乳素细胞	25~40	催乳素	性腺功能减退、溢乳
促肾上腺皮质激素细胞	10~15	促肾上腺皮质激素	皮质醇增多症
促性腺激素细胞	15~20	黄体生成素、卵泡刺激素、亚单位	无症状或性腺功能减退症
促甲状腺激素细胞	<3	促甲状腺激素	甲状腺毒症
无功能细胞	10~25	无	腺垂体功能减退症

三、实验室与影像学检查

(一)实验室检查

实验室检查主要包括检测腺垂体激素的分泌情况。如前所述,若鞍区占位没有明显的激素过多分泌而又使垂体柄受压,则可能导致垂体功能减退,如生长激素缺乏、促性腺激素缺乏等,同时可能导致催乳素水平升高。功能性垂体瘤一般都有激素高分泌的生化表现,应行相应的激素检查(表3-6)。当怀疑垂体腺瘤时,初步的激素检查应包括:①血清催乳素;②IGF-1;③血皮质醇分泌昼夜节律/24 小时尿游离皮质醇/隔夜小剂量地塞米松抑制试验;④卵泡刺激素、黄体生成素、睾酮;⑤甲状腺功能。

表 3-6 功能性垂体瘤实验室检查

激素	试验	评估
生长激素	基础 IGF-4 葡萄糖抑制试验	肢端肥大症时 IGF-1 升高 正常个体生长激素被抑制到<1 μg/L
催乳素	基础催乳素	催乳素瘤时催乳素显著升高 其余情况催乳素不同程度升高
促肾上腺皮质激素	血皮质醇昼夜节律 24 小时尿游离皮质醇 小剂量地塞米松抑制试验血促肾上腺皮质激素 大剂量地塞米松抑制试验	皮质醇增多症时血皮质醇昼夜节律消失 皮质醇增多症时升高 正常个体血皮质醇被抑制到<5 μg/dL 鉴别促肾上腺皮质激素依赖和非依赖型皮质醇增多症 鉴别皮质醇增多症和肾上腺肿瘤及异位促肾上腺皮质激素综合征
卵泡刺激素/黄体生成素	基础卵泡刺激素、黄体生成素、睾酮	男性:黄体生成素和睾酮升高提示黄体生成素分泌型肿瘤 卵泡刺激素升高伴睾酮正常低值提示卵泡刺激素分泌型肿瘤(除外原发性性腺功能减退) 女性:由于正常生理周期激素水平变化,垂体瘤时激素过度分泌无法通过基础激素水平评估
促甲状腺激素	基础甲状腺功能	游离甲状腺激素升高伴促甲状腺激素正常或升高提示促甲状腺激素分泌型 肿瘤或其他促甲状腺激素异常分泌

(二)影像学检查

1.MRI 检查

MRI 对垂体的评估优于其他显像技术,目前已成为垂体肿瘤首选影像诊断方法。如怀疑垂体肿瘤或其他鞍旁肿物,应进行垂体 MRI 而非全脑 MRI,因为常规脑部 MRI 精确度不足以发现小的垂体肿瘤。垂体 MRI 可清晰地显示下丘脑轮廓、垂体柄、垂体、海绵窦、蝶窦及视交叉。正常垂体表面呈平坦或轻度凹陷,而在青春期和妊娠期会轻度凸出。垂体高度在成人约 8 mm,儿童约 6 mm,在青春期、妊娠和产后会暂时的生理性增大。妊娠时,垂体通常不超过 12 mm,垂体柄直径不超过 4 mm。垂体密度在 MRI 显像上轻度不均。在 T_1 加权显像上,由于包含神经分泌颗粒和磷脂的原因,神经垂体成像明亮,成为垂体后叶高信号区。而腺垂体信号强度与脑组织相似。在 MRI 上,骨质显像低信号,蝶窦所含气体显像无信号,鞍背脂肪可显像明亮。T_2 加权显像常被用于显示血液或囊液等。使用钆造影剂增强显像后,正常垂体信号显著增强。增强 MRI 主要用于发现垂体微腺瘤以及了解海绵窦内部情况。

在 T_1 加权显像上,垂体瘤较周围正常组织信号低,而在 T_2 加权显像上信号加强。应注意垂体瘤大小、范围及周围组织结构受累情况。较大肿瘤中出现低信号区提示坏死或囊性变,出现高信号区提示出血。垂体微腺瘤常常较难被发现,若出现垂体不对称提示微腺瘤可能。

鞍区占位性病变通常在行头部 MRI 检查时偶然被发现,其中多数是垂体腺瘤。而 MRI 也可较好地分辨垂体腺瘤和其他颅内肿物,包括颅咽管瘤、脑膜瘤、囊肿和转移瘤等。

2.CT 检查

CT 可用来显示骨质结构及骨质破坏情况。同时也可显示肿瘤（如颅咽管瘤、脑膜瘤等）的钙化。

(三)眼科检查

由于视交叉易受扩张的肿物压迫而产生相应症状，若患者鞍区占位性病变毗邻视交叉，则应进行视野评估、视觉检测等。

(四)病理检查

对经鼻蝶窦手术获取的肿瘤标本进行病理检查可明确肿瘤类型及临床诊断，为进一步治疗提供依据。

四、诊断与鉴别诊断

(一)诊断

垂体瘤的诊断依赖典型的临床表现、影像学及实验室检查发现。由于垂体腺瘤的治疗和预后与其他非垂体肿物截然不同，故鉴别诊断尤为重要。鞍区占位病变多是垂体腺瘤，如若 MRI 发现鞍区占位病变，诊断应首先考虑垂体腺瘤。

(二)鉴别诊断

1.垂体增大

妊娠可致催乳素细胞增殖，长期原发性甲状腺或性腺功能减退可分别致促甲状腺细胞及促性腺激素细胞增殖。异位生长激素释放激素或促肾上腺皮质激素释放激素分泌会导致生长激素细胞或促肾上腺皮质激素细胞增生。上述情况均可导致垂体增大。

2.Rathke 囊肿

胚胎发育过程中 Rathke 囊闭锁障碍可导致 Rathke 囊肿的发生。其尸检检出率约 20%。患者通常没有症状，部分患者依囊肿位置及大小不同可出现不同程度的头痛及视力障碍，女性患者可出现闭经。垂体功能减退及脑水肿较少见。MRI 可鉴别垂体腺瘤和 Rathke 囊肿。

3.颅咽管瘤

颅咽管瘤为鞍旁肿瘤，常发生在垂体柄附近，可向鞍上池扩展，具有局部侵袭特性，但很少发生恶变。肿瘤起源于 Rathke 囊残迹的鳞状上皮，一般较大，呈囊性，常有钙化。颅咽管瘤约占全部颅内肿瘤的 3%，常在儿童或青春期被诊断。患者主要表现为颅内压增高，可出现头痛、喷射性呕吐、视盘水肿和脑积水等。患者还可出现视神经萎缩、视野缺损、腺垂体功能减退症、尿崩症等。其中尿崩症往往是颅咽管瘤最早出现的特征，这与垂体腺瘤不同，可资鉴别。另外，颅咽管瘤在 MRI 上与正常垂体组织之间有界限，多数患者 CT 显像可出现特征性絮状或凸起的钙化，亦可同垂体瘤相鉴别。

4.淋巴细胞性垂体炎

淋巴细胞性垂体炎多见于妊娠和产后女性，其病因不明，可能与自身免疫因素有关。该病的特征为垂体弥漫性淋巴细胞或浆细胞浸润，可造成暂时或永久性的垂体功能减退。偶尔可出现孤立性垂体激素缺乏，提示可能存在选择性特定类型垂体细胞自身免疫病变。患者还可出现头痛、视野缺损、高催乳素血症等。MRI 显示垂体包块，常与垂体腺瘤难以区别。神经垂体高密度亮点消失支持淋巴细胞性垂体炎的诊断。红细胞沉降率常常加快。糖皮质激素治疗有效。

5.脊索瘤

脊索瘤是一种起源于胚胎脊索的肿瘤。它有局部侵袭性和转移性,进展迅速,常表现为斜坡骨质侵蚀,有时可有钙化。患者可出现头痛、视力障碍、垂体功能低下等。

6.脑膜瘤

肿瘤通常界限清晰,体积较颅咽管瘤小。鞍上脑膜瘤可直接侵犯垂体,亦有报道称鞍旁脑膜瘤可合并功能性垂体腺瘤。部分患者可出现交叉综合征,表现为双眼视力下降,严重者甚至失明。另外,还可出现高催乳素血症、头痛、视力障碍等。鞍区脑膜瘤与无功能垂体腺瘤往往较难鉴别。MRI 上 T$_1$加权显像显示脑膜瘤为均一密度,比垂体组织密度低,增强扫描可显示明显强化。CT 可示硬脑膜钙化。

7.神经胶质瘤

神经胶质瘤来源于视交叉或视束,常常波及视神经,导致失明。肿瘤主要发生于儿童,80%在 10 岁以下。成人发病者肿瘤的侵袭性更强,约 1/3 伴有神经纤维瘤病。肿瘤可产生局部占位效应,包括视力障碍、间脑综合征、中枢性尿崩症、脑积水等。鞍内起源者罕见,但可引起高催乳素血症,应与催乳素瘤相鉴别。

8.鞍旁动脉瘤

患者可表现为眼痛、频发头痛、突发脑神经麻痹等。由于鞍旁动脉瘤破裂出血可导致严重后果,故术前诊断尤为重要,垂体瘤患者应仔细排查有无鞍旁动脉瘤。诊断有赖于 MRI 和血管造影。

9.下丘脑错构瘤

下丘脑错构瘤为神经元和神经胶质细胞非新生物样过度生长,可来源于星形胶质细胞、少突胶质细胞或分化不一的神经元。肿瘤可分泌下丘脑激素,包括生长激素释放激素、促肾上腺皮质激素释放激素等,引起儿童性早熟、痴笑样癫痫、精神性运动迟缓、生长异常或肢端肥大症等。MRI 对错构瘤诊断价值有限。

10.垂体转移癌

垂体肿瘤有时来源于其他部位肿瘤转移,常见的原发肿瘤包括乳腺癌、肺癌、胃肠道肿瘤等。垂体转移瘤约半数来源于乳腺癌。由于影像学较难区别垂体转移癌和垂体瘤,确诊需要术后病理检查。

五、治疗

垂体瘤的治疗目标是缓解局部压迫、维持正常垂体激素水平、保护正常垂体细胞功能、防止腺瘤复发。目前垂体瘤的治疗方法包括手术、放疗和药物治疗。应根据肿物性质、大小、局部压迫等情况综合判断选择合适的治疗方案。

(一)手术治疗

除催乳素瘤外,手术治疗通常是垂体瘤的首选治疗方式。手术治疗的目标是降低过度分泌的激素水平、去除肿物对周围组织结构的压迫、预防肿瘤进一步增大;同时,应尽可能保护残余垂体内分泌功能。

(二)放射治疗

单用放射治疗很少能使肿瘤完全缓解,因此很少作为垂体肿瘤的首选治疗方式,主要作为手术及药物治疗的辅助治疗。主要指征包括顽固性激素过度分泌、垂体肿瘤切除不全、有手术禁忌或术后肿瘤复发可能性大者。复发的皮质醇增多症较适合放疗,尤其是年轻患者。而催乳素瘤一般药物治疗有效,很少使用放疗。放疗的起效时间一般较长,有时需数年,立体定位技术的使用已大大缩短这一时间。立体定向放射是利用外部电离辐射束和立体定位系统,用高能放射线损伤或摧毁靶区域从而达到治疗目的,主要包括伽马刀、直线加速器和高能质子束。其中,伽马刀立体定向放射治疗最为常用。放疗的短期并发症主要包括一过性恶心、乏力、头痛、脱发等。50%~70%的患者后期可发生腺垂体功能减退,垂体后叶功能受损少见。放疗后应终身随访并进行垂体前叶激素水平测定。

(三)药物治疗

根据垂体肿瘤类型选用不同的药物治疗。多巴胺受体激动剂作为催乳素瘤的主要治疗方法,可使催乳素水平迅速下降,并可缩小肿瘤体积。它还可用于肢端肥大症的治疗。常用多巴胺受体激动剂有溴隐亭、卡麦角林等。生长抑素类似物可抑制多种激素分泌,如生长激素和促甲状腺激素等,目前已被用于治疗肢端肥大症和促甲状腺激素分泌型肿瘤。另外,生长激素受体拮抗剂可阻断生长激素生物学作用,也可用于肢端肥大症的治疗。抑制类固醇生物合成的药物可用于皮质醇增多症的辅助治疗,如酮康唑、甲吡酮、米托坦等。米非司酮可拮抗皮质醇作用,也可用于皮质醇增多症的治疗。促肾上腺皮质激素瘤和无功能腺瘤一般对药物治疗无效,应选择手术和/或放疗。

六、预后

由于多数垂体瘤是良性肿瘤,生长缓慢。早期治疗可缩小肿瘤体积,缓解占位效应,并使激素水平得到恢复。患者常需终身随访及治疗。垂体瘤手术前视力受损严重者,术后恢复的可能性较小。无功能腺瘤的临床转归一般较好。垂体癌预后不佳。

(王清梅)

第四章　甲状腺疾病

第一节　甲状腺炎

一、急性化脓性甲状腺炎

(一)定义

急性化脓性甲状腺炎(acute suppurative thyroiditis,AST)是甲状腺非特异性感染性疾病,是细菌或真菌经血液循环、淋巴道或邻近化脓病变蔓延侵犯甲状腺引起急性化脓性炎症,其中以邻近化脓性病灶蔓延最多见。

(二)病因

甲状腺本身因位置的特殊性及丰富的血供、组织内高浓度的碘等因素对感染有明显的抵抗力,但是一些情况下,也会发生感染。大部分病例来源于上呼吸道、口腔或颈部软组织化脓性感染的直接扩散,如急性咽炎、化脓性扁桃体炎等。少数病例继发于败血症或颈部开放性创伤。营养不良的婴儿、糖尿病患者、体质虚弱的老人或免疫缺陷患者为好发人群。

感染好发于甲状腺左叶,常见于结节性甲状腺肿,也可以发生在正常的腺体。引起急性甲状腺炎的常见细菌有链球菌、葡萄球菌、肺炎球菌、沙门菌、类杆菌、巴斯德菌、结核菌等。而免疫功能受损的患者,如恶性肿瘤、AIDS以及接受放疗的患者发生真菌感染的概率较大,常见菌种如粗球孢子菌、曲霉菌、白念珠菌、诺卡菌等。病原菌可经血液、淋巴管、邻近组织器官感染蔓延或医源性途径如穿刺操作进入甲状腺。

(三)病理

起病前已有结节性甲状腺肿者易产生脓肿,如甲状腺本来正常者,广泛化脓多见。脓液可浸润颈部深层组织,甚至进入纵隔,破入气管、食管。典型的急性甲状腺炎的组织学变化为甲状腺内大量中性粒细胞浸润、组织坏死;甲状腺滤泡破坏,血管扩张充血,有时可见细菌菌落。炎症后期恢复阶段有大量纤维组织增生。

(四)临床表现

一般急性起病,具有化脓性感染的共同特征。甲状腺肿大、疼痛,局部发热、触痛,常为一侧肿大,质地较硬。因甲状腺有包膜,即便有脓肿形成,局部波动感可不明显。有时伴耳、下颌或头枕部放射痛。早期颈前区皮肤红肿不明显,触痛显著。可有声嘶、呼吸不畅、吞咽困难,头后仰或吞咽时出现"喉痛"。通常无甲亢和甲减的症状和体征。可有畏寒、寒战、发热、心动过速等全身症状。

(五)实验室检查

1.一般检查

外周血提示白细胞计数升高、伴核左移,血培养可阳性,血沉增快。

2.甲状腺相关检查

甲状腺摄碘率、甲状腺功能正常;甲状腺核素扫描可见局部放射性低减区;细针穿刺细胞学检查可吸出脓液,镜检可见大量脓细胞、坏死细胞及组织碎片。

3.其他检查

B超显示甲状腺肿大,有大小不等的低回声、无回声区,或大面积液性暗区(图4-1);颈部X线片提示左侧软组织包块;食管钡餐有助于发现来源于梨状窝的瘘管(图4-2)。CT扫描可评价邻近组织及感染向其他间隙蔓延的情况。

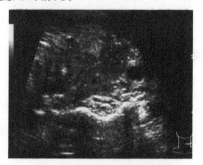

图4-1　急性化脓性甲状腺炎

超声显示低回声区,提示甲状腺内存在一脓肿

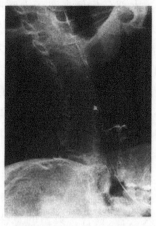

图4-2　食管吞钡显示梨状隐窝瘘管(侧位)

(六)诊断与鉴别诊断

1.诊断

对急性起病,颈前区疼痛肿块患者应考虑急性甲状腺炎的可能性,结合临床表现、实验室检查进行诊断与鉴别诊断(图4-3)。诊断依据:①全身败血症症状,白细胞及中性粒细胞总数增

高。②原有颈部化脓性感染,之后出现甲状腺肿大、疼痛。③B超引导下行细针穿刺细胞学检查及脓液培养可进一步明确诊断。

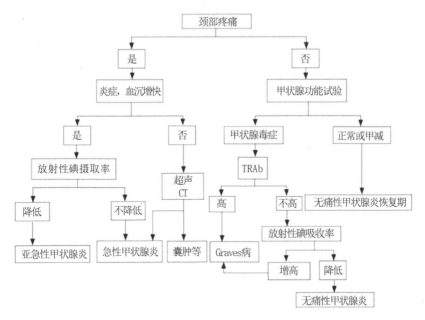

图 4-3 甲状腺炎诊断流程图

2.鉴别诊断

(1)亚急性甲状腺炎。鉴别要点:①亚甲炎甲状腺疼痛较轻,血沉明显升高,白细胞正常或轻度升高,甲状腺功能早期可升高。②亚甲炎甲状腺摄碘率降低,急性甲状腺炎摄碘率正常。若诊断有困难,可结合甲状腺细针穿刺活检。

(2)甲状腺肿瘤:应注意与甲状腺腺瘤、囊肿、甲状腺癌急性出血等情况相鉴别。迅速增长的未分化甲状腺癌也可出现颈前区疼痛、触痛等症状,但一般患者年龄较大,甲状腺穿刺液细菌培养阴性,抗生素治疗无效,甲状腺活检可明确诊断。

(七)治疗

一般对症处理包括卧床休息、补液、退热等。甲状腺局部处理原则为早期冷敷,晚期热敷。根据药敏结果,予以有效的抗生素、抗真菌药物抗感染治疗。必要时行外科探查和切开引流,清除炎性坏死甲状腺组织防止感染进一步扩散。

(八)预后

绝大多数患者经合理有效的抗感染治疗,预后良好,无后遗症。少数患者形成慢性甲状腺脓肿。若未治疗或治疗不彻底,甲状腺脓肿向周围组织穿破可形成严重并发症,如纵隔脓肿或气管/食管瘘,严重者脓肿可压迫气管导致窒息。

二、亚急性甲状腺炎

(一)定义

亚急性甲状腺炎(简称亚甲炎)由 De Quervain 于 1940 年首先描述,又称de Quervain甲状腺炎、巨细胞性甲状腺炎、肉芽肿性甲状腺炎,是一种可自行恢复的甲状腺非细菌感染性疾病,多认为是病毒(包括流感病毒、柯萨奇病毒、腮腺炎病毒等)感染后引起的变态反应,以短暂疼痛的破坏性甲状腺组织损伤伴全身炎性反应为特征,是最常见的甲状腺疼痛性疾病。放射性痛和转移性痛为其特征,伴有甲状腺功能亢进症状、促甲状腺素水平降低、甲状腺摄碘率降低和红细胞沉降率升高等。

(二)流行病学

临床发病率约为 4.9/10 万,占甲状腺疾病的 0.5%~6.2%。男女发病比例为 1:(3~6),30~50 岁女性发病率最高。

(三)病因

亚甲炎的病因尚不明确,多由病毒感染或病毒感染后变态反应引发。研究表明,多种病毒如柯萨奇病毒、腮腺炎病毒、流感病毒、腺病毒感染与本病有关,患者血液中常可检出这些病毒的抗体。而甲状腺组织切片中很少找到病毒包涵体或培养出病毒,因此甲状腺本身的病变可能不是病毒直接侵袭所致。该病也可发生于非病毒感染(如 Q 热或疟疾等)之后。遗传因素可能参与发病,有与人白细胞抗原(HLA)B35 相关的报道。疾病活动期,患者血清中可检测到多种甲状腺自身抗体,可能继发于甲状腺滤泡破坏后的抗原释放。为非特异性表现,因此亚甲炎不是一种自身免疫性疾病。偶有报道用干扰素治疗丙型肝炎可引起亚甲炎。

(四)临床表现

(1)该病有季节发病趋势,不同地理区域有发病聚集倾向。起病形式及病情程度不一。

(2)常在病毒感染后 1~3 周发病,半数患者有近期上呼吸道感染病史。体温不同程度升高,起病 3~4 天达高峰。可伴有肌肉疼痛、咽痛等,颈部淋巴结可肿大。

(3)甲状腺区特征性疼痛及肿大逐渐或突然发生,放射性痛及转移性疼痛为其特征性表现。转颈、吞咽动作可加重,常放射至同侧耳、咽喉、下颌、颏、枕、胸背部等处。疼痛为迁移性,初始可表现为一叶疼痛,继而扩展或转移至另一叶。亦有少数患者首先表现为孤立无痛性硬结节或声音嘶哑。甲状腺弥漫或不对称性轻、中度增大,伴或不伴结节,质地较硬,触痛明显,无震颤及血管杂音。病变局部无红、热等类似于急性化脓性甲状腺炎的表现。

(4)与甲状腺功能变化相关的临床表现。①初期(甲状腺毒症阶段):历时 3~8 周;50%~75% 的患者出现甲状腺毒症的临床表现,但容易被甲状腺疼痛或触痛所掩盖;无突眼及胫骨前黏液性水肿。偶有报道本病患者表现为低钾性麻痹,因而误诊为甲状腺功能亢进症,其同样为细胞外钾向细胞内转移所致。②中期(甲状腺功能减退阶段):约 25% 的患者在甲状腺激素合成功能尚未恢复之前进入此阶段,出现水肿、怕冷、便秘等症状,历时数月。③后期(甲状腺功能恢复阶段):多数患者短时间(数周至数月)恢复正常功能。在甲状腺毒症向甲减转变过程中,可能检测到 TSH 和 fT_4 同时降低的情况,因而可能误诊为中枢性甲减。

(五)辅助检查

1.血细胞沉降率(ESR)

病程早期显著增快,可达 100 mm/h 以上;>50 mm/h 时是对本病的有力支持,但 ESR 不增快也不能除外本病。

2.甲状腺功能

血清中 TT_3、TT_4 增高,与甲状腺摄碘率降低呈双向分离是其特点,可与甲亢鉴别。随着甲状腺滤泡上皮细胞破坏加重,储存激素殆尽,可出现一过性甲减。当炎性反应消退,甲状腺滤泡上皮细胞恢复,甲状腺激素水平及甲状腺摄碘率逐渐恢复正常。

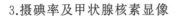

3.摄碘率及甲状腺核素显像

早期甲状腺对碘无摄取或摄取低下,24小时摄碘率小于5%。甲状腺显像受炎性反应严重程度影响,当炎性反应累及整个甲状腺时,表现为整个颈部放射性本底明显增高,甲状腺模糊、轮廓不清。当病变只累及甲状腺某一部位时,甲状腺显影可见局部呈放射性稀疏、缺损区。

4.甲状腺超声检查

灵敏度较高,但特异性较差。病初因甲状腺滤泡水肿、破坏,超声检查可见片状规则低回声区,病灶以中心部位最低,边界模糊不清,后方回声稍增强,所有回声减低部位均有明显压痛。在恢复期由于淋巴细胞和浆细胞的浸润及一定程度纤维化性增生,超声可见甲状腺内不均匀回声增强并伴有小片状低回声区或伴轻微血运增加的等回声区。彩色多普勒血流显像(CDFI)检查发现异常回声周边有较丰富的血流信号,而内部血流信号较少,甲状腺上动脉流速增高不明显。与之不同,肿瘤则表现为异常回声区内部血流信号丰富,边缘缺乏。

5.甲状腺针吸细胞学检查(FNAC)

以滤泡细胞破坏为特征,可见分叶细胞、单核细胞、多核巨细胞浸润,微脓肿形成和纤维化。病程晚期往往见不到典型表现,纤维化病变明显时也可出现"干抽"现象。FNAC不作为诊断本病的常规检查,当诊断困难或合并其他甲状腺疾病时可考虑应用。

6.其他

该病导致甲状腺滤泡细胞破坏及甲状腺球蛋白(TG)水解,致使血清TG水平明显增高,与甲状腺破坏程度一致,且恢复很慢。C-反应蛋白可增高。少数患者轻度贫血,血小板升高,早期白细胞可增高。甲状腺球蛋白抗体(TGAb)、甲状腺过氧化物酶抗体(TPOAb)阴性或水平很低。在疾病后期甚至恢复后,TGAb、TPOAb可一过性升高,但并不导致持续自身免疫反应。CT与MRI可发现甲状腺肿大、结节,增强后组织呈不均匀改变,但灵敏度较低,主要用于排除其他疾病,不作为常规检查项目。

(六)诊断

依据病史、症状、体征和实验室检查,一般诊断多无困难,但不典型病例常易误诊,国内报道误诊率为12%~48%。

(1)甲状腺肿大、疼痛、质硬、触痛,常伴上呼吸道感染的症状和体征(发热、乏力、食欲缺乏、颈淋巴结肿大等)。

(2)血沉增快。

(3)甲状腺摄碘率受抑制。

(4)一过性甲状腺毒症。

(5)血清TGAb和/或TPOAb阴性或低滴度。

(6)FNAC或活组织检查可见多核巨细胞或肉芽肿改变。

符合上述4项即可诊断亚甲炎。对于临床表现不典型者,应进行FNAC以明确诊断,尤其病变局限于单个结节或者单个侧叶者。有淋巴瘤或未分化癌误诊为亚甲炎的病例报道。

(七)鉴别诊断

除急性化脓性甲状腺炎和结节性甲状腺肿出血以外,诊断该病时还需与以下疾病鉴别。

1.桥本甲状腺炎

少数病例可以有甲状腺疼痛、触痛,活动期ESR可轻度升高,并可出现短暂性甲状腺毒症和摄碘率降低,但该病无全身症状。既往患有甲状腺肿或自身免疫性甲状腺病、具有高滴度

TG-Ab和/或TPO-Ab有助于疼痛性桥本甲状腺炎的诊断。两病可合并存在,FNAC可明确诊断。

2.甲状腺癌

快速生长可出现局部疼痛,但无全身中毒症状,甲状腺质硬、表面不光滑,活动度差,可出现区域淋巴结肿大,FNAC可见肿瘤细胞。

(八)治疗

1.早期治疗

早期治疗以减轻炎性反应及缓解疼痛为目的。轻症可用阿司匹林(1~3 g/d,分次口服)、非甾体抗炎药(如吲哚美辛75~150 mg/d,分次口服)等。

2.急性期

急性期首选肾上腺皮质激素类药物,初始剂量:泼尼松30~40 mg/d,维持1~2周,根据症状、体征及血沉的变化缓慢减少剂量,总疗程6~8周。过快减量、过早停药可使病情反复,根据红细胞沉降率调整激素用量,当红细胞沉降率下降或恢复正常时,泼尼松开始减量。

糖皮质激素使用注意事项如下。

(1)糖皮质激素虽适用于疼痛剧烈、体温持续显著升高、水杨酸或其他非甾体抗炎药物治疗无效者,可缓解疼痛(24~48小时),但是并不能在早期或晚期防止甲状腺功能异常。

(2)有报道以甲状腺摄碘率恢复正常作为糖皮质激素停药指征的观察组较以血沉降至正常作为停用指征的对照组复发率低。文献报道霍奇金淋巴瘤误诊为亚甲炎的患者应用激素后疼痛症状也可得到缓解,因此需警惕。

(3)部分患者对糖皮质激素治疗的反应不敏感,需考虑以下处理:①加用非甾体抗炎药;②反复发作者宜增加糖皮质激素原有剂量;③超声检查,必要时行FNAC和CT检查,除外其他甲状腺疾病如甲状腺癌或脓肿。

3.甲状腺毒症明显者

甲状腺毒症明显者,可以使用β受体阻滞剂。病程中当甲状腺滤泡组织遭受破坏后,释放大量甲状腺素,可出现一过性“甲状腺功能亢进期”,可不处理或给予小剂量普萘洛尔,不用抗甲状腺功能亢进药物,症状缓解即停药,一般2~3周症状消失。甲状腺激素可应用于甲减症状明显、持续时间久者;由于TSH降低不利于甲状腺细胞恢复,故宜短期、小剂量使用,而大量应用甲状腺激素可能过度抑制TSH,永久性甲减需长期替代治疗。

(九)预后

亚甲炎常在几周或几个月内自行缓解,整个病程为6~12个月。复发者罕见(2%~4%)。5%~10%的患者发生永久甲减,需终身替代治疗。文献报道超声检查所测低回声区体积并不能预测持续性甲减的发生。少数患者在本病之后又发生了Graves病。

三、慢性淋巴细胞性甲状腺炎

(一)定义与流行病学

慢性淋巴细胞性甲状腺炎(chronic lymphocytic thyroiditis,CLT)又称自身免疫性甲状腺炎,是一种以自身甲状腺组织为抗原的慢性炎症性自身免疫性疾病。包括两种类型:一为甲状腺肿型,即桥本甲状腺炎(Hashimoto thyroiditis,HT);另一为甲状腺萎缩型,即萎缩性甲状腺炎(atrophic thyroiditis,AT);临床上以HT常见。近年来CLT发病有增多趋势,在人群中的发病

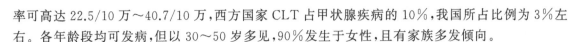

率可高达 22.5/10 万～40.7/10 万,西方国家 CLT 占甲状腺疾病的 10%,我国所占比例为 3% 左右。各年龄段均可发病,但以 30～50 岁多见,90% 发生于女性,且有家族多发倾向。

(二)病因与发病机制

病因目前尚不清楚,一般认为本病的发病是由多方面因素引起的。

1.遗传因素

CLT 具有一定的遗传倾向,10%～15% 的 CLT 患者有家族史,目前肯定的遗传易感基因包括人类白细胞抗原(HLA)和细胞毒性 T 淋巴细胞相关抗原-4(CTLA-4)。

2.自身免疫因素

本病是公认的器官特异性自身免疫性疾病,特征是存在甲状腺过氧化物酶抗体(TPOAb)和甲状腺球蛋白抗体(TGAb)。TPOAb 通过抗体介导的细胞毒(ADCC)作用和补体介导的细胞毒作用影响甲状腺激素的合成。CLT 患者中 TGAb IgG 亚群的分布以 IgG1、IgG2、IgG4 为主,高滴度 IgG1、IgG2 的存在提示由亚临床甲减发展至临床甲减的可能。TSH 受体刺激阻断性抗体(TSBAb)占据 TSH 受体,亦是甲状腺萎缩和功能低下的原因。

3.环境因素

(1)高碘:长期摄入高碘可导致甲状腺球蛋白的碘化增加,致使其抗原性增加而诱发免疫反应。

(2)硒缺乏:硒在甲状腺抗氧化系统和免疫系统,以及甲状腺激素的合成、活化、代谢过程中发挥重要的作用,硒缺乏可降低谷胱甘肽过氧化物酶的活性,导致过氧化氢浓度升高而诱发炎症反应。

(3)感染:感染可诱导自身抗原表达。受感染的病毒或细菌又因含有同甲状腺抗原类似的氨基酸序列,可通过"分子模拟"激活特异性 CD_4^+ T 淋巴细胞,该细胞促使 CD_8^+ T 淋巴细胞以及 B 淋巴细胞浸润甲状腺,CD_8^+ T 细胞可直接杀伤甲状腺细胞,B 细胞则产生抗甲状腺抗体导致甲状腺细胞的破坏。

(4)其他:应用胺碘酮、IFN-α 治疗、锂盐、吸烟等都与本病的发展有关。

4.凋亡

也有研究表明,CLT 甲状腺细胞的破坏可能是浸润淋巴细胞局部释放的细胞因子所诱导的 Fas 死亡路径分子的不恰当表达和凋亡调控蛋白 Bcl-2 下调所致细胞凋亡的结果。

(三)病理

CLT 腺体呈弥漫性肿大,色白或灰白,质地较硬韧,表面不平可稍呈结节状或可见一个至多个结节,切面均匀可呈分叶状。镜检可分为:①淋巴细胞型,滤泡上皮细胞多形性,有中至大量的淋巴细胞浸润。②嗜酸性粒细胞型,较多的胞质丰富而红染的嗜酸性粒细胞及大量淋巴细胞浸润。③纤维型,显著的纤维化和浆细胞浸润。

(四)临床表现

本病的临床表现多种多样,可以甲状腺功能正常,也可表现为甲状腺功能减退、甲状腺功能亢进、颈痛和发热类似亚急性甲状腺炎症表现、有临床表现但甲状腺功能正常的假性甲状腺功能亢进或假性甲状腺功能减退、亚临床甲状腺功能减退、甲状腺弥漫性肿大、结节性肿大或只见甲状腺单个结节等多种类型。

1.病史及症状

多见于 30～50 岁女性,起病隐匿,发展缓慢病程较长,主要表现为甲状腺肿大,多数为弥漫性,少数可为局限性,部分以颜面、四肢肿胀感起病。

2.体格检查

甲状腺呈弥漫性或局限性肿大,质较硬但不坚、且伴有韧感,边界清楚,无触痛,表面光滑,部分甲状腺可呈结节状,颈部淋巴结不肿大,部分可有四肢黏液性水肿。

(1)典型病例的临床表现:①发展缓慢,病程较长,早期可无症状,当出现甲状腺肿时,病程平均已达 2~4 年。②常见症状为全身乏力,许多患者没有咽喉部不适感,10%~20%的患者有局部压迫感或甲状腺区的隐痛,偶尔有轻压痛。③甲状腺多为双侧对称性、弥漫性肿大,峡部及锥状叶常同时增大,也可单侧性肿大。甲状腺往往随病程发展而逐渐增大,但很少压迫颈部出现呼吸和吞咽困难。触诊时,甲状腺质地坚韧,表面可光滑或细砂粒状,也可呈大小不等的结节状,一般与周围组织无粘连,吞咽运动时可上下移动。④颈部淋巴结一般不肿大,少数病例也可伴颈部淋巴结肿大,但质软。

(2)不典型表现:值得注意的是,CLT 的临床表现往往并不典型,或与其他甲状腺疾病或自身免疫性疾病合并存在,主要的不典型表现有以下几点。①桥本甲亢:即 Graves 病和 CLT 合并存在,也可相互转化,患者可有甲亢的临床表现,高滴度 TGAb 和 TPOAb,可有 TSH 受体抗体(TSAb)阳性,甲状腺的^{131}I 吸收率增高,并且不受 T_3 所抑制,病理学同时有 Graves 病和 CLT 特征性改变。②突眼型:以浸润性突眼为主,可伴有甲状腺肿。甲状腺功能正常,TGAb、TPOAb 阳性,部分患者可测到 TSAb 及致突眼免疫球蛋白。③类亚急性甲状腺炎型:临床表现类似亚急性甲状腺炎,起病急,甲状腺增大伴疼痛,^{131}I 吸收率测定正常,T_3、T_4 正常,TGAb、TPOAb 高滴度阳性。④青少年型:CLT 约占青少年甲状腺肿大的 40%。青少年型 CLT 的甲状腺功能正常,TGAb、TPOAb 滴度较低,临床诊断比较困难。有部分患者甲状腺肿大较缓慢,称青少年增生型。甲状腺组织内缺乏嗜酸性粒细胞,往往无全身及其他局部症状,出现甲减的患者可影响生长发育。⑤伴发甲状腺肿瘤型:CLT 多伴发甲状腺癌,甚至为甲状腺癌的前兆,常表现为孤立性结节、质硬,TGAb、TPOAb 滴度较高,结节可能部分为甲状腺瘤或甲状腺癌,周围部分为 CLT。故临床遇到下列情况时,应考虑合并肿瘤的可能,进行 FNAC 或切除活检:甲状腺痛明显,甲状腺素治疗无效;甲状腺素治疗后腺体不缩小反而增大;甲状腺肿大伴颈部淋巴结肿大且有压迫症状;腺体内有单个冷结节,不对称,质硬。⑥纤维化型(萎缩型):病程较长的患者,可出现甲状腺广泛或部分纤维化,表现为甲状腺萎缩,质地坚硬,TGAb 和 TPOAb 可因甲状腺破坏、纤维化而不高,甲状腺功能亦减退,组织切片显示与 CLT 相同。常误诊为原发性甲减或甲状腺癌,是导致成年人黏液性水肿的主要原因之一。⑦伴发其他自身免疫性疾病:表现为多发性自身免疫性疾病,如 CLT 伴白癜风、艾迪生病、糖尿病、恶性贫血、斑秃(图 4-4)、特发性甲状旁腺功能低下、重症肌无力、系统性红斑狼疮等疾病,也有人称"自身免疫性多腺体衰竭综合征"或"多肉芽肿衰竭综合征"。如多发性内分泌腺瘤综合征 II 型(艾迪生病、AITD、1 型糖尿病、性腺功能减退症)的表现之一。⑧桥本脑病:严重而罕见,临床表现可为血管炎型和弥漫性进展型。血管炎型,以脑卒中样发作反复出现为特征;弥漫性进展型,可出现意识障碍、精神错乱、嗜睡或昏迷。脑脊液检查异常,表现为蛋白含量升高,单核细胞增多。甲状腺抗体阳性,尤其是 TPOAb 滴度高。甲状腺激素水平一般正常或偏低。脑电图可出现异常。本病治疗以皮质激素效果好,甲状腺素也有较好的疗效。

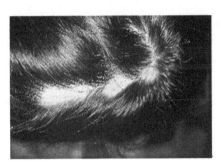

图 4-4　桥本甲状腺炎合并斑秃

(五)辅助检查

1.实验室检查

(1)早期甲状腺功能可正常,桥本甲亢者甲状腺功能轻度升高,随着病程进展,T_3、T_4 可下降,TSH 升高,TPOAb、TGAb 阳性,二者(放射免疫双抗体测定法)大于 50% 有诊断意义,但自身抗体阴性不能否定 CLT 的诊断。

(2)过氯酸钾排泌试验约 60% 阳性。

(3)血清丙种球蛋白增高,清蛋白下降。

2.病理检查

FNAC 或病理切片,可见淋巴细胞和浆细胞,甲状腺滤泡上皮细胞可表现增生、缩小、萎缩、结构破坏及间质纤维组织增生等不同改变。有时 HE 切片难以区别良、恶性,需采用免疫组化法染色进行鉴别。FNAC 创伤小,不易造成穿刺道癌细胞脱落转移及容易被医师和患者接受的优点,是美国《甲状腺结节和分化型甲状腺癌诊治指南》中 A 级推荐方法,认为是最准确、最有效的方法,结果可分为良性、恶性、可疑恶性和不能诊断 4 种,对甲状腺疾病的敏感性达 86%,精确率 75%,但也存在一定的假阴性率,特别是对于甲状腺滤泡性疾病不能诊断。另外,细针穿刺细胞学检查必须具有以下三个条件:①样本的量足够;②由经验丰富的细胞学家读片;③穿刺到所指定的病变部位,否则常可误诊或漏诊。

3.影像学检查

(1)甲状腺超声:峡部增厚,弥漫性低回声内出现短线状强回声并形成分隔状或网格状改变,对本病诊断具有较高的特异性。

(2)甲状腺放射性核素显像:表现为显影密度不均,呈不规则的稀疏与浓集区,边界不清或为"冷"结节。

(3)甲状腺摄碘率:此病后期甲状腺摄^{131}I 率逐渐降低,出现明显甲减表现。

(4)CT 和 MRI 检查:除可了解甲状腺本身的情况外,还可明确其与周围组织的关系。CT 扫描表现为甲状腺两叶对称性弥漫性增大或一叶腺体增大更为明显,密度均匀,明显减低,接近软组织密度,无腺内更低密度结节影及钙化影,边界清楚,增强扫描呈均匀强化。

(六)诊断

目前对 CLT 的诊断标准尚未统一,应用最多的还是 1975 年 Fisher 提出的 5 项诊断指标:①甲状腺弥漫性肿大,质坚韧,表面不平或有结节。②TGAb、TPOAb 阳性。③血 TSH 升高(正常者 <10 ng/dL)。④甲状腺扫描有不规则浓聚或稀疏。⑤过氯酸钾排泌试验阳性。5 项中具有 2 项可拟诊,具有 4 项者叮确诊。这个标准在多数情况下是适用的,诊断正确率为 70%～90%。

一般在临床中只要具有典型 CLT 临床表现,血清 TGAb、TPOAb 阳性即可临床诊断为 CLT。但具有典型表现者较少,非典型病例常被误诊为甲状腺其他疾病,据统计手术治疗的 CLT 术前误诊率可达 75%～100%,因此对临床表现不典型者,需要有高滴度的抗甲状腺抗体测定方能诊断。对这些患者如查血清 TGAb、TPOAb 为阳性,应给予必要的影像学检查协诊,并给予甲状腺素诊断性治疗,必要时应以 FNAC 或冷冻切片组织学检查确诊。

(七)鉴别诊断

该病需与以下疾病相鉴别。

1.Riedel 甲状腺炎

Riedel 甲状腺炎又称慢性纤维性甲状腺炎,可有不同程度的甲状腺肿大,甲状腺结构破坏被大量纤维组织取代。病变常超出甲状腺,侵袭周围组织,产生压迫症状,如吞咽、呼吸困难、声嘶、喉鸣等。压迫症状与甲状腺肿大程度不成正比。T_3、T_4、TSH、^{131}I 摄取率大多正常。当病变侵犯甲状腺两叶时,T_3、T_4、TSH、^{131}I 摄取率低于正常。主要确诊依赖于病检。

2.弥漫性毒性甲状腺肿(Graves 病)

桥本甲亢与 Graves 病临床均可见代谢亢进等表现,桥本甲亢的临床症状较轻微,不伴或较少出现突眼和胫前黏液性水肿。桥本甲亢患者可检出高效价的 TGAb 和 TPOAb,T_3、T_4 轻度升高;Graves 病亦可出现 TGAb 和 TPOAb,但滴度较低,T_3、T_4 明显升高。放射性核素显像桥本甲亢时甲状腺显影密度不均,呈不规则的浓集和稀疏;Graves 病时甲状腺呈均匀的放射性浓集区。甲状腺摄碘率桥本甲亢时正常或增高,但可被 T_3 抑制;而 Graves 病患者的摄碘率明显增高,且不能被 T_3 抑制。

3.甲状腺癌

CLT 中甲状腺癌的发生率为 5%～17%,比普通人群高 3 倍。二者均可有甲状腺结节样改变,但甲状腺癌结节质硬、固定,肿大的甲状腺或甲状腺结节在近期内显著增大,压迫喉返神经、声音嘶哑是甲状腺癌的晚期特征。甲状腺癌核素显像显示局部改变,而 CLT 核素显像的改变呈弥漫性。

4.甲状腺恶性淋巴瘤

病理学家观察到几乎所有恶性淋巴瘤患者的甲状腺组织都存在不同程度的 HT 表现。也有认为重度慢性淋巴细胞性甲状腺炎可向恶性淋巴瘤转变。多数甲状腺恶性淋巴瘤的肿块增大迅速,颈淋巴结肿大,很快出现压迫症状,甲状腺扫描为冷结节,两者鉴别并不困难。然而 HT 合并恶性淋巴瘤,尤其是无肿块的甲状腺恶性淋巴瘤的区别较难,需做病理学检测。

(八)治疗

从临床经验看,半数以上 CLT 患者不需要治疗,部分患者需应用甲状腺激素替代治疗,只有少数情况需要外科处理。

1.内科治疗

(1)限碘:限制碘摄入量在安全范围(尿碘 100～200 μg/L)有助于阻止甲状腺自身免疫破坏进展。

(2)随诊观察:①甲状腺功能正常者;②合并亚临床甲减(仅有 TSH 升高),TSH<10 mU/L。

(3)甲状腺激素替代治疗:①合并亚临床甲减,TSH>10 mU/L;②合并临床甲减[TSH 升高且 T_3 和/或 T_4 降低]者。甲状腺激素替代治疗通常给予 L-T_4 50～100 μg/d,逐步增至 200～300 μg/d,直至腺体缩小,TSH 降至正常,然后逐步调整至维持量。

(4)合并甲亢者:一般不用抗甲状腺药物,为控制甲亢症状可用β受体阻滞剂(如普萘洛尔)治疗,个别甲亢症状不能控制者可适当应用小剂量抗甲状腺药物,但时间不宜太长,并根据甲状腺功能监测情况及时调整剂量或停药,以免导致严重甲减。

(5)甲状腺迅速肿大、伴局部疼痛或压迫症状时,可给予糖皮质激素治疗(泼尼龙 30 mg/d,分 3 次口服,症状缓解后逐渐减量,代之以 $L\text{-}T_4$ 口服)。

(6)细胞因子调节、基因治疗、补硒治疗等方法也为本病治疗展示了新的途径,但还未广泛应用于临床。

2.外科治疗

长期以来对 CLT 是否需要外科治疗一直存在争议。一种观点认为 CLT 是自身免疫性疾病,呈慢性经过,发展趋势是永久性甲减,任何不恰当的手术治疗都将加速甲减的进程,手术并不能从根本上治疗 CLT,因此主张首选药物治疗。另一种观点则认为切除部分甲状腺组织可降低免疫负荷,增加药物治疗效果,并取得病理诊断或早期发现并发癌,如果手术方式选择恰当,甲状腺功能减退发生率仅为 4.7%~9.7%,手术治疗安全可行。目前多数学者认为对 CLT 手术指征应适当放宽,特别是对年轻女性,但应合理选择手术方式,即遵循个体化治疗方案。

手术指征:①甲状腺肿大,压迫症状明显,如呼吸困难,给予甲状腺素治疗 2~3 个月无效(结节或甲状腺缩小不明显并有压迫症状);②增大的甲状腺影响美容;③甲状腺结节>2 cm,扫描为冷结节、质硬高度怀疑癌(结节迅速增大、单发实性结节、结节有钙化或针吸怀疑有癌细胞);④甲状腺疼痛明显,尤其是复发性疼痛,对症处理无效者;⑤并发甲亢反复发作,或并发重度甲亢者。

手术方式的选择应根据手术目的和冷冻切片检查结果确定,可遵循如下原则。

(1)单纯性 CLT,至少需完整保留一侧腺叶,或仅作峡部切除以缓解压迫症状。

(2)并发重度甲亢者,可做双侧甲状腺次全切除术。

(3)并发甲状腺腺瘤或结节性甲状腺肿者,需切除可见病灶,并尽量多保留甲状腺组织。

(4)CLT 并甲状腺癌的手术方式,既要考虑甲状腺癌的根治性原则,又要兼顾 CLT 的特殊性:①术前针吸细胞学检查或术中冷冻切片检查明确诊断并发甲状腺癌者,根据甲状腺癌的根治性原则选择手术方式。②术中冷冻切片排除并发甲状腺癌者,施行峡部和可疑结节切除术。③术中冷冻切片不能确诊或术中冷冻切片漏诊,术后石蜡切片确诊并发甲状腺癌者,根据甲状腺癌的根治性原则再手术。

(袁艳平)

第二节 甲状腺结节

一、概述

甲状腺结节是临床常见疾病。流行病学调查显示,在一般人群中采用触诊的方法,甲状腺结节的检出率为 3%~7%,采用高分辨率超声,其检出率可达 19%~67%。甲状腺结节在女性和老年人群中多见。虽然甲状腺结节的患病率很高,但仅有约 5%的甲状腺结节为恶性,因此甲状腺结节处理的重点在于良性与恶性的鉴别。

二、病因及分类

多种甲状腺疾病都可以表现为甲状腺结节,包括局灶性甲状腺炎症、甲状腺腺瘤、甲状腺囊肿、结节性甲状腺肿、甲状腺癌、甲状旁腺腺瘤或囊肿、甲状舌管囊肿等。此外,先天性一叶甲状腺发育不良而另一叶甲状腺增生,以及甲状腺手术后及放射性碘治疗后残留甲状腺组织的增生亦可以表现为甲状腺结节。

常见病因:①局灶性甲状腺炎。②多结节性甲状腺肿的显著部分。③甲状腺囊肿,甲状旁腺囊肿,甲状舌管囊肿。④一叶甲状腺发育不良。⑤术后残留甲状腺的增生或瘢痕形成。⑥放射性碘治疗后残留甲状腺组织的增生。⑦良性腺瘤:滤泡性、单纯型、胶样型(大滤泡型)、胎儿型(小滤泡型)、胚胎型(梁状型)、Hurther 细胞(嗜酸性粒细胞型);甲状旁腺腺瘤;其他少见类型如畸胎瘤、脂肪瘤、血管瘤等。⑧甲状腺恶性肿瘤:乳头状甲状腺癌、滤泡状甲状腺癌、甲状腺髓样癌、未分化甲状腺癌、转移癌、甲状腺肉瘤、甲状腺淋巴瘤。

三、诊断

甲状腺结节诊断的首要目的是确定结节为良性还是恶性,可以通过询问病史、物理检查、甲状腺细针穿刺细胞学检查及超声、扫描等确定诊断(图 4-5)。

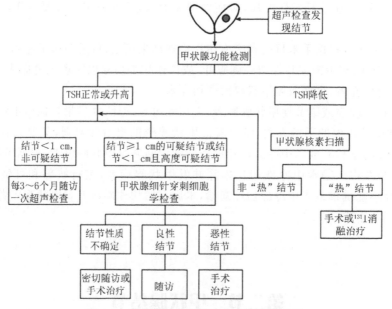

图 4-5 甲状腺结节的临床评估和处理流程

(一)病史及体格检查

目前已知的影响结节良恶性的因素包括年龄、性别、放射线照射史、家族史等。儿童及青少年甲状腺结节中恶性的比率明显高于成人。年龄>60 岁以上者恶性的比率增加,且未分化癌的比例明显增高。成年男性甲状腺结节的患病率较低,但恶性的比例高于女性。与甲状腺癌发生相关的最重要的危险因素为放射线暴露,既往有头颈部放射照射史及核素辐射史者,甲状腺结节和甲状腺癌的发生率明显增高。患者的家族史对甲状腺结节的判定也有一定的帮助,有甲状腺肿家族史和地方性甲状腺肿地区居住史者甲状腺肿的发生率较高。有甲状腺癌家族史及近期出现的甲状腺结节增长较快,或伴有声音嘶哑、吞咽困难和呼吸道梗阻者提示可能为恶性。

大多数甲状腺结节患者没有临床症状,仅表现为无痛性颈部包块,合并甲状腺功能异常时,可出现相应的临床表现,部分患者由于结节侵犯周围组织出现声音嘶哑、压迫感、呼吸/吞咽困难等压迫症状。甲状腺的肿块有时较小,不易触及,容易漏诊。检查时要求患者充分暴露颈部,仔细触诊。正常的甲状腺轮廓视诊不易发现,若看到甲状腺的外形常提示甲状腺肿大。触诊检查时要注意甲状腺的大小、质地、有无肿块及肿块的数目、部位、边界、活动度、肿块有无压痛及颈部有无肿大的淋巴结等,提示恶性病变的体征包括结节较硬,与周围组织粘连固定,局部淋巴结肿大等。

(二)实验室检查

甲状腺结节患者均应行甲状腺功能检测。血清促甲状腺激素(thyroid stimulating hormone,TSH)水平降低提示可能为自主功能性或高功能性甲状腺结节,需行甲状腺核素扫描进一步判断结节是否具有自主摄取功能,功能性或高功能性甲状腺结节中恶性的比例极低。甲状腺自身抗体阳性提示存在桥本甲状腺炎,但不排除同时伴有恶性疾病,因乳头状甲状腺癌和甲状腺淋巴瘤可与桥本甲状腺炎并存。甲状腺球蛋白(thyroglobulin,Tg)是甲状腺产生的特异性蛋白,由甲状腺滤泡上皮细胞分泌,多种甲状腺疾病可引起血清 Tg 水平升高,包括分化型甲状腺癌、甲状腺肿、甲状腺组织炎症或损伤、甲状腺功能亢进症等,因此血清 Tg 测定对甲状腺结节的良性与恶性鉴别没有帮助,临床主要用于分化型甲状腺癌手术及清甲治疗后的随访监测。分化型甲状腺癌行甲状腺全切及^{131}I 清甲治疗后,体内 Tg 很低或测不到,在随访过程中如果血清 Tg 升高提示肿瘤复发。降钙素由甲状腺滤泡旁细胞(C 细胞)分泌,降钙素升高是甲状腺髓样癌的特异性标志,如怀疑甲状腺髓样癌,应行血清降钙素测定。

(三)超声检查

高分辨率超声检查是评估甲状腺结节的首选方法,可以探及直径 2 mm 以上结节,已在甲状腺结节的诊断过程中广泛使用。颈部超声可确定甲状腺结节的大小、数量、位置、囊实性、形状及包膜是否完整、有无钙化、血供及与周围组织的关系等情况,同时可评估颈部有无肿大淋巴结以及淋巴结的大小、形态和结构特点,是区分甲状腺囊性或实性病变的最好无创方法。此外对甲状腺良恶性病变的鉴别也有一定价值。以下超声征象提示甲状腺癌的可能性大:①实性低回声结节;②结节内血供丰富;③结节形态和边缘不规则,"晕征"缺如;④微小钙化;⑤同时伴有颈部淋巴结超声影像异常,如淋巴结呈圆形、边界不规则、内部回声不均或有钙化、皮髓质分界不清、淋巴门消失等。在随访过程中超声检查还可以较客观地监测甲状腺结节大小的变化。较小而不能触及的结节可在超声引导下进行细针穿刺。甲状腺癌术后患者定期颈部超声检查可以帮助确定有无局部复发。

(四)甲状腺核素显像

适用于评估直径>1 cm 的甲状腺结节,根据对放射性核素的摄取情况,甲状腺结节可以分为"热"结节、"温"结节、"冷"结节。除极少数的滤泡状甲状腺癌外,绝大多数可自主摄取放射性核素的"热"结节均为良性病变。放射性核素的摄取与周围组织相似或略高于周围组织的"温"结节通常也为良性。甲状腺恶性肿瘤通常表现为放射性核素摄取极低的"冷"结节,但冷结节中只有不足 20%为恶性,80%以上为良性,如甲状腺囊性病变、局灶性甲状腺炎等都表现为"冷"结节。核素显像在甲状腺结节良恶性鉴别中的作用有限,一般临床考虑甲状腺结节为高功能者首选核素扫描,否则核素扫描不作为甲状腺结节的首选检查。

有些化学物质与癌组织的亲和力较高,经同位素标记后用于亲肿瘤甲状腺显像,如^{99m}锝-甲氧基异丁基异腈(^{99m}Tc-MIBI)、^{201}铊(^{201}Tl)、^{131}铯(^{131}Cs)等。虽然它们与恶性肿瘤的亲和力较高,扫描常呈阳性(即浓聚放射性物质),但并不是特异性的。有些代谢较活跃的组织(如自主功能性甲状腺腺瘤)或富含线粒体的组织(如桥本甲状腺炎的嗜酸性粒细胞)也可呈阳性。因此,对这些亲肿瘤现象的结果必须结合其他资料综合分析。

PET/CT显像是目前较为先进的核医学诊断技术,^{18}F-FDG是最重要的显像剂。PET显像能够反映甲状腺结节摄取和代谢葡萄糖的状态,但并非所有的甲状腺恶性结节都在^{18}F-FDG PET显像中表现为阳性,某些良性结节也会摄取^{18}F-FDG,因此单纯依靠^{18}F-FDG PET显像也不能准确鉴别甲状腺结节的良恶性。

(五)放射学诊断

CT和MRI作为甲状腺结节的诊断手段之一,可以显示结节与周围解剖结构的关系,明确病变的范围及其对邻近器官和组织的侵犯情况,如对气管、食管等有无压迫和破坏,颈部淋巴结有无转移等,但它们在评估甲状腺结节的良恶性方面并不优于超声。CT和MRI对微小病变的显示不及超声,但对胸骨后病变的显示较好。

(六)甲状腺细针抽吸细胞学检查

甲状腺细针抽吸细胞学检查(fine needle aspiration biopsy,FNAB)是甲状腺结节诊断过程中的首选检查方法,该方法简便、安全、结果可靠,对甲状腺结节的诊断及治疗有重要价值,被视为术前诊断甲状腺结节的"金标准",通常分为恶性、可疑恶性、不确定性及良性。甲状腺细针穿刺对甲状腺乳头状癌、甲状腺髓样癌和未分化甲状腺癌等具有可靠的诊断价值,由于甲状腺滤泡状癌和滤泡细胞腺瘤的区别为有无包膜和血管浸润,因此细胞学检查一般无法区分甲状腺滤泡状癌和滤泡状腺瘤。

凡直径>1 cm的甲状腺结节,均可考虑FNAB检查。直径<1 cm的甲状腺结节,如存在下述情况可考虑超声引导下细针穿刺:①超声提示结节有恶性征象;②伴颈部淋巴结超声影像异常;③童年期有颈部放射线照射史或辐射暴露史;④有甲状腺癌病史或家族史;⑤^{18}F-FDG PET显像阳性。

甲状腺粗针穿刺也可以获得组织标本供常规病理检查所用。如细胞学不能确定诊断且结节较大者可行粗针穿刺病理检查,但不足之处是创伤较大。

(七)分子生物学检测

经FNAB仍不能确定良恶性的甲状腺结节,对穿刺标本或外周血进行甲状腺癌的分子标志物检测,如BRAF突变、Ras突变、RET/PTC重排等,能够提高诊断准确率。BRAF基因突变和RET/PTC重排对甲状腺乳头状癌的诊断具有较好的特异性。RAS基因突变虽然对甲状腺乳头状癌和甲状腺滤泡状癌并非特异,但其同样具有临床意义。如细胞学检查为"滤泡性病变"同时伴RAS突变阳性,提示为滤泡变异型乳头状甲状腺癌或甲状腺腺瘤。RET基因突变与遗传性甲状腺髓样癌的发生有关。

四、治疗

甲状腺结节的临床评估和处理流程见图4-5。这里主要讨论良性甲状腺结节的治疗原则,甲状腺癌的治疗见后文。一般来说,良性甲状腺结节可以通过以下方式处理。

（一）随访观察

多数良性甲状腺结节仅需定期随访,无须特殊治疗,如果无变化可以长期随访观察。少数情况下可选择下述方法治疗。

（二）手术治疗

良性甲状腺结节一般不需手术治疗。手术治疗的适应证:①出现与结节明显相关的局部压迫症状。②合并甲状腺功能亢进,内科治疗无效。③结节位于胸骨后或纵隔内。④结节进行性生长,临床考虑有恶变倾向或合并甲状腺癌高危因素者。因外观或思想顾虑过重影响正常生活而强烈要求手术者,可作为手术的相对适应证。

（三）甲状腺激素抑制治疗

良性病变可直接行甲状腺激素抑制治疗,也可用于随访过程中结节增大者。TSH 抑制治疗的原理是,应用 $L-T_4$ 将血清 TSH 水平抑制到正常低限或低限以下,从而抑制和减弱 TSH 对甲状腺细胞的促生长作用,达到缩小甲状腺结节的目的。在抑制治疗过程中结节增大者停止治疗,直接手术或重新穿刺。抑制治疗 6 个月以上结节无变化者也停止治疗,仅随访观察。长期甲状腺激素抑制治疗可引发心脏不良反应(如心率增快、心房颤动、左心室增大、心肌收缩性增强、舒张功能受损等)和骨密度降低。男性和绝经前女性患者可在治疗起始阶段将 TSH 控制于 <0.1 mU/L,1 年后若结节缩小则甲状腺激素减量使用,将 TSH 控制在正常范围下限。绝经后女性治疗目标为将 TSH 控制于正常范围下限。在治疗前应权衡利弊,不建议常规使用 TSH 抑制疗法治疗良性甲状腺结节,老年、有心脏疾病及骨质疏松者使用甲状腺激素抑制治疗更应慎重。

（四）^{131}I 治疗

^{131}I 主要用于治疗有自主摄取功能并伴有甲状腺功能亢进症的良性甲状腺结节。妊娠期或哺乳期是 ^{131}I 治疗的绝对禁忌证。^{131}I 治疗后 2～3 月,有自主功能的结节可逐渐缩小,甲状腺体积平均减少 40%;伴有甲状腺功能亢进症者在结节缩小的同时,甲状腺功能亢进症症状、体征可逐渐改善,甲状腺功能指标可逐渐恢复正常。如 ^{131}I 治疗 6 个月后甲状腺功能亢进症仍未缓解、结节无缩小,应结合患者的临床表现和相关实验室检查结果,考虑再次给予 ^{131}I 治疗或采取其他治疗方法。^{131}I 治疗后,约 10% 的患者于 5 年内发生甲减,随时间延长甲减发生率逐渐增加。因此,建议治疗后每年至少检测一次甲状腺功能,如监测中发现甲减,要及时给予 $L-T_4$ 替代治疗。

（五）其他治疗

治疗良性甲状腺结节的其他方法还包括超声引导下经皮无水酒精注射、经皮激光消融术等。采用这些方法治疗前,必须先排除恶性结节的可能性。

（袁艳平）

第三节　甲状腺激素抵抗综合征

一、概念

甲状腺激素抵抗综合征又称甲状腺激素不应症或甲状腺激素不敏感症,它是由 Refetoff 于

1967 年首先报道。本病以家族性发病为多见,少数病例呈散发性。在本病中甲状腺激素本身的结构、转运和降解代谢及透过周围组织的能力均正常,循环中也无甲状腺激素的拮抗物存在。其病因可能是甲状腺激素作用位点异常,或甲状腺激素与受体结合后的某些作用环节有缺陷。甲状腺激素受体或受体后缺陷导致体内靶组织器官对甲状腺激素的反应性降低,从而产生一系列病理生理的变化。因此,本病属受体缺陷性疾病。迄今为止,国外已报道本症数百例。国内尚无正式报道。本病并非罕见,只是易与一些常见的甲状腺疾病相混淆,临床上常被误诊和漏诊。

二、临床表现和分型

本病以家族性发病者居多,散发性病例约占 1/3。发病年龄大都在儿童及青年,年龄最小者为新生儿。男女两性均可罹患。由于垂体和外周组织对甲状腺激素不反应的程度有很大差异,临床表现多种多样。典型表现包括甲状腺轻度肿大,身材矮小,智力发育落后,计算力差,骨骼发育延迟及点彩状骨骼,骨骼畸形,如翼状肩胛、脊柱畸形、鸽胸、鸟样面容、舟状颅及第四掌骨短等。尚有部分患者有先天性耳聋、少动、缄默、先天性鱼鳞癣、胱氨酸尿等。若发病年龄迟,则无听力障碍。若成年后起病,则无上述骨骼畸形。由于本病起病年龄不同,靶器官不反应程度各异,其临床表现有极大差别,个别患者表现不典型,以致无任何临床证据,只能依赖实验室生化检查才能做出诊断,此种情况被称化学性甲状腺激素抵抗综合征。目前有报道本病患者注意力不集中,多动症患病率增加。多数文献将该病分为 3 类,其中包括 5 种类型。

(一)全身性甲状腺激素抵抗综合征

垂体和周围组织皆受累,依病情又分为两型,即甲状腺功能正常型(简称代偿型)和甲状腺功能减退型(简称甲减型)。

1.代偿型

本型病情较轻,多数为家族性发病,少数为散发者。家系调查发现患者双亲非近亲结婚,属常染色体显性遗传;由于未观察到男性遗传给男性子代,故不能排除 X 伴性遗传的可能性。本型患者垂体和外周组织对甲状腺激素不敏感的程度较轻,甲状腺的功能被高浓度 T_3、T_4 代偿而维持正常的状态。本型的临床特征是血中甲状腺素浓度增高,而临床甲状腺功能表现正常,其智力正常,没有感觉神经性聋哑,无骨骺愈合延迟,有不同程度的甲状腺肿大和骨化中心的延迟。血清中 T_3、T_4、FT_3、FT_4 均增高,TS 基础值增高或正常。TSH 昼夜节律正常,对 TRH 反应正常或升高,但 TSH 分泌不受高浓度 T_3 或 T_4 所抑制。

2.甲减型

Refetoff 等 1967 年首次描述的家族性患者属本型,本型属常染色体隐性遗传。临床特征是血中甲状腺激素浓度显著性增高而伴有甲减表现。此种甲减与克汀病及黏液性水肿有区别,即代谢方面的临床表现不突出,可有智力发育落后,尤其对计算感到困难,尚有骨骼成熟的落后及点彩样骨骼,骨骼发育延迟。有时尚有一些无法解释的异常表现,如翼状肩胛、脊柱畸形、鸽胸、鸟样颜面、第四掌骨短及舟状颅等。此外,尚可有先天性聋哑、少动、缄默、眼球震颤。本型甲状腺肿大除基础代谢率正常外,其余的甲状腺功能实验均符合甲亢,其中包括血清蛋白结合碘、T_3、T_4、FT_3、FT_4 均显著升高,血清 TSH 可测到,TRH 兴奋试验后可使 TSH 分泌增加,外源性给予大量 T_3 后却不能抑制 TSH 的分泌,反而使 TSH 对 TRH 反应增强。

(二)选择性外周组织对甲状腺激素抵抗综合征

本病特征为仅外周组织受累,对甲状腺激素不敏感,而垂体不受累,对甲状腺激素反应正常。

临床表现可有甲状腺肿大,无神经性耳聋及骨骺愈合延迟,血甲状腺激素和 TSH 正常但伴临床甲状腺功能减退,给予较大剂量甲状腺激素治疗可使病情好转,此病常易误诊。

（三）选择性垂体对甲状腺激素抵抗综合征

本型特征为垂体受累,对甲状腺激素反应不敏感,而外周组织不受累,对甲状腺激素反应正常。临床表现为明显的甲亢伴血中 TSH 浓度增高,但无垂体 TSH 肿瘤的证据。根据 TSH 对 TRH 及 T_3、T_4 反应性不同分为以下两型。

1.自主型

本病患者临床表现和实验室生化检查均符合典型甲亢,但伴血清 TSH 升高,垂体分泌 TSH 对 TRH 无显著反应,给高浓度 T_3 或 T_4 轻微抑制 TSH 浓度,予地塞米松亦轻微降低 TSH 浓度,但无垂体肿瘤证据。临床表现为甲状腺肿大,甲亢表现,但无神经性耳聋、骨骺愈合延迟。

2.部分型

本型患者临床表现为实验室生化检查符合甲亢,且 TSH 升高,垂体分泌 TSH 对 TRH、T_3 有反应,但垂体对 TRH 兴奋反应部分地被 T_3、T_4 抑制。临床表现同自主型。

三、发病机制

甲状腺激素抵抗综合征的确切发病机制尚不十分清楚。Refetoff 最初提出三种可能的发病机制:①甲状腺激素与 TBG 结合过多,造成有效的甲状腺激素不足。②甲状腺激素分子结构异常。③甲状腺激素不能自由进入靶组织。早期的研究均不支持这些推断,所以推测其发病原因可能是受体方面的缺陷。

Oppenheimer 等首先证实了大鼠肝、肾细胞核中存在高亲和力、有限结合容量的 T_3 特异性受体,以后在多种动物和人的组织细胞中发现了核 T_3 受体。T_3 与核受体结合是产生效应的始动环节,受体被 T_3 占据的饱和度、受体的容量、受体的亲和力都与细胞效应密切相关。不同组织中甲状腺激素受体（TRS）的亲和常数 K_a 相近,而 TRS 数量差异很大,如人外周血淋巴细胞和皮肤成纤维细胞均是对甲状腺激素敏感的靶细胞,但它们的每个细胞的受体数量却不相同,分别为 $100\sim300$ 个和 $3\,000\sim5\,000$ 个。发育成熟的各种组织的 TRS 数量与该组织对甲状腺激素的反应性密切相关。本病的发病机制与 TRS 缺陷有关,其缺陷的表现形式有多种。研究证明该病患者外周血中淋巴细胞 TRS 对 T_3 的亲和力仅为正常人的 1/10,伴有 TRS 数量增加、结合容量增高。皮肤成纤维细胞的 TRS 缺陷表现为受体之间存在负协同效应,受体对激素的亲和力与饱和度呈函数关系,即随受体结合激素的增加,K_a 值降低。由此推测本病患者可能存在两种 TRS,其中异常的受体可抑制 T_3 核受体复合物与染色质 DNA 的合成。也有研究显示,患者淋巴细胞结合甲状腺素的 K_a 值正常,但结合容量相当低,提示家族性生化缺陷可能是 TRS 蛋白的轻度缺乏。还有一些研究发现,某些患者不存在淋巴细胞或成纤维细胞 TRS 的异常。但不能排除这些患者其他靶组织如垂体、肝、肾、心等存在 TRS 缺陷。另一种可能是缺陷不在受体水平,而在受体后水平。1986 年用分子生物学方法克隆出 TRS,此后有关 TRS 的研究进展十分迅速。

随着分子生物学技术的应用,对 TRS 基因结构的研究逐步深入,近几年来对本病的研究十分活跃。目前对它的认识已进入基因水平,初步揭示了其发病机制的分子缺陷及突变本质。在甲状腺激素抵抗综合征中 GRTH 病例最多,临床和实验室资料较完整,故对其受体基因的分析研究也较深入。此型患者受体基因改变仅出现在 TRβ 上,尚未发现有 TRα

基因异常。

大多数 GRTH 患者的遗传方式为常染色体显性遗传,基因分析发现是由于 TRβ 基因发生点突变所致,碱基替换多出现于 TRβ 的 B 结合区的中部及羟基端上,即外显子 6、7、8 上,导致受体与 β 亲和力减低。患者多为杂合子,说明一条等位基因的点突变即可引起甲状腺激素抵抗。少数 GRTH₁ 患者遗传方式是常染色体隐性遗传,基因分析发现为 TRβ 基因的大片缺失,出现在受体 DNA 结合区 T₃ 结合区上,患者均为纯合子,而仅有一条 TRβ 等位基因缺失的杂合子家族成员不发病。这些结果说明,在 GRTH 患者发病机制中最为重要的是点突变受体的显性抑制作用,而不是正常功能受体的数量减少。临床上患者的表现之所以复杂多样,可能是因为基因突变或缺失的多变性,导致了受体对 T₃ 亲和力或/和对 DNA 结合力各不相同及受体表达和功能状态有年龄相关性或/和组织特异性的缘故。

对 PRTH 患者的研究也发现了 13~33 基因的突变,点突变出现在外显子 8 上,但是否这些突变就是 PRTtt 的病因尚未确立。一些学者认为 PRTH 系选择性 TRβ 缺陷所致,因为 TRβ 仅分布于垂体及某些神经组织中。由于 TRβ 与胰岛来源于一个基因 33313,这种异常可能是由于 mRNA 转录后过程异常所致。PRTH 发病的另一种可能的原因是非受体因素,即垂体中使 T₄ 脱碘生成 T₃ 的特异 II 型 5′脱碘酶有缺陷。PerRTH 是由于 TRα₁ 异常或 TRα₂ 异体过度表达等多种原因所致。

甲状腺激素抵抗综合征起先被认为是各有特征性改变的,然而临床表现的多样性及 GRTH 与 PRTH 基因突变的相似,改变了这种观点。目前,认为本病可能是 TRα 基因表达的多方面失调所致。总之,尽管本病确切的病因尚未完全明了,但已肯定甲状腺激素抵抗综合征发生在受体分子水平上,是一种典型的受体病。

四、诊断和鉴别诊断

本病临床差异较大,表现复杂多样,因此诊断常较困难。对有甲状腺轻度肿大、甲状腺素水平增高、临床甲状腺功能正常或反之有甲减表现者均应疑及本病。如 T₃、T₄ 浓度增高,而 TSH 浓度正常或升高者,说明 T₃、T₄ 对 TSH 分泌的负反馈作用减弱或消失,此类患者须进行 TRH 兴奋试验,以提高本病诊断率。测定血清性激素结合球蛋白(SHBG)可作为靶器官对甲状腺激素敏感性的一项体外试验,因为本病 SHBG 是正常的,而甲亢患者的 SHBG 是升高的。如患者有明显家族发病倾向,甲状腺轻度肿大,T₃、T₄、FT₃、FT₄ 增高伴 TSH 水平升高,智力低下,骨骺成熟延迟,点彩状骨骼及先天性聋哑则属典型病例。STRH 须与下列疾病区别。

(一)普通甲亢

T₃、T₄、FT₃ 及 FT₄ 增高是甲亢最常见现象,但它对 TSH 的分泌呈明显负反馈作用,其 TSH 水平明显减低甚至测不到。而 SRTH 患者 TSH 水平多数明显升高。

(二)垂体性甲亢垂体性甲亢

由 TSH 瘤引起,其特征是 TSH 分泌过多伴甲亢的临床表现。TSH 瘤引起的 TSH 分泌是自主性的,TSH 分泌既不受 T₃、T₄ 反馈性调节的抑制作用,亦不受 TRH 兴奋作用的调节。蝶鞍分层摄影、TRH 兴奋试验对两者有重要鉴别价值。

(三)遗传性或获得性甲状腺结合蛋白增多症

甲状腺结合蛋白有三种,即甲状腺结合球蛋白(TBG)、甲状腺结合前清蛋白(TBPA)和清蛋白(ALb),其中以 TBG 最重要,它可结合 70%～75% 的 T_3 和 T_4。遗传性 TBG 增高或雌激素水平增高均可引起高 T_3、T_4 现象,然而这些患者 FT_3、FT_4 浓度正常,因此不难鉴别。当然,甲状腺激素抵抗综合征最可靠的诊断方法是采用分子生物学技术,从分子水平上检查证实甲状腺激素受体及其基因结构的缺陷。

五、治疗

成人 SRTH 的代谢表现很少需要特殊处理,但由于对儿童的生长发育、智力的提高影响很大,因此应予以矫正。本病治疗是十分困难的,由于临床类型不同,表现又错综复杂,因此治疗方法不一致。对于高激素血症的本身无须治疗,但可能诱发 TSH 分泌细胞的功能亢进。抗甲状腺药物可阻断甲状腺激素的合成,使血中甲状腺激素水平下降,TSH 水平升高,但基于 SRTH 患者不是由于甲状腺素水平升高所引起,而是受体缺陷造成的,因此,甲状腺素水平升高具有代偿意义,如用抗甲状腺药物,可使甲减临床症状加重,垂体 TSH 分泌细胞增生,使甲状腺肿大程度加重,对青少年生长发育的损害是不可逆的,所以,多数学者不主张应用抗甲状腺药物。只有对部分靶器官不反应型者,可在严密观察下试用抗甲状腺药物。甲状腺激素的使用要根据患病的类型和病情而定,而且应视患者对甲状腺激素的反应加以调整。GRTH 患者一般不需治疗,只是在少数情况下可给予外源性 T_4 或 T_3,这对婴幼儿患者尤其有益,他们需要提高甲状腺激素浓度以保障智力和体力的发育,并能减弱 TSH 的分泌,从而使甲状腺肿大大减轻。天然的甲状腺激素常常无效,一般应用右旋 T_4,每天 2 次,每次 2～3 mg;应用 T_3 的一种代谢产物——三碘甲腺乙酸也有效。对 PRTH 的患者必须进行治疗,至少应控制类似甲亢的症状。应用抗甲状腺药物或 ^{131}I 治疗是合理的,但其弊利关系已如上述,因此,须持谨慎态度。糖皮质激素可选择性抑制 TSH 分泌,但长期应用易发生不良反应。给予普萘洛尔 40～160 mg/d,有助于阻断甲状腺素过多的外周效应,从而减轻临床症状。采用多巴胺协同剂溴隐亭 2.5 mg～7.5 mg/d,有时有效。生长抑制激素(SS)可选择性抑制 TSH 的分泌。三碘甲腺苷酸的结构与 T_3 相似,有对垂体TSH 分泌的负反馈作用,且无高代谢的不良反应,亦可应用。对 PerRTH,应补充甲状腺激素以缓解甲减症状。

(董　丽)

第四节　甲状腺功能亢进症

一、概述

甲状腺功能亢进症简称甲亢,是指由多种病因导致甲状腺激素(thyroid hormone,TH)产生和分泌过多,引起以神经、循环、消化等多个系统兴奋性增高和代谢亢进为主要表现的一种临床综合征。引起甲亢的病因很多,临床上以弥漫性毒性甲状腺肿(Graves'disease,GD)最常见,约占所有甲亢患者的 85%,其次为结节性甲状腺肿伴甲亢,其他少见病因有碘甲亢、垂体性甲亢促甲状腺激素(thyroid-stimulating hormone,TSH)瘤等(表 4-1)。

表 4-1　甲亢的病因分类

一、甲状腺性甲亢

　　1.弥漫性毒性甲状腺肿

　　2.桥本甲亢

　　3.多结节性毒性甲状腺肿(多结节性甲状腺肿伴甲亢)

　　4.毒性甲状腺瘤(单发或多发)

　　5.自主性高功能甲状腺结节

　　6.多发性自身免疫性内分泌腺病综合征伴甲亢

　　7.滤泡状甲状腺癌伴甲亢

　　8.新生儿甲亢

　　9.遗传性毒性甲状腺增生症/遗传性毒性甲状腺肿

　　10.碘甲亢

二、垂体性甲亢

　　1.垂体 TSH 瘤或 TSH 细胞增生

　　2.垂体型 TH 不敏感综合征

三、伴瘤综合征(分泌 TSH 或 TSH 类似物等)

　　1.异位 TSH 综合征

　　2.绒毛膜促性腺激素相关性甲亢(绒毛膜癌、葡萄胎、侵蚀性葡萄胎、多胎妊娠等)

四、卵巢甲状腺肿伴甲亢

五、医源性甲亢

六、一过性甲亢

　　1.亚急性甲状腺炎

　　(1)亚急性肉芽肿性甲状腺炎

　　(2)亚急性淋巴细胞性甲状腺炎(产后甲状腺炎等)

　　(3)亚急性损伤性甲状腺炎(手术、活检、药物等)

　　(4)亚急性放射性甲状腺炎

　　2.慢性淋巴细胞性甲状腺炎

二、GD

GD 也称 Basedow 病或 Parry 病,以甲状腺激素生成和分泌过多及弥漫性甲状腺肿为特征,可伴有其他表现如突眼、皮肤改变(特别是胫前黏液水肿)等。GD 属于 TH 分泌增多的器官特异性自身免疫性疾病,多见于成年女性,男女之比为 1:(4~6),以 20~40 岁女性多见。

(一)病因与发病机制

GD 发病与自身免疫有关,属于器官特异性自身免疫性疾病。它与慢性淋巴细胞性甲状腺炎和产后甲状腺炎等同属于自身免疫性甲状腺病。

1.自身免疫

GD 患者的血清中存在多种抗甲状腺自身抗原的抗体,如甲状腺球蛋白抗体(thyroglobulin antibody,TGAb)、甲状腺过氧化物酶抗体(thyroid peroxidase antibody,TPOAb)和促甲状腺激素受体抗体(thyrotropin receptor antibodies,TRAb),其中引起甲状腺功能亢进症最重要的抗体是 TRAb,也称为 TSH 结合抑制性免疫球蛋白。促甲状腺激素受体(thyroid stimulating receptor,TSHR)存在于甲状腺滤泡细胞胞膜上,属于一种特异性蛋白质,TSH 通过 TSHR 对甲状腺的生长、发育及功能维持发挥作用。长期以来,TSHR 一直被认为是 GD 发病中重要的自身抗原,与其自身抗体 TRAb 相互作用引起相应的病理生理改变。GD 甲亢的发病机制是由于升高的 TRAb 与 TSHR 结合,通过腺苷酸环化酶-cAMP、磷脂酰肌醇-Ca²⁺和/或磷脂酶 A2 途径产生与 TSH 相似的生物学效应,即甲状腺细胞增生、甲状腺激素合成及分泌增加。现已有多项研究利用编码 TSHR 全长或 A 亚单位的质粒或病毒直接免疫动物,或用 TSHR 转染细胞免疫动物等方法成功制备了与人类 GD 特征相近的动物模型,进一步证明了 TSHR 与 TRAb 相互作用在 GD 发病中的作用。

TRAb 分为三种类型,即 TSH 受体刺激性抗体(TSHR stimulating antibody,TSAb)、TSH 受体刺激阻断抗体(TSHR stimulating-blocking antibody,TSBAb)和甲状腺生长免疫球蛋白,它们与 TSH 受体结合的部位不同。TSAb 与 TSH 受体结合,产生类似 TSH 的生物效应,激活腺苷酸环化酶信号系统,导致甲状腺细胞增生,甲状腺激素合成和分泌增加。所以,TSAb 是 GD 的致病性抗体。95% 未经治疗的 GD 患者 TSAb 阳性,母体的 TSAb 也可以通过胎盘,导致胎儿或新生儿发生甲亢。TSBAb 与 TSH 受体结合后阻断 TSH 与受体的结合,抑制甲状腺增生和甲状腺激素的产生。TSBAb 是自身免疫性甲状腺炎发生甲状腺功能减退症(简称甲减)的原因之一。GD 患者可有刺激性和阻断性两种抗体并存,临床上 GD 患者发生自发性甲状腺功能减退与血清 TSBAb 的出现相关。甲状腺生长免疫球蛋白与甲状腺 TSH 受体结合,其生物学效应与 TSAb 不同,它仅刺激甲状腺细胞增生,不引起甲状腺功能亢进。除 TRAb 外,50%～90% 的 GD 患者也存在其他针对甲状腺的自身抗体,如 TPOAb、TGAb。GD 患者存在 TPOAb 和 TGAb 进一步支持本病的自身免疫性疾病因学说,临床观察发现存在高滴度 TPOAb 和 TGAb 的患者在治疗中易于发生甲状腺功能减退。近来发现 GD 患者血清中还存在针对钠碘转运蛋白的自身抗体,其病理生理作用尚不清楚。

甲状腺相关性眼病的发生可能与致病基因、自身免疫、环境、吸烟等因素相关。患者血循环中存在针对眶后成纤维细胞的自身抗体和针对眼外肌的自身抗体。已经发现 Graves 眼病的眶后脂肪组织内存在合成 TSH 受体细胞外侧链的 mRNA;体外实验证实,眶内前脂肪细胞能够被刺激转化为表达 TSH 受体的脂肪细胞,从而成为 Graves 眼病的自身抗原。

GD 动物模型的研究近年来进展较快,我国于 2006 年通过编码 TSHR A 亚单位的腺病毒免疫动物成功制备了 GD 小鼠模型,在此基础上于 2011 年在小鼠新生期成功诱导了对 GD 的免疫耐受,随后又成功建立了恒河猴 GD 模型,这对 GD 发病机制及防治研究会产生重要影响。

2.遗传

部分患者有家族史,同卵双生相继发生 GD 者达 30%～60%(异卵双生为 3%～9%)。GD 亲属中患 GD 和桥本甲状腺炎的比率高于一般人群。这些都提示 GD 与遗传有一定关系。既往研究认为 GD 与组织相容性复合体有一定关联。

3.环境因素

环境因素可能参与 GD 的发生,如吸烟、细菌感染、性激素、应激、摄碘等都对本病的发生和发展有影响。

(二)病理和病理生理

甲状腺呈不同程度的弥漫性肿大。甲状腺滤泡上皮细胞增生肥大,呈高柱状或立方状,滤泡细胞由于过度增生而形成乳头状折叠凸入滤泡腔内。甲状腺内可有淋巴细胞浸润,或形成淋巴滤泡。浸润性突眼患者的球后组织有脂肪细胞、淋巴细胞和浆细胞浸润,黏多糖增多;肌纤维增粗,纹理模糊,透明变性。可出现断裂和破坏。胫前黏液性水肿局部可见黏蛋白样透明质酸沉积,肥大细胞、巨噬细胞和成纤维细胞浸润。

TSAb 与 TSHR 结合激活 TSHR,模拟 TSH 作用导致 TH 产生和分泌增多。血中甲状腺激素的升高抑制垂体 TSH 的分泌。增高的 TH 促进心、肝、肾、骨骼和脂肪细胞的氧化磷酸化,三磷酸腺苷酶(ATP)分解增多,氧耗和产热增加。三碘甲状腺原氨酸(T_3)还刺激线粒体解偶联蛋白增加棕色脂肪的分解,使能量以热能散发。TH 还具有儿茶酚胺样作用,可促进蛋白质分解,升高基础代谢率,加速营养物质的消耗。TH 还直接与儿茶酚胺协同刺激神经、心血管系统,产生一系列心血管表现,如外围血管阻力降低、心肌收缩力加强、心率加快等。

(三)临床表现

女性多见,男女之比为 1:(4~6),各年龄组均可发病,以 20~40 岁为多见。多数起病缓慢,少数可在精神创伤和感染后急性起病。典型临床表现有甲状腺激素分泌过多综合征、甲状腺肿大和眼部表现。

1.甲状腺激素分泌过多综合征

(1)高代谢综合征:患者常有怕热、多汗,可有低热;皮肤温暖、潮湿;体重减轻、疲乏无力,甚至恶病质等。TH 促进肠道糖的吸收,加速糖的氧化利用和肝糖分解,故可致糖耐量降低或使原有糖尿病加重;TH 促进脂肪的分解和氧化,常致血胆固醇降低。蛋白质分解代谢加速致负氮平衡、体重下降。

(2)精神神经系统:患者常有神经过敏、紧张忧虑、烦躁易怒、多言好动、思想不集中、失眠不安、记忆力减退;重则偏执,甚至出现轻度躁狂症或精神分裂症;也有淡漠、寡言、抑郁者;伸舌或双手向前平举时有细震颤,腱反射活跃,反射时间缩短。

(3)心血管系统:患者诉心悸、胸闷、气短等。体征包括:①心动过速,常为窦性,多为持续性,心率 90~120 次/分,睡眠和休息时有所减慢,但仍高于正常;②心尖部第一心音亢进,常有收缩期杂音;③心律失常,尤其以房性期前收缩较常见,其次为阵发性或持续性心房颤动,也可为室性或交界性期前收缩,偶见房室传导阻滞;④心脏扩大,当心脏负荷加重、合并感染或因持续性心房颤动可诱发充血性心力衰竭;⑤收缩压升高、舒张压下降、脉压增大,有时可出现毛细血管搏动征、水冲脉等周围血管征。

(4)消化系统:患者常有食欲亢进、多食易饥;由于胃肠蠕动加快、消化吸收不良,可出现排便次数增多或腹泻;少数可出现肝功能异常,转氨酶升高,偶有肝大、黄疸;老年患者可有食欲减退、厌食、恶心、呕吐。

(5)生殖系统:女性患者常有月经减少、经期延长;少数患者可有闭经;生育能力下降,易流产;男性可出现阳痿,偶有乳腺发育。

(6)造血系统:周围血白细胞总数和中性粒细胞总数偏低、淋巴细胞绝对值和百分比增多及单核细胞增多。血小板寿命可缩短。GD 易合并血小板减少性紫癜。

(7)肌肉骨骼系统:甲亢患者可发生周期性瘫痪,称甲状腺毒性周期性瘫痪,病变主要累及下肢,发作时常伴血钾降低,多见于 20~40 岁亚洲男性患者;发病诱因有剧烈运动、饱餐、高碳水化合物饮食、使用胰岛素等。甲状腺毒性周期性瘫痪病程呈自限性,甲亢控制后可以自行缓解。少数患者可发生甲亢性肌病,主要累及近端肌群(肩胛带及骨盆带肌群等),也可累及远端肌群。表现为肌肉萎缩、蹲起、梳头困难等。约有1‰GD患者可伴发重症肌无力,主要累及眼部肌群,表现为眼睑下垂,眼球运动障碍和复视,朝轻暮重,对新斯的明有良好反应。

甲亢患者可有颜面潮红,皮肤光滑细腻,少皱纹,触之温暖湿润。部分患者有色素减退,也可出现白癜风、毛发脱落或斑秃。本病可发生增生性骨膜下骨炎,也称Graves肢端病,外形似杵状指或肥大性骨关节病,X线检查在病变区可发现广泛性、对称性骨膜下新骨形成,形状不规则。

2.甲状腺肿

患者有程度不等的弥漫性对称性甲状腺肿大,质软、无压痛,病史较长者质韧、随吞咽动作上下移动。由于甲状腺血流量增多,在甲状腺左叶、右叶上下极可听到收缩期吹风样或连续性收缩期增强的血管杂音,可触及震颤。杂音和震颤为本病的特异性体征,有重要诊断意义。少数无甲状腺肿大或甲状腺位于胸骨后纵隔内者,需要放射性核素扫描或X线检查确定。

3.眼部表现

GD患者常有眼部表现。大部分较轻,仅有眼征,无明显症状,称为非浸润性(单纯性、良性)突眼。少部分患者(约占所有GD患者的5%)眼球明显突出,并有明显的症状和体征,称为浸润性(恶性)突眼。由于浸润性突眼也可见于桥本甲状腺炎及甲低患者,故也有文献称其为甲状腺相关性眼病。

(1)非浸润性突眼:无症状。常见眼征有:①轻度突眼,突眼度一般在18 mm以内;②眼裂增宽(Dalrymple征);③瞬目减少和凝视(Stellwag征);④上眼睑移动滞缓(von Graefe征);眼睛下视时上眼睑不能及时随眼球向下移动,可在角膜上缘看到白色巩膜;⑤眼睛向上看时,前额皮肤不能皱起(Joffroy征);⑥两眼看近物时,眼球内聚减退或不能视物(Mobius征)。非浸润性突眼主要因交感神经兴奋性增高所致。

(2)浸润性突眼:见后文。

(四)特殊临床表现和类型

1.甲状腺危象

见后文。

2.黏液性水肿

GD患者约5%发生黏液性水肿,出现典型的对称性皮肤损害,多发生在小腿胫骨前下1/3处,也可见于足背、踝关节、肩部、膝部、上肢、手背及手术瘢痕处等,偶见于面部。皮损大多为对称性,早期皮肤增厚、变粗,呈大小不等的红褐色或暗紫红色突起不平的斑块或结节,边界清楚,后期皮肤粗厚,呈片状或结节状叠起,最后呈树皮状,皮损融合,有深沟,覆以灰色或黑色疣状物,可伴继发感染和色素沉着。

3.新生儿甲亢

新生儿甲亢可分两种情况:第一种较常见,母亲妊娠时患甲亢,母体内的TSAb通过胎盘进入胎儿体内,使胎儿发病,出生后1～3个月出现甲亢表现,但可自行缓解;第二种罕见,为TSHR激活性突变所致,突变的TSHR呈持续性激活状态,通过G蛋白偶联持续激活腺苷环化酶,刺激细胞内cAMP生成,从而刺激甲状腺激素合成和甲状腺细胞生长引起甲亢。该型甲亢持续存在。本病患儿可出现多动、多汗、易兴奋、呕吐、腹泻、发热等症状,哺乳量增多而体重不增,重者可出现心律不齐和心力衰竭。

4.淡漠型甲亢

淡漠型甲亢多见于老年患者,发病隐匿,甲状腺激素分泌过多综合征、甲状腺肿和眼征均不典型,主要表现为神志淡漠、心悸、乏力、嗜睡、反应迟钝、晕厥、厌食、明显消瘦等。常以某一系统的表现为主,如腹泻、厌食等消化系统症状,或仅表现为原因不明的阵发性或持续性心房颤动。年老者可合并心绞痛、心肌梗死、心律失常等,易与冠心病相混淆。由于甲亢长期未能得到及时诊治而易发生甲状腺危象。

5.甲亢性心脏病

甲亢性心脏病是甲亢最常见的并发症之一。甲亢患者中该并发症的发病率为 $10\%\sim22\%$,在 60 岁以上的患者中可占 25% 以上。美国纽约心脏病协会提出的甲亢性心脏病的诊断标准为:①房性心律失常(房性心动过速、心房扑动或心房颤动)、心脏增大或心室衰竭;②伴甲亢的临床体征和生化证据;③特殊治疗后,以上所见消失。

国内学者提出的诊断标准是在确诊甲亢以后,具备下列心脏异常至少一项。①心律失常:心房颤动最为常见,或为较少见的心房扑动、阵发性室上性心动过速和快速的室性心律失常等;②心脏增大;③心力衰竭;④心绞痛或心肌梗死;并且排除其他原因的心脏病,甲亢治愈或控制后,心脏病变消失或未见消失但长期随访未发现其他心脏病。

6.T_3型甲亢

甲状腺功能亢进时,产生 T_3 和甲状腺素(T_4)的比例失调,T_3 产生量显著多于 T_4 所致,发生的机制尚不清楚。GD、毒性结节性甲状腺肿和自主高功能腺瘤都可以发生 T_3 型甲亢。老年人多见。实验室检查总甲状腺素(TT_4)、血清游离甲状腺素(FT_4)正常,总三碘甲状腺原氨酸(TT_3)、血清游离三碘甲腺原氨酸(FT_3)升高,TSH 降低,^{131}I 摄碘率增加。

7.妊娠期甲状腺功能亢进症

见后文。

8.亚临床型甲状腺功能亢进症

其特点是血清 T_3、T_4 正常,TSH 降低。本证可发生在 GD 早期、GD 经手术或放射碘治疗后、各种甲状腺炎恢复期等。可呈一过性也可持续存在,并成为甲亢的一种特殊临床类型,少数可进展为显性甲亢。

(五)辅助检查

1.TT_3 和 TT_4 测定

TT_3 和 TT_4 是判定甲状腺功能最基本的筛选指标。全部 T_4 和 20% 的 T_3 由甲状腺滤泡上皮直接合成和分泌,80% 的 T_3 由 T_4 在外周组织脱碘而来。血液中绝大部分的甲状腺激素都处于结合状态,据测算循环中的 T_3 只有 0.3% 呈游离状态,游离 T_4 占 TT_4 的比例更低,只有 0.003%。TT_3 和 TT_4 分别代表结合与游离 T_3 和 T_4 的总量,故 TT_3 和 TT_4 均受甲状腺素结合球蛋白等甲状腺激素载体蛋白的影响。妊娠、雌激素、病毒性肝炎等因素可刺激肝脏甲状腺素结合球蛋白的合成,从而增加血浆 TT_3 和 TT_4 的水平;反之,雄激素、低蛋白血症(严重肝病、肾病综合征等)、泼尼松等因素可抑制肝脏甲状腺素结合球蛋白的合成,进而降低血浆 TT_3 和 TT_4 的水平。TT_3浓度常与 TT_4 的改变平行,但在甲亢初期与复发早期,TT_3上升往往很快,TT_4上升较慢。

2.FT_3 和 FT_4 测定

FT_3 和 FT_4 不受甲状腺素结合球蛋白等结合蛋白的影响,是甲状腺激素中具有代谢活性的部分,能更直接反应甲状腺的功能。当存在上述妊娠、服用雌激素等影响甲状腺素结合球蛋白水平的因素时,选用 FT_3、FT_4 较为可靠。理论上 FT_3 和 FT_4 测定的敏感性和特异性均高于 TT_3 和 TT_4,但其测定方法的稳定性不及 TT_3 和 TT_4 测定。在甲亢初期或复发早期 FT_3 和 FT_4 升高可先于 TT_3 和 TT_4。

3.TSH 测定

TSH 由腺垂体分泌,作用于甲状腺,促进甲状腺激素的合成和分泌,而甲状腺激素反馈抑制 TSH 分泌。甲状腺功能改变时,TSH 的变化较 T_3、T_4 更迅速而显著,故血中 TSH 是反映下丘脑-垂体-甲状腺轴功能的敏感指标,尤其对亚临床甲亢和亚临床甲减的诊断有重要意义。原发性甲亢时,TSH 降低,TT_3、TT_4、FT_3、FT_4 升高;亚临床甲亢时 TSH 降低,TT_3、TT_4、FT_3、FT_4 在正常范围。服用过量甲状腺激素也可使 TSH 降低。

4.TRAb 测定

目前临床上常用受体分析法检测 TRAb,该抗体阳性说明受检者血清中存在针对 TSH 受体的抗体,但是不能区分抗体的生物活性,TRAb 包括 TSAb 和 TSBAb。由于 GD 患者血清中 TRAb 的 80%～90% 为 TSAb,因此存在临床甲亢的情况下,一般可以将 TRAb 视为 TSAb。TRAb 测定的临床应用:①有助于甲亢的病因诊断,甲亢患者 TRAb 阳性提示为 GD;②对预测抗甲状腺药物治疗后甲亢复发有一定意义,可作为治疗后停药的重要指标;③对于有 GD 或既往患有 GD 的妊娠妇女,有助于预测胎儿或新生儿甲亢发生的可能性。

5.TGAb 和 TPOAb 测定

甲状腺球蛋白为甲状腺滤泡胶质的主要成分,具有高度异质性,免疫结构复杂。TGAb 是最早发现的甲状腺自身抗体。TPO 是一种膜蛋白,参与滤泡细胞顶端的甲状腺激素合成。TPOAb 过去称为甲状腺微粒体抗体,是一组针对不同抗原决定簇的多克隆抗体。TGAb 和 TPOAb 是诊断桥本甲状腺炎的重要指标,Graves 甲亢患者可呈低度阳性。甲亢初期 TGAb 和 TPOAb 高滴度阳性者提示可能为桥本甲状腺炎所致的一过性甲亢或 Graves 甲亢同时伴有桥本甲状腺炎。

6.甲状腺[131]I 摄取率测定

过去是诊断甲亢的重要指标,由于 T_3、T_4 及超敏感 TSH 测定方法的广泛开展,现已较少应用本法来诊断甲亢,但可用于鉴别甲状腺毒症的病因。主要用于与亚急性甲状腺炎、无痛性甲状腺炎等的鉴别诊断。甲状腺[131]I 摄取率正常值:3 小时为 5%～25%,24 小时为 20%～45%,高峰在 24 小时。甲亢患者的典型表现为摄取率增高和高峰前移,而甲状腺炎往往表现为摄取率降低。该项检查禁用于妊娠和哺乳期妇女。

7.影像学检查

GD 时,甲状腺超声检查显示甲状腺呈弥漫均匀性增大,边缘规则,内部回声多呈密集、增强光点,分布不均匀,部分有低回声小结节状改变。腺体肿大明显时,常有周围组织受压和血管移位表现。多普勒彩色血流显像示甲状腺腺体内血流呈弥漫性分布,血流量明显增多,同时可见显著低阻力的动脉频谱和湍流频谱及甲状腺上动脉、下动脉管径明显增宽。

计算机断层扫描或磁共振成像可观察眼外肌受累的情况,评价眼外肌及眼球位置,排除肿瘤的可能性,有助于甲状腺相关性眼病的诊断,也有助于异位甲状腺肿的诊断。

(六)诊断与鉴别诊断

1.诊断

典型病例经详细询问病史,根据特征性表现如弥漫性甲状腺肿、浸润性突眼、临床高代谢的症状和体征,以及 TRAb 阳性、TT_3、TT_4、FT_3 和 FT_4 升高、TSH 降低的血清学检查,即可诊断 GD。

2.鉴别诊断

(1)单纯性甲状腺肿:可有甲状腺肿大,但无甲亢症状;甲状腺摄^{131}I 率可升高,但无高峰前移;血清 TSAb、TGAb、TPOAb 阴性。

(2)神经症:神经症患者可有烦躁、焦虑、失眠、体重减轻等症状,但无高代谢症群、甲状腺肿、突眼;甲状腺功能正常。

(3)嗜铬细胞瘤:嗜铬细胞瘤患者可因血中肾上腺素和去甲肾上腺素升高而引起心悸、出汗、心率增快等类似甲亢的表现。但嗜铬细胞瘤患者无甲状腺肿和突眼;甲状腺功能正常;血压明显升高且有阵发波动;血及尿中儿茶酚胺及其代谢物升高,肾上腺影像学有异常改变。

(4)碘甲亢:过量的碘可引起某些结节性甲状腺肿及自身免疫性甲状腺病发生甲状腺功能改变,使患者发生甲亢。过量的碘主要来源于造影剂和碘呋酮及含碘食物。碘甲亢有过量碘摄入史,通常甲亢较轻,轻度甲状腺肿大、质硬、无痛、无血管杂音;摄碘率降低($<3\%$),甲状腺显像不显影。停用碘剂后,临床和生化在 $1\sim3$ 个月将自然恢复正常。

(5)垂体性甲亢:临床有甲亢,化验 T_3、T_4 升高,但 TSH 不降低或升高。无突眼及局限性黏液性水肿。垂体磁共振成像可发现垂体瘤。

(七)一般治疗

减少碘的摄入量是甲亢的基础治疗之一。碘是甲状腺激素合成的原料,大量摄入碘会加重病情和延长病程,并增加复发可能,因此应忌食含碘丰富的食物,并避免服用含碘药物和造影剂等。补充足够热量和营养,包括糖、蛋白质和 B 族维生素。在高代谢状态未能改善之前,患者可采用高蛋白、高热量饮食,也应保证充足的饮水。平时不宜饮浓茶、咖啡等刺激性饮料。注意休息,必要时应用小剂量镇静催眠剂和 β 受体阻滞剂改善患者的焦虑症状。

(八)甲状腺功能亢进症的治疗

目前甲亢的治疗仍以抗甲状腺药物(antithyroid drugs,ATD)、放射性碘、手术治疗这三种方法为主,尚缺乏针对甲亢病因的有效治疗措施。

1.ATD 治疗

ATD 自 20 世纪 40 年代引入临床应用,目前仍是治疗甲亢的主要方法,也是国际上(除美国、加拿大之外)大部分国家主张的首选治疗方法。

其优点为:①疗效肯定;②不破坏甲状腺滤泡结构,故不会造成永久性甲减;③经济,方便,安全。

其缺点为:①疗程长,一般需 $1.5\sim2$ 年,甚至长达数年;②停药后复发率较高,服药 2 年后停药复发率约为 50%;③少数病例可发生严重粒细胞缺乏症或肝损害等。

ATD 包括硫脲类及咪唑类两类,其作用机制为通过抑制甲状腺过氧化物酶而抑制甲状腺激素的合成。代表药物分别为丙硫氧嘧啶(propylthiouracil,PTU)和甲巯咪唑(methimozole,MMI)。两者口服后从胃肠道吸收,在甲状腺中聚集。MMI 半衰期长,血浆半衰期为 $4\sim6$ 小时,剂量较小时可每天单次使用;PTU 半衰期短,仅为 $1\sim2$ 小时,需 $6\sim8$ 小时给药 1 次。PTU 还可抑制外周组织中 T_4 向 T_3 的转化,所以发挥作用较前者迅速,在抢救甲亢危象时可优先选择 PTU。总体而言,PTU 的临床实际疗效要弱于 MMI。PTU 与蛋白结合紧密,不易通过胎盘,且在乳汁中的含量较少,所以妊娠伴发甲亢时优先选用。

（1）适应证：①轻、中度甲亢；②甲状腺轻、中度肿大；③20 岁以下青少年优先考虑药物治疗；④孕妇、年老体弱者或由于其他严重疾病不适宜手术者；⑤术后复发，又不宜同位素治疗者；⑥术前准备及同位素治疗前后的辅助治疗。

（2）剂量和疗程：疗程可分为初治期、减量期和维持期，按病情轻重决定剂量。①初治期：1～3 个月，首选 MMI，30 mg/d，分 3 次口服，每 4 周复查血清甲状腺激素水平一次；如有过敏等禁忌可选用 PTU，300 mg/d，分 3 次口服，至临床症状缓解或血 TH 恢复正常后开始逐渐减量。②减量期：每 1～3 个月减药一次，每次减量 MMI 2.5～10 mg/d，PTU 25～100 mg/d，减至能够维持甲状腺功能正常的最低剂量时用此剂量维持治疗。③维持期：1～1.5 年。

治疗初期应监测血清 T_4 作为疗效的指标，因为 TSH 的变化滞后于甲状腺激素水平，因此不能用 TSH 作为治疗目标；但治疗中后期 TSH 是重要的监测指标。由于 ATD 对已合成的甲状腺激素无作用，故通常治疗 2 周后方显效。

（3）停药指征：目前尚缺乏可靠的停药指标，如果甲状腺不大或轻度肿大、TSAb 阴性者停药后复发可能性小，可乙胺；甲状腺明显肿大、ATD 维持剂量较大、TSAb 阳性者，应再延长治疗时间。近期我们的临床观察显示，MMI 最小剂量（2.5 mg，隔天一次）半年以上 TSH 正常可作为停药较可靠的指标，停药后治愈率达 70％以上。

（4）不良反应：ATD 的不良反应一般多发生在治疗的前几周至前几个月内，也可见于任何时期。MMI 的不良反应显著低于 PTU，且与剂量相关，PTU 的不良反应与剂量无显著相关。最常见的不良反应有皮疹、荨麻疹和关节痛等，发生于 1％～5％的服药患者，通常较轻，可用抗组胺药等对症处理，无须停药。如皮疹加重，发生剥脱性皮炎，应立即停药。

粒细胞减少症（粒细胞计数低于 $1.5×10^9$/L）较常见，发病率约为 10％。严重者可发生粒细胞缺乏症（粒细胞计数低于 $0.5×10^9$/L），是 ATD 治疗最严重的不良反应，主要表现为发热、咽痛、全身不适等，可引起死亡。粒细胞缺乏多发生在 ATD 治疗后最初的 90 天内或再次用药的 1～2 个月，此期间建议每周监测患者的全血细胞计数。并告知每位服用 ATD 的患者，当出现发热、咽痛或口腔溃疡等症状时及时检查血中白细胞水平。如果外周血白细胞计数＜$3.0×10^9$/L 或中性粒细胞计数＜$1.5×10^9$/L，应加用升白细胞药物如维生素 B_4、利血生等，必要时给予泼尼松口服。一旦发生粒细胞缺乏症应立即停药，并给予粒细胞集落刺激因子在内的综合治疗，如果发现早、治疗及时多预后良好。

ATD 引起的肝功能损害并不少见，但一般程度较轻，轻度肝酶异常不需要停用 ATD，可自行恢复，也可加用保肝药物辅助治疗。PTU 可引起严重肝细胞坏死，甚至由此导致死亡。此并发症可发生在服药的任何阶段，多见于用药后的 3 个月内，与服药剂量无关。其临床表现缺乏特异性，实验室检查肝酶学指标明显升高并进行性恶化，肝脏活组织检查呈非特异性肝细胞坏死。MMI 引起的肝损害相对少见，但与服药剂量有关，主要表现为胆汁淤积性黄疸，血清胆红素升高为主要化验异常，肝酶常轻中度升高。MMI 引起的肝损害通常出现在用药后的 2 周左右，肝脏病理改变主要为淤胆，可伴有轻度的细胞损伤。大部分患者即使停用 MMI，黄疸在短期内仍会加深，停药 8 周后方可改善。甲亢本身及伴发的心功能异常等均可影响到肝脏，故用药前检查患者的肝功能并动态监测有助于确定是否为药物的不良反应。

长期服用 ATD 的患者可能会出现抗中性粒细胞胞质抗体相关血管炎，其中 88％和 PTU 相关，MMI 也有个案报道。在服用 PTU 的患者中，22.6％可出现抗中性粒细胞胞质抗体阳性，6％可出现血管炎的相关表现，轻者仅表现为发热、关节痛、皮疹，重者则出现脏器受累，如肾衰竭或呼吸衰竭等,有相关表现时可检测血液抗中性粒细胞胞质抗体水平。

2.其他药物治疗

(1)β受体阻滞剂:β受体阻滞剂对交感神经兴奋症状有很好的疗效,可阻断TH对心脏的兴奋作用,对抗TH过量所引起的高代谢表现,迅速改善肾上腺素能效应的兴奋症状,如心悸和手抖等。普萘洛尔可抑制5-脱碘酶,减少 T_4 转化为 T_3 ,从而短时间内减轻甲亢的临床症状,本药主要在甲亢初治使用。心悸明显者可给予普萘洛尔10~20 mg每天3次,对于有支气管疾病者,应选用 $β_1$ 受体阻滞剂,如美托洛尔25~50 mg,每天2次。甲亢合并妊娠者慎用。甲亢控制后即可停用。

(2)碘剂:如复方碘溶液,仅用于以下3种情况:甲状腺次全切除手术前的准备;甲亢患者接受急症外科手术;甲亢危象的抢救。因为碘是合成甲状腺激素的原料,故不能用于甲亢的常规治疗。

3.放射性¹³¹I治疗

¹³¹I治疗机制是利用甲状腺具有高度摄取和浓聚碘能力及¹³¹I在衰变过程中释放短程β射线,使甲状滤泡上皮细胞破坏而减少甲状腺组织。放射性碘治疗后2~4周起效,若治疗后6个月甲亢仍未有效控制者可考虑第2次¹³¹I治疗。

(1)适应证:①成人Graves甲亢伴甲状腺Ⅱ度以上肿大;②对ATD有严重变态反应或ATD治疗期间发生粒细胞缺乏症者;③经过ATD正规治疗反复停药后复发者;④合并严重心、肝、肾疾病不能手术者;⑤结节性甲状腺肿伴甲亢;⑥自主高功能性甲状腺腺瘤。

(2)禁忌证:①妊娠或哺乳期妇女;②对年龄<25岁的儿童和青少年,放射性¹³¹I治疗不是首选,但如经ATD正规治疗停药后复发,或ATD治疗期间发生粒细胞缺乏症,且不愿进行手术或有手术禁忌证者,可选¹³¹I治疗。

(3)并发症:¹³¹I治疗后的主要并发症是甲状腺功能减退。第1年甲状腺功能低下发病率10%以上,且随时间延长发病率增加,5年达30%,10年达40%~70%。选择¹³¹I治疗要权衡甲亢与甲减后果的利弊关系。育龄期妇女至少在治疗6个月以后才可怀孕。

4.手术治疗

(1)适应证:①甲状腺巨大,有压迫症状者;②胸骨后甲状腺肿伴甲亢;③中度、重度甲亢,长期服药无效,或停药后复发,或不能坚持服药者;④结节性甲状腺肿伴甲亢;⑤疑似合并甲状腺癌者。

(2)禁忌证:①伴严重Graves眼病;②合并严重心、肝、肾疾病,不能耐受手术者;③妊娠前3月和后3月,如病情需要妊娠中期可以手术。

(3)术前准备:应在术前用ATD和β受体阻滞剂进行充分治疗,使甲状腺功能恢复正常。在术前2周开始加用复方碘溶液治疗。

(4)并发症:1%~2%的患者可发生甲状旁腺功能减退症、喉返神经损伤及永久性甲低等。

(九)预后

Graves甲亢药物治疗的缓解率差异较大,从30%至70%,可能与患者的遗传易感性、年龄、病情严重程度、治疗方式及依从性相关。部分甲亢患者终止药物治疗后甲状腺功能持续正常,有些则发展为慢性自身免疫性甲状腺炎甚至发生甲减。放射性¹³¹I治疗或手术治疗的患者,随着时间的推移,甲减的发病率逐年升高。

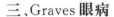

三、Graves 眼病

Graves 眼病多见于 40 岁以上患者,男性患者多于女性患者,发病机理未完全阐明,可能与遗传、自身免疫、眶内成纤维细胞活性、环境、吸烟等因素有关。

(一)临床表现

本病起病可急可缓,突眼程度与甲亢无明显关系。突眼度多在 19 mm 以上,除非浸润性突眼的眼征外,尚有畏光、流泪、胀痛、眼内异物感、复视、斜视、视力下降;查体可见眼球明显突出、眼睑肿胀、结膜充血水肿、眼肌麻痹、眼球活动受限、眼睑闭合不全、角膜外露而发生角膜溃疡、全眼炎,甚至失明。甲亢与 Graves 眼病发生顺序的关系:43% 两者同时发生;44% 甲亢先于 Graves 眼病发生;5% 患者仅有明显突眼而无甲亢症状,T_3、T_4 在正常范围,称为甲状腺功能正常的 Graves 眼病。诊断 Graves 眼病应行眶后计算机断层扫描或磁共振成像检查,可见眼外肌肿胀增粗,同时排除球后占位性病变。

(二)治疗

Graves 眼病治疗的关键在于抑制球后和眼外肌的自身免疫反应,保护和恢复视力,缓解眼部不适,改善外观,提高患者的生活质量。一般来说,在疾病早期和活动期治疗效果明显,晚期球后组织一旦发生纤维化,治疗手段有限且预后不佳。伴有 Graves 眼病的甲亢应以内科 ATD 治疗为主,治疗过程中注意避免发生甲减。甲亢症状重、甲状腺肿大明显者也可手术治疗。[131]I 治疗不会引起新的眼病,但可能会加重活动性眼病,故甲亢合并浸润性突眼者应慎用[131]I 治疗,必需应用时需加用肾上腺糖皮质激素,以预防眼病的恶化。大量临床观察表明该病有自发缓解的倾向,大部分轻度患者仅给予调整甲状腺功能及对症处理即可。如果 Graves 眼病处于中度、重度活动期,优先考虑启动糖皮质激素静脉冲击治疗。

1.轻度 Graves 眼病

患者的眼病病情对日常生活带来的影响较小,仅表现为轻微的眼睑挛缩、轻度眼外肌增粗、眼球突出、无或短暂复视、角膜干涩但尚对润滑液有效等。无须对此类患者启动免疫抑制等特异性治疗方式,一般治疗即可,包括:①尽快使甲状腺功能恢复正常,可减轻眼睑挛缩、凝视、眶周水肿等眼部症状;②戒烟(包括主动吸烟和被动吸烟),防止用眼过度;③低盐饮食、高枕卧位;④戴墨镜,夜间使用眼罩、人工泪液或湿润眼膏等保护角膜缓解干燥异物感等;对于睡眠时眼睑闭合不全的 Graves 眼病患者,睡前结膜囊内涂抗生素眼药膏防止感染;佩戴棱镜改善轻度复视,有色眼镜改善畏光症状。此外,尚需密切观察患者病情,如有波动,应根据具体情况再行判断。

2.中重度 Graves 眼病

中重度 Graves 眼病是指患者的病情对其日常生活造成了很大影响,但患者并不存在严重的视力损害。一般存在下列一项或多项表现:①眼睑挛缩(≥2 mm);②中重度的眼外肌增粗(需行眼眶计算机断层扫描,包括水平位和冠状位);③眼球突出(增长幅度大于等于同性别同种族 3 mm);④不稳定或持续存在的复视。

(1)糖皮质激素治疗:糖皮质激素治疗是 Graves 眼病最经典的治疗方法,其用药途经包括口服、局部治疗和静脉冲击三种。其中前两者的疗效不及后者,且口服给药不良反应大,一般不推荐。近年来研究表明甲泼尼龙片静脉冲击治疗能有效缓解重度突眼,降低 TRAb 浓度,有效率超过 70%,可根据患者情况选择如下方案之一:①0.5 g/1 g,隔天一次,静脉滴注 3 天,间隔 3 周,共 3~5 疗程;②0.5 g/1 g,每大 1 次,静脉滴注 3 天,间隔 3 周,共 4~6 疗程;

③0.5 g/1 g,每天1次,静脉滴注1天,每周1次,共6周;④0.25 g/1 g,每天1次,静脉滴注1天,每周1次,共6周。

推荐总剂量一般不超过8 g。甲泼尼龙片最严重的不良反应为肝坏死,有引起死亡和肝移植的报道。故肝功能异常、有其他肝脏疾病或同时服用其他对肝脏有毒性药物者禁用。其他不良反应包括血压升高、体重增加及糖代谢异常等。

(2)球后放疗:适用于不能耐受药物及药物治疗效果不佳的患者。经典的放疗方式为每眼(10 Gy/20 Gy),通常在10～14天完成,分10次,每眼每次2 Gy。伴有糖尿病视网膜病变、重度高血压,以及35岁以下的患者不适宜放疗。

(3)手术治疗:包括眼眶减压术、眼肌手术及眼睑退缩矫正术等。眶减压术可减轻眼球突出的症状、改善面部外观及缓解视神经的压迫,用于压迫性视神经病变,严重眼球突出等。部分严重的复视患者,以及斜视合并复视的患者在斜视度稳定后,可行相应的眼肌手术,合并眼球突出、角膜损害者,应当先行眼眶减压再行眼肌手术。明显的上睑挛缩可在疾病稳定期行适当的眼睑手术。

四、甲状腺危象

甲状腺危象是甲亢恶化的严重表现,可危及生命,多发生在甲亢较重且未治疗或治疗不充分的患者。甲亢危象的诱因包括以下几个。①感染:其中3/4是上呼吸道感染,其次是胃肠道和泌尿系统感染,偶见皮肤感染、腹膜炎;②应激:饥饿、精神紧张、劳累、药物反应(药物过敏、洋地黄中毒和胰岛素低血糖等)、心力衰竭、饥饿、分娩等;③不适当停用ATD;④甲亢术前准备不充分,或甲状腺外的急诊手术,如急腹症手术、剖宫产手术等;⑤偶见于未充分准备的甲亢同位素治疗后。

(一)临床表现

早期表现为原有甲亢症状加重,继而出现高热,体温＞39 ℃;心动过速,心率140～240次/分,可伴心房颤动或心房扑动;烦躁不安、呼吸急促、大汗淋漓、厌食、恶心、呕吐、腹泻等;后期虚脱、休克、谵妄、昏迷;部分患者可伴有心脏衰竭或肺水肿,偶有黄疸;白细胞总数、中性粒细胞常升高,FT_3、FT_4升高,TSH显著降低;病情轻重与TH值不平行(表4-2)。甲亢危象的病死率为20%。

表4-2　甲亢危象的临床表现

表现	危象前期	危象期
体温	＜39 ℃	＞39 ℃
脉搏	120～159次/分	＞160次/分
出汗	多汗	大汗淋漓
神志	烦躁、嗜睡	躁动、谵妄、昏迷
消化道症状	食欲减退、恶心	呕吐
大便	便次增多	腹泻显著
体重	下降	明显下降

(二)治疗

积极治疗甲亢,避免精神刺激,预防控制感染,充分术前准备等可有效预防甲亢危象的发生。

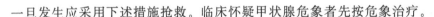

一旦发生应采用下述措施抢救。临床怀疑甲状腺危象者先按危象治疗。

1.减少甲状腺激素合成

口服大剂量 ATD,首选 PTU,因其有抑制 T_4 转化为 T_3 的作用,首剂 600 mg 口服,继之 200 mg,每 8 小时 1 次;也可应用 MMI 60 mg 口服,继之 20 mg,每 8 小时 1 次。不能口服者可胃管注入。

2.抑制甲状腺激素释放

于 ATD 使用 1 小时后,口服复方碘溶液每天 30 滴左右,分次口服。也可用碘化钠 0.25 g 加入 10% 的葡萄糖溶液中静脉滴注,每 8～12 小时 1 次。

3.降低周围组织对甲状腺激素的反应性

在无心脏衰竭情况下,应用肾上腺素能受体阻滞剂,必要时在心电监护下给药,普萘洛尔 10～40 mg,每 4～6 小时口服 1 次,或静脉注射 0.5～1 mg,或利血平 1 mg 肌内注射,每 4～6 小时 1 次。

4.肾上腺糖皮质激素

既可抑制甲状腺激素释放,也可减少 T_4 转化为 T_3 并纠正危象时肾上腺皮质激素机能不全;地塞米松 2 mg,每 6 小时 1 次,或氢化可的松 50～100 mg,6～8 小时 1 次。

5.降低血 TH 浓度

在上述常规治疗效果不满意时,可选用血液透析、腹膜透析或血浆置换等措施迅速降低血中 TH 浓度。

6.对症治疗

积极补液、支持,高热者人工冬眠;有心脏衰竭者纠正心力衰竭等。

一旦病情稳定后碘剂和糖皮质激素逐渐减量,通常在二周内停药。

五、妊娠期甲状腺功能亢进症

妊娠通过以下几个方面影响甲状腺功能:①妊娠期血清甲状腺素结合球蛋白升高,引起 TT_3、TT_4 水平升高,所以妊娠期甲亢的诊断应依赖血清 FT_3、FT_4 和 TSH;②肾脏对碘的消除率增加,碘的需要量增加;③高浓度的绒毛膜促性腺激素具有刺激甲状腺活性,使 T_3、T_4 分泌增多;④妊娠期由于免疫耐受的影响 GD 可减轻,产后由于免疫抑制的解除,GD 易于复发或加重,须注意与产后甲状腺炎相鉴别。妊娠期甲亢可分两种临床类型。

(一)妊娠合并甲亢

妊娠前已患甲亢,或在妊娠期间发生甲亢,多为 GD。

(二)妊娠一过性甲状腺毒症

绒毛膜促性腺激素在妊娠 3 个月达到高峰,它与 TSH 结构相似,有相同的 a 亚单位,故有微弱的甲状腺刺激作用,过量绒毛膜促性腺激素能够刺激 TSH 受体,产生妊娠一过性甲状腺毒症。本症与妊娠剧吐相关,临床特点是妊娠 8～10 周发病,有心悸、焦虑、多汗等高代谢症状,血清 FT_4 和 TT_4 升高,TSH 降低或不能测到,甲状腺自身抗体阴性。治疗以支持治疗为主,纠正脱水和电解质紊乱。不主张给予 ATD 治疗。

妊娠合并甲亢的诊断:TSH<0.1 mIU/L,FT_4 水平升高,除外妊娠一过性甲状腺毒症,可诊断妊娠合并甲亢。治疗应选用药物治疗,禁用[131]I 治疗。

妊娠早期首选 PTU,MMI 为二线选择。妊娠中期、晚期 MMI 和 PUT 均可使用。可每月监测甲状腺功能一次,及时调整药物剂量。其目标是尽可能应用小剂量 ATD 将 FT_3、FT_4 控制在接近或者轻度高于参考值上线。不建议联合应用左甲状腺素。妊娠期间原则上不予手术治疗,如确实需要,最佳手术时机为妊娠中期。

MMI 每天剂量 20~30 mg 对于哺乳期母亲及婴儿是安全的。考虑可能发生的肝脏毒性,一般将 PTU 作为二线药物选择。ATD 应在哺乳后立即服用,剂量较大者应分次服用。

如果患者甲亢未控制,不建议怀孕;正在接受 ATD 治疗,血清 T_3、T_4 达到正常范围,如果抗甲状腺药物剂量较小可停用 ATD 怀孕;应用 ATD 最小维持量者也可带药怀孕;如果患者为妊娠期间发生甲亢,则选择合适剂量的 ATD 治疗;有效的控制甲亢可以明显改善妊娠的不良结局。

(李　香)

第五节　甲状腺功能减退症

一、流行病学

甲状腺功能减退症(简称甲减)是常见的内分泌疾病,可以发生于各个年龄。非缺碘地区甲减患病率为 0.3%~1.0%,60 岁以上的可达 2%。甲减发病以女性多见(男女比例为 1:4~1:5),随着年龄的增长,发病率逐渐增加。临床甲减患病率男性为 0.1%,女性为 1.9%。英国一项大型流行病学调查发现,自发性甲减每年发病率女性为 3.5/1 000,男性为 0.8/1 000。

二、病因与发病机制

甲减的病因比较复杂,以原发性多见,其次为垂体性,其他较少见。原发性甲减中又以慢性淋巴细胞性甲状腺炎最常见。

(一)原发性甲减

TT_4 水平降低,在下丘脑-垂体-甲状腺轴的负反馈调节作用下,TSH 水平升高,这是原发性甲减的特点。

自身免疫性甲状腺炎致甲减,可分为甲状腺肿型甲状腺炎和萎缩型甲状腺炎。自身免疫性甲状腺炎血清甲状腺自身抗体阳性,主要包括甲状腺球蛋白抗体(TGAb)、甲状腺过氧化物酶抗体(TPOAb)。细胞因子 IL-2、TNF-α 治疗可导致一过性自身免疫性甲减,病因可能与 TPOAb相关。

甲状腺手术、放射性 ^{131}I 治疗和抗甲状腺功能亢进症药物是引起医源性甲减的主要原因。甲状腺大部切除术后甲减发生率,毒性/非毒性结节性甲状腺肿患者(15%)低于 Graves 病患者(术后 10 年后高达 40%);同样,放射性 ^{131}I 治疗后甲减发生率,毒性结节性甲状腺肿(6%~13%)低于 Graves 病患者(治疗后 10 年后高达 70%)。因鼻咽癌、喉癌等头颈部肿瘤行外照射治疗引起的甲减发生率为 25%~50%,该比例与放射的时间、剂量、范围及随访年限等因素相关。抗甲状腺功能亢进症药物过量导致的甲减一般为可逆性,减量或停药后多可恢复。摄入富碘饮食(如海藻、海带)、含碘药物(如碘化钾、放射性显影剂)过多可引起甲减,原因为碘过多

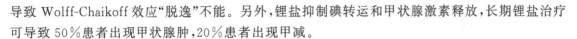

导致 Wolff-Chaikoff 效应"脱逸"不能。另外,锂盐抑制碘转运和甲状腺激素释放,长期锂盐治疗可导致 50％患者出现甲状腺肿,20％患者出现甲减。

亚急性甲状腺炎(简称亚甲炎)、无痛性甲状腺炎、产后甲状腺炎引起的甲减因多数为自限性病程,又称"一过性甲减"。一般认为,亚甲炎的发病与病毒或细菌感染有关,起病前 1～3 周常有病毒性感染的证据,颈前区疼痛或发热为首发症状,典型患者病程可经历甲状腺毒症期、甲减期和恢复期。无痛性甲状腺炎(亚急性淋巴细胞性甲状腺炎)以青中年女性患者较多,分为散发型和产后型两种,其临床表现和实验室检查特点与亚甲炎很相似,但甲状腺区无疼痛。该病的病因可能与自身免疫有关,但具体尚不明确,有研究者认为它可能是介于亚甲炎与慢性淋巴细胞性甲状腺炎的中间形式。产后甲状腺炎是发生在产后的一种自身免疫性甲状腺炎(产后 1 年内发生率为 4％～6％),与妊娠期母体免疫功能紊乱相关,甲状腺可出现轻中度肿大,但无触痛,病程呈自限性,预后良好。

(二)中枢性甲减

中枢性甲减是由于下丘脑-垂体或其邻近部位病变引起的 TRH 或 TSH 产生和分泌减少所致的甲状腺功能减退,也包括 TSH 生物活性下降引起的甲状腺功能减退。其中由垂体疾病引起的 TSH 分泌减少称为继发性甲减,由下丘脑疾病引起的 TRH 分泌减少称为三发性甲减。本病较少见,可发生于任何年龄,发病率为 1：(80 000～120 000),无性别差异。

各种破坏下丘脑-垂体或门脉系统正常结构和/或损害其功能的病变均可致中枢性甲减,故其病因繁多。以垂体受累为主的病变直接损伤 TSH 分泌细胞致 TSH 缺乏,以下丘脑受累为主的病变则因 TRH 缺乏而致 TSH 分泌障碍或生物活性下降引起中枢性甲减。但二者常同时受累,因而临床上常难区分病因在下丘脑抑或垂体。其主要发病机制有:①TSH 分泌细胞破坏或萎缩:通常由垂体占位性病变引起,也可能由感染或炎症等导致。②TRH 分泌不足或缺陷:可能与下丘脑-垂体门脉系统的血流中断有关。③先天性遗传因素:TSH 分泌细胞发育或其分泌的 TSH 生物活性的先天缺陷。④TSH 分泌功能缺陷:夜间分泌峰明显降低。

(三)"外周型"甲减

"外周型"甲减为下丘脑-垂体-甲状腺以外病因导致的甲减,较为少见。可能的机制为甲状腺激素受体 TRβ1 染色体突变,不能传递正常的信号,甲状腺激素抵抗,导致靶组织出现甲状腺激素缺乏的症状和体征,常仅在成年期出现。实验室检查的特征是血清 TSH、TT_3、TT_4 均不同程度升高。

三、病理

原发性甲减由于甲状腺激素减少,对垂体的反馈抑制减弱导致 TSH 细胞增生肥大。嗜碱性细胞变性,久之腺垂体增生肥大,甚至发生腺瘤,可同时伴有高催乳素血症。垂体性甲减患者在致病因子作用下垂体萎缩,亦可发生肿瘤或肉芽肿等病变。

甲状腺萎缩性病变多见于慢性淋巴细胞性甲状腺炎,早期腺体有大量淋巴细胞、浆细胞等炎症性浸润,腺泡受损为纤维组织取代,滤泡萎缩,上皮细胞扁平,泡腔内充满胶质。地方性甲状腺肿患者由于缺碘,甲状腺肿大可伴大小不等结节;慢性淋巴细胞性甲状腺炎后期也可伴结节;药物性甲减患者甲状腺可呈代偿性弥漫性肿大。

四、临床表现

(一)原发性甲减

最早症状是出汗减少、不耐寒、动作缓慢、精神萎靡、疲乏、嗜睡、智力减退、体重增加、大便秘结等。

1.低代谢症群

疲乏、行动迟缓、嗜睡、记忆力明显减退,注意力不集中。因末梢血液循环差和机体产热减少,患者异常怕冷、无汗,体温低于正常。

2.黏液性水肿面容

表情淡漠,面颊及眼睑虚肿,垂体性黏液性水肿有时颜面胖圆,犹如满月。面色苍白,贫血或带黄色或陈旧性象牙色,有时可有颜面皮肤发绀。由于交感神经张力下降对 Mller 肌的作用减弱,故眼睑常下垂形或眼裂狭窄。部分患者有轻度突眼,可能和眼眶内球后组织有黏液性水肿有关,但对视力无威胁。鼻、唇增厚,舌大而发声不清,言语缓慢,音调低沉,头发干燥、稀疏、脆弱,睫毛和眉毛脱落(尤以眉梢为甚),男性胡须生长缓慢。

3.皮肤

患者常因贫血致皮肤苍白。因甲状腺激素缺乏使皮下胡萝卜素变为维生素 A 及维生素 A 生成视黄醛的功能减弱,血浆胡萝卜素的含量升高,常使皮肤呈现特殊的姜黄色,且粗糙、少光泽,干而厚、冷,多鳞屑和角化,尤以手、臂、大腿为明显,可有角化过度的皮肤表现。有非凹陷性黏液性水肿,有时下肢可出现凹陷性水肿。皮下脂肪因水分的积聚而增厚,2/3 的患者可出现体重增加。指甲生长缓慢,厚脆,表面常有裂纹。腋毛和阴毛脱落。

4.精神神经系统

甲状腺激素是维持神经系统正常功能及神经元正常兴奋性最重要的激素之一,脑细胞的很多代谢过程需要 T_3 调节,如果 T_3 缺乏将导致脑功能下降,出现精神迟钝,嗜睡,理解力和记忆力减退。视力、听觉、触觉、嗅觉均迟钝,伴有耳鸣,头晕。有时可呈神经质,发生妄想、幻觉、抑郁或躁狂。严重者可有精神失常,呈木僵、痴呆、昏睡状,20%～25%重病者可出现惊厥。久病未获治疗及刚接受治疗的患者易患精神病。一般认为精神症状与脑细胞对氧和葡萄糖的代谢降低有关。偶有小脑综合征,有共济失调等表现。还可有手足麻木,痛觉异常。

5.肌肉与骨骼

其主要表现为肌肉软弱无力。咬肌、胸锁乳突肌、股四头肌及手部肌肉可出现进行性肌萎缩,叩诊锤叩之有"肌丘"现象(肌肉局部肿胀)。肌肉收缩后迟缓延迟,深腱反射的收缩期多正常或延长,但迟缓期特征性延长,常超过 350 毫秒(正常 240～320 毫秒),其中跟腱反射的迟缓时间延长更明显,对本病有重要诊断价值。黏液性水肿患者可伴有关节病变,偶有关节腔积液。

6.心血管系统

脉搏缓慢,心动过缓,心音低弱,心排血量降低,常为正常的一半。由于组织耗氧量和心排血量的降低相平行,故心肌耗氧量减少,很少发生心绞痛。心力衰竭一旦发生,洋地黄疗效常不佳且易中毒,原因是药物在体内的半衰期延长,而且心肌纤维延长伴有黏液性水肿。全心扩大较常见,约 30%严重患者常伴有心包积液,心包积液中蛋白含量高,有胆固醇结晶,由于心包积液发生缓慢,一般不发生心脏压塞。中、老年妇女可有血压增高。久病者易并发动脉粥样硬化及冠心病,发生心绞痛和心律不齐。

7.消化系统

由于消化系统平滑肌张力减弱,胃肠蠕动缓慢,排空时间延长,可导致胃纳不振,畏食,腹胀,便秘,鼓肠,甚至发生巨结肠症及麻痹性肠梗阻。50%患者胃酸缺乏或无胃酸,血清抗胃壁细胞抗体阳性。肝功能中 AST、LDH 及 CPK 可增高。甲减患者消化系统吸收不良可导致叶酸、维生素 B_{12} 缺乏。

8.内分泌系统

肾上腺皮质功能一般比正常低,血、尿皮质醇降低,ACTH 分泌正常或降低,ACTH 兴奋反应延迟,但无肾上腺皮质功能减退的临床表现。原发性甲减伴特发性自身免疫性肾上腺皮质功能减退症和 1 型糖尿病称为多发性内分泌功能减退综合征(Schmidt 综合征)。长期患本病且病情严重者,垂体和肾上腺功能降低可能发生,在应激或快速甲状腺激素替代治疗时上述病情可加速产生。

9.呼吸系统

呼吸浅而弱,对缺氧和高碳酸血症引起的换气反应减弱,肺功能改变可能是甲减患者昏迷的主要原因之一。

10.血液系统

甲减患者中 2/3 可有轻、中度正常色素或低色素小红细胞型贫血,少数(约 14%)有恶性贫血(大红细胞型)。贫血原因:①甲状腺激素缺乏导致血红蛋白合成障碍。②肠道吸收铁障碍引起铁缺乏。③肠道吸收叶酸障碍引起叶酸缺乏。④恶性贫血是自身免疫性甲状腺炎伴发的器官特异性自身免疫性疾病。血沉可增快。Ⅷ和Ⅸ因子的缺乏导致机体凝血机制减弱,故易有出血倾向。

11.黏液性水肿昏迷

黏液性水肿昏迷为黏液性水肿最严重的表现,多见于年老长期未获治疗者。大多在冬季寒冷时发病,受寒及感染是最常见的诱因,其他如创伤、手术及使用镇静剂等均可促发。临床表现为嗜睡,四肢松弛、反射消失,低体温(<35 ℃),呼吸徐缓,心动过缓,心音微弱,血压下降,甚至昏迷、休克,并可伴发心、肾衰竭而危及生命。

(二)中枢性甲减

原发性甲减的常见临床表现亦可出现,如易疲乏、怕冷、便秘、皮肤干燥和腱反射迟缓、颜面及眼睑皮肤水肿、毛发稀疏等,但总的说来中枢性甲减的临床表现较轻,且常不伴有甲状腺肿大。另外中枢性甲减尚有如下特点:①常有下丘脑-垂体病变本身所致症状如头痛、视力受损、向心性肥胖、溢乳等。②多合并下丘脑-垂体-肾上腺轴、下丘脑-垂体-性腺轴异常,表现出性欲减退、闭经、皮肤苍白、头晕或低血压等。③可出现下丘脑-神经垂体受损症状如多饮多尿。④原发性甲减中常见的体重增加、血脂增高者较少,而体重减轻、血脂正常者较多。⑤黏液性水肿、心包积液极少见。

五、辅助检查

(一)实验室检查

1.一般检查

(1)血红蛋白和红细胞:由于甲状腺激素不足,影响促红细胞生成素(EPO)的合成而骨髓造血功能障碍,可致轻、中度正常细胞型正常色素性贫血;由于月经量多而致失血及铁缺乏可引起小细胞低色素性贫血;少数由于胃酸减少,缺乏内因子和维生素 B_{12} 或叶酸可致大细胞性贫血。

(2)生化指标:甲减患者血总胆固醇、TG 和 LDL-C 升高,β-脂蛋白增高,HDL-C 降低。同型半胱氨酸增高,血清 CK、LDH 增高。

(3)其他:基础代谢率降低,常在 30%～45% 以下;血中胡萝卜素增高;尿 17-酮类固醇、17-羟皮质类固醇降低;糖耐量试验呈低平曲线,胰岛素释放反应延迟。

2.甲状腺激素测定

(1)血清 TT_4 和 TT_3:T_4 正常值为 5～12 μg/dL,甲减患者 TT_4 常小于 4 μg/dL。较重甲减患者的血清 TT_3 和 TT_4 均降低,而轻型甲减、中枢性甲减的 TT_3 不一定下降,故诊断轻型甲减、亚临床甲减和中枢性甲减时 TT_4 较 TT_3 敏感。

(2)血清 fT_4 和 fT_3:fT_4 正常值为 0.9～2.0 ng/dL,fT_3 正常值为 0.1～0.44 ng/dL。原发性甲减患者一般两者均下降,轻型甲减、甲减初期多以 fT_4 下降为主。中枢性甲减 fT_3 一般在正常水平,fT_4 对诊断中枢性甲减准确性最高,其他指标缺乏足够的敏感性或特异性。

(3)血清 TSH:原发性甲减 TSH 和甲状腺激素有着非常好的负相关关系,它比 fT_4 更能敏感地反映甲状腺的储备功能,血清 sTSH(敏感 TSH)和 uTSH(超敏 TSH)测定是诊断甲减的重要指标。中枢性甲减 TSH 约 35% 患者不能测得,41% 属正常,25% 轻度增高。尽管 TSH 水平往往正常,有时甚至高于正常,但其生物活性降低,这一改变可能源于 TRH 缺乏所致的 TSH 结构异常。

(4)TGAb 和 TPOAb:在自身免疫性甲状腺炎中,两种抗体的滴度很高,阳性率几乎达 100%。亚临床型甲减患者存在高滴度的 TGAb 和 TPOAb,预示为自身免疫性甲状腺病(AITD),进展为临床型甲减的可能性大;50%～90% 的 Graves 病患者也伴有滴度不等的 TGAb 和 TPOAb,同样,持续高滴度的 TGAb 和 TPOAb 常预示日后发生自发性甲减的可能性大。

3.动态试验

(1)TRH 兴奋试验:原发性甲减时血清 T_4 降低,TSH 基础值升高,对 TRH 的刺激反应增强。继发性甲减者的反应不一致,如病变在垂体,多无反应(呈现一条低平曲线,增高小于 2 倍或者增加小于等于 4.0 mU/L);如病变来源于下丘脑,则多呈延迟反应(出现在注射后 60～90 分钟,并持续高分泌状态至 120 分钟)。然而,二者的区别可能只是在理论上存在,实际上这两个部位往往同时受到影响,因此作为鉴别诊断价值不大。除了用于甲减病因的鉴别诊断,TRH 兴奋试验也可用于甲减或轻度临界性甲减患者的病情追踪观察。

(2)垂体分泌功能检测:中枢性甲减者极少不伴有性腺轴功能障碍,因此促黄体激素释放激素(LHRH)兴奋试验和血浆性激素水平测定可作为本病的辅助诊断指标,但对青春期前患儿意义不大。必要时宜进行生长激素、抗利尿激素和催乳素的测定。③过氯酸钾排泌试验:此试验适应于诊断酪氨酸碘化受阻的某些甲状腺疾病,阳性见于甲状腺过氧化物酶(TPO)缺陷所致甲减和 Pendred 综合征。

(二)心电图改变

心电图示低电压,窦性心动过缓,T 波低平或倒置,偶有 P-R 间期延长(A-V 传导阻滞)及 QRS 波时限增加。有时可出现房室分离节律、Q-T 间期延长等异常。

(三)影像学检查

头颅平片、CT、磁共振或脑室造影有助于鉴别垂体肿瘤、下丘脑或其他引起甲减症的颅内肿瘤。甲状腺核素扫描检查是发现和诊断异位甲状腺(舌骨后、胸骨后、纵隔内甲状腺、卵巢甲状腺等)的最佳方法;先天性一叶甲状腺缺如患者的对侧甲状腺因代偿而显像增强。

(四)脑电图检查

轻度甲减患者即可有中枢神经系统的功能改变。35%的患者有脑电图改变,以弥散性背景性电波活动为最常见。甲减患者的睡眠异常主要表现在慢波的减少,发生黏液性水肿性昏迷时可出现三相波,经替代治疗后可恢复正常。

六、诊断

(一)症状和体征

临床上结合下列典型症状和体征,应考虑甲减可能:①怕冷、低体温、动作迟缓、精神萎靡、顽固性便秘。②皮肤苍白或姜黄色,表情淡漠。③唇厚、发声不清、声音低哑。④头发干燥稀疏,眉毛、睫毛脱落。

(二)实验室检查

血清 TSH 升高,fT_4 升高,诊断甲状腺激素抵抗;TSH 升高,fT_4 正常,诊断亚临床甲减;TSH 升高,fT_4 降低,诊断原发性甲减。TSH 降低或正常或稍增高(小于正常上界的 2 倍),TT_4、fT_4 降低,考虑中枢性甲减可能,必要时行 TRH 兴奋试验进一步明确。按照甲减的一般诊断流程(图 4-6),多数甲减可以作出定位诊断。

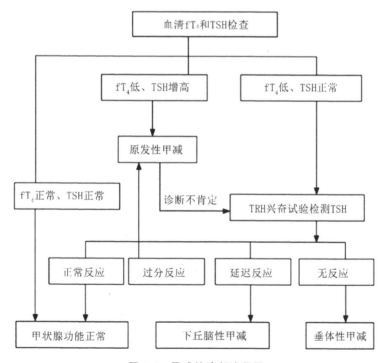

图 4-6　甲减的诊断流程图

(三)病因诊断

在确诊甲减及明确定位的基础上,应尽可能地作出病因诊断。具体措施有:①详细询问病史:如近期生育史,是否暴露于碘过多环境,有无自身免疫性甲状腺病家族史、服用抗甲状腺药物、甲状腺手术史或 [131]I 治疗史等,中枢性甲减要有下丘脑-垂体部位的肿瘤或其他病变史,以及出血、手术、放疗史(罕见的特发性者除外);②全面体格检查:如体温、皮肤黏膜色泽、毛发分布、甲状腺触诊、心肺听诊、神经反射等对甲减病因的判断非常重要;③结合辅助检查:如血清 TPOAb 阳性提示慢性自身免疫性甲状腺炎,有时下丘脑和垂体性甲减的鉴别十分困难,可以借助头颅 CT、MRI 或 SPECT 检查以及做 Pit-1 基因突变分析提供依据。异位甲状腺可以通过甲状腺核素扫描检查发现。

七、鉴别诊断

(一)原发性甲减与中枢性甲减鉴别

见表 4-3。

表 4-3　中枢性甲减与原发性甲减的区别

	中枢性甲减	原发性甲减
临床表现		
垂体激素缺乏症状	联合垂体激素缺乏表现(闭经、不孕、低血糖、低钠血症、厌食、体重减轻、尿崩症等)	少见
甲状腺肿	少见	通常存在
TSH	低、正常、轻度升高(低于 2 倍)	通常高于 4.5 mU/L
抗甲状腺抗体	无	有
TRH 兴奋试验	异常	正常

(二)甲减与其他疾病鉴别

1.低 T_3 综合征

低 T_3 综合征又称为甲状腺功能正常的病态综合征(euthyroid sick syndrome,ESS),指非甲状腺疾病原因引起的伴有低 T_3 的综合征。常见的病因有严重全身性疾病、创伤、心理应激等,反映了机体内分泌系统对疾病的适应性改变。主要表现在血清 TT_3、fT_3 水平降低,血清 rT_3 增高,血清 T_4、TSH 正常,病情危重时也可出现 T_4 水平降低。ESS 发生的机制:①5′脱碘酶活性抑制,在外周组织中 T_4 向 T_3 转换减少;②T_4 的内环脱碘酶被激活,T_4 转换为 rT_3 增加,故血清 T_3 降低,血清 rT_3 增高。

2.贫血

有 25%~30% 的甲减患者表现贫血,结合甲减特有的症状、体征及实验室检查特点,与其他原因导致的贫血应不难鉴别。

3.浆膜腔积液

甲减发生浆膜腔积液的原因是由于淋巴回流缓慢、毛细血管通透性增加、淋巴细胞分泌高亲水性的黏蛋白和黏多糖,引起腹水、心包积液、胸腔积液和关节腔积液,应注意与其他原因引起的浆膜腔积液相鉴别。

4.特发性水肿

甲减患者的成纤维细胞分泌透明质酸和黏多糖,具有亲水性,阻塞淋巴管,引起黏液性水肿,多数表现为非凹陷性水肿。特发性水肿多数表现为凹陷性水肿,其确切的发病原因尚不十分清楚,可能为水盐代谢紊乱导致细胞外液在皮下间隙有异常增多。常见于育龄期女性,水肿多为轻中度,往往呈周期性、自限性特点。患者常有自主神经功能失调,可有程度不同的神经过敏、情绪不安、多汗、潮热等表现,常于精神创伤、环境变更后起病。

5.垂体瘤

原发性甲减病程较长者,TRH分泌增加可以导致高催乳素血症、溢乳,垂体TSH细胞增生肥大致蝶鞍增大,应注意与垂体催乳素瘤相鉴别,可行垂体MRI进一步明确。

八、治疗

各种类型的甲减的治疗目标是恢复和维持正常的甲状腺功能。理论上,中枢性甲减特异性疗法(口服TRH或TSH)是理想的,但由于其成本昂贵以及使用范围小,目前已被弃用。

(一)甲状腺素替代治疗

1.甲状腺激素制剂

甲减的替代治疗所采用的甲状腺激素制剂目前有三种,干燥甲状腺片、左甲状腺素(L-T_4)和三碘甲腺原氨酸(T_3)。干燥甲状腺片为动物甲状腺(主要是猪和牛)提取物,含有T_3和T_4,制作方便,价格便宜,但效价不稳定,常因制剂批次不同导致患者体内T_4浓度波动。L-T_4是人工合成的甲状腺制剂,药物进入人体后,部分在外周转化为T_3,该制剂效价稳定,静脉用制剂可用于黏液性水肿昏迷的抢救,目前临床应用最为广泛(干燥甲状腺片和L-T_4的剂量转化可参考表4-4)。三碘甲腺原氨酸也是人工合成的甲状腺激素制剂,效价稳定,但因对心血管系统影响较大,目前临床上很少应用。

表4-4 干甲状腺粉片与TH纯制剂对等剂量表

干甲状腺粉片(mg)	L-T_4(μg)	L-T_3(μg)
15	25	12.5
30	50	25
60	100	50
90	150	75
120	200	100
180	300	150

2.L-T_4替代治疗的方法

治疗的目标是将患者血清TSH和甲状腺激素水平恢复至正常范围,同时防止过度替代导致的房颤、骨质疏松症、心绞痛等不良反应。具体原则如下。

(1)剂量个体化:治疗剂量应根据患者病情、年龄、体重、合并用药等情况个体化制定。成年患者L-T_4替代剂量50~200 μg/d,平均125 μg/d,按体重计算的剂量为1.6~1.8 μg/(kg·d);老年患者则需要较小剂量,大约1.0 μg/(kg·d);妊娠时为保障胎儿正常发育,剂量需要增加30%~50%;甲状腺癌患者为防止复发,剂量较大,为2.2 μg/(kg·d)。L-T_4最好饭前服用,与其他药物的服用间隔应当>4小时,因为一些药物和食物会影响T_4吸收和代谢。需要增加剂量的情况有以下几种。①合并用药:苯巴比妥、苯妥英、卡马西平、利福平、舍曲林。②合并用药:考来烯胺、硫糖铝、氢氧化铝凝胶、硫酸亚铁、碳酸钙、膳食纤维补充剂。③妊娠、雌激素治疗。④甲状腺手术或放射性[131]I治疗。需要增加剂量的情况有高龄、合并严重缺血性心脏病。

(2)小剂量起始,逐渐加量:甲减替代治疗从起始剂量到达完全替代的时间取决于年龄、体重、病情、合并疾病等多种因素。小于50岁既往无心脏疾病者可尽快达到完全替代剂量;

＞50 岁患者服药前需常规评估心脏情况，一般从 25～50 μg/d 起始，每 1～2 周增加 25 μg，直到达标；缺血性心脏病患者起始剂量宜小，调整剂量宜慢，防止诱发和加重心脏病情。

（3）定期复查，及时调量：补充甲状腺素，重建下丘脑-垂体-甲状腺轴平衡的时间需要 4～6 周，故治疗初期，每 4～6 周复查一次激素水平作为调整剂量的依据。完全替代后，可 6～12 个月复查一次，但出现病情变化应及时复查。

（4）不良反应：有些患者 L-T$_4$ 用量过大时可出现甲状腺功能亢进的表现，应及时减量。服用 L-T$_4$ 还可能诱发心脏疾病。一旦发现应立即停药，可用 β 受体阻滞剂、扩血管药等药治疗。停药一周后再考虑从小剂量开始服用。主要的原因有：①甲减患者心室功能受损，不能适应补充 L-T$_4$ 后组织耗氧量增加的需求。②甲减可引起脂类代谢紊乱，脂肪合成与分解均降低，体脂比例升高，导致动脉粥样硬化的风险增加。③甲状腺激素增加室上性心律失常的发生率。④甲减还与血凝状态改变、血小板黏度以及纤维蛋白溶解活性相关。L-T$_4$ 过量可能导致的不良反应还包括骨质疏松症和肌肉功能受损。因为 L-T$_4$ 过量时，致骨骼肌为主的外周组织蛋白分解加速，尿酸含量增加，尿氮排泄增加，肌肉收缩无力；骨骼蛋白分解，血钙升高，发生骨质疏松。

（二）甲状腺功能减退并发症的治疗

合并高脂血症的患者，可予调脂治疗。合并心包积液的患者，应及时补充甲状腺素，当甲状腺功能恢复正常时，大部分患者的心包积液量会随之减少，若心包积液仍不能消退或出现心脏压塞，可行心包穿刺，必要时考虑心包切开手术。合并心力衰竭（简称心衰），应慎重使用洋地黄，因心脏对洋地黄耐受性差，且甲减时洋地黄分解代谢缓慢，易发生洋地黄中毒。

（三）黏液性水肿昏迷的抢救

黏液性水肿昏迷又称为甲状腺功能减退性昏迷或甲减危象，是长期未正规治疗的甲减患者晚期阶段，是内分泌系统常见的急危重症，预后差，死亡率高达 60%，一经诊断应全力抢救。

（1）全身支持治疗低体温的处理。只能保温，不能加温，因为用热水袋、电热毯等办法加温会增加外周血管扩张，加重低血容量性休克；吸氧，维持呼吸道通畅，必要时气管切开、机械通气；严密监测液体出入量及电解质动态变化，警惕容量过多、低钠血症；糖皮质激素静脉滴注增加应激能力，常用剂量为氢化可的松200～300 mg/d持续静脉滴注，待病情稳定后逐渐减量。

（2）补充甲状腺激素。首选 T$_3$ 静脉注射，每 4 小时 10 μg，直至症状改善，清醒后改口服；或 L-T$_4$ 首次静脉注射 300 μg，以后每天 50 μg，至患者清醒后改口服；若无静脉制剂，可用 L-T$_4$ 口服片剂鼻饲，首次 100～200 μg，以后每天 50 μg，至患者清醒后改口服。

（3）控制感染，积极寻找诱因，积极治疗原发病。

（李　香）

第六节　甲状腺癌

甲状腺癌是最常见的内分泌系统恶性肿瘤，在内分泌恶性肿瘤中占 89%，占内分泌恶性肿瘤病死率的 59%，占全身恶性肿瘤的 0.2%（男性）～1%（女性），约占甲状腺原发性上皮性肿瘤的 1/3。国内的普查报道，其发生率为 11.44/10 万，其中男性为 5.98/10 万，女性为 14.56/10 万。甲状腺癌的发病率一般随年龄的增大而增加，女子的发病率约较男子多 3 倍，地区差别亦较明显，一般在地方性甲状腺肿的流行区，甲状腺癌的发病率较高，而在地方性甲状腺肿的非流行区则甲状腺癌的发病率相对较低。近年来统计资料显示，男性发病率有逐渐上升的趋势，可能与外源性放射线有关。甲状腺癌的发病率虽不是很高，但由于其在临床上与结节性甲状腺肿、甲状腺腺瘤等常难以鉴别，在具体处理时常感到为难，同时，在诊断明确的甲状腺癌进行手术时，究竟应切除多少甲状腺组织，以及是否行颈淋巴结清扫及方式等方面尚存在诸多争议。

一、病因

与其他肿瘤一样，甲状腺癌的发生与发展过程至今尚未完全清楚。现代研究表明，肿瘤的发生与原癌基因序列的过度表达、突变或缺失有关。在甲状腺滤泡细胞中有多种原癌基因表达，对细胞生长及分化起重要作用。最近从人甲状腺乳头状癌细胞中分离出所谓 ptc 癌基因，被认为是核苷酸序列的突变，有研究发现，ptc 癌基因位于Ⅱa 型多发性内分泌瘤（MEN-Ⅱa）基因染色体 11 的近侧长臂区，其机制尚不清，ptc 基因仅出现于少数甲状腺乳头状癌。H-ras、K-ras 及 N-ras 等癌基因的突变形式已被发现于多种甲状腺肿瘤。在髓样癌组织中发现高水平的 H-ras、c-myc 及 N-myc 等癌基因的表达，p53 多见于伴淋巴结或远处转移的甲状腺癌灶，但这些癌基因也可在其他癌肿或神经内分泌疾病中被检出。实际上甲状腺癌的发生和生长是复杂的生物过程，受不同的癌基因和多种生长因子的影响，同时还有其他多种致癌因素的作用。已知的可能致甲状腺癌的因素包括以下几种。

（一）缺碘

缺碘一直被认为与甲状腺的肿瘤发生有关，但这种观点在人类始终未被证实。一些流行病学调查资料提示，甲状腺癌不仅在地方性甲状腺肿地区较多发，即使沿海高碘地区，亦较常发。地方性甲状腺肿地区所发生的多为甲状腺滤泡或部分为间变癌，而高碘地区则多为乳头状癌；同时在地方性甲状腺肿流行区，食物中碘的增加降低了甲状腺滤泡癌的发病率，但乳头状癌的发病却呈上升趋势，其致癌因素有待研究。

（二）放射线的影响

放射线致癌的机制被认为是放射线诱导细胞突变，并促使其生长，在亚致死量下可杀灭部分细胞而致减少 TSH 分泌，反馈到脑垂体的促甲状腺细胞，增加 TSH 的产生，从而促进具有潜在恶性的细胞增殖、恶变。Winships 等（1961 年）收集的 562 例儿童甲状腺癌，其中 80％过去曾有射线照射史，其后许多类似的报道相继出现。放射线作为致甲状腺癌的因素之一，已经广为接受。放射线致癌与放射方式有关，放射线致癌皆产生于 X 线外照射之后；从放疗到发病的时间不一，有报道最短为 2 年，最长 14 年，平均 8.5 年。

（三）家族因素

在一些甲状腺癌患者中，可见到一个家庭中一个以上成员同患甲状腺乳头状癌者，Stoffer 等报道，甲状腺乳头状癌家族中 3.5％～6.2％同患甲状腺癌；而甲状腺髓样癌，有 5％～10％甚至 20％有明显家族史，是常染色体显性遗传，多为双侧肿瘤。

（四）甲状腺癌与其他甲状腺疾病的关系

这方面尚难肯定。近年关于其他甲状腺病合并甲状腺癌的报道很多，据统计甲状腺腺瘤有 4％～17％可以并发甲状腺癌；一些甲状腺增生性病变，如腺瘤样甲状腺肿和功能亢进性甲状腺肿，分别有约 5％及 2％合并甲状腺癌。另有报道，桥本甲状腺炎的甲状腺间质弥漫性局灶性淋巴细胞浸润超过 50％的患者易伴发甲状腺乳头状癌。但甲状腺癌与甲状腺疾病是否有因果关系尚需进一步研究。

二、病理和临床表现

甲状腺癌按细胞来源可分为滤泡源性甲状腺癌和 C 细胞源性甲状腺癌两类。前者来自滤泡上皮细胞,包括乳头状癌、滤泡状癌和未分化癌等类型;后者来自滤泡旁(C)细胞,称甲状腺髓样癌。乳头状癌和滤泡状癌又可归于"分化性癌",与未分化癌相区别。不同类型的甲状腺癌,其生物学行为包括恶性程度、发展速度、转移规律和最终预后等有较大差别,且病理变化和临床联系密切。

(一)乳头状癌

1.病理

乳头状癌为甲状腺癌中最常见类型,一般占总数的 75%。此外,作为隐性癌,在尸检中屡被发现,一般占尸检的 6%～13%,表明一定数量的病变,可较长时期保持隐性状态,而不发展为临床癌。乳头状癌根据癌瘤大小、浸润程度,分隐匿型、腺内型和腺外型三大类型。

小的隐匿型(直径≤1 cm),病变局限,质坚硬,呈显著浸润常伴有纤维化,状似"星状瘢痕",故又称为隐匿硬化型癌,常在其他良性甲状腺疾病手术时偶尔发现。

大的直径可超过 10 cm,质硬或囊性感,肿瘤呈实质性时,切面粗糙、颗粒状,灰白色,几乎无包膜,约半数以上可见钙化的砂粒体。镜下癌组织由乳头状结构组成,乳头一般皆细长,常见三级以上分支,有时亦可粗大,间质水肿。乳头的中心为纤维血管束,覆盖紧密排列的单层或复层立方或低柱状上皮细胞。细胞大小不均匀,核间变一般不甚明显。

乳头状癌最重要的亚型是乳头状微小癌、滤泡状癌及弥漫性硬化型癌。新近的 WHO 分型,将乳头状微小癌代替隐匿型癌。该型指肿瘤直径<1 cm。其预后好,很少发生远处转移。

对甲状腺乳头状癌的病理组织学诊断标准,近年已基本取得一致意见,即乳头状癌病理组织中,虽常伴有滤泡癌成分,有时甚至占较大比重,但只要查见浸润性生长且有磨砂玻璃样核的乳头状癌结构,不论其所占成分多少,均应诊断为乳头状癌。

2.临床表现

甲状腺乳头状癌,好发于 20～40 岁,儿童及青年人常见,女性发病率明显高于男性。70%儿童甲状腺癌及 50%以上成人甲状腺癌均属此型。肿瘤多为单发,亦有多发,不少病例与良性肿瘤难以区别,无症状,病程长,发展慢。肿瘤质硬,不规则,表面不光滑,边界欠清,活动度较差。呈腺内播散而成多发灶者可达 20%～80%。淋巴转移为其特点,颈淋巴结转移率为 50%～70%,而且往往较长时间局限于区域淋巴结系统。病程后期可发生血行转移。肺和其他远处转移少于 5%。有时颈淋巴结转移可作为首发症状。由于生长缓慢,早期常可无症状,若癌组织侵犯周围组织,则出现声音嘶哑、呼吸困难、吞咽不适等症状。

(二)滤泡状癌

1.病理

滤泡状癌占全部甲状腺癌的 11.6%～15%,占高分化癌中第二位。大体形态上,当局部侵犯不明显时,多不易与甲状腺腺瘤区别。瘤体大小不一,圆形或椭圆形,分叶或结节状,切面呈肉样,褐红色,常被结缔组织分隔成大小不一的小叶。中心区常呈纤维化或钙化。较大的肿瘤常合并出血、坏死或静脉内癌栓。

镜下本型以滤泡状结构为其主要组织学特征,瘤细胞仅轻或中度间变,无乳头状形成,无淀粉样物。癌细胞形成滤泡状或腺管状,有时呈片状。最近,世界卫生组织病理分类将胞浆内充满嗜酸性红染颗粒的嗜酸性粒细胞瘤亦归入滤泡癌中。

滤泡状癌多见于中老年女性,病程长,生长慢,颈部淋巴转移较少。而较早出现血行转移,预后较乳头状癌差。

2.临床表现

此癌 40~60 岁多见。与乳头癌相比,男性患病相对较多,男与女之比为 1:2,患病年龄以年龄较大者相对为多。一般病程较长,生长缓慢,少数近期生长较快,常缺乏明显的局部恶性表现,肿块直径一般为数厘米或更大,多为单发,少数可为多发或双侧,实性,硬韧,边界不清,较少发生淋巴结转移,血行转移相对较多,主要转移至肺,其次为骨。

(三)甲状腺髓样癌

在胚胎学上甲状腺滤泡旁细胞与甲状腺不是同源的。甲状腺髓样癌起源于甲状腺滤泡旁细胞,故又称滤泡旁细胞癌或 C 细胞癌,可分泌降钙素,产生淀粉样物质,也可分泌其他具有生物活性物质,如前列腺素、5-HT、促肾上腺皮质激素、组胺酶等。

甲状腺髓样癌分为散发型(80%~90%)、家族型(8%~14%)及多发性内分泌瘤(少于10%)三种。甲状腺髓样癌可以通过常染色体显性遗传发展为不同的类型。甲状腺髓样癌是甲状腺癌的一个重要类型,较少见,恶性度中等,存活率小于乳头状瘤,而远大于未分化癌。早期诊断、治疗可改善预后,甚至可以治愈。甲状腺髓样癌的发病率占甲状腺癌的 3%~10%,女性较多,中位年龄在 38 岁左右,其中散发型年龄在 50 岁;家族型年龄较轻,一般不超过 20 岁。

其发病机制、病理表现及临床表现均不同于一般甲状腺癌,独成一型。

1.病理

瘤体一般呈圆形或卵圆形,边界清楚,质硬或呈不规则形,伴周围甲状腺实质浸润,切面灰白色、浅色、淡红色,可伴有出血、坏死、纤维化及钙化,肿瘤直径平均 3~4 cm,小至数毫米,大至10 cm。镜下癌细胞多排列成实体性肿瘤,偶见滤泡,不含胶样物质。癌细胞呈圆形或多边形,体积稍大,大小较一致,间质有多少不等的淀粉样物质,番红花及刚果红染色皆阳性。淀粉样物质为肿瘤细胞产生的降钙素沉积,间质还可有钙沉积,似砂粒体,还有少量浆细胞和淋巴细胞,常见侵犯包膜和气管。在家族性甲状腺髓样癌中,总是呈现双侧肿瘤且呈多中心,大小变化很大,肿瘤具有分布在甲状腺中上部的特点。在散发性甲状腺髓样癌中一般局限于一叶,双侧多中心分布者低于 5%。

2.临床表现

所有的散发型甲状腺髓样癌及多数家族型甲状腺髓样癌都有临床症状和体征。通常甲状腺髓样癌表现为颈部肿块,70%~80% 的散发型患者,因触及无痛性甲状腺结节而发现,近 10% 可侵及周围组织出现声嘶、呼吸困难和吞咽困难。临床上男女发病率大致相仿。家族型为一种常染色体显性遗传性疾病,属多发性内分泌肿瘤Ⅱ型(MEN-Ⅱ),它又分为Ⅱa 型和Ⅱb 型,占10%~15%,发病多在 30 岁左右,往往累及两侧甲状腺。临床上大多数为散发型,发病在 40 岁以后,常累及一侧甲状腺。MTC 恶性程度介于分化型癌与未分化型癌之间,早期就发生淋巴结转移。临床上,MTC 常以甲状腺肿块和淋巴结肿大就诊,由于 MTC 产生的 5-HT 和前列腺素的影响,约 1/3 的患者可发生腹泻和面部潮红的类癌综合征。本病可合并肾上腺嗜铬细胞瘤,多发性唇黏膜神经瘤和甲状腺瘤等疾病。有 B 型多发性内分泌瘤(MEN-Ⅱ)和髓样癌家族史患者,不管触及甲状腺结节与否,应及时检测基础的五肽胃泌素激发反应时血清降钙素水平,以早期发现本病,明显升高时常强烈提示本病存在。此外,甲状腺结节患者伴 CEA 水平明显升高,也应考虑此病存在可能,甲状腺结节细针穿刺活检或淋巴结活检常可做出明确诊断。

(四)甲状腺未分化癌

未分化癌为甲状腺癌中恶性程度最高的一种,较少见,占全部甲状腺癌的 5%～14%,主要是指大细胞癌、小细胞癌和其他类型癌(鳞状细胞癌、巨细胞癌、腺样囊性癌、黏液腺癌及分化不良的乳头状癌、滤泡状癌等)。未分化癌以老年患者居多,中位年龄为 60 岁,女性中常见的是小细胞弥漫型,男性常是大细胞型。

1.病理

未分化癌生长迅速,往往早期侵犯周围组织。肉眼观癌肿无包膜,切面呈肉色、苍白,并有出血、坏死。镜下组织学检查未分化癌可分为大细胞型及小细胞型两种。前者主要由巨细胞组成,但有梭形细胞,巨细胞体积大,奇形怪状,核大、核分裂多;后者由圆形或椭圆形小细胞组成,体积小,胞质少、核深染、核分裂多见。有资料提示表明,有的未分化癌中尚可见残留的形似乳头状或滤泡状的结构,提示这些分化型的甲状腺癌可能转变为未分化癌,小细胞型分化癌与恶性淋巴瘤在组织学上易发生混淆,可通过免疫过氧化酶染色做出鉴别。

2.临床表现

该病发病前常有甲状腺肿或甲状腺结节多年,在巨细胞癌此种表现尤为明显。肿块可于短期内急骤增大,发展迅速,形成双侧弥漫性甲状腺巨大肿块,质硬、固定、边界不清,往往伴有疼痛、呼吸或吞咽困难,早期即可出现淋巴结转移及血行播散。细针吸取细胞学检查可做出诊断,但需不同位置穿刺,因癌灶坏死、出血及水肿会造成假阴性。

三、诊断

声嘶、吞咽困难、哮喘、呼吸困难和疼痛是常见的症状。甲状腺癌的诊断是一个困难而复杂的问题,临床上甲状腺癌多以甲状腺结节为主要表现,而甲状腺多种良性疾病亦表现为甲状腺结节,两者之间无绝对的分界线。对一个甲状腺结节患者,在诊断的同时始终存在着鉴别诊断的问题,首先要确定它是非癌性的甲状腺结节、慢性甲状腺炎或良性腺瘤,还是甲状腺癌;其次由于不同的甲状腺癌、同种甲状腺癌的不同分期其治疗方法及预后差异很大,诊断时还要决定它是哪种甲状腺癌及它的病期(包括局部生长情况、淋巴结转移范围和有无远处转移)。由于目前所具备的辅助检查绝大多为影像学范围,对甲状腺癌的诊断并无绝对的诊断价值,而细胞组织学检查虽有较高的诊断符合率,但患者要遭受一定的痛苦,且因病理取材、检验师的实践经验等影响,存在一定的假阴性。故而,常规的询问病史、体格检查更显出其重要性。通过详细地询问病史、仔细体检获得一个初步的诊断,再结合必要的辅助检查以取得进一步的佐证是诊断甲状腺癌的正确思路。

(一)诊断要点

1.临床表现

患者有甲状腺结节性肿大病史,如有下述几点临床表现者,应考虑甲状腺癌的可能:①肿块突然迅速增大变硬。②颈部因其他疾病而行放射治疗者,尤其是青少年。③甲状腺结节质地硬、不平、固定、边界不清、活动差。④有颈部淋巴结肿大或其他组织转移。⑤有声音嘶哑、呼吸困难、吞咽障碍。⑥长期水样腹泻、面色潮红、伴其他内分泌肿瘤。

2.辅助检查

进一步明确结节的性质可行下列检查。

（1）B超检查：应列为首选。B超探测来区别结节的囊性或实性。实性结节形态不规则、钙化、结节内血流信号丰富等则恶性可能更大。

（2）核素扫描：对实性结节，应常规行核素扫描检查，如果为冷结节，则有10％～20％可能为癌肿。

（3）X线检查（包括CT、MRI）：主要用于甲状腺癌转移的发现、定位和诊断。在甲状腺内发现砂粒样钙化灶，则提示有恶性的可能。

（4）针吸细胞学检查：诊断正确率可高达60％～85％以上，但最终确诊应由病理切片检查来决定。

（5）血清甲状腺球蛋白测定：采用放射免疫法测定血清中甲状腺球蛋白（Tg），在分化型腺癌其水平明显增高。

实际上，部分甲状腺结节虽经种种方法检查，仍无法确定其良恶性，需定期随访、反复检查，必要时可行手术探查，术中行快速冰冻病理学检查。

（二）甲状腺癌的临床分期

甲状腺癌的临床分期以往较杂，现统一采用国际抗癌学会关于甲状腺癌的TNM临床分类法，标准如下。

1.T——原发癌肿

T_0：甲状腺内无肿块触及。

T_1：甲状腺内有单个结节，腺体本身不变形，结节活动不受限制，同位素扫描甲腺内有缺损。

T_2：甲状腺内有多个结节，腺体本身变形，腺体活动不受限制。

T_3：甲状腺内肿块穿透甲状腺包膜，固定或侵及周围组织。

2.N——区域淋巴结

N_0：区域淋巴结未触及。

N_1：同侧颈淋巴结肿大，能活动。

N_{1a}：临床上认为肿大淋巴结不是转移。

N_{2b}：临床上认为肿大淋巴结是转移。

N_2：双侧或对侧淋巴结肿大，能活动。

N_{2a}：临床上认为肿大淋巴结不是转移。

N_{2b}：临床上认为肿大淋巴结是转移。

N_3：淋巴结肿大已固定不动。

3.M——远处转移

M_0：远处无转移。

M_1：远处有转移。

根据原发癌肿、淋巴结转移和远处转移情况，临床上常把甲状腺癌分为四期。

Ⅰ期：$T_{0\sim2}N_0M_0$（甲状腺内仅一个孤立结节）。

Ⅱ期：$T_{0\sim2}N_{0\sim2}M_0$（甲状腺内有肿块，颈淋巴结已肿大）。

Ⅲ期：$T_3N_3M_0$（甲状腺和颈淋巴结已经固定）。

Ⅳ期：$T_xN_xM_1$（甲状腺癌合并远处转移）。

四、治疗

甲状腺癌除未分化癌外，主要的治疗手段是外科手术。其他，如放射治疗、化疗、内分泌治疗和中医中药治疗等,仅是辅助性治疗措施。

(一)手术治疗

1.乳头状腺癌

手术切除是最佳方案。

手术是分化型甲状腺癌的基本治疗方法,术后辅助应用核素,甲状腺素及外照射等综合治疗。手术能根治性切除原发灶和转移灶,达到治愈目的。甲状腺乳头状腺癌为临床上最常见的高分化型腺癌,具有恶性程度低、颈淋巴结转移率高等特点,在根治性切除的原则下,应兼顾功能与美观。手术治疗包括三个方面。

(1)原发灶切除范围:目前尚存在争论,主要是行甲状腺全切除或腺叶加峡部切除。

主张全切除的主要理由:①对侧多中心或微小转移灶可达 20%～80%,全切除可消除潜在复发。②有利于术后放射性碘检测复发或转移灶并及时治疗。③全切除可避免 1% 高分化癌转变为未分化癌。④全切除可增加甲状腺球蛋白检测复发或转移灶的敏感性。

持反对观点者认为,全切除会增加手术后并发症,喉返神经损伤及甲状腺功能减退发生率可高达 23%～29%,其次对侧微小转移灶,可长期处于隐匿状态,未必发展成临床肿瘤,一旦复发再切除也不影响预后。

目前多数学者认为,病灶限于腺叶内,对侧甲状腺检查无异常,行患侧腺叶、峡部加对侧次全切除,疗效与全切除术差不多,而术后并发症明显减少,是比较合理的术式。这种术式优点是可以避免因全甲状腺切除后所引起的永久性甲状腺功能减退的后遗症,又可减少或避免喉返神经及甲状旁腺损伤机会。如术中探查患侧腺叶已累及对侧或双侧腺叶均存在病灶,则改行甲状腺全切除术。Sarde 等报道,采用甲状腺近全切除术,喉返神经及甲状旁腺损伤发生率明显降低至 4% 和 3.2%,或许是取代全切除术的一种较好的术式。

(2)颈淋巴结切除:乳头状腺癌颈淋巴结转移率可达 50%～70%。淋巴结转移是否影响预后曾有不同看法。甲状腺癌协作组大宗病例表明,淋巴结转移影响预后。颈淋巴结阳性的患者行颈淋巴结清扫术已达成共识。以往很多人主张包括原发灶在内的经典式颈淋巴结清扫术,曾作为根治性手术的一个重要组成部分,通过实践目前已被改良或功能性颈清扫术所取代。因这种手术同样能达到治疗目的,且能兼顾功能与美容,特别为年轻女子所乐于接受。但胸锁乳突肌、副神经和颈内静脉三者究竟能保留多少,则需视肿瘤大小、局部浸润和淋巴结转移等情况而定。颈淋巴结的清扫范围主要包括气管旁(气管食管沟及胸骨柄上区)及颈内静脉区淋巴结链。对乳头状腺癌无淋巴结转移的患者,预防性颈淋巴结清扫并不能改善预后,国内外多数学者均不主张采用。

近年来大宗回顾性研究资料提示,预防性颈淋巴结清扫组和对照组的预后无明显差异,甲状腺乳头状癌的淋巴结转移趋向局限在淋巴结内,即使以后发现淋巴结肿大时再手术,也不影响预后。

(3)对局部严重累及的乳头状癌的处理:有些乳头状癌局部浸润广泛,可累及气管、食管、喉返神经、双侧颈内静脉等。如患者全身情况允许,应争取行扩大手术。如双侧喉返神经受侵,可将入喉端找出与迷走神经中的喉返束直接吻合,效果良好。如气管侵累,要根据侵累范围,行全喉或部分气管切除修补。一侧颈内静脉受累,可予以切除;若双侧受累、确实无法保留,则一侧颈内静脉切除后行静脉移植,也可采用保留双侧颈外静脉代替颈内静脉回流。如果 CT 或 MRI 证实上纵隔有肿大淋巴结,也可将胸骨劈开至第二肋间平面,显露上纵隔再沿颈内静脉向下解剖,把部分胸腺和纵隔淋巴结一并切除,有时癌肿和气管固定,或累及食管肌层,只要未破坏气管壁和侵入食管腔内,可将癌肿从气管前筋膜下钝性剥离,并将食管肌层切除,仍可取得满意效果。

2.滤泡性腺癌

原发癌的治疗原则基本上同乳头状癌,颈淋巴结的处理与乳头状癌不同,因本型甚少发生淋巴结转移,所以除临床上已出现颈淋巴结转移时需行颈淋巴结清除术外,一般不做选择性颈清术。

3.髓样癌(MTC)

MTC对放疗和化疗均不敏感,主要用外科治疗。彻底手术是一种行之有效的办法,不少患者可因此治愈。采取甲状腺全切除,加淋巴结清扫术,但散发性甲状腺髓样癌也可根据探查情况行患侧腺叶加峡部切除。由于髓样癌隐匿性淋巴结转移癌发生率较高,即使无淋巴结转移也应做根治性颈淋巴结清扫;至于采取传统性或功能性颈清扫术,需视病灶及淋巴结浸润和转移程度而定。术中同时探查甲状旁腺,肿大时应予切除。术前发现合并嗜铬细胞瘤者,应先行肾上腺切除,否则术中会继发高血压,影响手术顺利进行,术后应定期复查血清降钙素、癌胚抗原,并做胸部X线、CT、MRI等检查以早期发现颈部、前纵隔淋巴结和其他脏器的复发或转移。

4.未分化癌

由于恶性程度高,就诊时多属晚期,已无手术指证,近年也采用手术、化疗、放疗等联合治疗本病。目前在延长存活率上尚无明显改善。但对局部控制癌肿还是有效的,可以降低死于局部压迫或窒息的危险。

(二)外放射治疗

不同病理类型的甲状腺癌放射治疗的敏感度不同,其中尤以未分化癌最为敏感,而其他类型癌较差。未分化癌由于早期既有广泛浸润或转移,手术治疗很难达到良好的疗效,因而放射治疗为其主要的治疗方法。即使少数未分化癌患者做手术治疗,也仅可达到使肿瘤减量的目的,手术后仍可继续放射治疗,否则复发率较高。部分有气管阻塞的患者,只要条件允许,仍可行放射治疗。分化型腺癌首选手术根治而无须放疗。对无法完全切除的髓样癌,术后可行放疗,虽然本病放疗不甚敏感,但放射治疗后,肿瘤仍可缓慢退缩,使病情得到缓解,有的甚至完全消除。甲状腺癌发生骨转移并不多见,局部疼痛剧烈,尤其在夜间。放射治疗可迅速缓解其症状,提高患者生活质量。

(三)放射性碘治疗

手术后应用放射性碘治疗可降低复发率,但不延长生命。应用放射性碘治疗甲状腺癌,其疗效完全视癌细胞摄取放射性碘的多少而定;而癌细胞摄取放射性碘的多少,多与其分化程度成正比。未分化癌已失去甲状腺细胞的构造和性质,摄取放射性碘量极少,因此疗效不良;对髓样癌,放射性碘也无效;分化程度高的乳头状腺癌和滤泡状腺癌,摄取放射性碘量较高,疗效较好;特别适用于手术后45岁以上的高危患者、多发性乳头状腺癌癌灶、包膜有明显侵犯的滤泡状腺癌以及已有远处转移者。

如果已有远处转移,对局部可以全部切除的腺体,不但应将患者的腺体全部切除,颈淋巴结亦应加以清除,同时还应切除健叶的全部腺体。这样才可用放射性碘来治疗远处转移。腺癌的远处转移,只能在切除全部甲状腺后才能摄取放射性碘。但如果远处转移摄取放射性碘极微,则在切除全部甲状腺后,由于垂体前叶促甲状腺激素的分泌增多,反而促使远处转移的迅速发展。对这种试用放射性碘无效的病例,应早期给予足够量的甲状腺素片,远处转移可因此缩小,至少不再继续迅速发展。

(四)内分泌治疗

分化型甲状腺癌做次全、全切除者应该口服甲状腺素,以防甲状腺功能减退及抑制 TSH。乳头状和滤泡状癌均有 TSH 受体,TSH 通过其受体能影响分泌型甲状腺癌的功能及生长,一般剂量掌握在保持 TSH 低水平,但以不引起甲亢为宜。一般用甲状腺片每天 80~120 mg,也可选用左甲状腺素片每天 100 μg,并定期检测血浆 T_3、T_4、TSH,以此调整用药剂量。甲状腺癌对激素的依赖现象早已被人们认识。某些分化性的甲状腺癌可受 TSH 的刺激而生长,故 TSH 可促使残留甲状腺增生、恶变,抑制 TSH 的产生,可减少甲状腺癌的复发率。任何甲状腺癌均应长期用抑制剂量的甲状腺素作维持治疗。对分化好的甲状腺癌尤为适用,其可达到预防复发的效果。即使是晚期分化型甲状腺癌,应用甲状腺素治疗,也可使病情有所缓解,甚至在治疗后病变消退。

(五)化学治疗

近年来化学治疗的疗效有显著提高。但至今尚缺少治疗甲状腺癌的有效药物,故而化疗的效果尚不够理想。目前临床上主要用化疗治疗复发者和病情迅速进展的病例。对分化差或未分化的甲状腺癌,尚可选作术后的辅助治疗。曾用于甲状腺癌的单药有多柔比星(阿霉素)、放线菌素 D(更生霉素)、甲氨蝶呤等。单药治疗的效果较差,故现常采用联合化疗,以求提高疗效。

五、预后

甲状腺癌的生物学行为存在巨大差异,发展迅速的低分化癌,侵袭性强,可短期致人死亡,而发展缓慢的高分化癌患者往往可长期带瘤生存。高分化型甲状腺癌,特别是乳头状癌术后预后良好,弥漫性硬化型乳头状癌预后较差,有时呈侵袭性。因此不能认为甲状腺乳头状癌的临床过程总是缓和的,各种亚型的组织学特点不同,其生物学特性有显著差异。对甲状腺癌预后的判断,常采用年龄、组织学分级、侵犯程度(即肿瘤分期)和大小分类方法及其他预测肿瘤生物学行为的指标。①癌瘤对放射性碘摄取能力:乳头状、滤泡状或乳头滤泡混合型癌能摄取碘者比不能摄取的预后要好。②腺苷酸环化酶对 TSH 有强反应的癌其预后似较低反应者好。③癌瘤 DNA 呈双倍体比异倍体预后要好。④癌瘤细胞膜表皮生长因子(EGF)受体结合 EGF 的量越高,预后越差。

(王清梅)

第五章　甲状旁腺疾病

第一节　原发性甲状旁腺功能亢进症

原发性甲状旁腺功能亢进症简称原发性甲旁亢,是由于甲状旁腺本身病变引起的甲状旁腺激素合成与分泌过多所引起的全身性疾病。

一、病因与病理生理

(一)病因

本病的病因主要有甲状旁腺腺瘤、增生或腺癌等。

1.腺瘤

腺瘤占所有原发性甲旁亢的75%~80%,单个腺瘤及下方甲状旁腺多见,6%~10%可异位于胸腺、心包或食管后。腺瘤体积一般较小,重0.5~5.0 g,也可大至10~20 g。有完整的薄膜,主要是主细胞,在组织学上有时不易与增生区分。该病多单独存在,有家族史的患者可合并多发性内分泌腺肿瘤综合征,如多发性内分泌腺肿瘤综合征-1(与垂体瘤、胰岛细胞瘤同时存在)、多发性内分泌腺肿瘤综合征-2(与嗜铬细胞瘤、甲状腺髓样癌同时存在)。

2.增生

有10%~20%的患者为甲状旁腺增生,多累及所有腺体,也可以某个腺体增大为主,无包膜,主要细胞成分也是主细胞。有时增生组织周围可形成假包膜,容易误认为多发性甲状旁腺腺瘤。

3.腺癌

腺癌较少见,占2%以下,可分为功能性和非功能性,非功能性甲状旁腺腺癌血清钙和甲状旁腺激素正常。部分甲状腺旁腺癌发展较缓慢,早期手术可治愈,部分患者发展迅速,可转移至肺、肝、骨等。增生病变与腺瘤多难以鉴别,全面分析临床资料有助于鉴别诊断。

(二)病理生理

正常情况下骨骼、肠道和肾脏可分别通过骨吸收-骨形成、肠钙吸收-肠钙排出、尿钙排泄-尿钙重吸收等形式调节钙代谢,使细胞外液中的钙浓度维持在正常范围。甲状旁腺激素和维生素D对维持这三个动态平衡起着重要作用。本病患者甲状旁腺分泌甲状旁腺激素增多,甲状旁腺激素与骨和肾脏的细胞表面受体结合,促使骨钙溶解释放入血,肾小管重吸收钙增加,甲状旁腺激素还可增加肾脏合成活性更高的 $1,25(OH)_2$-D_3,后者促进肠道钙的吸收,最终导致血钙升高。当血钙上升超过正常水平时,从肾小球滤过的钙增多,致使尿钙排出增多。甲状旁腺激素可抑制磷在近端和远端小管的重吸收,尿磷排出增多,血磷水平随之降低。临床上表现为高血钙、高尿钙、低血磷和高尿磷。

甲状旁腺激素过多加速骨的吸收和破坏,使破骨细胞和成骨细胞的活性均增加,故血碱性磷酸酶水平增高。长期影响可形成纤维性囊性骨炎的病理改变,伴随的骨骼病变以骨吸收、骨溶解增加为主,也可呈现骨质疏松或同时伴有骨软化、佝偻病,后者的发生可能与钙和维生素 D 摄入不足有关。由于尿钙和尿磷排出增加,易致磷酸钙和草酸钙沉积而形成肾结石、肾钙化,易发生泌尿系统感染、肾功能损害,缓慢发展可进展为尿毒症,此时尿磷排出减少致使血磷升高。血钙、血磷升高导致异位钙化,可引起关节疼痛等症状。高钙可刺激胃泌素的分泌,促使胃壁细胞分泌胃酸增加,进而形成高胃酸性多发性胃十二指肠溃疡;高钙还可激活胰腺外分泌导管内的胰蛋白酶原,引起自身消化,导致急性胰腺炎。

甲状旁腺激素还可抑制肾小管重吸收碳酸氢盐,使尿呈碱性,促进肾结石的形成,并可引起高氯性酸中毒,后者可增加骨盐的溶解,加重骨吸收。

二、临床表现

本病的发病高峰在 60 岁左右,40 岁以后发病率显著升高,15 岁以下发病者罕见,女性多于男性。通常起病缓慢,临床表现差异较大,早期轻症可以无症状或仅有一些非特异性症状,随病变进展累及骨骼、泌尿系统、消化系统则会引起相应表现,严重者可发生高钙危象。有相当一部分患者血清钙和甲状旁腺激素升高,但可持续多年无症状。主要临床表现有以下几方面。

(一)高钙血症

高钙血症可影响多个系统:①神经肌肉系统可出现淡漠、性格改变、反应迟钝、记忆力减退、肌张力降低、易疲劳、四肢肌肉(尤其是近端肌肉)乏力等,症状的轻重与高钙血症的严重程度有关。当血清钙＞3.0 mmol/L 时,症状明显,易出现明显精神症状如幻觉、狂躁,甚至木僵或昏迷。②消化系统方面可表现为食欲减退、恶心、呕吐、腹胀、便秘、反酸等;高血钙刺激胃泌素分泌,胃酸分泌增多,可引起消化性溃疡;高血钙可激活胰蛋白酶,引起急、慢性胰腺炎。慢性胰腺炎可作为甲旁亢的一个重要诊断线索,胰腺炎发作时血钙多降低,如患者血钙正常或增高,应考虑是否有甲旁亢存在。

(二)骨骼病变

临床上主要表现为广泛的骨关节疼痛及压痛,早期出现骨痛多从下肢和腰部开始,逐渐发展至全身,后期主要表现为纤维囊性骨炎和"棕色瘤",严重者可有骨畸形和病理性骨折,如肩关节下垂、驼背、身高变矮、肋骨和骨盆塌陷伴"鸡胸"及骨盆三叶草畸形。

(三)泌尿系统症状

长期高血钙可影响肾小管的浓缩功能,尿钙和尿磷排出增多,出现多饮、多尿和夜尿增多等症状。泌尿系统结石是原发性甲旁亢最常见的临床表现之一,可反复发生泌尿系统结石或肾实质钙化,表现为肾绞痛、血尿、尿砂石等,易合并泌尿系统感染。泌尿系统结石可诱发泌尿系统感染或引起泌尿系统梗阻,治疗不及时可发展成慢性肾盂肾炎,从而影响肾功能。肾钙质沉着症可导致肾功能逐渐减退,最后引起肾功能不全。

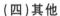

（四）其他

软组织钙化影响肌腱、软骨等处，可引起非特异性关节痛。手指关节主要累及近端指间关节。皮肤钙盐沉积可引起皮肤瘙痒。重症患者可出现贫血，可能是由于甲状旁腺激素介导的骨髓纤维化，以及促红细胞生成素合成减少所致。

（五）高血钙危象

严重高钙血症可引起高血钙危象，发作时常因急性心力衰竭或肾衰竭而猝死，主要见于恶性肿瘤所致的高钙血症患者，以老年患者多见，诱因有肾功能不全、少尿、感染、服用维生素 D 等。常伴有明显脱水，威胁生命。当血钙≥3.75 mmol/L(15 mg/mL)时需按高血钙危象处理。

"棕色瘤"是指甲旁亢时由于甲状旁腺激素分泌过多，刺激破骨细胞活性增加，引起广泛骨吸收及增生所形成的骨骼肿瘤样病变，还包括纤维组织、编织样的新生骨和支持血管，可合并有出血或囊性变。因其组织中的多核巨细胞胞质中含有红细胞和含铁血黄素，大体病理上呈棕褐色或棕色，因此称为"棕色瘤"，实质是含有含铁血黄素沉积的溶骨性囊肿。在其形成过程中，因为破骨细胞对骨小梁过度吸收，导致成骨细胞无法修复骨小梁，造成骨吸收的边缘不断扩大，改变了骨骼的正常形态。病变可达到骨膜下，引起骨痛。但因其不含骨基质，在 X 线片中呈低密度影。

三、实验室检查和辅助检查

（一）生化指标

血清钙多次超过 2.75 mmol/L（正常范围为 2.2～2.7 mmol/L）或血清游离钙超过 1.28 mmol/L［正常范围为(1.18±0.05)mmol/L］应高度怀疑本病。血清游离钙水平测定更为敏感和准确。在高钙血症的同时伴有血清磷降低是原发性甲旁亢的特点之一，肾功能不全时血清磷可正常或增高。血清碱性磷酸酶常升高，在骨骼病变显著的患者尤为明显，骨骼病变越严重，血清碱性磷酸酶水平越高。血氯常升高，血 HCO_3^- 常降低，可出现代谢性酸中毒。绝大多数原发性甲旁亢患者的血氯或血磷＞33，而其他原因引起的高钙血症这一比值通常＜30。

（二）血清甲状旁腺激素

测定血清甲状旁腺激素水平可直接了解甲状旁腺功能，目前多采用测定全分子甲状旁腺激素(1～84)的免疫放射法或免疫化学发光法。正常范围 1～10 pmol/L，平均值 3.42 pmol/L，本病患者多在 10 pmol/L 以上，血甲状旁腺激素升高的程度与血钙浓度、肿瘤大小相平行。

（三）尿液

本病患者尿钙排出增加，儿童患者 24 小时尿钙＞0.15 mmol/kg(6 mg/kg)。当血清钙＜2.87 mmol/L时，尿钙增加可不明显。尿磷常增高，但受饮食因素影响较大，诊断意义不如尿钙。

（四）骨转换指标

骨转换指标包括血清Ⅰ型胶原羧基末端肽、抗酒石酸酸性磷酸酶、尿Ⅰ型胶原氨基末端肽、吡啶啉、脱氧吡啶啉和羟脯氨酸排泄量等。由于甲状旁腺激素促进骨的吸收，骨转换增加，上述骨转换指标水平可增高。

（五）X 线检查

X 线检查表现为普遍性骨量减少、骨质疏松，常为全身性，以胸腰椎、扁骨、掌骨和肋骨最常见；特征性的骨膜下骨吸收，以指骨桡侧最为常见；纤维囊性骨炎在骨的局部形成大小不等的透亮区;颅骨可表现为毛玻璃样或"砂粒样"改变,内外板界限消失。

(六)骨密度测定

本病桡骨远端1/3部位的骨密度降低较腰椎和髋部更为明显,部分患者可仅有骨密度的降低。常用的骨密度测量方法有单光子吸收法、双能X线吸收法、定量计算机断层扫描测量法等。

四、诊断与鉴别诊断

(一)诊断

本病的诊断分定性诊断和定位诊断两个步骤。

1.定性诊断

凡具有骨骼病变、泌尿系统结石、高血钙的临床表现,单独存在或两三个征象合并存在时,血钙、甲状旁腺激素及碱性磷酸酶水平升高,血磷水平降低,尿钙和尿磷排出增多,X线片提示骨吸收增加等均支持甲旁亢的诊断。

2.定位诊断

定性诊断明确后,可通过超声、放射性核素扫描、颈部和纵隔计算机断层扫描等有关定位检查了解病变甲状旁腺的部位。①颈部超声检查:诊断符合率约70%,如第一次手术失败,相当一部分患者病变的甲状旁腺仍在颈部,重复B超检查是非常必要的。②放射性核素检查:锝-99m-甲氧基异丁基异腈扫描显像符合率在90%以上,也能检出在纵隔的病变。有报道碘-125和硒-75蛋氨酸计算机减影技术可发现82%的病变。锝-99m和铊-201双重放射性核素减影扫描与手术符合率达92%,可检出直径1 cm以上的病变。③颈部和纵隔计算机断层扫描:对颈部病变甲状旁腺的定位意义不大,对于前上纵隔瘤的诊断符合率约为67%,可检出直径1 cm以上的病变。

(二)鉴别诊断

本病应与其他引起高钙血症的疾病鉴别。①多发性骨髓瘤:可有局部和全身骨痛、骨质破坏、高钙血症,有特异性的免疫球蛋白增高、血沉增快、血尿轻链增高、尿本-周蛋白阳性,骨髓常规可找到瘤细胞,血碱性磷酸酶正常或轻度升高,血甲状旁腺激素水平正常或降低。②恶性肿瘤引起的高钙血症:可见于肺、肝、甲状腺、肾、肾上腺、前列腺、乳腺和卵巢肿瘤,临床上有原发肿瘤的特征性表现,血甲状旁腺激素水平正常或降低;但有时肿瘤部位较隐匿,在肿瘤尚未出现症状时即可出现高钙血症,因此,原因不明的高血钙须除外肿瘤的可能性。③维生素D过量:有明确用药史,皮质醇抑制试验有助于鉴别。

此外,还应与原发性骨质疏松症、佝偻病、肾性骨营养不良等代谢性骨病相鉴别。

五、治疗

对于血钙水平明显升高或曾有危及生命的高钙血症病史、有症状或并发症的患者应手术治疗,若高钙血症极轻微,或年老、体弱不能耐受手术者可试用药物治疗。

(一)手术治疗

甲状旁腺腺瘤患者经发射计算机断层显像等影像学检查定位后予手术切除腺瘤;甲状旁腺增生患者在手术中应探查所有的甲状旁腺,切除三个腺体,第四个切除50%,也有学者主张切除4个腺体+甲状旁腺自体移植。手术过程应注意是否存在异位甲状旁腺,大多位于纵隔内,有时包埋在甲状腺中。成功手术可有效地缓解症状,降低血钙及甲状旁腺激素水平。

术后可出现低钙血症,表现为口周和肢体麻木、手足搐搦等,血钙最低值出现在手术后 4～20 天,只需补充钙剂和维生素 D 制剂。在纤维囊性骨炎患者,由于"骨饥饿"或剩留的甲状旁腺血流供应发生障碍,术后可出现严重低钙血症,如血清钙持续在 2 mmol/L 以下,可静脉缓慢推注 10％葡萄糖酸钙 10～20 mL,必要时一天内重复 2～3 次,或配制于 5％葡萄糖溶液中静脉滴注,滴注速度取决于低钙症状的程度和患者对治疗的反应。如 2～3 天仍不能控制症状,可加用维生素 D 制剂,可用骨化三醇 0.25～0.5 μg/d,该药起效快,停药后作用消失也快。如同时伴有低镁血症,应加以纠正,低镁可阻碍甲状旁腺激素分泌,可予 10％硫酸镁 10 mL 或 20％硫酸镁 5 mL 肌内注射,每天 3 次,或静脉滴注 3～5 g/d,但需复查血清镁。

(二)高血钙危象的处理

高血钙危象可伴有明显脱水,威胁生命,应紧急处理。①静脉滴注大量生理盐水可缓慢症状,根据脱水情况每天补充 4～6 L。②二膦酸盐,如帕米膦酸钠 60 mg 静脉滴注 1 次,或 30 mg 每天静脉滴注 1 次,连用 2 天;也可用唑来膦酸钠 4 mg 静脉滴注 1 次,在 15～30 分钟滴完。③呋塞米 40～60 mg 静脉注射,促使尿钙排出,但同时可使镁和钾流失,应适当补充,避免使用噻嗪类利尿剂。④降钙素可抑制骨吸收,2～8 U/(kg·d)皮下注射或肌内注射。⑤血液透析或腹膜透析,效果显著。⑥糖皮质激素(氢化可的松或地塞米松)静脉滴注或静脉注射。当血清钙降至 3.25 mmol/L 以下,则相对较安全。

(三)无症状患者

对于血钙水平升高程度较轻的无症状患者需要进行随访,至少半年 1 次,随访过程中应监测症状或体征、血压、血钙水平、血肌酐水平及肌酐清除率等。有如下情况者则需手术治疗:①有骨吸收的 X 线表现或骨密度降低;②活动性泌尿系统结石或肾功能减退;③血清钙水平≥3 mmol/L;④甲状旁腺激素较正常增高 2 倍以上;⑤有严重的精神异常、溃疡、胰腺炎等。

六、预后

手术切除病变的甲状旁腺后,高钙血症及高甲状旁腺激素血症即被纠正,不再形成新的泌尿系统结石。骨吸收指标的水平在手术后迅速下降,而骨形成指标的下降较为缓慢。术后 1～2 周骨痛开始减轻,6～12 个月明显改善。术前活动受限者多于术后 1～2 年可以正常活动并恢复工作。骨密度在术后显著增加,术后第 1 年内增加最为明显。

(徐明付)

第二节　继发性甲状旁腺功能亢进症

继发性甲状旁腺功能亢进症简称继发性甲旁亢,是指在慢性肾病、肾小管酸中毒、肠吸收不良综合征、Fanconi 综合征、维生素 D 缺乏或抵抗,以及妊娠、哺乳等情况下,甲状旁腺长期受刺激而分泌过多甲状旁腺激素的一组慢性临床综合征。

一、病因与发病机制

(一)慢性肾病

肾脏排磷减少,导致磷酸盐潴留,高磷酸盐血症引起血钙降低;同时由于肾 1α-羟化酶缺乏造成肠钙吸收不足,导致血钙降低;在血液透析过程中补钙不足,同样造成低钙血症,刺激甲状旁腺,导致继发性甲旁亢。

(二)肾小管酸中毒

尿中排出大量磷酸盐,致骨质中羟磷灰石含量不足,骨钙丢失,导致血钙降低,刺激甲状旁腺分泌甲状旁腺激素,导致继发性甲旁亢。

(三)肠吸收不良综合征

肠吸收不良综合征可引起维生素 D、钙、镁等全面的吸收障碍,因血钙、血镁降低而继发甲状旁腺亢进症。

(四)Fanconi 综合征

患者肾脏重吸收糖、氨基酸障碍,导致高尿钙,少数重症患者可引起低血钙及继发性甲旁亢;此外,伴胱氨酸储积症的 Lignac-Fanconi 综合征,由于胱氨酸储积于多个脏器,尤其是肾脏,易引起肾衰竭而导致继发性甲旁亢。

(五)维生素 D 缺乏或抵抗

维生素 D 缺乏或其羟化活性产物的形成发生障碍(如肝脏病或使用抗痉挛药时)、假性维生素 D 缺乏症、肾性骨营养不良等,均可因肠钙吸收障碍导致低钙血症而引起继发性甲旁亢。

(六)妊娠、哺乳

妊娠、哺乳期妇女摄入钙不足,可导致低钙血症,刺激甲状旁腺,导致继发性甲旁亢。

二、临床表现

(一)原发病表现

各种原发疾病相应的表现。

(二)继发性甲旁亢的主要临床表现

1.骨骼症状

骨骼疼痛呈自发性或在加压后促发,骨痛多见于脊柱、髋、膝等负重关节,且在活动时加重,疼痛呈发作性或持续性,还可伴病理性骨折和骨畸形。此与甲状旁腺激素促进骨溶解、破骨细胞增多、骨破坏增加、骨皮质变薄、全身骨骼普遍脱钙有关。骨折多见于肋骨、脊柱等部位,骨折为自发性或轻微外力引起;关节畸形可见脊柱侧凸、胸廓变形,儿童可出现骨生长延迟、骨骺脱离和股骨变形;甲状旁腺激素是甲旁亢骨病的重要决定因素,其升高程度与甲旁亢骨病严重程度相一致。

2.神经毒性和神经肌肉症状

甲状旁腺激素的神经毒性作用,可引起精神失常、脑电图紊乱和周围神经病变,也可出现近端肌力减退和肌萎缩。

3.其他症状

与甲状旁腺激素过高、血钙过高或转移性钙化有关的其他症状,如不同程度的皮肤瘙痒与皮肤内钙沉着。甲状旁腺激素过高可引起软组织、血管钙化,导致缺血性坏死,出现皮肤缺血性溃病和肌肉坏死,多发生于指(趾)尖端。异位钙化发生的部位有角膜、关节、血管等。有的患者可表现为关节疼痛、假性痛风综合征,偶见缺血性肌痛。

三、实验室检查和辅助检查

(一)实验室检查

血液检查可见血钙浓度降低,血磷升高,血清碱性磷酸酶的异常改变可反映甲旁亢的严重程度,血 $1,25(OH)_2$-D_3下降程度与肾衰竭程度平行,血甲状旁腺激素升高。

(二)其他辅助检查

1.影像学检查

X线与核素骨扫描对肾性骨病的诊断和分型有帮助,甲状旁腺的影像学检查不但能发现肿大的甲状旁腺,确定4个甲状旁腺的部位,还可发现异位的甲状旁腺。此项检查可以帮助确定继发性甲旁亢的诊断,并可用以评定非手术治疗的效果。

2.其他常规检查

其他常规检查如肌电图、脑电图、心电图等,必要时做肾活检排除其他肾脏疾病。

四、诊断与鉴别诊断

(一)原发性甲旁亢

原发性甲旁亢多由甲状旁腺增生、腺瘤或腺癌引起,血钙升高或正常,血磷降低,血ALP明显升高,尿钙、尿磷升高,血钙/磷>33,主要骨病变为骨膜下骨皮质吸收伴纤维囊性骨炎和骨折。

(二)继发性甲旁亢

继发性甲旁亢常继发于慢性肾病、维生素D缺乏或抵抗。血钙正常或降低,慢性肾功能不全时血磷升高,维生素D缺乏时下降。尿钙正常或降低,血钙/磷<33。主要骨病变为骨膜下骨吸收,长骨近骨骺端呈毛刷状和骨软化。原发疾病得到有效治疗后,患者甲旁亢症状可明显缓解。

(三)三发性甲旁亢

甲状旁腺长期受到刺激形成自主性高功能腺瘤,可自主分泌甲状旁腺激素,称三发性甲旁亢。常见于长期慢性肾衰竭、维生素D缺乏或抵抗患者,血钙正常或升高,尿钙正常或升高,血钙/磷>33,主要骨病变为骨膜下骨皮质吸收伴纤维囊性骨炎和骨折。去除甲旁亢刺激因素后,甲旁亢症状仍持续加重。

五、治疗

原发疾病的治疗包括抗感染、避免肾毒性药物的使用、积极维持内环境稳定,必要时行血液透析或肾移植手术。

(一)钙剂

每天补充元素钙 $1.0 \sim 1.2$ g/d,监测血钙、血磷,防止软组织钙化。

(二)维生素D

补充维生素D,促进钙在肠道的吸收,小剂量维生素D还可促进骨形成,抑制血管钙化。血清25-(OH)D水平<30 ng/mL时,可补充普通维生素D 1万~30万U/d(需7~14天才能在体内活化);活性维生素D可部分逆转骨病变,但长期使用存在高钙血症、异位钙化的风险,故应监

测血钙,常用剂量为 $1,25(OH)_2-D_3$ $0.5\sim1.0$ $\mu g/d$。

(三)控制血磷

1.饮食

正常成年人磷的摄入量为 $800\sim1\,000$ mg/d,慢性肾衰竭患者应控制在 600 mg/d 以下。

2.磷结合剂

(1)含铝磷结合剂:氢氧化铝、硫糖铝。

(2)含钙磷结合剂:碳酸钙、醋酸钙。

(3)盐酸聚烯丙基胺等。应维持血磷在 $1.4\sim2.0$ mmol/L($4.0\sim5.5$ mg/dL)。

(四)维生素 D 受体激活剂

维生素 D 受体激活剂可抑制炎症反应、血管钙化和血栓形成,还可调节肾素-血管紧张素-醛固酮系统。血清甲状旁腺激素显著升高超过 300 pg/mL 时,应加用维生素 D 受体激活剂。

(五)钙受体激动剂

钙受体激动剂增加钙受体对钙的敏感性,剂量依赖性抑制甲状旁腺激素分泌,可同时降低血钙和血甲状旁腺激素,而升高血钙的作用不明显,还可明显减少甲状旁腺细胞数量,抑制甲状旁腺组织增生,降低血清甲状旁腺激素水平,常用于甲状旁腺癌伴高钙血症和慢性肾病并继发性甲旁亢的治疗。

(六)调整透析液钙浓度

补钙前应将血磷控制到 <1.8 mmol/L(5.5 mg/dL),当血钙 >2.6 mmol/L(10.5 mg/dL)应减少透析次数或暂停透析。

(七)手术切除适应证

(1)经影像学检查证实甲状旁腺显著增大且血清甲状旁腺激素 >800 pg/mL。

(2)慢性肾病并继发性甲旁亢症状明显或有并发症。

(3)血清甲状旁腺激素正常但伴高钙血症。

(4)三发性甲旁亢。

(5)肾移植后持续性高钙血症。

六、预后

继发性甲旁亢的预后决定于原发病因的性质、病情经过、治疗情况和恢复状况等。

（徐明付）

第三节　甲状旁腺功能减退症

甲状旁腺功能减退症简称甲旁减,是指甲状旁腺激素分泌过少和/或效应不足引起的一组临床综合征。其特点是手足抽搐、癫痫样发作、低钙血症和高磷血症。临床常见类型有特发性甲旁减、继发性甲旁减、低血镁性甲旁减和新生儿甲旁减,少见类型包括假性甲旁减等。长期口服钙剂和维生素 D 制剂可使病情得到控制。

一、病因与病理生理

(一)继发性甲旁减

继发性甲旁减较为常见。最多见者为甲状腺手术时误将甲状旁腺切除或损伤所致。如腺体大部或全部被切除,可发生永久性甲旁减,占甲状腺手术的1%～1.7%。因甲状腺炎症、甲状腺功能亢进症接受放射性碘治疗后或因恶性肿瘤侵及甲状旁腺所致者较少见。

(二)特发性甲旁减

特发性甲旁减儿童多见,成人较少,病因不明,可能与自身免疫相关。可同时合并甲状腺和肾上腺皮质功能减退、糖尿病,如多发性内分泌腺功能减退症;可有家族史,伴有性联隐性遗传或常染色体阴性或显性遗传。

(三)低镁血症

低镁血症严重者可暂时抑制甲状旁腺激素分泌,引起可逆性甲旁减,此时血清甲状旁腺激素明显降低或低于可检测范围,补充镁后,血清甲状旁腺激素立即升高。低镁血症还可影响甲状旁腺激素对周围组织的作用。

(四)新生儿甲旁减

高钙血症孕妇的新生儿因甲状旁腺功能受抑制而出现低钙血症,出生后可表现为暂时性或永久性甲旁减。早产儿的甲状旁腺需经1周至数月才发育成熟,故可合并低钙血症。

(五)假性甲旁减

假性甲旁减为先天遗传性疾病,包括假性甲旁减Ⅰa、Ⅰb型和Ⅱ型。由于甲状旁腺激素受体或受体后缺陷,使甲状旁腺激素对其靶器官(骨、肾)组织细胞的作用受阻,导致甲状旁腺激素抵抗。甲状旁腺激素生成和分泌不足可导致以下症状。

(1)破骨作用减弱,骨吸收减少。

(2)肾脏合成 $1,25\text{-}(OH)_2\text{-}D_3$ 减少,肠道钙吸收下降。

(3)肾小管对钙的重吸收减少,尿钙排出增加。通过以上多途径导致低钙血症。

(4)肾小管对磷的重吸收增加,故血磷升高,尿磷减少。

(5)磷携带钙离子向骨及软组织沉积,部分患者骨密度增加,因不是成骨细胞活性增加而致的骨生成,且骨转换减慢,故血清碱性磷酸酶正常。

(6)低钙血症和碱中毒达到一定程度时,神经肌肉兴奋性增加,出现手足搐搦。病程较长者常伴有视盘水肿、颅内压增高、皮肤粗糙、指甲干裂、毛发稀少和心电图异常,在儿童可影响智力发育。

二、临床表现

临床表现主要由于长期血钙过低伴阵发性加剧所致,其轻重主要取决于血钙降低的程度、持续时间及下降速度等。

(一)神经肌肉应激性增加

临床上,严重低钙血症的标志是抽搐。明显的抽搐常以手指及口周麻木为先兆,典型表现为手足痉挛(血钙<2 mmol/L 时出现),通常先出现拇指内收,接着掌指关节屈曲、指间关节伸展和腕关节屈曲,形成"助产士"手,有时双足也呈强直性伸展,膝关节与髋关节屈曲,可伴有疼痛。抽搐也可发生于其他肌群,包括威胁生命的喉肌痉挛。

轻度的神经肌肉兴奋性增高产生的隐匿性抽搐，可通过面神经叩击征和束臂加压试验引出。面神经叩击征为轻叩耳前 2~3 cm 处，即颧弓下的面神经分支处，轻度阳性反应仅表现为口角抽搐，重度阳性者半侧面肌痉挛。束臂加压试验为血压计气囊在收缩压上 1.3 kPa（10 mmHg）处加压上臂，持续 2~3 分钟，如出现手抽搐为阳性。束臂征较面神经叩击征特异性高，但有 1%~4% 的正常人为阳性。

低钙血症可诱发癫痫局灶性或全身发作。其他对中枢神经系统的影响包括视盘水肿、意识障碍、疲倦和器质性脑综合征等。长期甲旁减或假性甲旁减的患者基底节常发生钙化，大部分无症状，少数可表现为运动失调。

（二）低钙血症的其他表现

1.心脏

心室复极化延迟，QT 间期延长。兴奋收缩偶联可能受损，有潜在心脏疾病的患者中，有时可见顽固性的充血性心力衰竭。

2.眼部

白内障在慢性低钙血症患者中常见，其严重程度与低钙血症的持续时间和血钙水平有关。

3.皮肤

皮肤干燥易剥脱，指甲脆而易断。可出现疱疹样脓疱病或脓疱性银屑病。易患念珠菌感染。

4.牙齿

可引起牙釉质发育不全和恒牙不出。

5.血液系统

低钙血症使维生素 B_{12} 与内因子结合欠佳，可发生巨幼红细胞性贫血。

（三）神经、精神症状

部分患者，尤其是儿童，可出现惊厥或癫痫样全身抽搐，常误诊为癫痫（样）大发作。长期慢性低钙血症可引起锥体外神经症状，包括典型的帕金森病表现，纠正低血钙可改善症状。也可出现自主神经功能紊乱，如出汗、声门痉挛、气管痉挛及胆、肠和膀胱平滑肌痉挛等。慢性甲旁减患者可出现烦躁、易激惹、抑郁或精神异常。

三、实验室检查

多次测定血清钙＜2.2 mmol/L 提示存在低钙血症。有症状者血清总钙一般≤1.88 mmol/L，血清游离钙≤0.95 mmol/L。同时测定血清清蛋白校正血钙水平，以血清清蛋白 40 g/L 为基数，每降低 1 g/L，血钙测定值应增加 0.2 mmol/L。多数成年患者血清无机磷升高，幼年患者浓度更高。血碱性磷酸酶常正常或降低。血甲状旁腺激素可降低（但假性甲旁减患者增高）。因低钙血症是甲状旁腺的强烈刺激因素，血清总钙≤1.88 mmol/L 时，血（清）甲状旁腺激素应升高 5~10 倍，故低钙血症患者，即使血甲状旁腺激素在正常范围内，仍为甲旁减，判断血（清）甲状旁腺激素时应与血钙一同分析。甲旁减患者尿钙、尿磷降低。

四、诊断与鉴别诊断

本病常有手足抽搐反复发作史。面神经叩击征和束臂加压试验阳性。实验室检查如有血钙降低（常＜2 mmol/L）、血磷升高（常＞2 mmol/L），且能排除肾功能不全者，诊断基本可确定。如血（清）甲状旁腺激素测定结果明显降低或不能测得，即可确定诊断。特发性甲旁减的患者，临床上常无明显病因,可有家族史。手术后甲旁减常见于甲状腺或甲状旁腺手术后。

特发性甲旁减尚需与假性甲旁减、严重的低镁血症等相鉴别。抽搐也可发生在低镁血症和代谢性碱中毒,如过度通气所致的呼吸性碱中毒等。

五、治疗

治疗目的:①控制症状,包括终止手足抽搐发作,使血清钙正常或接近正常;②减少甲旁减并发症的发生;③避免维生素 D(过量)中毒。治疗方法有以下几种。

(一)急性低钙血症

发生手足抽搐、喉痉挛、癫痫发作的患者需要静脉补钙,常用制剂有氯化钙(5%,每 10 mL 含元素钙 90 mg)和葡萄糖酸钙(10%,每 10 mL 含元素钙 90 mg)。可先缓慢静脉注射葡萄糖酸钙或氯化钙 10～20 mL,必要时 1 小时后重复给药。同时口服钙和维生素 D 制剂。若抽搐严重不能完全缓解者,可持续静脉滴注补钙,但速度不宜超过 4 mg/(kg·h)。24 小时可静脉输注元素钙 400～1 000 mg,直至口服治疗起效。治疗同时需注意患者有无喘鸣并保持呼吸道通畅,定期严密监测血钙水平。钙剂对静脉有刺激作用,使用洋地黄的患者输注钙剂易导致洋地黄中毒,故需谨慎使用。

(二)慢性低钙血症

慢性低钙血症治疗目标是使患者无症状,血钙水平维持在 2.075～2.3 mmol/L(8.5～9.2 mg/dL)。长期低水平的血钙不仅会产生低血钙的症状,还易导致白内障等疾病。但当血钙浓度在正常上限时,可有明显的高尿钙,容易导致肾结石、肾钙质沉着和慢性肾功能不全。治疗药物以钙和维生素 D 及其衍生物为主。

1.钙剂

患者应长期口服钙剂,每天 1～1.5 g 元素钙(供给 1 g 元素钙需乳酸钙 7.7 g,葡萄糖酸钙 11 g,氯化钙 3.7 g,碳酸钙 2.5 g),分为 3～4 次口服效果较好,孕妇、小儿需酌情加量,维持血钙接近正常水平为宜。血钙升高后,磷肾阈相应降低,尿磷排出增加,血磷随之降低,因此通常不需要用降低血磷的药物。此外,应注意高钙、低磷饮食。

2.维生素 D 及其衍生物

轻症患者经补充钙及限制磷治疗后,血清钙可基本维持正常。症状较重患者须加用维生素 D 制剂。常用剂量为维生素 D_3 3 万～10 万 U/d、$1\alpha\text{-(OH)}D_3$ 1～4 $\mu g/d$ 或 $1,25\text{-(OH)}_2D_3$ 0.75～1.5 $\mu g/d$。用药期间应定期复查血钙、尿钙,及时调整剂量,避免维生素 D 中毒、高钙血症的发生。如患者甲状旁腺激素完全缺乏,由于 1α-羟化酶作用有赖于甲状旁腺激素,外源性维生素 D 转变为活性维生素 D 的过程障碍,使用普通维生素 D,所需剂量大、起效慢、体内清除慢,停药后作用消失需 2 周到 4 个月;而活性维生素 D 使用剂量小、起效迅速、作用稳定、口服较方便,停药后 3～6 天作用即消失,但价格较贵。

维生素 D 与钙剂的剂量可相互调节。增加维生素 D 剂量可加速肠道钙的吸收,钙剂相应减少;增加钙剂也可增加肠道钙吸收,可相应减少维生素 D 的剂量。甲旁减患者肾小球滤出钙增加,肾小管重吸收钙减少,在血钙正常时即可出现明显的高尿钙,因此甲旁减使用钙剂和维生素 D 的治疗目标为减轻、控制症状,并非纠正血钙水平,血钙控制目标为 2.0～2.25 mmol/L。

3.镁剂

对伴有低镁血症患者,应立即补镁,25％硫酸镁 10～20 mL 加入 5％葡萄糖盐水中静脉滴注,或加入 10％葡萄糖溶液中肌内注射,剂量取决于血镁降低的程度。低镁血症纠正后,低钙血症可随之好转。

4.甲状旁腺移植

对药物治疗无效或已发生各种并发症的患者可考虑同种异体甲状旁腺移植,但寻找供体较困难。

六、预后

妊娠患者应及时纠正低钙血症,以保护胎儿的健康。在进行甲状腺及甲状旁腺手术时,应避免甲状旁腺损伤或切除过多。及早诊断甲旁减并给予长期有效的治疗可减少晚期并发症的发生。血清钙维持或接近正常水平可改善患者视力和神经症状,并减轻皮肤念珠菌感染。

（徐明付）

第六章 肾上腺疾病

第一节 皮质醇增多症

皮质醇增多症是肾上腺皮质分泌过量皮质醇所引起的以向心性肥胖、满月脸、水牛背、皮肤紫纹、高血压和糖尿病等为主要表现的一组临床综合征。

一、病因与病理生理

皮质醇增多症按病因分为促肾上腺皮质激素依赖性皮质醇增多症和促肾上腺皮质激素非依赖性皮质醇增多症。

(一)促肾上腺皮质激素依赖性皮质醇增多症

由于促肾上腺皮质激素分泌过多,刺激双侧肾上腺增生、分泌过量皮质醇所致。

1.垂体性皮质醇增多症

垂体性皮质醇增多症又称为皮质醇增多症,最常见,约占皮质醇增多症的 70%。主要由垂体促肾上腺皮质激素瘤引起,微腺瘤(直径<10 mm)见于 80% 的皮质醇增多症。10% 为大腺瘤。由于垂体分泌促肾上腺皮质激素过多,刺激双侧肾上腺弥漫性增生。少数患者是由于下丘脑功能异常,促肾上腺皮质激素释放激素过量分泌刺激垂体促肾上腺皮质激素细胞增生引起。促肾上腺皮质激素微腺瘤患者的促肾上腺皮质激素分泌并非完全自主性,可被大剂量的外源性糖皮质激素抑制。

2.异位促肾上腺皮质激素综合征

异位促肾上腺皮质激素综合征是指垂体以外的肿瘤组织分泌过量的促肾上腺皮质激素或促肾上腺皮质激素类似物引起,约 90% 的异位促肾上腺皮质激素肿瘤在肺或纵隔内。

(二)促肾上腺皮质激素非依赖性皮质醇增多症

由肾上腺自身分泌过量的皮质醇激素所致,垂体促肾上腺皮质激素分泌反馈受抑制而降低。

1.肾上腺皮质腺瘤

肾上腺皮质腺瘤占皮质醇增多症的 10%～20%,单侧多见。自主分泌过量皮质醇,反馈抑制下丘脑促肾上腺皮质激素释放激素和垂体促肾上腺皮质激素。起病较缓慢,多毛及雄激素增多表现少见。

2.肾上腺皮质腺癌

肾上腺皮质腺癌占 2‰～3‰。病情重、进展快。瘤体积大,通常在 5～6 cm 或以上。常呈重度皮质醇增多症表现,可同时产生雄激素,女性表现为多毛、痤疮、阴蒂肥大。可有腹痛、背痛,体检有时可触及肿块。

3.促肾上腺皮质激素非依赖性大结节增生

促肾上腺皮质激素非依赖性大结节增生占 2‰～3‰。双侧肾上腺增大,含有多个直径在 5 mm 以上的良性结节,一般为非色素性。病情进展较腺瘤患者慢。其发病机制与促肾上腺皮质激素以外的激素或神经递质(如抑胃肽、黄体生成素/绒毛膜促性腺激素等)的受体在肾上腺皮质细胞上异位表达有关。

4.原发性色素结节性肾上腺病

原发性色素结节性肾上腺病也称为促肾上腺皮质激素非依赖性双侧肾上腺小结节增生,罕见。患者多为儿童和青年,一部分患者的临床表现同一般皮质醇增多症;另一部分为家族性,呈显性遗传,往往伴面、颈、躯干皮肤及口唇、结膜、巩膜着色斑及蓝痣,还可伴皮肤、乳房、心房黏液瘤,睾丸肿瘤,垂体生长激素瘤等,称为 Carney 综合征。患者血中促肾上腺皮质激素低或测不到,大剂量地塞米松不能抑制。肾上腺体积正常或轻度增大,含许多结节,多为棕色或黑色,也可为黄棕色或蓝黑色。发病机制与蛋白激酶 A 的调节亚基 1α 突变有关。

二、临床表现

向心性肥胖、满月脸、多血质、皮肤紫纹是大部分皮质醇增多症患者共有的典型表现。早期轻症患者可能仅表现为体重增加或伴血压升高,随病情进展可逐渐出现典型表现。由肾上腺恶性肿瘤引起的重症患者多表现为体重减轻、高血压、水肿、低血钾性碱中毒。病程较久者可能以并发症为主就诊,如心力衰竭、脑卒中、病理性骨折、肺部感染、精神症状等。分述如下。

(一)向心性肥胖、满月脸、多血质

面圆而肤色暗红,胸、腹、颈、背部脂肪增厚。病情较重者可因肌肉消耗等原因使患者的四肢瘦小。皮肤呈暗红(多血质)与皮肤变薄及皮质醇所致红细胞和血红蛋白计数增多有关。

(二)神经、精神和肌肉系统

肌无力,下蹲后起立困难。常有不同程度的精神、情绪变化,如情绪不稳定、烦躁、失眠,严重者精神变态,个别可出现躁狂症。

(三)皮肤

皮肤变薄,微血管脆性增加,易发生瘀斑。下腹两侧、大腿外侧出现紫纹(为紫红色条纹,因皮肤变薄及皮肤弹性纤维断裂所致),较重患者在腋窝前部及腘窝等部位也可出现紫纹,为本症特征性表现。手、脚、指(趾)甲、肛周易发生真菌感染。异位促肾上腺皮质激素综合征患者及较重皮质醇增多症患者皮肤色素加深。

(四)心血管系统

高血压常见,常伴有动脉硬化。长期高血压可引起左心室肥大、心力衰竭和脑血管意外。由于凝血功能异常易发生动静脉血栓。

(五)对感染抵抗力减弱

长期皮质醇增多使免疫系统受抑制而抵抗力下降,易发生各种感染,肺部感染多见;皮肤化脓性感染不易局限,可进展为蜂窝织炎、菌血症及败血症等。

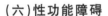

（六）性功能障碍

女性患者月经减少、不规则或停经。痤疮常见。男性患者性欲减退，阴茎缩小，睾丸变软。此与肾上腺产生雄激素增多及皮质醇抑制垂体促性腺激素有关。女性患者出现明显男性化（乳房萎缩、生须、喉结增大、阴蒂肥大）要警惕肾上腺皮质癌。

（七）对糖代谢、骨代谢及血钾的影响

皮质醇增多促进肝糖异生，并有拮抗胰岛素的作用，可引起肝葡萄糖输出增多，糖耐量异常，部分患者出现类固醇性糖尿病。病程较久者可出现骨质疏松、骨折、脊椎压缩畸形或压缩性骨折等。可因皮质醇的潴钠排钾作用而引起水肿和低血钾。明显的低钾性碱中毒主要见于肾上腺皮质癌和异位促肾上腺皮质激素综合征。

三、诊断与鉴别诊断

（一）诊断

诊断的步骤分功能诊断和定位诊断。

1.功能诊断

功能诊断的意义在于确定有无高皮质醇血症存在。

（1）血皮质醇、24 小时尿游离皮质醇及其代谢产物尿 17-羟皮质类固醇测定皮质醇增多症患者增高。

（2）皮质醇与促肾上腺皮质激素昼夜节律测定：正常人的节律是早 8 点血中水平最高，下午 4 点下降为早 8 点的一半，午夜 0 点为最低或血皮质醇绝对值＜1.8 μg/dL。皮质醇增多症患者节律紊乱，失去上述昼夜节律性，下午和夜间不相应下降甚或高于早晨，一般午夜皮质醇高于 1.8 μg/dL。

（3）唾液皮质醇测定：因唾液中只存在游离状态的皮质醇，并与血中游离皮质醇浓度平行，且不受唾液流率的影响，故唾液皮质醇水平的昼夜节律改变和午夜皮质醇低谷消失是皮质醇增多症患者较稳定的生化改变。但该测定方法目前尚不普及。

（4）过夜地塞米松抑制试验：是诊断皮质醇增多症最简单的筛查试验。前一天测晨 8 点皮质醇，于晚 11 点口服地塞米松 1 mg，服药第二天 8 点取血测皮质醇，切点值为 1.8 μg/dL。如抑制率不低于对照值的 50%，或测定值＞1.8 μg/dL 为不能被抑制，应怀疑皮质醇增多症。

（5）小剂量地塞米松抑制试验：口服地塞米松 2 mg/d（0.5 mg，每 6 小时 1 次），连服 2 天，服药前和服药第 2 天分别留 24 小时尿游离皮质醇或尿 17-羟类固醇（17-羟皮质类固醇），也可服药前后测定血清皮质醇进行比较。皮质功能正常者口服地塞米松第 2 天，24 小时尿游离皮质醇＜27 nmol/24 h 或尿 17-羟皮质类固醇＜6.9 umol/24 h 或血清皮质醇＜1.8 μg/dL。超过上述这些值即可确定有高皮质醇血症存在，皮质醇增多症的诊断确立。

2.定位诊断

（1）血浆促肾上腺皮质激素测定：促肾上腺皮质激素降低或测不出为促肾上腺皮质激素非依赖性皮质醇增多症，病因可能为肾上腺腺瘤或肾上腺腺癌。皮质醇增高而促肾上腺皮质激素不降低或增高为促肾上腺皮质激素依赖性皮质醇增多症，病因可能为皮质醇增多症，或为异位促肾上腺皮质激素综合征。通常皮质醇增多症血浆促肾上腺皮质激素水平为正常高限或略高，而异位促肾上腺皮质激素综合征血浆促肾上腺皮质激素显著升高。

（2）大剂量地塞米松抑试验：口服地塞米松 8 mg/d（2 mg，每 6 小时 1 次），服药 2 天，于服药前和服药第 2 天测定 24 小时尿游离皮质醇或尿 17-羟皮质类固醇。该检查主要用于鉴别皮质醇增多症和异位促肾上腺皮质激素综合征,如用药后 24 小时尿游离皮质醇、24 小时尿 17-羟皮质类固醇被抑制超过对照值的 50% 则提示为皮质醇增多症,不足 50% 提示为异位促肾上腺皮质激素综合征或为肾上腺疾患。

(3)促肾上腺皮质激素释放激素兴奋试验:静脉注射合成的羊或人促肾上腺皮质激素释放激素 1 μg/kg 或 100 μg,于用药前(0 分钟)和用药后 15、30、45、60、120 分钟分别取血测定促肾上腺皮质激素和皮质醇水平。如果促肾上腺皮质激素在 15～30 分钟比基线升高 35%～50%,或皮质醇在 15～45 分钟升高 14%～20% 为阳性。如结果阳性提示为皮质醇增多症,而促肾上腺皮质激素非依赖性皮质醇增多症患者通常对促肾上腺皮质激素释放激素无反应,但其促肾上腺皮质激素和皮质醇水平不升高。

(4)影像学检查:推荐对所有促肾上腺皮质激素依赖性皮质醇增多症患者进行垂体增强 MRI 或垂体动态增强 MRI。肾上腺影像学 B 超、CT、MRI 检查,对诊断促肾上腺皮质激素非依赖性皮质醇增多症患者有很重要的意义,推荐首选双侧肾上腺 CT 薄层(2～3 mm)增强扫描,可行三维重建以更清晰地显示肾上腺病变的立体形态。如果怀疑异位促肾上腺皮质激素综合征,应拍胸片或行 CT、PET-CT 检查。

(5)双侧岩下窦插管取血:促肾上腺皮质激素依赖性皮质醇增多症患者如临床、生化、影像学检查结果不一致或难以鉴别皮质醇增多症或异位促肾上腺皮质激素综合征时,可行双侧岩下窦插管取血来鉴别促肾上腺皮质激素来源。经股静脉、下腔静脉插管至双侧岩下窦后,可应用数字减影血管成像术证实插管位置是否正确和岩下窦解剖结构是否正常。岩下窦与外周血浆促肾上腺皮质激素比值＞2 则提示皮质醇增多症,反之则为异位促肾上腺皮质激素综合征。

(二)鉴别诊断

不同类型皮质醇增多症的鉴别见表 6-1。另外,皮质醇增多症还需与以下疾病相鉴别。

表 6-1 皮质醇增多症的鉴别要点

项目	库欣病	肾上腺皮质腺瘤	肾上腺皮质腺癌	异源促肾上腺皮质激素综合征
起病	慢	慢	较快	快
病程	长	较长	短	短
色素沉着	轻度	无	无	明显
低钾	轻度	少	常有	常有
促肾上腺皮质激素水平	↑↑	↓	↓	↑↑↑
大剂量地塞米松抑制试验	抑制	不被抑制	不被抑制	多不被抑制
促肾上腺皮质激素释放激素兴奋试验	有反应	无反应	无反应	无反应

1.单纯性肥胖

肥胖呈均匀性而非向心性肥胖,可出现细小紫纹,皮质醇正常或轻微升高,但可被过夜地塞米松和小剂量地塞米松抑制。

2.类皮质醇增多症

长期应用外源性肾上腺糖皮质激素或饮用大量酒精饮料引起。

四、治疗

(一)皮质醇增多症的治疗

1.垂体手术治疗

经蝶垂体腺瘤切除术为单发促肾上腺皮质激素垂体瘤的首选治疗方法。瘤体较大不能经蝶手术者需开颅手术切除腺瘤。

2.放射治疗

放射治疗分次体外照射治疗或立体定向放射治疗,适合于垂体手术失败或不能手术的患者。

3.双侧肾上腺切除术

双侧肾上腺切除术适合于垂体手术失败或不能手术的患者,是快速控制高皮质醇血症的有效方法,手术会造成永久性肾上腺皮质功能减退而终身需用肾上腺糖皮质激素及盐皮质激素替代治疗。且术后发生 Nelson 综合征的风险增加。

(二)促肾上腺皮质激素非依赖性皮质醇增多症的治疗

1.肾上腺皮质腺瘤

首选手术切除肿瘤,现多用微创腹腔镜手术,术后因下丘脑-垂体轴的长期抑制,出现明显的肾上腺皮质功能减退症状,因此术后需用肾上腺糖皮质激素短期替代补充治疗,并逐渐减量,有的患者需服药半年或以上。

2.肾上腺皮质腺癌

肾上腺皮质腺癌可采用包括手术、药物(单用米托坦或联合使用链脲菌素等化疗药物)和放疗在内的综合治疗方法。

3.促肾上腺皮质激素非依赖性大结节增生

目前推荐先切除一侧肾上腺并获得病理确诊,在随诊过程中决定是否择期切除另一侧肾上腺;如果病变组织表面存在异常的受体表达且有可治疗的药物,则可用药物治疗代替肾上腺切除术。

4.原发性色素结节性肾上腺病

手术切除双侧肾上腺是治疗的主要选择,次全切除或单侧肾上腺切除可使显性库欣病患者的症状明显缓解,但最终仍需要肾上腺全切除。

(三)异位促肾上腺皮质激素综合征的治疗

应该积极治疗原发病。如肿瘤定位明确,首选手术治疗,如肿瘤已转移或难以定位、症状严重或首次手术失败则可行双侧肾上腺切除术或以药物阻断皮质醇合成,并同时对症治疗及纠正低钾血症等生化紊乱。

(四)皮质醇增多症的药物治疗

适合于不能手术或等待放疗发挥作用的患者,可使症状在短期内得到改善。

1.类固醇合成抑制剂

可抑制皮质醇合成,但对肿瘤无直接治疗作用,也不能恢复下丘脑-垂体-肾上腺轴的正常功能。甲吡酮和酮康唑的疗效和耐受性较好,故较常用,但酮康唑可轻度短暂升高肝酶及可致男性性功能减退,甲吡酮可致女性多毛。米托坦有特异的抗肾上腺作用,能长期有效控制大多数促肾上腺皮质激素依赖性库欣患者的症状,但药勃起效慢,有消化和神经系统的不良反应,须严密监测药物浓度。

2.糖皮质激素受体拮抗剂——米非司酮

有拮抗肾上腺糖皮质激素的作用及抑制 21-羟化酶的活性,适用于无法手术的患者以缓解皮质醇增多症的精神神经症状。长期应用可致血促肾上腺皮质激素水平升高,少数患者发生类 Addison 病样改变,男性患者可引起阳痿、乳腺增生。

(五)围手术期肾上腺皮质功能减退的治疗

1.促肾上腺皮质激素非依赖性皮质醇增多症患者

肾上腺性皮质醇增多症患者于手术中和手术后应静脉滴注氢化可的松 100～200 mg,并视病情变化给予对症或急救治疗,如术后血压下降、休克或出现肾上腺皮质危象时,应立即增加氢化可的松用量至病情好转。术后常规用氢化可的松 100～200 mg/d,静脉滴注 5～7 天,剂量逐渐减量后改为口服氢化可的松或泼尼松至生理维持剂量,逐渐减量至停药,一般于半年左右停药。服药期间应观察患者临床表现、血压、电解质等以调节药物剂量。

2.促肾上腺皮质激素依赖性皮质醇增多症患者

术后 1 周内应尽快进行血皮质醇或 24 小时尿游离皮质醇的检测来评价病情是否缓解,如患者出现明显的肾上腺皮质功能减退症状,则应用肾上腺糖皮质激素治疗,病情好转后逐渐减量至停药,一般服药大约 1 个月可停药。

(王慧芳)

第二节　原发性醛固酮增多症

醛固酮是肾上腺皮质球状带分泌的最重要的盐皮质激素,在维持机体钠平衡中起着十分重要的作用。醛固酮分泌增多导致钠潴留和钾丢失,称为醛固酮增多症,分为继发性和原发性两类。原发性醛固酮增多症简称原醛症,是由于肾上腺皮质分泌过多的醛固酮所致,以体内醛固酮分泌增多和肾素分泌受抑制为主要特征。1954 年由 Conn 首次报道,故又称 Conn 综合征,临床以高血压、低血钾为特征。

此病发病年龄高峰为 30～50 岁,女性多于男性,在 1 级、2 级、3 级高血压患者中原醛的患病率分别为 1.99%、8.02%和 13.2%。

一、病因与病理生理

(一)肾素-血管紧张素-醛固酮系统

图 6-1 显示了肾素-血管紧张素-醛固酮系统的组成。

1.肾素

肾素由肾球旁细胞产生,储存于分泌颗粒中,在特殊的促分泌因子作用下释放出来。肾脏灌注压下降或肾小管钠浓度降低(比如肾动脉硬化、出血和脱水)促使肾素的释放。肾素的释放受升高的肾脏灌注压(如高血压)和高钠饮食抑制。肾素的释放也受血钾的影响,低血钾可使其增高,高血钾抑制其释放。肾素活性正常值:1.0～2.5 $\mu g/(L \cdot h)$。肾素降低见于原发性高血压低肾素型、原发性醛固酮增多症、假性醛固酮增多症、糖皮质激素抑制性醛固酮增多症、11-β 羟化酶缺乏症、肾上腺素瘤、17-α 羟化酶缺乏症、分泌促肾上腺激素异位瘤、肾实质性疾病等。肾素升高见于原发性高血压高肾素型、恶性高血压、巴特综合征、血管性高血压、妊娠、肝硬化水肿、肾上腺功能减退、低钠饮食、肾小球旁细胞瘤等。

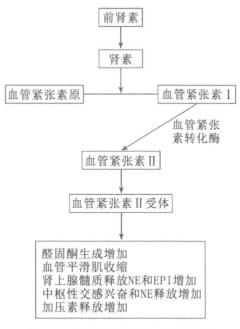

图 6-1 肾素-血管紧张素系统的组成

EPI:肾上腺素;NE:去甲肾上腺素

2.血管紧张素

血管紧张素原是肝脏产生的一种 α_2 球蛋白,是目前已知的唯一的肾素作用底物。肾素作用于血管紧张素原,使其转变为血管紧张素 I 。血管紧张素 I 在肺脏产生的转换酶作用下转化为血管紧张素 II 。血管紧张素 II 为主要的血管紧张素,通过血管紧张素受体作用保证正常的细胞外容量和血压。

3.醛固酮

醛固酮由肾上腺球状带分泌,主要受血管紧张素 II 、钾和促肾上腺皮质激素的控制和影响,其主要功能为调节细胞外液容量和钾平衡。过量的醛固酮可引起血浆和细胞外液增多以及外周血管阻力增加,从而导致高血压。

(二)临床分型

根据分泌醛固酮的病因或病理改变,将原醛症分为以下几种亚型。

1.特发性醛固酮增多症

该病约占原醛症的 60%,为双侧肾上腺球状带增生,有时伴结节。特发性醛固酮增多症的生化异常较肾上腺皮质腺瘤轻。确切病因尚不清楚,认为与垂体产生的醛固酮刺激因子有关。

2.肾上腺皮质腺瘤

该病占原醛症的 40%~50%,多为单侧腺瘤,左侧略多于右侧,多为单发,直径多在 2 cm 以下。

3.原发性单侧肾上腺皮质增生

该病病因未明,病理多为单侧或以一侧肾上腺结节性增生为主,其临床表现和生化改变与肾上腺皮质腺瘤相仿。

4.肾上腺皮质癌

单一产生醛固酮的恶性肿瘤,在原醛症中的比率<1%,临床表现和化验检查异常较腺瘤明显,可合并皮质醇增多或雄激素、雌激素增多。

5.糖皮质激素可抑制性醛固酮增多症

该病也称家族性高醛固酮血症Ⅰ型(FH-Ⅰ),多见于青年男性,呈家族性染色体显性遗传。原发缺陷是由于来自11β-羟化酶调节区基因复制与束状带醛固酮合成酶基因密码序列不等交叉融合所致,形成一种11β-羟化酶与醛固酮合成酶嵌合体,导致醛固酮合成酶在束状带异位表达,并受促肾上腺皮质激素调控。此类患者每天口服地塞米松1~2 mg,2~3周血压下降,低钾改善,血浆肾素活性上升。

6.家族性原醛症-Ⅱ型(FH-Ⅱ)

该病与FH-Ⅰ的区别在于它不是糖皮质激素可治疗性的,其肾上腺皮质病理改变可分为腺瘤、增生或癌。

7.异位醛固酮分泌性腺瘤或腺癌

该病极罕见,为发生于肾或卵巢的恶性肿瘤。

二、临床表现

(一)高血压

高血压是原醛症患者最主要和最早出现的症状。大多数原醛症患者表现为缓慢发展的良性高血压,多为中等程度的高血压,少数患者可呈现恶性急进性高血压。对常用的降压药疗效不佳为其特点之一。持续、长期的高血压可致心、脑、肾等靶器官损害。

(二)酸碱电解质失衡

1.低血钾、高尿钾

低钾血症是原醛症患者最常见的电解质紊乱,但并非原醛诊断的必要条件,9%~37%原醛症患者存在低钾血症。增高的醛固酮作用于远端肾小管促使排钾增多,随病情进展,表现为低钾血症,患者可出现一系列因缺钾而引起的神经、肌肉、心脏及肾功能异常。患者自觉四肢无力,尤以下肢明显,从无力可进展为周期性瘫痪,严重者出现呼吸与吞咽困难。

心电图可有如下表现。①低血钾性心电图表现:QT间期延长,T波增宽、降低或倒置,U波出现,TU波相连呈驼峰状;②心律失常:常见期前收缩或阵发性室上性心动过速,严重者可致心室颤动。血钾<3.5 mmol/L时尿钾仍在25 mmol/24 h以上,血钾<3 mmol/L时,尿钾仍在20 mmol/24 h以上。长期缺钾可引起肾小管上皮细胞空泡样变性,以致肾浓缩功能不良,患者出现多尿、夜尿增多,伴烦渴、尿比重降低。

2.高血钠

增多的醛固酮使肾小管钠潴留作用增强,因此原醛症患者血钠一般在正常高值或略高于正常上限。潴钠到一定程度后,肾组织间隙液压力增加,使近端肾小管吸收钠减少,出现钠"脱逸"现象,不再继续潴钠,因而一般不发生水肿。

3.碱血症

肾小管潴钠排钾的同时,肾排泌氢离子增加,呈现碱血症,血pH和CO_2结合力为正常高值或略高于正常上限。但当病程长,同时伴有肾功能损害时,可因肾小管上皮细胞变性,浓缩和离子交换能力降低,使pH呈中性。细胞外液碱中毒时,游离钙减少,可出现手足搐搦,醛固酮还可促进镁的排出,使血镁减低,更易引起手足搐搦和肌痉挛,面神经叩击症和束臂加压试验阳性。手足搐搦的发生和血钾浓度有关,在低钾明显时,神经肌肉应激性降低,手足搐搦可不出现,补钾后手足搐搦反而出现,此时应同时补钙或补镁。

三、诊断与鉴别诊断

(一)筛查试验

1.筛查对象

建议对以下高血压人群进行原醛筛查。

(1)高血压分级为 2 级、3 级。

(2)难治性高血压[(联合使用 3 种降压药物,其中包括利尿剂,且每种降压药物均达常规治疗剂量,血压仍>18.7/12.0 kPa(140/90 mmHg)]。

(3)自发性或利尿剂所致的低钾血症。

(4)肾上腺意外瘤。

(5)早发性高血压家族史或早发(<40 岁)脑血管意外家族史。

(6)原醛患者中有高血压的一级亲属。

2.血浆醛固酮与肾素活性比值(ARR)

ARR 是原醛症最常用的筛查指标,已被广泛应用于临床,可以很大程度上提高该病的检出率,使部分患者得到早期诊断和治疗。

(1)试验前准备:尽量在试验前纠正低血钾;鼓励患者适量进盐;停用对于 ARR 影响较大的药物至少 4 周,如醛固酮拮抗剂、排钾利尿剂、含有甘草的制剂;停用抗高血压药物至少 2 周,如 β 受体阻滞剂、α 受体阻滞剂、非甾体抗炎药、血管紧张素转化酶抑制剂、血管紧张素Ⅱ受体阻滞剂、地平类钙通道阻滞剂等,如果高血压不能被控制,可以使用维拉帕米和布拉唑嗪等药物进行控制,行 ARR 前可用的降压药物见表 6-2。

表 6-2　原醛症筛查试验及确诊试验前可应用的降压药

药物	种类	剂量	注意事项
维拉帕米缓释片	非二氢吡啶类钙离子拮抗剂	90～120 mg,2 次/天	单独应用或与本表中药物联合应用
肼屈嗪	血管扩张剂	10～12.5 mg,2 次/天,根据血压增加剂量	建议先加用维拉帕米缓释片以避免反射性心动过速,小剂量起始以减少不良反应风险(如头痛、面部充血、心悸)
盐酸哌唑嗪	α 受体阻滞剂	0.5～1 mg,2～3 次/天,根据血压增加剂量	警惕直立性低血压
甲磺酸多沙唑嗪	α 受体阻滞剂	1～2 mg,1 次/天,根据血压增加剂量	警惕直立性低血压
盐酸特拉唑嗪	α 受体阻滞剂	1～2 mg,1 天/次,根据血压增加剂量	警惕直立性低血压

(2)采血条件:患者坐位、站立或者行走至少 2 小时后,静坐 5～15 分钟采血,采血时防止溶血,应在室温下采血(不是在冰上,因为会促使非活性肾素转化为活性肾素),采血后 30 分钟内分

离血浆在送往试验室过程中及在离心之前保持室温。

（3）结果判读：若 ARR（血浆醛固酮单位：ng/dL，肾素活性单位：ng/mL/h）≥40，提示肾上腺自主分泌过多的醛固酮，结合血浆醛固酮浓度＞15 ng/dL，肾素活性＞0.2 ng/(mL·h)，计算 ARR 对诊断更有意义。目前，不同检测中心所定 ARR 切点不同。

ARR 结果还受饮食、用药、体位、血钾水平等诸多因素影响，因此需排除干扰因素后进行测定。

3.螺内酯试验

螺内酯能拮抗醛固酮对肾小管的作用。每天口服螺内酯 300～400 mg，2 周后血压下降、血钾上升、尿钾下降，则可初步诊断醛固酮增多症。本病患者对服用螺内酯反应良好者预示手术治疗后血压恢复的可能性大。

(二)确诊试验

在 ARR 升高的患者中，应再选择下述四种确诊试验之一（表 6-3），并根据结果作为确诊或排除原醛症的依据。四种试验各有其优缺点，但没有证据显示其中的某一项明显优于其他几项，试验的选择取决于花费、患者的依从性、实验室的常规及地区的差异。

表 6-3　原醛症的确诊试验

确诊试验	操作流程	阳性界值	注意事项
卡托普利试验	保持坐位或站位 1 小时以上，口服卡托普利 25～50 mg，于服药时及服药后 1～2 小时（保持坐位）采血测定肾素活性及醛固酮	用药后醛固酮下降少于 30%，提示原醛症	应补充血钾至 3 mmol/L 以上再行上述试验较为可靠
盐水输注试验	于上午八点到九点半，保持卧位 1 小时以上，4 小时内输注 2 000 mL 生理盐水，输液前后分别抽血测定肾素、醛固酮、皮质醇及血钾，输液期间监测血压、心率	盐水输注后醛固酮水平＜5 ng/dL 不支持原醛，＞10 ng/dL 提示原醛，5～10 ng/dL 为可疑原醛	严重的未控制的高血压、肾功能不全、心功能不全、心律失常及严重低钾血症患者不宜进行此试验
高钠试验	在高血压及低血钾得到控制后，每天摄入高钠饮食，钠 218 mmol/d（约等于 NaCl 12.8 g），连续 3 天，在高钠饮食的第三天留取 24 小时尿测定醛固酮、钠及肌酐，24 小时尿钠＞200 mmol/L 说明钠摄入充足	24 小时醛固酮＞12 mg/24 h 应考虑自主性醛固酮分泌	严重高血压患者进行该试验时应仔细评估风险，试验进行过程中可增加尿钾排泄，导致低血钾加重，因此试验过程中应加强补钾，并密切监测血钾水平
氟氢可的松抑制试验	口服 0.1 mg 氟氢可的松，每 6 小时 1 次，共 4 天，同时应用 KCl 缓释片进行补充（每 6 小时 1 次，使血钾保持接近 4 mmol/L），应用缓释 NaCl（30 mmol，每天 3 次与餐同服）及保持足够的食物盐摄取，以保证尿钠排泄率至少为 3 mmol/kg，第 4 天上午 10 点取血醛固酮和 PRA，患者应取坐位，血浆皮质醇应测上午 7 点和 10 点值	第 4 天晨 10 点立位血浆醛固酮＞6 ng/dL 同时 PRA＜1 ng/mL/h，血浆皮质醇在 10 点的值＜7 点的值（排除促肾上腺皮质激素混杂的影响）则可确诊原醛	目前在临床已较少使用

(三)定位及分型诊断

1.肾上腺 CT 扫描

高分辨 CT 可显示直径＞0.5 cm 的腺瘤,特发性醛固酮增多症扫描时可表现为正常或双侧肾上腺弥漫性增大或结节状增生。醛固酮瘤患者 CT 检查常表现为圆形低密度影,直径多＜2 cm。肾上腺皮质癌 CT 多表现为密度不均质占位,直径多＞4 cm。磁共振显像(MRI)不优于 CT。

2.双侧肾上腺静脉取血测定(AVS)

双侧肾上腺静脉取血可用于鉴别过度分泌的醛固酮来自单侧还是双侧,为目前国外指南推荐的首选分型方法。常结合 CT 应用。如一侧肾上腺静脉醛固酮/皮质醇比值大于对侧 2 倍以上有意义,证明醛固酮为单侧肾上腺(醛固酮/皮质醇比值高的一侧)来源,考虑为醛固酮瘤。若双侧均高,两侧相差＜1.5 倍,考虑醛固酮为双侧肾上腺来源。该检查的敏感性 95%,特异性100%。肾上腺静脉取血为有创检查手段,应由有经验的医师进行,常见并发症为腹股沟血肿、肾上腺出血及肾上腺静脉损伤等。

3.卧立位试验

正常人血浆醛固酮受体位及促肾上腺皮质激素昼夜节律调节,立位(4 小时)可刺激肾素-血管紧张素系统,使血管紧张素 II 增加,醛固酮水平明显升高。原醛患者卧位时 PRA 受抑制,醛固酮升高,立位时醛固酮瘤者醛固酮水平大多无明显升高甚至反而下降,而特醛症者醛固酮水平上升明显,并超过正常人。

4.地塞米松抑制醛固酮试验

原醛症者如发病年龄小,有高血压、低血钾家族史,体位试验中立位醛固酮无升高或反常性下降,肾上腺 CT、MRI 阴性考虑糖皮质激素可抑制性醛固酮增多症,可行该试验。方法:每天口服地塞米松 2 mg,共 3～4 周,糖皮质激素可抑制性醛固酮增多症者血醛固酮在服药后可被抑制80% 以上。特醛症和肾上腺皮质腺瘤者服药后不受抑制或可呈一过性抑制(2 周后复又升高)。

5.其他

[131]I 化胆固醇扫描目前少用。肾上腺 B 超、18-羟皮质酮等的价值有限。有条件的单位对怀疑糖皮质激素可抑制性醛固酮增多症的患者可做相关嵌合基因检测以证实。

(四)鉴别诊断

1.先天性肾上腺皮质增生(11β、17α 羟化酶缺乏等)

临床上由于酶缺陷,肾上腺皮质激素合成途径受阻,导致大量具有盐皮质激素效应的中间代谢产物增加,引起高血压、低血钾等。两种酶系缺陷均有双侧肾上腺增生。该类患者常有男性性早熟、女性假两性畸形或性不发育、促肾上腺皮质激素升高等特征性表现,易与原醛症鉴别。

2.Liddle 综合征

该病又称假性醛固酮增多症,为常染色体显性遗传性疾病。有家族聚集发病现象。肾单位远端上皮细胞钠通道(ENa^+C)处于异常激活状态,钠重吸收过多、容量扩张,血压升高。远端小管 Na^+-K^+ 交换增加,K^+ 排出过多,H^+ 进入细胞内,造成低钾血症、代谢性碱中毒。低钾与低镁常同时存在。容量扩张抑制肾小球旁器合成和释放肾素,血浆肾素水平降低、低钾血症使醛固酮分泌减少。ENa^+C 对氨氯吡咪敏感。氨氯吡咪可以特异性阻断 ENa^+C,使 Na^+ 的重吸收减少,过高血容量和血压下降,低钾血症得以纠正。

3.伴高血压、低血钾的继发性醛固酮增多症

继发性肾素增高导致继发性醛固酮增多,如恶性高血压、肾动脉狭窄、一侧肾萎缩、结缔组织病、分泌肾素的肿瘤等。继发性醛固酮增多症者血浆肾素均升高,易与原醛鉴别。

四、治疗

肾上腺皮质腺瘤及原发性肾上腺皮质增生应行腹腔镜手术摘除单侧肾上腺瘤或增生的肾上腺,治愈率70%～90%。术前准备包括补钾,应用螺内酯控制血压,纠正电解质紊乱和酸碱平衡。术后血钾多在1周内恢复。大多数患者的血压可以恢复正常;如血压仍轻度升高,可加用螺内酯及其他降压药控制;血压改善不理想者,可能与长期高血压致肾损害以及动脉硬化有关。术前及后一周,可加用氢化可的松100～200 mg/d,一周后逐渐停药。

特发性醛固酮增多症可选用螺内酯治疗,螺内酯为醛固酮拮抗剂,可与肾小管细胞质以及核内受体结合。用法:120～240 mg/d,服药后血钾多于1～2周、血压4～8周内恢复正常。螺内酯在降低原醛患者血压的同时,还能改善由于高醛固酮血症对心肌和血管的毒性,降低心力衰竭和心肌梗死发生率,此作用独立于降压作用之外;螺内酯治疗有一定的不良反应,主要是由于对孕酮和雄激素受体的部分拮抗作用,临床上可表现为男性乳房发育、阳痿、性欲减退,女性月经紊乱,部分患者难以长期坚持使用。近年来国外应用高选择性的醛固酮受体拮抗剂依普利酮治疗,剂量为25～50 mg,每天2次,避免了上述不良反应。其他药物可选用阿米洛利或氨苯蝶啶、钙通道阻滞剂、血管紧张素转化酶抑制剂及血管紧张素Ⅱ受体阻滞剂等,可用于原醛症患者血压的控制,但无明显拮抗高醛固酮的作用。

生理剂量的糖皮质激素可使糖皮质激素可抑制性醛固酮增多症患者血压、血钾恢复正常。对于儿童患者,治疗过程中要考虑到糖皮质激素对其生长发育的影响,应选择短效制剂,采用最低有效剂量[如氢化可的松10～12 mg/(m² · d)]。也可使用盐皮质激素受体拮抗剂治疗糖皮质激素可抑制性醛固酮增多症,疗效与糖皮质激素相当,并可避免糖皮质激素导致下丘脑-垂体-肾上腺轴的抑制和医源性不良反应。

肾上腺醛固酮癌发现时多已有转移,失去手术时机,可行化疗,用米托坦、氨鲁米特、顺铂等治疗。

(王慧芳)

第三节　继发性醛固酮增多症

继发性醛固酮增多症(继醛症)是由于肾上腺外的原因引起肾素-血管紧张素系统兴奋,肾素分泌增加,导致醛固酮继发性的分泌增多,并引起相应的临床症状,如高血压、低血钾和水肿等。

一、病因与病理生理

(一)病因

1.有效循环血量下降所致肾素活性增多的继醛症

(1)各种失盐性肾病:如多种肾小球肾炎、肾小管性酸中毒等。

（2）肾病综合征。

（3）肾动脉狭窄性高血压和恶性高血压。

（4）肝硬化合并腹水以及其他肝脏疾病。

（5）充血性心力衰竭。

（6）特发性水肿。

2.肾素原发性分泌增多所致继醛症

（1）肾小球旁细胞增生（Batter 综合征）、Gitelman 综合征。

（2）肾素瘤（球旁细胞瘤）。

（3）血管周围细胞瘤。

（4）肾母细胞瘤。

（二）病理生理

1.肾病综合征、失盐性肾脏疾病

由于缺钠和低蛋白血症，有效循环血量减少，球旁细胞压力下降，使肾素-血管紧张素系统激活，导致肾上腺皮质球状带分泌醛固酮增加。

2.肾动脉狭窄

肾动脉狭窄时，入球小动脉压力下降，刺激球旁细胞分泌肾素。

3.醛固酮

85％在肝脏代谢分解，当患有肝硬化时，对醛固酮的清除能力下降，血浆醛固酮半衰期延长，有 30 分钟延长至 60～90 分钟。同时由于腹水的存在，刺激球旁细胞肾素分泌增多，两者均可导致患者醛固酮水平明显增高。

4.特发性水肿

特发性水肿是由于不明原因的水盐代谢紊乱所致，水肿所产生的有效循环血量下降刺激肾素分泌增多，导致醛固酮水平增高。

5.心力衰竭

心力衰竭可以使醛固酮的清除能力下降，且有效循环血量不足，均可兴奋肾素-血管紧张素系统，使醛固酮的分泌增加。

6.Batter 综合征

Batter 综合征是常染色体显性遗传疾病，是 Batter 于 1969 年首次报道的一组综合征，主要表现为高血浆肾素活性、高血浆醛固酮水平、低血钾、低血压或正常血压、水肿、碱中毒等。病理显示患者肾小球旁细胞明显增多，主要是肾近曲小管或髓袢升支对氯离子的吸收发生障碍，并伴有镁、钙的吸收障碍，使钠、钾离子重吸收被抑制，引起体液和钾离子丢失，导致肾素分泌增加和继发性醛固酮增多；前列腺素产生过盛；血管壁对血管紧张素Ⅱ反应缺陷；肾源性失钠、失钾；血管活性激素失调。目前临床上将 Batter 综合征分为 3 型。

（1）经典型：幼年或儿童期发病，有多尿、烦渴、乏力、遗尿（夜尿增多），有呕吐、脱水，肌无力，肌肉痉挛，手足搐搦，生长发育障碍。不治疗者可出现身材矮小。尿钙正常或增高，肾脏无钙质沉着。

（2）新生儿型：多发病于新生儿，也可在出生前被诊断。胎儿羊水过多，胎儿生长受限，大多婴儿为早产。出生后几周可有发热、脱水，严重时可危及生命。部分患儿伴有面部畸形，生长发育障碍，肌无力，癫痫，低血压、多饮、多尿。儿童早期被诊断前通常有严重的电解质紊乱和相应的症状。常因高尿钙,早期即有肾脏钙质沉着。

(3)变异型:变异型即 Gitelman 综合征。发病年龄较晚,多在青春期后或成年起病,症状轻。有肌无力,肌肉麻木,心悸,手足搐搦。生长发育不受影响。部分患者无症状,可有多饮、多尿症状,但不明显。部分患者有软骨钙质沉积,表现为受累关节肿胀疼痛。是 Batter 综合征的一个亚型,但目前也有人认为 Gitelman 综合征是一个独立的疾病。

7.Gitelman 综合征

有学者曾报道了 3 例不同于 Batter 综合征的生化特点的一种疾病,除了有低血钾性代谢性碱中毒等外,还伴有低血镁、低尿钙、高尿镁。血总钙和游离钙正常。尿钙肌酐比(尿钙/尿肌酐)不大于 0.12,而 Batter 综合征患者尿钙肌酐比>0.12。Gitelman 综合征患者 100% 有低血镁,尿镁增多,绝大多数前列腺素 E 为正常。

8.肾素瘤

肿瘤起源于肾小球旁细胞,也称血管周细胞瘤。肿瘤分泌大量肾素,可引起高血压和低血钾。本病的特点:①患者年龄轻,但高血压严重;②有醛固酮增多症的表现,有低血钾;③肾素活性明显增加,尤其是肿瘤一侧肾静脉血中;④血管造影可显示肿瘤。

9.药源性醛固酮增多症

甘草内含有甘草次酸,具有潴钠排钾作用。服用大量甘草者,可并发高血压,低血钾,血浆肾素低,醛固酮的分泌受抑制。

二、临床表现

继发性醛固酮症由多种疾病引起,各有其本身疾病的临床表现,下述为本症相关的表现。

(一)水肿

原有疾病无水肿,出现继醛症时一般不引起水肿,因为有钠代谢"脱逸"现象。原有疾病有水肿(如肝硬化),发生继醛症可使浮肿和钠潴留加重,因为这些患者钠代谢不出现"脱逸"现象。

(二)高血压

因各种原因引起肾缺血,导致肾素-血管紧张素-醛固酮增加,高血压发生。分泌肾素的肿瘤患者,血压高为主要的临床表现。而肾小球旁细胞增生的患者,血压不高为其特征。其他继醛症患者血压变化不恒定。

(三)低血钾

继醛症的患者往往都有低血钾。

三、诊断与鉴别诊断

(一)诊断

(1)血清钾为 1~3 mmol/L,血浆肾素活性多数明显增高,在 27.4~45.0 ng/(dL·h)[正常值 1.02~1.75 ng/(dL·h)];血浆醛固酮明显增高。

(2)24 小时尿醛固酮增高。

(3)肾上腺动脉造影,目的是了解有否肿瘤压迫情况。

(4)B 型超声波探查对肾上腺增生或肿瘤有价值。

(5)肾上腺 CT 扫描,磁共振检查是目前较先进的方法,以了解肿瘤的部位及大小。

(6)肾穿刺,了解细胞形态,能确定诊断。

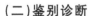

（二）鉴别诊断

同原发性醛固酮增多症。

四、治疗

（一）手术治疗

手术切除肾素分泌瘤后，可使血浆高肾素活性、高醛固酮症、高血压和低血钾性碱中毒所致的临床症状恢复正常。

（二）药物治疗

1.维持电解质的稳定

低钾的患者补充钾盐是简单易行的方法，口服或静脉输注或肛内注入。手足搐搦或肌肉痉挛者可给予补钙、补镁。

2.抗醛固酮药物

螺内酯剂量根据病情调整，一般每天用量 $60\sim200$ mg。螺内酯可以拮抗醛固酮作用，在远曲小管和集合管竞争抑制醛固酮受体，增加水和 Na^+、Cl^- 的排泌，从而减少 K^+、H^+ 的排出。

3.血管紧张素转化酶抑制剂

血管紧张素转化酶抑制剂应用较广，它可有效抑制肾素-血管紧张素-醛固酮系统，阻断 ATⅠ向 ATⅡ转化，有效抑制血管收缩，减少醛固酮分泌，帮助预防 K^+ 丢失。同时还可降低蛋白尿，降高血压等作用

4.非甾体抗炎药

吲哚美辛应用较广，它可抑制 PG 的排泌，并有效抑制 PG 刺激的肾素增高，保持血压对血管紧张素的反应性。另外，还有改善患儿生长发育的作用。CS 患者因前列腺素 E_2，为正常，故吲哚美辛 CS 无效。

（王慧芳）

第四节　肾上腺皮质功能减退症

肾上腺皮质功能减退症是由于各种原因导致肾上腺皮质结构破坏或功能缺陷致皮质醇分泌不足，引起一系列皮质激素不足的临床表现，分为原发性及继发性两类。原发性肾上腺皮质功能减退症也称 Addison 病，为肾上腺自身病变或其他因素损伤破坏肾上腺所致，特征性表现为皮肤黏膜色素沉着，促肾上腺皮质激素升高。继发性肾上腺皮质功能减退症是下丘脑、垂体病变所致，特征性表现为皮肤苍白，促肾上腺皮质激素降低。

一、病因与病理生理

（一）原发性肾上腺皮质功能减退症

1.自身免疫

自身免疫是目前最常见的原因，约占 80%，大约 75% 的患者可检测到肾上腺相关抗体。常伴随其他自身免疫性疾病，如桥本氏病、Graves 病、1 型糖尿病、恶性贫血、白斑病等，相关自身抗

体常阳性。免疫因素所致 Addison 病可能是散发性的,也可能是自身免疫性多内分泌腺综合征的一部分,因此需同时评价其他内分泌腺体功能。另外,抗磷脂综合征尚可导致双侧肾上腺静脉血栓,引起肾上腺出血性坏死。

2.肾上腺结核

肾上腺结核是我国以往 Addison 病最常见原因,现在也不少见。多由肺结核血行播散而来,常累及双侧,皮质及髓质均遭严重破坏,98％以上的肾上腺组织被结核所致的干酪样肉芽肿、结节或坏死所替代,早期肾上腺可增大,晚期纤维化后体积缩小,50％可有钙化。

3.人类免疫缺陷病毒感染

由于获得性免疫缺陷综合征在全球蔓延,人类免疫缺陷病毒感染引起的 Addison 病逐渐增多。常因巨细胞病毒、非典型分枝杆菌或隐球菌感染及 Kaposi 肉瘤侵犯肾上腺导致肾上腺皮质功能不全。

4.深部真菌感染

念珠菌、隐球菌、组织胞浆菌病、酵母菌等均可致双侧肾上腺破坏。抗真菌药物如酮康唑可能诱发肾上腺危象。

5.遗传性疾病

如先天性肾上腺发育不全症、肾上腺脑白质营养不良症、促肾上腺皮质激素不敏感综合征、胆固醇代谢缺陷症、皮质醇抵抗等。少见。

6.皮质激素合成代谢酶缺乏

如先天性缺乏 21-羟化酶、11-β 羟化酶等,以及 Addison-Schilder 病(进行性脑白质营养不良和肾上腺皮质功能减退并存)。

7.细胞浸润

原发肾上腺肿瘤、恶性肿瘤肾上腺转移、淋巴瘤、白血病、淀粉样变性、结节病、血色病等均可能侵犯肾上腺,当 90％以上肾上腺组织被破坏时才会出现肾上腺皮质功能不全。

(二)继发性肾上腺皮质功能减退症

1.内源性

包括下丘脑及垂体病变。各种肿瘤、炎症、细胞浸润、创伤、手术、放疗、血管病变等侵犯鞍区,或淋巴细胞性垂体炎等导致垂体前叶或全垂体功能减退。过去常见原因为女性产后大出血(Sheehan 综合征)。需同时评价全垂体功能。

2.外源性

由于长期大剂量糖皮质激素抑制下丘脑垂体,过快停药可能导致肾上腺皮质功能不全症状。

(三)病理生理

1.糖皮质激素不足

(1)糖异生减弱,可出现空腹低血糖,口服糖耐量试验曲线低平。

(2)失钠、失水、滞钾,水利尿作用减弱。

(3)原发性者除促肾上腺皮质激素升高外,阿黑皮素原细胞增多,促黑素增加,皮肤色素沉着。继发性者促肾上腺皮质激素降低,无色素沉着。

(4)皮质醇不足时胃蛋白酶及胃酸分泌减少,骨髓造血功能降低,中枢兴奋性降低。

2.盐皮质激素不足

(1)肾小管重吸收钠不足,尿钠排出增多,钾、氢离子及铵离子排出减少。

（2）细胞外液中失钠多于失水，渗透压降低，水向细胞内转移，尿量增多。

（3）失钠失水致有效血容量减少，血压下降。肾上腺危象甚至可致低血压休克。慢性肾上腺皮质功能不全患者长期静脉回流及心排血量减少，心脏可小于正常。

（4）血液浓缩，可引起肾前性氮质血症。

二、临床表现

色素沉着是原发性肾上腺皮质功能减退症特征性表现，继发性无色素沉着，且肤色因变浅而显白。其他表现两者无明显区别。早期常表现易疲劳、乏力、精神萎靡、食欲不振、体重减轻等。抗磷脂综合征患者有其他伴随疾病表现。继发性者除皮质醇不足表现外，还可能出现甲状腺功能减退及性腺功能减退相应表现。

（一）皮肤黏膜色素沉着

皮肤黏膜色素沉着为原发性肾上腺皮质功能减退症患者的较早期表现，几乎见于所有病例。全身皮肤色素加深，皱褶、摩擦部位更著，如颈部、掌纹、乳头、乳晕、腋下、会阴部、关节伸面等，脸部色素常不均匀，前额及眼部较深。唇、舌、口腔黏膜、牙龈、上颚黏膜常有点片状蓝或蓝黑色色素沉着。

（二）循环系统

循环系统常见头晕、眼花，血压降低，可因直立性低血压而晕倒，肾上腺危象时血压可低至测不出。心浊音界及 X 线心影可缩小，心肌收缩力下降。心电图呈低电压，T 波低平或倒置，PR 间期、QT 间期可延长。

（三）消化系统

食欲不振为早期症状之一。常有恶心、呕吐、腹胀，可有腹痛。少数患者喜咸食。

（四）肌肉、神经精神系统

肌肉无力是主要症状之一。可能出现下肢软瘫或四肢麻痹。也可能出现痉挛性截瘫和多神经病变，有时伴有性功能减退。此外，常有精神系统异常，如抑郁淡漠、违拗、思想不集中、失眠。

（五）病因相应表现

如结核相关表现，其他自身免疫性疾病相关表现等。

（六）肾上腺危象

肾上腺危象是常见内分泌危急症，必须及时诊治，否则可能威胁生命。①诱因：感染、创伤、手术、分娩、中断皮质醇治疗、大量出汗、过度劳累等。②临床表现：高热、恶心、呕吐、腹泻、失水、烦躁不安等，严重者循环衰竭，血压降低，脉细微沉，心率快，甚至昏迷。

（七）其他

常有慢性失水现象，明显消瘦，体重大多减轻 5～10 kg 或以上，女性月经失调或闭经。男女毛发均可减少，且少光泽，枯燥易脱，分布稀疏。

三、实验室检查

轻症早期患者往往症状很轻或无症状，实验室异常少见，仅于应激状态或经促肾上腺皮质激素刺激后才会出现实验室异常。典型病例常有下述实验室异常。

（一）血常规检查

常有正细胞正色素贫血。白细胞除肾上腺危象时可增高外大多正常或稍低，分类示中性粒细胞减少,淋巴细胞相对增加,嗜酸性粒细胞明显增加。

(二)代谢紊乱

(1)血钠降低,血钠/血钾比值<30。

(2)血钾轻度升高,如出现严重高钾血症需除外肾脏病或其他可致血钾升高的疾病。继发性一般无高钾血症。

(3)血清氯化物降低。

(4)空腹血糖大多降低,口服葡萄糖耐量试验呈低平曲线。

(5)血钙升高。

(6)轻微酸中毒及氮质血症。

(三)肾上腺皮质功能试验

1.基础血皮质醇测定

上午 8 点为宜,多低于正常。但正常水平不能除外本症,亦可能为亚临床肾上腺皮质功能减退症。

2.基础促肾上腺皮质激素测定

上午 8 点为宜,原发性显著升高,继发性者降低。

3.肾上腺皮质激素尿代谢产物测定

24 小时尿游离皮质醇、24 小时尿 17-羟皮质类固醇及 17 酮类固醇排出量明显低于正常。

4.促肾上腺皮质激素兴奋试验

促肾上腺皮质激素刺激后肾上腺糖皮质激素的变化,可反映肾上腺皮质的储备功能,是筛查本症的标准方法。①方法:多采用静脉法,每天 8 小时静脉滴注促肾上腺皮质激素类似物 Synacthen或 Cortrosyn 250 μg,连续 2 天,可延长至 5 天。②结果判断:正常人兴奋第一天皮质醇较对照天增加 1~2 倍,第二天增加 1.5~2.5 倍。原发性肾上腺皮质功能减退症:轻者早期可能有低反应,之后不仅不再升高反而降低,提示肾上腺皮质储备功能降低。病情重者连续刺激 2~5 天均无反应。继发性肾上腺皮质功能减退症:第一、二天反应小或无反应,连续刺激 5 天可逐渐恢复,呈延迟反应。

(四)影像学检查

病因不同,影像学表现不同。结核常侵犯双侧肾上腺,肾上腺增大,且多伴钙化。肾上腺原发或转移癌则肾上腺常明显增大。自身免疫引起者肾上腺不大。继发性者病因不同,影像学表现也不同。

四、诊断与鉴别诊断

(一)诊断

包括功能诊断与病因诊断两部分。功能诊断确定患者是否有肾上腺皮质功能不全,病因诊断确定为原发性或继发性,再进一步确定具体原因。

1.功能诊断

对有明显乏力、虚弱、食欲减退、消瘦、血压和/或血糖偏低的患者,需怀疑本病。如皮质醇水平降低,24 小时尿游离皮质醇或 24 小时尿 17-羟类固醇降低,可基本确定本病。如临床症状轻或无症状,皮质醇水平尚正常,促肾上腺皮质激素水平升高,则考虑亚临床肾上腺皮质功能减退症。

2.病因诊断

皮肤黏膜色素沉着＋促肾上腺皮质激素水平升高,促肾上腺皮质激素兴奋试验无反应,为原发性。皮肤黏膜白＋促肾上腺皮质激素水平降低,促肾上腺皮质激素兴奋试验延迟反应,为继发性。进一步需明确是何原因导致了肾上腺皮质功能不全,筛查结核、免疫、真菌感染等相关实验室与影像学检查。继发性者常需同时检测甲状腺及性腺轴功能。

(二)鉴别诊断

1.色素沉着

患者需与慢性肝病、糙皮病、硬皮病、黑棘皮病、皮肤黑变病、血色病、慢性金属中毒等所致的皮肤色素沉着症相鉴别。这些疾病血清皮质醇水平多正常,且有本病其他相关表现,可资鉴别。

2.慢性腹痛、腹胀

需与肠结核、腹腔结核鉴别。同时警惕 Addison 病患者可能同时伴有胸腹部结核或肾脏及生殖系结核。

五、治疗

本症属慢性病,初次治疗即应强调终身替代治疗的重要性。同时必须使患者了解本病基本知识,尽量避免过度劳累、精神刺激、受冷、过热、感染、创伤等应激状况,也要避免呕吐、腹泻或大量出汗等。饮食需富含糖类、蛋白质及维生素、多钠盐、少钾盐。

(一)慢性肾上腺皮质功能不全治疗

1.糖皮质激素替代治疗

一经诊断,尽早给予糖皮质激素替代治疗,终身服用。首选可的松,12.5～25 mg 上午 8 点口服,如日剂量超过 25 mg,可 25 mg 上午 8 点,12.5 mg 下午 4 点口服;次选氢化可的松,10～20 mg 上午 8 点口服,或 20 mg 上午 8 点,10 mg 上午 4 点口服;或选泼尼松,每天 2.5～7.5 mg,服法同前。必须强调的是,判断糖皮质激素替代治疗是否恰当,不以皮质醇或促肾上腺皮质激素作为判断指标,而以临床表现及血糖、血钠、血压指标来判断剂量。如临床症状改善,血糖、血钠、血压指标维持正常,即认为替代治疗适当,建议应用能维持代谢指标正常的最小剂量糖皮质激素。应激状态需酌情加量,否则可能诱发肾上腺危象,轻度应激如上呼吸道感染,剂量增加 1 倍,较大应激如外伤、较重感染,剂量需增加 3～5 倍,必要时静脉应用糖皮质激素。

2.食盐和盐皮质激素替代治疗

食盐摄入应充分,每天至少 8～10 g,如遇大量出汗、腹泻时,应增加食盐摄入量。多数患者在糖皮质激素替代治疗及充分摄盐情况下可获满意疗效。如经上述治疗仍觉头晕、乏力、血压偏低者,可考虑加用盐皮质激素 9α-氟氢可的松,上午 8 点服 0.05～0.1 mg。继发性肾上腺皮质功能减退症一般不需要盐皮质激素治疗。

(二)肾上腺危象治疗

当临床高度怀疑急性肾上腺皮质功能减退症或肾上腺危象时,在立即采血测皮质醇及促肾上腺皮质激素后,即应开始静脉给予糖皮质激素,补液纠正低血容量和电解质紊乱并去除诱因。

1.皮质激素治疗

最初 1～2 小时迅速静脉滴注 100 mg 氢化可的松(溶于 500 mL 葡萄糖盐水),之后每 6 小时静脉滴注 50～100 mg,头 24 小时总量 200～400 mg。之后氢化可的松减至 50 mg/6 h,第 4～5 天减至维持量(50～100 mg),然后恢复口服常规剂量。

2.补液

一般肾上腺危象患者体液损失量为总细胞外液的 1/5 左右,故首日应补充生理盐水 2 000～3 000 mL,可按体重的 6%估计。次日再依据患者症状改善程度、年龄、心肾功能、血电解质和血气分析等情况酌情补充。

3.抗休克

伴休克症状者经补液及糖皮质激素治疗仍不能纠正循环衰竭时,应及早给予血管活性药物。

4.病因治疗

如抗感染等。

(三)肾上腺皮质功能减退症患者手术时处理

术前必须纠正水、电解质紊乱和脱水,进手术室前予以氢化可的松 100 mg(肌内注射或静脉滴注),术中静脉滴注氢化可的松 50 mg/6 h,术后酌情给予氢化可的松 25～50 mg/6 h,如有高热、血压降低或其他并发症,则应酌情增加氢化可的松至 200～400 mg/d。之后逐渐减量,4 天后恢复口服。

(四)病因和相关疾病的治疗

如因肾上腺结核所致者,应联合抗结核治疗。如伴甲状腺、性腺减退者应合并左甲状腺素片及性激素替代治疗,但甲状腺激素替代治疗至少应在糖皮质激素替代治疗 2 周后开始,以免诱发肾上腺危象。

(王慧芳)

第五节 嗜铬细胞瘤

一、概述

嗜铬细胞瘤是来源于肾上腺髓质和肾上腺外嗜铬组织的肿瘤,是内分泌性高血压的重要原因。肿瘤细胞分泌肾上腺素和/或去甲肾上腺素,有的肿瘤分泌多巴胺,这些激素在血液循环中的浓度很高,可引起高血压及其他症状和体征。近年来,由于对本病的认识提高和诊断技术的进步,发现的患者数量也逐渐增多。嗜铬细胞瘤大多为良性,若能早期确诊,良性嗜铬细胞瘤患者经过手术治疗均可痊愈。若未被确诊,可能在分娩及外科手术时发生严重的儿茶酚胺过多的症状,甚至导致死亡。另外,长期未被确诊者可发生双目失明、卒中、心力衰竭及肾衰竭等。

二、病因与发病机制

嗜铬细胞瘤位于肾上腺者占 80%～85%,其中 70%～80%为单侧,5%～10%为双侧。15%～20%患者位于肾上腺外,包括腹主动脉旁、膀胱内、直肠后、胸内、颈部、颅内等。儿童嗜铬细胞瘤多呈双侧性,并有较多位于肾上腺外。肿瘤大小不一,其直径可为 1～25 cm,但大多数直径为 3～5 cm,形状多为圆形或椭圆形。肿瘤较大时,瘤体内常有局灶性或大片状出血、坏死、囊性变和钙化。约 10%的肾上腺内肿瘤及 30%的肾上腺外肿瘤为恶性。恶性诊断标准为包膜浸润,血管内瘤栓的形成或有远处转移。有报道,在嗜铬细胞瘤中,原癌基因 *RET* 突变致病者达 7.8%。

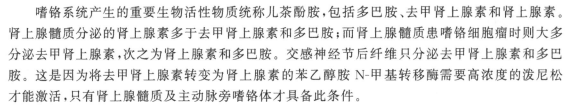

嗜铬系统产生的重要生物活性物质统称儿茶酚胺,包括多巴胺、去甲肾上腺素和肾上腺素。肾上腺髓质分泌的肾上腺素多于去甲肾上腺素和多巴胺;而肾上腺髓质患嗜铬细胞瘤时则大多分泌去甲肾上腺素,次之为肾上腺素和多巴胺。交感神经节后纤维只分泌去甲肾上腺素和多巴胺。这是因为将去甲肾上腺素转变为肾上腺素的苯乙醇胺 N-甲基转移酶需要高浓度的泼尼松才能激活,只有肾上腺髓质及主动脉旁嗜铬体才具备此条件。

嗜铬细胞瘤除产生肾上腺素和去甲肾上腺素外,还可分泌一种水溶性蛋白-嗜铬粒蛋白和其他多种肽类激素,包括 ACTH、促肾上腺皮质激素释放激素、生长激素释放激素、降钙素基因相关肽、心钠素、舒血管肠肽、神经肽 Y 物质、生长抑素、肾上腺髓质素等。这些肽类激素可能引起嗜铬细胞瘤中一些不典型症状,如面部潮红、便秘、腹泻、低血压或休克等。

三、临床表现

嗜铬细胞瘤患者的临床表现主要是由于大量儿茶酚胺作用于肾上腺素能受体所致,以心血管症状为主,兼有其他系统的表现。虽然嗜铬细胞瘤患者平素多有临床症状,但症状轻重不一。有的患者可以一直没有症状,直到死亡后尸检才发现有嗜铬细胞瘤。

(一)心血管系统表现

高血压是嗜铬细胞瘤患者最常见的临床症状,高血压的发作是阵发性、持续性或在持续性高血压的基础上阵发性加重。50%～60%的患者为持续性高血压,其中又有半数患者呈阵发性加重;40%～50%的患者为阵发性高血压。阵发性高血压是嗜铬细胞瘤患者的特征性表现。发作时血压骤升,收缩压可达 26.7～40.0 kPa(200～300 mmHg),舒张压可达 20.0～24.0 kPa(150～180 mmHg)。高血压发作时伴有头痛、心悸、多汗"三联征",头痛常常较剧烈,呈炸裂样,主要因血压高所致;心悸常伴有胸闷、憋气、胸部压榨感或濒死感;有的患者平时怕热及出汗多,发作时则大汗淋漓,面色苍白,四肢发凉。

发作持续的时间短则几分钟,长者可达数天,发作次数渐频,可由数月发作一次逐渐缩短为每天发作数次,可于情绪激动、体位变换、扪压肿瘤、活动、排大小便或灌肠时发作,抽烟、饮酒及长期饥饿也可以诱发发作。高血压发作时,患者可出现眼底出血、渗出、视盘水肿以致失明;严重时可发生卒中或严重心、肾并发症,甚至危及生命。

大多数未治疗的持续性高血压及儿茶酚胺水平增高的嗜铬细胞瘤患者常出现明显的直立性低血压,其原因可能与循环血容量减少、肾上腺素能受体出现降调节、自主神经功能受损致反射性外周血管收缩障碍等有关。本病可发生血压升高和降低反复交替发作,血压大幅度波动,时而急剧增高,时而骤然下降,甚至出现低血压休克。

大量儿茶酚胺可引起儿茶酚胺性心肌病,伴心律失常,如期前收缩、阵发性心动过速以致心室颤动。部分患者可发生心肌退行性变、坏死、炎性改变。

(二)其他临床表现

患者基础代谢率增高、多汗,也可出现糖耐减退或糖尿病;因肿瘤分泌血管活性肠肽、血清素可致腹泻、低血钾;因分泌甲状旁腺激素样物质可致高钙血症;因分泌红细胞生成素使红细胞增多。另外,本病患者胆石症发生率较高,与儿茶酚胺使胆囊收缩减弱、Oddi 括约肌张力增强引起胆汁潴留有关。患者还可伴发甲状腺髓样癌,或多发性内分泌腺瘤病。

四、诊断

(一)一般诊断

由于嗜铬细胞瘤患者的临床表现多种多样而使诊断有一定困难,临床上遇以下情况应考虑嗜铬细胞瘤的可能。

(1)阵发性高血压或持续性高血压阵发性加剧者,伴有头痛、心悸、多汗、面色苍白及胸腹部疼痛、紧张、焦虑、濒死感等症状及高代谢状态。

(2)常用降压药物疗效不佳,尤其在应用β受体阻滞剂后血压反常性升高者。

(3)患急进性或恶性高血压的儿童、青少年。

(4)在运动、排便、挤压腹部、麻醉、插管和分娩过程中出现阵发性高血压者。

(5)有嗜铬细胞瘤、多发性内分泌腺瘤的家族史;有甲状腺髓样癌、神经纤维瘤、黏膜神经瘤或其他内分泌肿瘤的高血压患者。

定性诊断应在全面分析上述临床资料的基础上,结合血、尿儿茶酚胺及其代谢产物的测定,并进行必要的药理试验,则不难排除或确定嗜铬细胞瘤的诊断。但排除诊断需要灵敏度高的检查手段,而确定诊断则需要特异性强的检查、试验。定性后还须进行适当的影像学检查如B超、CT、MRI 和 ^{131}I 间碘苄胍等技术对肿瘤做定位诊断。

(二)检验诊断

嗜铬细胞瘤能自主分泌儿茶酚胺,包括肾上腺素、去甲肾上腺素。肾嗜铬细胞瘤患者的所有病理生理基础均与肿瘤的这一分泌功能有直接的关系。嗜铬细胞瘤的实验室检查包括血或尿中儿茶酚胺类物质及其代谢产物的测定,以及功能试验。

1.血、尿肾上腺素和去甲肾上腺素测定

(1)测定方法:HPLC 法、毛细管电泳法。

(2)标本:血浆或 24 小时尿。收集血液于冷冻并加有抗氧化剂和肝素的试管内,置冰浴中转送,尽快低温离心分离血浆进行测定;24 小时尿标本应以浓盐酸防腐,及时送检。

(3)参考范围:血浆肾上腺素为 0.164～0.546 pmol/L(30～100 pg/mL),去甲肾上腺素为 0.177～2.360 pmol/L(30～400 pg/mL);尿去甲肾上腺素为 89～472 pmol/24 h(15～80 μg/24 h),尿肾上腺素为 0～109 pmol/24 h(0～20 μg/24 h)。

(4)临床诊断价值与评价。

血和尿中的肾上腺素和去甲肾上腺素,特别是肾上腺素是肾上腺髓质功能的标志物。由于肾上腺髓质主要释放肾上腺素和去甲肾上腺素,其中肾上腺素约为去甲肾上腺素的 4 倍,仅分泌微量多巴胺。血液及尿中的肾上腺素几乎全部来自肾上腺髓质分泌,去甲肾上腺素、多巴胺则还可来自其他组织中的嗜铬细胞和未被摄取的少量神经递质。血浆和尿中儿茶酚胺显著升高可有助于嗜铬细胞瘤诊断。如果肾上腺素升高幅度超过去甲肾上腺素,则支持肾上腺髓质嗜铬细胞瘤的诊断。若继发性高血压患者血压波动较大,有典型高血压发作状态,怀疑为嗜铬细胞瘤,可测血、尿儿茶酚胺予以鉴别诊断。但应与心绞痛、不稳定性原发性高血压、绝经期综合征、甲状腺功能亢进症及伴有阵发性高血压的脑瘤、急性血紫质病、铅中毒等相鉴别。

血儿茶酚胺在非发作期也不一定能为诊断提供依据,而 24 小时尿儿茶酚胺已出现明显异常。但尿儿茶酚胺特异性较低,仅作筛选之用,建议配合血儿茶酚胺一并检测。

多数降压药都可能影响儿茶酚胺类激素释放,故在采血前 3～7 天应停用降压药。儿茶酚胺增高的假阳性是由于外源性儿茶酚胺及有关药物如甲基多巴、左旋多巴、柳定心安、拟交感神经药、吗啡等,这些药物可使儿茶酚胺排泄增多长达 2 周。受交感神经肾上腺系统刺激,低血糖、精神紧张、伴随颅内压增高的中枢神经系统疾病及可乐定撤停综合征等情况下,内源性儿茶酚胺也可增加尿中儿茶酚胺的排泄,也可导致假阳性。

血浆和尿儿茶酚胺类激素测定除受所用方法影响外,检测前因素的影响更突出。肾上腺素和去甲肾上腺素都是主要的应激激素,任何应激状态包括对穿刺取血的恐惧、体位改变都可导致其大量释放,如由卧位突然变为立位,血中肾上腺素和去甲肾上腺素会立即升高 2~3 倍。离体标本中的肾上腺素和去甲肾上腺素都极易被氧化破坏,采血后若不立即分离红细胞,室温下 5 分钟内肾上腺素和去甲肾上腺素浓度将迅速下降。因此,推荐在清晨未起床前空腹插入留置式取血导管后,至少让患者保持安静平卧半小时以上。

2.尿甲氧-4-羟杏仁酸测定

(1)测定方法:比色法、毛细管电泳法、高效液相电化学法。

(2)标本:24 小时尿。

(3)参考值。直接香草醛比色法:儿童 0~10 天<5 μmol/24 h,10 天至 24 个月<10 μmol/24 h,24 个月至 18 岁<25 μmol/24 h;成人为 10~35 μmol/24 h。重氮化对硝基苯胺显色法:成人为17.7~65.6 μmol/24.0 h。

(4)临床诊断价值与评价。①体内儿茶酚胺除小部分不经代谢由尿排出外,大部分经降解代谢后排出。儿茶酚胺的降解代谢途径,约 1/3 可先经单胺氧化酶的作用变为 3,4-二羟苦杏酸;2/3 最后转变为 3-甲氧-4 羟苦杏仁酸,又称香草基杏仁酸,由尿排出。②尿香草扁桃酸排泄量增多主要见于嗜铬细胞瘤。高血压患者如果血压波动较大,有典型高血压发作状态,怀疑嗜铬细胞瘤者,除可测血、尿儿茶酚胺浓度外,检测发作期 24 小时尿香草扁桃酸量(最好连续测定 3 天)可提高阳性率、有助于临床诊断。在非发作期,尿香草扁桃酸排泄量可正常或微偏高。香草扁桃酸作为儿茶酚胺激素的最终代谢产物,由于存在一定的假阴性和假阳性率,故并不作为筛查嗜铬细胞瘤的常用指标。

(三)鉴别诊断

1.原发性高血压

本症患者表现为持续性高血压时与原发性高血压难于鉴别。不同之处在于本症除高血压外常伴有代谢率持续增高表现,如体质下降、出汗较多、颤抖、无力甚至体温升高,有时血糖升高,尿糖出现等,对有上述症状者进一步实验室检查可确诊。

2.血管性高血压

血管性高血压如肾动脉狭窄、先天性主动脉狭窄、多发性大动脉炎等。体检时可分别发现剑突下,上、中腹部等处血管杂音;上肢血压比下肢血压明显增高;无脉症等体征。血管造影可明确诊断。

3.肾性高血压

肾性高血压可由急、慢性肾脏疾病所致,可从病史的采集,肾功能等项检查来加以鉴别。

4.内分泌性高血压

多种内分泌疾病均伴有高血压,如皮质醇增多症;原发性醛固酮增多症;原发肾素分泌过多症(肾素瘤);先天性肾上腺皮质增生症中 17α-羟化酶缺乏,11α-羟化酶缺乏;甲状腺功能亢进症等。

5.中枢神经系统疾病引起的高血压

有颅内高压症,如脑炎、脑内肿瘤等,可伴有神经系统症状,如嗜睡、意识障碍、惊厥和肢体活动障碍等,手术切除肿瘤为本病的根治措施,术前应用药物控制维持血压稳定在正常或接近正常的水平至少2周。降压药物包括选择性/非选择性的 α/β 受体阻滞剂、钙通道阻滞剂、抑制儿茶酚胺合成的药物、血管紧张素受体阻滞剂等。首选酚苄明可以预防术中儿茶酚胺的突然释放导致的高血压危象。酚苄明从小剂量开始应用,逐渐应用至有效剂量。有些患者单独应用酚苄明不能使血压正常,可能需要与其他降压药物联合应用。酚苄明应用后,血压正常2周后手术治疗,避免术中并发症的发生。术中严密监测血压变化,给予必要处理。

五、治疗

(一)药物治疗

嗜铬细胞瘤的诊断一旦成立,患者应立即接受 α 受体阻滞剂治疗,以防出现高血压危象。酚苄明是长效的非选择性 α 受体阻滞剂,是长期治疗和术前准备的首选。起始剂量为 10 mg 每12 小时1 次,然后每数天增加 10 mg,大部分患者需 40～80 mg/d 才能控制血压,少数患者需要200 mg/d 或更大剂量。术前应用酚苄明一般应在 2 周以上,且宜用至手术前 1 天为止。

哌唑嗪、特拉唑嗪和多沙唑嗪都是选择性 α 受体阻滞剂,可用于嗜铬细胞瘤的术前准备。乌拉地尔也是一种 α 受体阻滞剂,且对心率无明显影响,也可用于术前准备。

酚妥拉明是短效的非选择性 α 受体阻滞剂,用于高血压危象发作及术中控制血压,不适用于术前准备。当患者突然出现高血压危象时,应立即静脉推注酚妥拉明 2～5 mg,继之缓慢静脉滴注酚妥拉明以控制血压,必要时可加用硝普钠静脉滴注。高血压危象一经控制,即应改为口服α 受体阻滞剂直到手术前。

患者应用 α 受体阻滞剂后如心率加快,可酌情给予 β 受体阻滞剂;同时应注意补充血容量,以使原来缩减的血容量恢复正常。

(二)手术治疗

嗜铬细胞瘤的手术方式有经腹肿瘤切除术和腹腔镜下肿瘤切除术两种。一般认为镜下手术的效果优于经腹手术,主要优点是疼痛轻、创伤小、失血少、住院时间短、恢复良好。手术后 1 周内,患者血压仍可偏高,其原因可能是手术后应激状态,或是患者体内仍有大量的儿茶酚胺储存。应在手术后 1 个月左右测定血浆和尿儿茶酚胺及代谢产物水平,以判断治疗效果。少部分患者术后仍有高血压,可能因合并原发性高血压或血管损伤所致。嗜铬细胞瘤有可能为多发性或复发性,因此术后应定期随访观察。

(三)其他治疗

恶性嗜铬细胞瘤较为少见,早期手术切除恶性病灶是治疗的有效方法。对于嗜铬细胞瘤早期、局部无浸润或转移表现,虽然有恶性可能,但腹腔镜手术仍是可选的治疗方式,但术中一旦发现有邻近组织浸润或转移表现,应立即转为开放式手术,以尽可能清除病灶。恶性嗜铬细胞瘤一般对放疗和化疗不敏感,可用抗肾上腺素药作对症治疗。也可用酪氨酸羟化酶抑制剂 α 甲基间酪氨酸阻碍儿茶酚胺的生物合成。[131]I-MIBG可用于手术后消除残余肿瘤组织和预防转移,治疗后血压可下降,儿茶酚胺的排出量减少,但其治疗效果往往是暂时的。

该患者手术指征一旦成立,应积极给予术前准备,尽快在排除禁忌后进行手术治疗。患者应立即接受 α 受体阻滞剂治疗,作为长效的非选择性 α 受体阻滞剂,酚苄明可作为术前准备的首选,一般需应用 2 周以上直至手术。术前应密切关注患者血压及其他生命体征变化,一旦出现高血压危象,则应立即静脉推注酚妥拉明 2～5 mg,继之缓慢静脉滴注酚妥拉明以控制血压,必要时可加用硝普钠静脉滴注。高血压危象一经控制,再改为口服 α 受体阻滞剂直到术前 1 天为止。因应用 α 受体阻滞剂可出现交感反馈性心率加快,可酌情给予 β 受体阻滞剂;同时注意补充血容量,以使原来缩减的血容量恢复正常。手术可选择经腹或腹腔镜下肿瘤切除术两种,一般认为镜下手术效果优于经腹手术,但术中若发现有临近浸润或转移表现,则须立即转为开放式手术清除病灶。若术后 1 周内患者血压仍偏高,可能是应激状态或是残存儿茶酚胺的作用,可酌情采用药物控制血压。术后 1 个月左右若仍有高血压,则需考虑是否有肿瘤残余,也可能是因合并原发性高血压或血管损伤所致。应在术后第 6 周测定患者血、尿儿茶酚胺及代谢产物水平,以判断疗效。恶性嗜铬细胞瘤一般对放疗和化疗不敏感,可用抗肾上腺素药等作对症治疗。[131]I-MIBG 可用于术后消除残余肿瘤组织和预防转移,可有效降压,但其治疗效果往往是暂时的,可选择性作为辅助治疗手段。嗜铬细胞瘤有可能为多发性或复发性,因此术后应对其定期随访观察。

（王慧芳）

第七章 性腺疾病

第一节 多囊卵巢综合征

多囊卵巢综合征（polycystic ovary syndrome，PCOS）是常见的妇科内分泌疾病，以长期无排卵和高雄激素血症为基本特征，普遍存在胰岛素抵抗，临床表现异质性，约 50％的 PCOS 患者超重或肥胖。育龄妇女中 PCOS 的患病率是 5％～10％，而在无排卵性不育症患者中的发病率为 30％～60％。近年来的研究发现该疾病的功能紊乱远超出生殖轴，由于存在胰岛素抵抗，常发展为 2 型糖尿病、脂代谢紊乱及心血管疾病等；且 PCOS 患者的代谢综合征的患病率为正常人群的 4～11 倍。

一、病因

PCOS 的确切病因至今尚不是很清楚，现有的研究表明，PCOS 发病与遗传因素，如肥胖、2 型糖尿病、脂溢性脱发、高血压等家族史，以及宫内环境、出生后的饮食结构、生活方式等密切相关，提示 PCOS 可能是遗传与环境因素共同作用的结果。

（一）遗传学因素

研究发现 PCOS 患者有明显的家族聚集性，如具有肥胖、2 型糖尿病、脂溢性脱发、高血压等家族史者，其 PCOS 的发生率较高。

目前发现可能与 PCOS 发生有关的基因主要有以下几类：①与甾体激素合成和作用相关的基因，如胆固醇侧链裂解酶 CYP11A、CYP17、CYP21 等；②与促性腺激素作用和调节相关的基因，如 LH 受体基因、卵泡抑素基因、β-FSH 基因等；③与糖代谢和能量平衡相关的基因，如胰岛素基因、胰岛素受体基因、IRS 基因、钙激活酶基因等；④主要组织相容性位点。

这些基因可出现表达水平或单核苷酸多态性变化。另外，研究还发现 PCOS 也存在某些基因 DNA 甲基化的异常，2002 年 Hickey 等首次对雄激素受体（AR）的 CAG 重复序列多态性、甲基化和 X 染色体失活进行了研究，认为 AR（CAG）n 位点甲基化类型可能影响 PCOS 的发生、发展。

（二）PCOS 的环境因素

近年来发现 PCOS 患者的高胰岛素或高血糖血症可能通过影响胎儿宫内环境导致子代出

生后生长发育及代谢异常;并且出生后饮食结构、生活方式也可以影响 PCOS 的发生、发展。

二、病理生理

PCOS 病理生理的基本特征如下:①长期排卵功能障碍;②雄激素过多;③卵巢呈多囊样改变伴间质增生;④胰岛素抵抗(insulin resistence,IR)。PCOS 存在激素异常的交互影响,但始动因素至今尚未阐明。

以下讨论 PCOS 病理生理机制及相互关系。

(一)雄激素过多症

正常女性循环中的雄激素有雄烯二酮、睾酮、脱氢表雄酮及硫酸脱氢表雄酮,主要来源于卵巢和肾上腺,少部分来源于腺外转化;PCOS 患者的卵巢及肾上腺分泌的雄激素均增多,其机制如下。

1.肾上腺功能初现亢进

早在 1980 年 Yen 就提出了 PCOS 起于青春期的肾上腺功能初现亢进,即 PCOS 患者肾上腺功能初现时,肾上腺产生的雄激素过多。但关于 PCOS 肾上腺功能初现时雄激素分泌过多的机制尚不清楚,可能与肾上腺 P450c17α 酶系统活性增加有关。

2.促性腺激素分泌异常

PCOS 患者垂体 LH 的合成量增加,其脉冲分泌的幅度和频率增加,使循环中黄体生成素(luteinizing hormone,LH)水平增高,而卵泡刺激素(follicle stimulating hormone,FSH)分泌正常或稍低于正常水平,从而使血中 LH/FSH 比值增加。过高的 LH 可促进卵巢内间质及卵泡膜细胞雄激素(包括睾酮和雄烯二酮)分泌过多;LH 也可促进卵巢内 IGF-Ⅰ 的活性,而 IGF-Ⅰ 与卵巢内卵泡膜 IGF-Ⅰ 受体结合是促进卵巢雄激素产生的又一条途径。

但关于 PCOS 促性腺激素 LH 分泌异常的机制,尚未完全阐明。早期的理论认为,过多的雄烯二酮在外周转化为雌酮,后者能促进 LH 的分泌。但是近年来的研究发现,给予正常女性及 PCOS 患者外源性雌酮并没有增加基础状态下及 GnRH 刺激下的 LH 的分泌。另外,给予外周芳香化酶抑制剂阻断雄烯二酮向雌酮的转化,未发现 LH 的脉冲频率降低;因此目前的研究资料尚不足以证实雌酮能引起 PCOS 促性腺激素分泌异常的说法。最近有研究显示,过多的雄激素本身能干扰下丘脑-垂体-卵巢轴的正负反馈机制,促进垂体 LH 的释放,从而引起 LH 的异常升高。

因此,LH 是促进 PCOS 卵巢分泌雄激素的主要激素之一;而过高的雄激素又可促进 LH 的释放,从而形成 PCOS 雄激素过多的恶性循环。

3.性激素结合球蛋白(sex hormone binding globin,SHBG)

循环中的 SHBG 由肝脏产生,可与循环中的两种性激素即睾酮和雌二醇结合,从而调控这两种性激素的活性,只有不与 SHBG 结合的游离的性激素才具有生物活性。PCOS 循环中升高的雄激素可抑制肝脏产生 SHBG,从而降低循环中 SHBG,继而使游离睾酮和游离雌二醇水平均增高。PCOS 患者的高雄激素体征除了与雄激素产生过多有关,还与其活性形式——游离睾酮增加有关。因此,雄激素↑→SHBG↓→雄激素活性↑→SHBG↓↓→雄激素活性↑↑,是造成 PCOS 患者雄激素过多症及生物活性增加的又一恶性循环。

4.高胰岛素血症

早在 1980 年 Burghen 等就发现 PCOS 患者的循环中胰岛素水平增高,之后又相继出现类似报道,究其原因胰岛素水平升高是由胰岛素抵抗引起的。在病情早期 PCOS 患者胰岛 β 细胞通过分泌过多的胰岛素以克服 IR,从而使 PCOS 患者血中的胰岛素水平升高,形成高胰岛素血症。胰岛素是调节糖代谢的激素,也是卵巢行使正常功能的重要激素。但是过高的胰岛素对卵巢和肾上腺两个内分泌腺的雄激素分泌具有促进作用,其机制是胰岛素对卵巢合成雄激素的酶(P450c17α 酶系统)具促进作用,并上调卵巢内卵泡膜细胞的 LH 受体,从而增强 LH 促进雄激素生成的作用。另外,胰岛素也可抑制肝脏 SHBG 的合成,从而使循环中 SHBG 进一步降低,导致游离睾酮的生物学活性进一步升高。

5.IGF-Ⅰ/IGFBPI 系统

卵巢及循环中 IGF-Ⅰ的活性受其结合蛋白(IGFBP-Ⅰ)的调节。PCOS 患者卵巢中 IGF-Ⅰ活性的增加不仅与循环中 LH 过度刺激有关,同时也与高胰岛素血症有关;胰岛素可通过上调卵巢 IGF-Ⅰ受体数目而放大胰岛素自身及 IGF-Ⅰ的作用。胰岛素还可通过抑制卵巢和肝脏产生 IGFBP-Ⅰ,从而进一步导致卵巢局部和循环中游离 IGF-Ⅰ的升高;这样高胰岛素通过自身及 IGF-Ⅰ的作用而促进雄激素分泌。目前的研究显示 IGF-Ⅰ促进雄激素产生的可能机制包括:①IGF-Ⅰ可以促进 GnRH 基因的表达,增加基础的和 GnRH 刺激的促性腺激素的释放。②IGF-Ⅰ协同 LH 刺激雄激素的产生。③由于 IGF-Ⅰ/IGFBP 比率降低,IGF-Ⅰ生物利用度升高,起到类促性腺激素的作用。④促进雄激素合成关键酶细胞色素 P45017 酶 mRNA 和Ⅱ型 3-β羟甾脱氢酶 mRNA 的表达,导致雄激素的合成增加。

IGF-Ⅰ能增强外周 5α-还原酶的活性,雄激素水平的升高也可以促进 5α-还原酶活性,从而造成外周双氢睾酮(DHT)生成增加,从而加重高雄激素体征。

(二)卵巢多囊样改变

正常卵泡从始基卵泡自主发育到窦前卵泡,再到窦腔卵泡及最后发育到成熟卵泡的过程中,经历初始募集、自主生长,调控生长,分化及最终成熟的 4 个阶段;期间经历 2 次募集,即始基卵泡自主发育的初始募集和窦腔卵泡在 FSH 作用下的周期性募集。PCOS 患者初始募集阶段的卵泡较正常人群明显增多,约是正常者的 6 倍,而其卵泡进一步发育的周期性募集受到抑制。近来的研究发现雄激素在早期卵泡发育中起一定作用,过多的雄激素可刺激早期卵泡的生长,增加窦前卵泡及小窦状卵泡的发育,但是会抑制卵泡的周期募集和成熟。研究发现,超声下 2～4 mm 卵泡数量增多与血清雄激素水平呈正相关。雄激素能加速始基卵泡自主发育,但抑制进一步发育的可能机制如下:①雄激素可通过增加卵泡内 Bcl-2 的表达,抑制 Bax 及 p53 的表达,从而抑制了卵泡的凋亡,使小卵泡数目增加;②雄激素可以降低卵泡内的生长分化因子 9(GDF-9)水平,增加循环中的 LH,通过促进卵泡抑素、抗米勒管激素及前列腺组织生长因子的生成,而最终抑制卵泡的生长。

另外,Durlinger 等发现,敲除 AMH 小鼠卵巢的始基卵泡比正常小鼠的始基卵泡过早耗尽;因此,提出始基卵泡的初始发育受到 AMH 的抑制。免疫组化的证据显示,PCOS 患者早期窦腔卵泡所产生的 AMH 显著低于正常排卵妇女;大量始基卵泡进入初期募集的多囊卵巢形态可能与缺少 AMH 对始基卵泡发育的抑制作用有关。

(三)胰岛素抵抗(IR)

研究表明,PCOS 患者 IR 主要的机制是丝氨酸磷酸化异常增加,一方面胰岛素受体丝氨酸残基异常升高的磷酸化导致胰岛素信号通路受到抑制,进而出现葡萄糖代谢异常,导致 IR;另一方面,雄激素合成酶(P450c17α 酶)丝氨酸磷酸化异常,引起卵巢及肾上腺合成的雄激素增多,导致高雄激素血症。

研究证实导致 PCOS 胰岛素抵抗可能与循环中某些炎症因子和脂肪细胞因子的异常有关：

1.炎症因子

对 PCOS 患者的研究发现，一些炎性因子如血清 C 反应蛋白（CRP）、IL-6、IL-18 及 TNF-α 血清浓度升高，近年研究已经明确这些炎症因子可通过干扰胰岛素信号通路重要分子的表达及活性而引起 IR。

（1）IL-6：是一个多效能的细胞炎症因子，有研究表明，IL-6 与胰岛素抵抗有关，其与胰岛素水平保持着动态平衡，低水平的 IL-6 可以促进胰岛素分泌，而高水平则抑制其分泌。升高的 IL-6 通过以下机制引起 IR：①诱导 SOCS 蛋白的表达，从而通过抑制 IRS21 酪氨酸磷酸化，使胰岛素信号传导受阻；②能降低 GLUT-4 mRNA 的表达，削弱胰岛素刺激的葡萄糖转运功能，升高血清游离脂肪酸，促进脂质氧化，抑制脂肪组织脂蛋白脂酶活性等途径对抗胰岛素作用。

（2）肿瘤坏死因子-α（TNF-α）：是一种非糖基化蛋白，由多种炎症细胞合成或分泌，脂肪细胞也是其重要来源。多种机制调节组织释放 TNF-α，而 TNF-α 又通过多种作用机制影响胰岛素的敏感性。PCOS 患者 TNF-α 水平显著高于正常人群，且肥胖者升高更明显。升高的 TNF-α 通过以下机制引起 IR：①减少 IRS-1 的酪氨酸磷酸化，抑制胰岛素信号传导；②促进脂肪分解，增加游离脂肪酸，间接影响胰岛素敏感性；③下调脂肪细胞中多种重要的信号分子或蛋白表达，从而导致 IR。

（3）C 反应蛋白（CRP）：是炎症急性期反应蛋白，主要受循环 IL-6 和 TNF-α 的调节。当 CRP 水平升高激活慢性免疫系统，则发生炎症反应。研究表明，PCOS 患者血 CRP 水平明显升高。CRP 导致 IR 的作用机制：主要是促进 TNF-α 释放，干扰胰岛素的早期信号转导；抑制脂肪合成，增加脂肪分解和纤溶酶原激活抑制因子（PAI-1）的分泌；抑制 GLUT 4、PPARγ 的表达，加重IR。

2.脂肪细胞因子

近十多年以来，脂肪组织为内分泌器官已成为学术界的共识，许多脂肪细胞因子如瘦素、脂联素、抵抗素相继被发现与 IR 有关。近年研究发现这些脂肪因子在 PCOS 患者 IR 的发生中也起一定作用。

（1）瘦素：众多研究证实，瘦素与胰岛素之间具有双向调节作用，胰岛素可刺激体外培养的脂肪组织瘦素 mRNA 表达，瘦素可通过干扰胰岛素信号通路，而加重 IR。Remsberg 等也发现，PCOS患者 IR、雄激素水平及体重指数（BMI）与瘦素水平有关系。肥胖患者瘦素分泌增加，因此肥胖患者瘦素是加重 IR 的重要因素。

（2）脂联素：通过干预机体糖脂代谢途径，参与了 IR 相关疾病的发生发展过程，低脂联素血症的程度与 IR 及高胰岛素血症具有显著相关性。Carmina 等比较了年龄、BMI 相匹配的 52 名 PCOS 妇女与 45 名正常排卵的妇女性激素水平、IR 参数和脂联素水平，发现患者脂联素水平明显降低，这可能导致患者脂肪分布与功能异常。Ardawi 等认为，无论是肥胖的还是消瘦的 PCOS 患者只要有不同程度的 IR，她们就有低脂联素血症，这表明 PCOS 的 IR 或其他代谢紊乱影响脂联素浓度的调控。

3.雄激素

高胰岛素可引起高雄激素血症如上述，但是研究也证实，高雄激素血症也可引起 IR。呈中枢性肥胖的女性体内的游离雄激素水平普遍高于正常对照组，且胰岛素抵抗的程度也较正常对照组明显加重。Cohen 等发现,滥用雄激素的女运动员普遍存在胰岛素抵抗。再生障碍性贫血的患者给予雄激素治疗后,可出现葡萄糖耐量异常及胰岛素水平升高。Givens 等发现,分泌雄激素的肿瘤患者存在的黑棘皮病(胰岛素抵抗的重要的临床体征)在手术切除肿瘤后得以明显改善。近年有一项研究发现,高雄激素血症的患者给予螺内酯、氟他胺及 GnRH-a 等降雄激素药物治疗后,其胰岛素抵抗均得到明显改善。高雄激素血症引起 IR 可能机制为:①雄激素可能直接或间接影响体内葡萄糖的代谢而导致高胰岛素血症。②雄激素也可直接抑制外周及肝脏内胰岛素的作用而导致高胰岛素血症。Ciaraldi 等发现,PCOS 患者脂肪细胞上的胰岛素受体及其激酶活性并未见异常,而葡萄糖摄取能力明显下降;故推测 PCOS 患者的胰岛素抵抗是由胰岛素受体后环节缺陷引起的,并可能与雄激素水平升高有关;我院的研究表明,雄激素可通过抑制胰岛素受体后信号通路传导分子的表达而导致胰岛素抵抗。另外,雄激素还可以增加游离脂肪酸的生成,从而抑制肝脏胰岛素的清除而引起高胰岛素血症,进而导致胰岛素抵抗。

(四)排卵障碍

PCOS 排卵障碍的机制包括卵巢的内分泌调控激素及卵巢局部因子的异常。

1.FSH 不足和 LH 过高

PCOS 患者卵泡数量的增多,产生过多的抑制素 B(INH B)及其分泌的雌激素可抑制垂体 FSH 的释放。FSH 是卵泡进入周期募集和进一步发育的关键激素;卵泡不能有突破性生长的主要原因可能是 PCOS 患者循环中 FSH 偏低。另外,PCOS 患者循环中的 LH 持续升高,常促使已发育为窦腔期的卵泡闭锁或过早黄素化。

2.卵巢局部因子比例失衡

研究发现,PCOS 对 FSH 的反应性较正常对照组降低与其卵巢局部产生一些抑制 FSH 作用的因子有关。目前研究比较多的是 AMH,AMH 是由生长卵泡的颗粒细胞分泌,可抑制 FSH 作用,但机制尚不清楚。正常情况下,FSH 与 AMH 之间存在着平衡。当循环中 FSH 水平上升时,FSH/AMH 比例增加,可增强芳香化酶的活性,促进卵泡正常发育及周期募集,最终发育成熟;成熟卵泡分泌的 INH B 反过来又抑制垂体 FSH 的分泌,这样周而复始。在 PCOS 患者体内,AMH 与 FSH 之间失去了这种平衡,使 FSH/AMH 比例降低,从而抑制了芳香化酶的作用,最终抑制卵泡的发育,导致排卵障碍。研究已证实,PCOS 患者血清中米勒管抑制因子(AMH)水平比正常人高出 2～3 倍。

另外,也有研究发现高胰岛素血症能影响颗粒细胞的分化。体外试验证实胰岛素能增加颗粒细胞对 LH 的反应能力,提示 PCOS 无排卵妇女的胰岛素升高可能也是卵泡期促进卵泡闭锁的主要原因之一。

(五)并发症

1.代谢综合征(metabolic syndrome,MS)

MS 包含肥胖、糖尿病、高血压、血脂异常四大组分。

PCOS 是发生 MS 的高风险人群,这主要与胰岛素抵抗有关;胰岛素抵抗是代谢综合征四大组分的中心环节。2005 年的一项回顾性研究发现,161 名 3 年以上病史的 PCOS 患者的代谢综合征的发生率高达 43％,而在年龄相匹配的普通人群中代谢综合征的发生率仅为 24％。该项研究发现 PCOS 患者的代谢综合征的各个组分的发生率如下:HDL-C 降低的发生率为 68％,BMI 增高的发生率 67％,高血压 45％、高 TG35％、高血糖 4％。

(1)IR 与糖尿病:IR 失代偿时,可导致糖耐量异常、糖尿病。研究发现,PCOS 患者 2 型糖尿病的发生率为12.6%,较正常女性2型糖尿病的发生率(1.4%)明显增高。PCOS患者表现为全身性IR。高胰岛素血症时,肝糖原的产生及分泌增多,引起空腹血糖升高,导致肝抵抗;骨骼肌对胰岛素的敏感性下降,葡萄糖摄取减少,肌糖原生成、贮存减少,导致肌抵抗;脂解作用增强,游离脂肪酸(FFA)生成增多,使血浆中FFA浓度升高,增高的FFA可同时促进肝糖原异生,并抑制肌肉细胞胰岛素介导的葡萄糖转运脂肪活动;另外,在IR状态下,胰岛B细胞功能缺陷失代偿时,血糖升高。升高的血糖不仅抑制胰岛素分泌,同时也抑制肌肉细胞胰岛素刺激的葡萄糖转运和肌糖原的合成,进一步加重IR,形成恶性循环。

(2)IR与脂代谢异常:IR可促进极低密度脂蛋白(VLDL)和中间密度脂蛋白(IDL)等富含TG脂蛋白(TRL)的生成,并抑制VLDL的清除,抑制高密度脂蛋白(HDL)的合成,促进HDL的分解,并增加肝脂肪酶(HL)的活性,促进脂解,引起FFA增多,后者刺激肝脏合成及分泌大量的TG。故PCOS IR患者可出现高VLDL血症、低HDL血症及高TG血症等脂代谢紊乱。

(3)IR与心血管疾病:IR早期可使交感神经过度兴奋,心排血量增加,并能收缩外周血管;促进肾素-血管紧张素-醛固酮系统,引起水钠潴留,使血压升高;另外高胰岛素血症使Na^+-K^+-ATP酶的活性降低,造成细胞内高钠导致细胞水肿,同时Ca^{2+}-ATP酶活性降低,细胞内钙浓度增加,提高小动脉血管平滑肌对血管加压物质的反应。后期可由于胰岛素样生长因子刺激动脉壁平滑肌细胞的增生或肥大,使动脉内膜增厚,最终导致器质性动脉硬化性高血压。故PCOS患者发生高血压及冠心病的风险较正常女性明显增高。

2.PCOS子宫内膜癌

PCOS患者由于长期无排卵,子宫内膜在无孕激素保护的雌激素长期作用下,容易发生增生病变,甚至发生子宫内膜癌。研究发现,PCOS患者发生子宫内膜癌的风险是正常人群的4倍,PCOS患者中子宫内膜癌发生率为19%~25%。近年来发现PCOS患者的子宫内膜增生病变除了与上述的因素有关还与胰岛素作用下的局部IGF-I及其活性的增高有关。有些子宫内膜增生病变的PCOS患者对孕激素治疗不敏感,孕激素治疗不敏感的可能机制:局部生长因子尤其是IGF-I,具很强的促有丝分裂作用,并可促进雌激素受体表达,使雌激素作用增强,导致子宫内膜细胞不断增生;另外局部生长因子抑制内膜细胞的凋亡,而且升高的胰岛素样生长因子能增加内膜细胞VEGF合成,促进LHRH和LH释放,降低体内脂联素水平等,因此能抑制孕激素对子宫内膜的保护作用。

三、临床表现

(一)月经失调

月经失调见于75%~85%的PCOS患者。可表现为月经稀发(每年月经次数≤6次)、闭经或不规则子宫出血。

(二)不育症

一对夫妇结婚后同居、有正常性生活(未避孕)1年尚未怀孕者称为不育。须检查排除男方和输卵管异常,并确认无排卵或稀发排卵。

(三)雄激素过多症

1.痤疮

PCOS患者中15%~25%有痤疮,病变多见于面部,前额、双颊等,胸背、肩部也可出现。痤疮的分级为:轻-中度者以粉刺、红斑丘疹、丘脓疱疹为主;重度者以脓疱结节、囊肿、结疤炎症状态为主。

2.多毛症

性毛过多指雄激素依赖性体毛过度生长，PCOS 患者中患多毛症者为 65％～75％。

(四)肥胖

患者以腹型肥胖为主，临床上以腰围(WR)或腰臀比(腰围 cm/臀围 cm，WHR)表示肥胖的类型。若女性 WHR≥0.8，或腰围≥85 cm 可诊断为腹型肥胖。

(五)黑棘皮病

黑棘皮病是严重胰岛素抵抗的一种皮肤表现，常在外阴、腹股沟、腋下、颈后等皮肤皱褶处呈灰棕色、天鹅绒样片状角化过度，有时呈疣状。分为轻、中、重度。

四、诊断

(一)PCOS 临床表现异质性

(1)不论症状还是生化异常都呈现种族和个体差异。多年来对 PCOS 的诊断一直存在争议，近二十年国际上陆续推出 3 个标准，1990 年美国国立卫生研究院(National institute health，NIH)对 PCOS 诊断标准包括以下两项(按重要性排序)：①雄激素过多症和/或高雄激素血症；②稀发排卵。但需排除以下高雄激素疾病，如先天性 21 羟化酶缺乏、皮质醇增多症、高催乳素及分泌雄激素的肿瘤等；使标准化诊断迈出了重要的一步。

该标准包括了三种基本表现型：①多毛、高雄血症及稀发排卵；②多毛及稀发排卵；③高雄血症及稀发排卵。

(2)随着诊断技术的进展、阴道超声的广泛应用，许多学者报道超过 50％的 PCOS 患者具有卵巢多囊改变特征，2003 年由美国生殖医学会(American Society for Reproductive Medicine，ASRM)及欧洲人类生殖与胚胎协会(European society of human reproduction and embryology，ESHRE)在鹿特丹举办专家会对 PCOS 诊断达成新的共识，加入了关于卵巢多囊改变的标准，并提出 PCOS 需具备以下三项中两项：①稀发排卵和/或无排卵；②雄激素过多的临床体征和/或生化指标；③卵巢多囊改变。

同样需排除其他雄激素过多的疾病或相关疾病；此标准较 NIH 标准增加了两个新的表型：①多囊卵巢、多毛和/或高雄血症，但排卵功能正常；②多囊卵巢、排卵不规则，但没有雄激素增多症。此标准的提出引起医学界广泛争论，支持该标准的一方认为该标准提出新表型，对病因和异质性的认识有帮助；反对的一方则认为，该标准提出的新表型尚缺乏资料，且两种新表型的临床重要性不确定。

(3)2006 年美国雄激素过多协会(Androgen Excess Society，AES)对 PCOS 又提出如下标准，必须具备以下两项：①多毛和/或高雄激素血症；②稀发排卵和/或多囊卵巢。此标准同样需排除其他雄激素过多或相关疾病，与鹿特丹标准不同的是此标准强调必须具备第一条。中华医学会妇产科分会内分泌学组通过多次专家扩大会议确定推荐我国采纳鹿特丹诊断标准，一方面是可与国际接轨，另一方面采用此标准可在我们自己的多中心调研中筛查和确定 PCOS 在我国人群的表型分布。另外，鹿特丹标准未包含青春期及 IR 的诊断内容，因此在中国范围内通过在正常人群按年龄分层对 PCOS 诊断的相关指标的生理值的流行病学调查，并建立相应的评估体系，对 PCOS 及其代谢并发症的早期诊断具有重要意义。

(二)实验室测定

1.雄激素的测定

正常妇女循环中雄激素有睾酮、雄烯二酮、去氢表雄酮及其硫酸盐 4 种。临床上常规检查项目为血清总睾酮及硫酸脱氢表雄酮。目前尚缺乏我国女性高雄激素的实验室诊断标准。

2.促性腺激素的测定(LH、FSH)

研究显示 PCOS 患者 LH/FSH 比值＞3,但这一特点仅见于无肥胖的 PCOS 患者。由于肥胖可抑制 GnRH/LH 脉冲分泌振幅,使肥胖 PCOS 患者 LH 水平及 LH/FSH 比值不升高,故此比值不作为 PCOS 的诊断依据。

(三)盆腔超声检查

多囊卵巢(PCO)是超声检查对卵巢形态的一种描述。根据鹿特丹专家共识 PCO 超声相的定义为:一个或多个切面可见一侧或双侧卵巢内直径 2～9 mm 的卵泡≥12 个,和/或卵巢体积≥10 mL(卵巢体积按 0.5×长径×横径×前后径计算)。

超声检查前应停用口服避孕药至少 1 个月,在规则月经患者中应选择在周期第 3～5 天检查。稀发排卵患者若有卵泡直径＞10 mm 或有黄体出现,应在下个周期进行复查。除未婚患者外,应选择经阴道超声检查;青春期女孩应采用经直肠超声检查。

(四)基础体温(BBT)测定

PCOS 患者应于每天早晨醒后立即测试舌下体温(舌下放置 5 分钟),至少一个月经周期,并记录在坐标纸上。测试前禁止起床、说话、大小便、进食、吸烟等活动。根据体温曲线的形状可以了解有无排卵,并估计排卵日期,早期诊断妊娠。

五、性别诊断

(一)迟发型肾上腺皮质增生(21-羟化酶缺陷)

测定 17α-羟孕酮水平以排除肾上腺皮质增生(CAH)。

(二)分泌雄激素的肾上腺、卵巢肿瘤

肾上腺素瘤和癌可引起男性化、高雄激素血症和不排卵。分泌雄激素的卵巢肿瘤也引起相似的临床表现,B 超可鉴别。

(三)Cushing 综合征

Cushing 综合征可继发于垂体肿瘤、异位肾上腺皮质激素分泌肿瘤、肾上腺肿瘤或癌,Cushing 综合征患者中近半数有低促性腺激素(Gn)血症,可表现出高雄激素血症临床症状和体征,但雄激素水平可在正常范围,而皮质醇异常升高。

六、治疗

(一)治疗原则

按有无生育要求及有无并发症分为基础治疗、并发症治疗及促孕治疗三个方面。基础治疗是指针对 PCOS 患者月经失调、雄激素过多症、胰岛素抵抗及肥胖的治疗,包括控制月经周期治疗、降雄激素治疗、降胰岛素治疗及控制体重治疗四个方面。治疗目的:促进排卵功能恢复,改善雄激素过多体征,阻止子宫内膜增生病变和癌变,以及阻止代谢综合征的发生。以上治疗可根据患者的情况,采用单一或两种及以上治疗方法联合应用。并发症的治疗指对已发生子宫内膜增生病变或代谢综合征,包括糖耐量受损、2 型糖尿病、高血压等的治疗。促孕治疗包括药物促排卵、卵巢手术促排卵及生殖辅助技术,一般用于基础治疗后仍未受孕者;但任何促孕治疗应在纠正孕前健康问题后进行,以降低孕时并发症。

(二)治疗方法

1.基础治疗

(1)降体重疗法:肥胖型 PCOS 患者调整生活方式(饮食控制和适当运动量)是一线治疗。早在1935 年,Stein 和 leventhal 就发现肥胖是该综合征的常见症状,但长期以来未将降体重作为该综合征肥胖患者的常规治疗方法。近年很多观察性研究资料发现减重能促进 PCOS 患者恢复自发排卵。一项为期 15 年的对照前瞻性的研究发现,减重能降低 10 年内糖尿病及 8 年内高血压的发病率;并有研究表明限制能量摄入是减重和改善生殖功能最有效的方法,甚至有时在体重仍未见明显下降时,生殖功能已得到了明显的改善,这可能与能量摄入减少有关。最早的一项关于低卡路里饮食摄入的观察性研究发现,20 例肥胖的患者(14 例 PCOS,6 个为高雄激素血症-胰岛素抵抗-黑棘皮综合征患者)予低卡路里饮食 8 个月,明显降低了胰岛素及雄激素水平,随后的多项研究也进一步证实此结果。有证据指出,肥胖患者予低糖饮食有益于改善其高胰岛素血症。2008 年的欧洲生殖与胚胎学会/美国生殖医学会(ESHRM/ASRM)共识建议肥胖型 PCOS 患者首选低糖饮食。2009 年国外学者对 14 项随机对照研究的荟萃分析的资料显示(其中仅2 项研究为 PCOS 患者),对于肥胖者,不论是否为 PCOS 患者,生活方式的改变(生活习惯及饮食控制)是其一线治疗的方法。但是对不同食物结构组成对减重疗效的评估目前尚缺乏大样本研究,故不同的食物结构对控制体重的效果仍不明确。

运动也是控制体重的方法之一,它可提高骨骼肌对胰岛素的敏感性,但关于单纯运动对 PCOS 生殖功能恢复的作用的研究很少。在一项临床小样本研究中未证实单独运动对减重有效。另外,也有采用药物减重的报道,如采用胰岛素增敏剂——二甲双胍抑制食欲的作用;研究证实二甲双胍治疗肥胖型 PCOS 时,能使体重有一定程度的下降,并能改善生殖功能。一项应用大剂量的二甲双胍(大于 1 500 mg/d)或服用时间大于 8 周治疗肥胖患者的临床研究表明,二甲双胍组比安慰剂组能明显减轻体重。但是改善生活方式联合大剂量的二甲双胍能否达到更好的协同作用尚缺乏大样本的研究。此外,对饮食运动控制饮食效果并不明显者,美国国家心肺循环研究中心及 Cochrane 系统综述建议如下:对于 BMI 大于 30 kg/m² 且无并发症的肥胖患者或 BMI 大于 27 kg/m² 并伴并发症的患者可给予西布曲明食欲抑制剂治疗;而对于 BMI 大于 40 kg/m² 的患者可采用手术抽脂减重。但上述方式对生殖功能的影响未见报道。

(2)控制月经周期疗法:由于 PCOS 患者长期无排卵,子宫内膜长期受雌激素的持续作用,而缺乏孕激素拮抗作用,其发生子宫内膜增生性病变,甚至子宫内膜癌的概率明显增高。定期应用孕激素或给予含低剂量雌激素的雌孕激素联合的口服避孕药(oral contraceptive pills,OCPs)能很好地控制月经周期,起到保护子宫内膜,阻止子宫内膜增生性病变的作用。并且定期应用孕激素及周期性应用 COC 能抑制中枢性 LH 的分泌,故停用口服避孕药后,对恢复自发排卵可能有益。因此对于无排卵 PCOS 患者应定期采用孕激素或口服避孕药疗法以保护子宫内膜及控制月经周期,阻止功能失调性子宫出血及子宫内膜增生性病变,并对自发排卵功能的恢复起到促进作用。

单孕激素用药方法:适合于月经频发、月经稀发或闭经的患者,可采用孕激素后半周期疗法控制月经周期。

用药方法:醋酸甲羟孕酮 10 mg/d,每次服药 8～10 天,总量 80～100 mg/周期;地屈孕酮

10～20 mg/d,每次服药 8～10 天,总量为每周期 100～200 mg;微粒黄体酮 200 mg/d,每次服药 8～10 天,总量为每周期 1 600～2 000 mg。

用药时间和剂量的选择根据患者失调的月经情况而定,月经频发的患者一般在下次月经前 3～5 天用药;月经稀发、闭经的患者应至少 60 天用药一次。

口服避孕药疗法:雌孕激素联合的口服避孕药(OCPs),如妈富隆(炔雌醇 30 μg＋去氧孕烯 150 μg)、达英-35(炔雌醇 35 μg＋环丙孕酮 2 mg)、优思明(炔雌醇 30 μg＋地屈孕酮 3 mg)等。 适用于单孕激素控制周期撤药出血较多者,或月经不规则者及功能失调性子宫出血(功血)患者 需先用 OCPs 止血者。

用药方法:调整周期用药方法:在采用孕激素撤药月经第 5 天起服用,每天 1 片,共服 21 天; 撤药月经的第 5 天重复使用,共 3～6 个周期为 1 个疗程。

注意事项:OCPs 不会增加 PCOS 患代谢性疾病的风险,但可能加重伴糖耐量受损的 PCOS 患者糖耐量损害程度。因此对有严重胰岛素抵抗或已存在糖代谢异常的 PCOS 患者应慎用 OCPs;必须要用时应与胰岛素增敏剂联合使用。有口服避孕药禁忌证者禁用。

(3)降雄激素疗法:适用于有中重度痤疮、多毛及油脂皮肤等严重高雄激素体征需治疗的患 者及循环中雄激素水平过高者。目前 PCOS 患者常用的降雄激素药物主要为 OCPs、胰岛素增 敏剂、螺内酯及氟他胺。

OCPs:除用于 PCOS 患者调整月经周期,保护子宫内膜,还能通过抑制垂体 LH 的合成和分 泌,从而有效降低卵巢雄激素的产生,所含的雌激素成分(炔雌醇)可有效地促进肝脏合成 SHBG, 进而降低循环中雄激素的活性。某些 OCPs 所含的孕激素成分,如含环丙孕酮的达英-35 及含地屈 孕酮的优思明,由于这些孕激素还能抑制卵巢和肾上腺雄激素合成酶的活性及在外周与雄激素 竞争受体,因此不仅能有效降低卵巢雄激素的生成,而且也能抑制肾上腺雄激素的产生,并可阻 止雄激素的外周作用,从而有效改善高雄激素体征。另外,OCPs 还通过抑制 LH 和雄激素水平 缩小卵巢体积。

用药方法:撤药月经的第 5 天起服用,每天 1 片,共服 21 天。用药 3～6 个月,50%～90%的 患者痤疮可减少 30%～60%,对部位深的痤疮尤为有效,服药 6～9 个月后能改善多毛。

胰岛素增敏剂——二甲双胍:胰岛素增敏剂能降低循环中的胰岛素水平,进而降低 LH 水 平,减少卵巢及肾上腺来源的雄激素的合成,并能解除高胰岛素对肝脏合成 SHBG 的抑制作用, 故能有效地降低循环中雄激素水平及其活性,但其降低雄激素的作用治疗效果不如 OCPs 迅速。

用药方法:见下述降胰岛素疗法。

螺内酯及氟他胺:螺内酯通过抑制 17-羟化酶和 17,20 裂解酶(雄激素合成所需的酶),以减 少雄激素的合成和分泌;在外周与雄激素竞争受体,并能抑制 5α-还原酶而阻断雄激素作用。单 独使用螺内酯可使 50%的 PCOS 患者多毛症状减少 40%,也可增加胰岛素敏感性。氟他胺则由 于其抑制外周 5α-还原酶而具抗雄激素作用。

用药方法:螺内酯:100 mg/d,应用 6 个月可抑制毛发生长。氟他胺:250 mg,每天 2 次,连 续使用 6～12 个月。

不良反应及用药监测:螺内酯是排钠保钾利尿剂,易造成高血钾,使用时应定期监测电解质。 螺内酯和氟他胺这两种药物均有致畸作用,因此应用时一般与 OCPs 联合应用,或用药期间避 孕。另外,由于氟他胺有肝脏毒性已较少使用。

关于以上药物的降雄作用及安全性的研究有 3 项大的荟萃分析。2008 年的一项荟萃分析发现,胰岛素增敏剂与 OCPs 在改善多毛方面的效力相当,但效果不如螺内酯及氟他胺。与此同时,另一项对 12 个 RCT 研究所做的荟萃分析发现,螺内酯联合 OCPs 的作用明显优于单独应用 OCPs,而氟他胺联合二甲双胍的作用明显优于单独应用二甲双胍。另外,2009 年的一项荟萃分析表明,在调节月经周期和降低雄激素水平上,OCPs 优于二甲双胍,但二甲双胍能明显降低胰岛素和甘油三酯水平;两者对 PCOS 患者空腹血糖及胆固醇的影响无统计学差异。

(4)胰岛素抵抗的治疗:有胰岛素抵抗的患者采用胰岛素增敏剂治疗。可降低胰岛素,从而降低循环中的雄激素水平,从而有利于排卵功能的建立及恢复,并可阻止 2 型糖尿病等代谢综合征的发生。在 PCOS 患者中常选用二甲双胍,对二甲双胍治疗不满意或已发生糖耐量损害、糖尿病者可加用噻唑烷二酮类药物(TZDs)。

二甲双胍:能明显改善有胰岛素拮抗的 PCOS 患者的排卵功能,使月经周期恢复运转和具有规律性。一项随机对照双盲临床试验证实 IR 是二甲双胍治疗后排卵功能恢复的预测指标。另外,二甲双胍可明显增加非肥胖型 PCOS 和青春期 PCOS 患者排卵率(A 级证据)及妊娠率(B 级证据),早孕期应用二甲双胍对胎儿无致畸作用(A 级证据)。

用法:850～1 500 mg/d,胰岛素抵抗改善后逐步减至维持量 850 mg/d。

不良反应及用药监测:胃肠道反应最常见,餐中服用可减轻症状。乳酸性酸中毒为罕见的严重不良反应;用药期间每 3 个月监测肝肾功能。

噻唑烷二酮类药物(TZDs):TZDs 为 PPARγ 受体激动剂,能增强外周靶细胞(肝细胞、骨骼肌细胞、脂肪细胞)对胰岛素的敏感性,改善高胰岛素血症。罗格列酮是常用的 TZDs,但罗格列酮改善月经状况的作用较二甲双胍弱,而增加胰岛素敏感性的作用与二甲双胍相同。对于不能耐受二甲双胍的患者,可考虑罗格列酮。但由于其肝脏毒性及胚胎毒性,在服用期间应监测肝功能并注意避孕。

2.并发症治疗

(1)子宫内膜增生病变的治疗:子宫内膜增生病变的 PCOS 患者应选用孕激素转化子宫内膜。对于已发生子宫内膜癌的患者应考虑手术治疗。

(2)代谢综合征的治疗:对于已出现高血压、高脂血症、糖尿病的患者,建议同时内科就诊。

3.促孕治疗

由于 PCOS 患者存在胰岛素抵抗,故在妊娠期发生妊娠糖尿病或妊娠期合并糖尿病、妊娠高血压、先兆子痫、妊娠糖尿病、早产及围产期胎儿死亡率的风险明显增高,故也应引起重视。2008 年,ESHRM/ASRM 关于 PCOS 不孕的治疗已达成共识,认为对 PCOS 患者采用助孕干预开始之前应该首先改善孕前状况,包括通过改善生活方式、控制饮食及适当运动降体重,以及降雄激素、降胰岛素和控制月经周期等医疗干预。部分患者可能在上述措施及医疗干预过程中恢复排卵。多数患者在纠正高雄激素血症及胰岛素抵抗后仍未恢复排卵,此时应该药物诱发排卵。

(1)一线促排卵药物——氯米芬:氯米芬为 PCOS 的一线促排卵治疗药物,价格低廉,口服途径给药,不良反应相对小,用药监测要求不高。其机制是与雌激素竞争受体,阻断雌激素的负反馈作用,从而促进垂体 FSH 的释放。该药排卵率为 75%～80%,周期妊娠率约 22%,6 个周期累积活产率为 50%～60%。肥胖、高雄激素血症、胰岛素抵抗是发生氯米芬抵抗的高危因素。

用药方法及剂量:自然月经或药物撤退出血的第 5 天开始,初始口服剂量为 50 mg/d,共5 天;若此剂量无效则于下一周期加量,每次增加 50 mg/d;最高剂量可用至 150 mg/d 共 5 天,仍无排卵者为氯米芬抵抗。氯米芬抵抗的 PCOS 患者,可采用二甲双胍联合氯米芬治疗;7 个关于二甲双胍联合氯米芬的观察性研究的荟萃分析表明,二甲双胍联合氯米芬的排卵率较单用氯米芬增加 4.41 倍(B 级证据)。如果氯米芬在子宫和子宫颈管部位有明显的抗雌激素样作用,则可采用芳香化酶抑制剂——来曲唑来进行促排卵治疗。来曲唑治疗的排卵率可为 60%～70%,妊娠率为 20%～27%;目前的观察性研究未见来曲唑对胚胎有不良作用,但仍需大样本研究来进一步证实来曲唑对胚胎的安全性。

治疗期限:采用氯米芬治疗一般不超过 6 个周期。氯米芬治疗无效时,可考虑二线促排卵治疗,包括促性腺激素治疗或腹腔镜下卵巢打孔术。

(2)促性腺激素:促性腺激素促排卵治疗适用于氯米芬抵抗者,列为 PCOS 促排卵的二线治疗。促性腺激素促排卵分为低剂量递增方案及高剂量递减方案。较早的研究报道,上述两种方案获得单卵泡发育的成功率均较高,但是目前一项大样本的研究资料显示低剂量递增方案更为安全。低剂量递增方案促单卵泡发育排卵率可达到 70%,妊娠率为 20%,活产率为 5.7%,而多胎妊娠率小于 6%,OHSS 发生率低于 1%。

(3)卵巢手术:早在 1935 年,Stein 和 Leventhal 首先报道了在无排卵 PCOS 女性采用卵巢楔形切除,术后患者的排卵率、妊娠率分别为 80% 和 50%,但之后不少报道术后可引起盆腔粘连及卵巢功能减退,使开腹卵巢手术用于 PCOS 促排卵一度被废弃。随着腹腔镜微创手术的出现,腹腔镜下卵巢打孔手术(LOD)开始应用于促排卵;多项文献的研究结果认为,每侧卵巢以 30～40 W 功率打孔,持续 5 秒,共 4～5 个孔,可获得满意排卵率及妊娠率。5 项 RCT 的研究资料显示,对于氯米芬抵抗的 PCOS 患者 LOD 与促性腺激素两项方案对妊娠率及活产率的影响差异无统计学意义,且 LOD 组 OHSS 及多胎妊娠的发生率小于促性腺激素组。之前的研究认为,对于 CC 抵抗或高 LH 的 PCOS 患者可应用 LOD;但是,近期的研究发现,并不是所有的 CC 抵抗或高 LH 的患者均适用于该手术。日本学者对 40 例 PCOS 不孕患者进行回顾性队列研究发现,睾酮水平高于 4.5 nmol/L 或雄激素活性指数(free androgen index,FAI)高于 15、LH 低于 8 IU/L 或 BMI 大于 35 kg/m² 的 PCOS 患者因其可能有其他致无排卵因素,故不宜采用卵巢手术诱发排卵。另外,较多的文献研究发现,LOD 对胰岛素水平及胰岛素敏感性的改善无效,故卵巢手术并不适用于显著胰岛素抵抗的 PCOS 患者。

(4)体外受精-胚胎移植(IVF-ET):IVF-ET 适用于以上方法促排卵失败或有排卵但仍未成功妊娠,或合并有盆腔因素不育的患者,为 PCOS 三线促孕治疗。近期的一项荟萃分析发现,在 PCOS 患者中采用促性腺激素超促排卵取消周期的发生率较非 PCOS 患者明显增高,且用药持续时间也明显增加,临床妊娠率可达 35%。有一项对 8 个 RCT 的荟萃分析发现,联合应用二甲双胍能明显增加 IVF 的妊娠率,并减少 OHSS 的发生率。

七、临床特殊情况的思考和建议

(一)男性化体征

当高水平的雄激素(血睾酮＞1.5 ng/mL)持续较长时间(＞1 年)时才会出现男性化体征,PCOS患者的血睾酮水平很少超过 1.5 ng/mL,因此 PCOS 很少有男性化体征。如果患者出现男性化体征,应考虑分泌雄激素的肿瘤和不典型的先天性肾上腺皮质增生症。

(二)PCOS 的鉴别诊断

临床上引起雄激素过多的疾病很多,在诊断 PCOS 的高雄激素血症时,需要排除这些疾病。

1.先天性肾上腺皮质增生症

引起雄激素过多的先天性肾上腺皮质增生症(CAH)有 2 种:21-羟化酶缺陷和 11β-羟化酶缺陷。21-羟化酶缺陷是最常见的先天性肾上腺皮质增生症,占 CAH 总数的 90%～95%,11β-羟化酶缺陷较罕见。根据临床表现 21-羟化酶缺陷可分为 3 种:失盐性肾上腺皮质增生症、单纯男性化型和非典型肾上腺皮质增生症,后者又被称为迟发性肾上腺皮质增生症;其中容易与PCOS 相混淆的是非典型肾上腺皮质增生症。

临床上诊断非典型肾上腺皮质增生症依靠内分泌测定,其中最重要的是血 17-羟孕酮水平的测定。非典型肾上腺皮质增生症者的血 17-羟孕酮水平升高、FSH 水平正常、LH 水平升高、睾酮水平轻度升高、DHEAS 水平升高。如果血 17-羟孕酮水平<2 ng/mL,则可排除非典型肾上腺皮质增生症;如果>10 ng/mL,则可诊断为非典型肾上腺皮质增生症;如果血 17-羟孕酮水平为 2～10 ng/mL,则需要做 ACTH 试验。静脉注射 ACTH 60 分钟后,测定血 17-羟孕酮水平,如果>10 ng/mL,则可诊断为非典型肾上腺皮质增生症,否则排除该诊断。

2.分泌雄激素的肿瘤

分泌雄激素的肿瘤有卵巢泡膜细胞瘤、卵巢支持-间质细胞肿瘤、卵巢类固醇细胞肿瘤和肾上腺分泌雄激素的肿瘤。如果存在分泌雄激素的肿瘤,患者体内的雄激素水平会异常升高,通常血睾酮水平超过3 ng/mL。影像学检查可协助诊断,通常会发现肾上腺或卵巢的包块,确诊依赖手术病理检查。

3.Cushing 综合征

Cushing 综合征患者也有高雄激素血症,但患者最突出的临床表现是由皮质醇过多引起的,如满月脸、向心型肥胖等。血皮质醇和 ACTH 水平升高可资鉴别。

(李　香)

第二节　卵巢过度刺激综合征

卵巢过度刺激综合征(ovarian hyperstimulation syndrome,OHSS)是促排卵引起的医源性并发症,常发生在应用 HCG 后,主要原因为毛细血管通透性改变,大量体液转移到组织间隙,从而引起胸腔积液、腹水、血液浓缩和低血容量,后者可致重要脏器灌注不足、低血容量性休克及血栓形成,严重的 OHSS 可危及患者健康和生命,近年来随着辅助生殖技术的广泛开展,促排卵药物的使用越来越普遍,OHSS 的发生呈上升趋势。

一、发生率

OHSS 的发生与患者所用促排卵药物的种类、剂量、治疗方案、患者的易感性、内分泌状况及是否妊娠等因素有关。一般在接受促排卵的患者中,OHSS 的发生率为 1%～14%,重度 OHSS 为 0.1%～0.5%。在妊娠周期中,OHSS 发生率高于非妊娠周期,而 OHSS 患者中妊娠率较非OHSS 患者高。

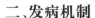

二、发病机制

OHSS病因未明,发病机制尚不清楚,目前认为与以下因素有关。

(一)血管内皮生长因子(vascular endothelial growth factor,VEGF)

VEGF是血管形成因子和血管渗透因子,特异性作用于血管内皮的多功能细胞因子,具有增加微血管与小静脉的通透性,促进血管内皮细胞分裂、增殖等作用。VEGF在OHSS发病中可能起主导作用。在中重度OHSS患者的血清、腹水及卵泡液中,VEGF明显增高,且与病情相关。有研究发现注射HCG后发生OHSS的患者,其VEGF水平较未发生者高。HCG诱导颗粒细胞通过Sp1和CREB通路分泌VEGF,且在体外培养发现VEGFmRNA表达与HCG呈时间、剂量依赖关系。VEGF与VEGF受体-2结合促进黄体期血管形成,增加血管通透性。促性腺激素释放激素激动剂(gonadotropin releasing hormone agonist,GnRH-a)及拮抗剂(gonadotropin releasing hormone antagonist,GnRH-ant)均可减少VEGF及其受体 mRNA 的表达。VEGF受体-2抑制剂SU5416可减轻VEGF引起的高血管通透性,减少体液渗出,减轻症状,可能为治疗OHSS开辟了新途径,但尚存在争议。

(二)炎症介质或细胞因子

各种炎症介质可以调节血管通透性,血管通透性增大是OHSS病理生理的基础。白细胞介素(interleukin,IL)可调节卵巢功能、卵泡发育和排卵、黄体生成和解体,研究表明IL-1、IL-2、IL-6、IL-8与OHSS的发生有关,溶血磷脂酸(lysophosphatidic acid,LPA)在排卵前卵泡液里大量存在,LPA通过LPA受体、核因子$\kappa\beta$、促有丝分裂蛋白激酶通路调节黄素化颗粒细胞IL-6、IL-8的表达,LPA诱导的IL-6、IL-8增加单层内皮的血管形成和通透性的改变。但是这些血管活性细胞因子在OHSS形成的具体作用机制尚不清楚。另外肿瘤坏死因子(tumor necrosis factor,TNF)具有多种生物学效应,包括介导炎症和免疫反应,促进和抑制多种细胞增生,血管形成及细胞毒性作用,调节血管通透性,还能促进卵泡生长发育,卵巢既是其来源又是其靶器官,并受促性腺激素(gonadotropin,Gn)调节。有报道OHSS患者的血清及腹水中TNF显著增高,提示TNF与OHSS患者血管的高通透性有关。

(三)卵巢肾素-血管紧张素-醛固酮系统(renin-angiotensin-aldosterone system,R-A-A-S)

卵巢存在与肾脏无关的R-A-A-S,并可产生肾素原,此系统参与调节卵巢的自身稳定,可被LH及HCG激活,使无活性的血管紧张素Ⅰ转化为有活性的血管紧张素Ⅱ,促进血管生成及毛细血管通透性增加,形成OHSS体液外渗的病理变化。在重度OHSS患者血清血管紧张素转换酶的活性明显升高,并与OHSS病情相关。

(四)激素

OHSS患者血、尿及卵泡液中雌二醇(E_2)明显升高,但E_2并不是引起OHSS的原因。无论在动物试验和临床中,给予大剂量雌激素并不能诱导OHSS的发生。促排过程中无论血清E_2多高,在没有HCG激发下,极少发生OHSS,E_2仅仅是颗粒细胞活性指标。此外Pellicer等报道一例17/20碳裂解酶基因突变患者,血清E_2很低但仍发生OHSS。E_2在预测OHSS发生存在一定局限性。在促排后随着黄体形成或妊娠,黄体酮水平上升,末梢静脉存在孕激素受体,高浓度黄体酮可增加毛细血管通透性,孕激素受体拮抗剂可逆转这种作用。

(五)一氧化氮(NO)

在卵泡液中可找到NO合成酶,表明卵巢可以合成NO。NO对排卵有影响,可抑制HCG

诱发的排卵,也可调节细胞因子对各组织器官的作用。NO 可使超氧阴离子失活,后者使细胞膜磷脂过氧化,进而影响膜的完整性和通透性,故 NO 有维持膜稳定性和通透性的作用。低浓度的 NO 使过氧化物对膜的破坏增加,致使膜渗透性增大。有报道 OHSS 患者腹水中 NO 的主要代谢产物亚硝酸盐量很少,推测腹腔中 NO 降低增加了毛细血管的通透性,NO 可能与 OHSS 的发生有关。

OHSS 发生的确切机制尚不清楚,其发生并非由单一机制引起,可能是多因素共同作用的结果。

三、病理生理

OHSS 基本病理生理变化是 Gn 对卵巢的过度刺激所引起的卵巢增大及性激素大量分泌,大量性激素及外源性 HCG 诱导血管活性物质生成,导致全身血管通透性增加使血管内体液外渗造成血容量减少最后导致循环衰竭。在促排中常用 HCG 诱发卵子成熟,而 HCG 是 OHSS 发生的激发因子,其剂量及血浓度维持时间对 OHSS 的严重程度及病程有直接影响。在未使用 HCG 促排者很少发生严重 OHSS。HCG 注射后 3～7 天为 OHSS 血管体液外渗的高峰期,腹水的产生是由于卵巢局部毛细血管甚至静脉,以及腹膜、大网膜毛细血管通透性增加引起,除体液外渗外,还有蛋白质渗出。血管内体液和蛋白质丢失引起低血容量和血液浓缩可并发低血压、血凝增加和肾灌注降低。肾灌注降低又可引起近曲小管的 Na^+、水重吸收增加,因而引起少尿、尿钠减少,由于到达远曲小管的钠降低,H^+-Na^+ 及 K^+-Na^+ 交换减少,导致高钾性酸中毒。随着肾灌注及清除率降低,尿素氮及肌酐上升,肾血流量的减少激活肾素血管紧张素醛固酮系统,进一步恶化病情。若不及时纠正低血容量将并发严重的水电解紊乱、血栓、肾衰竭、弥散性血管内凝血,甚至死亡。

四、临床表现及分级

本病常表现为胃肠道不适症状,如腹胀、恶心、呕吐、腹泻等,卵巢增大的局部腹痛,进行性腹围增大,腹水、胸腔积液、少尿,以及并发症发生后叠加相应的临床症状和体征,形成复杂的综合征。OHSS 通常出现在使用 HCG 后,早发型常发生在注射 HCG 后 3～7 天,晚发型常发生在 HCG 注射后 12～17 天,晚发型与妊娠相关,胚胎着床后滋养细胞产生大量 HCG,诱发和加重 OHSS,晚发型 OHSS 较早发型病情更重,常持续 2～3 个月,严重的 OHSS 常发生在获得妊娠的患者。OHSS 是一种自限性疾病,一旦体内 HCG 消失,激素水平下降,如妊娠失败或流产发生,症状、体征迅速缓解,腹水逐渐消退。无并发症者,进入缓解期的患者一般无须特别的治疗。

OHSS 分级在国际上尚未形成统一标准,在文献上有几种分法被推荐,较常用的是 Golan 分法,它基于使用 B 超检查卵巢大小及腹水。之后 Navot 分法在此基础上进行了改进,此分法更重视临床和实验室各项参数,而不仅仅是卵巢大小;1999 年 Rizk 和 Aboulghar 推荐一种新的分法,此分法除去轻度 OHSS,重度 OHSS 进一步分成 A、B、C 3 个等级,C 级把并发症急性呼吸窘迫症状、静脉栓塞作为评估指标。

五、高危因素

(1)年轻(<35 岁)、瘦小的患者,因为这些患者有大量卵泡募集,高密度的 Gn 受体,故对 Gn 反应更敏感。

（2）对促排卵敏感的卵巢如 PCOS、卵巢多囊样改变（排卵正常），多数小卵泡在促排卵药物的刺激下均可发育，易发生 OHSS，另外 LH/FSH＞2、高雄激素血症也是发生 OHSS 的危险因子。

（3）基础抗米勒管激素（anti-mullerian hormone，AMH）基础 AMH 升高被认为是发生 OHSS 的一级风险，基础 AMH 超过 3.6 ng/mL 在预测 OHSS 发生的特异度为 81.3％，灵敏度为 90.5％。

（4）E_2 及卵泡数：E_2＞4 000 pg/mL，卵泡数＞30 个易发生 OHSS，E_2＞6 000 pg/mL，卵泡数＞30 个，重度 OHSS 发生率为 80％，单独 E_2 增高或卵泡数增加并不能预测其发生，只有两种结合才有意义。

（5）应用 HCG 诱导排卵及黄体支持，以及妊娠后内源性 HCG 的产生，均可加重 OHSS，且 HCG 的剂量及血浓度维持时间直接影响 OHSS 病情及病程。

（6）FSH 受体突变、有过敏史也是发生 OHSS 的高危因素。

六、预防

由于目前缺乏针对性强的有效治疗方法，预防远较治疗更为重要。

（1）慎重选择超促排卵对象，警惕有高危因素的患者，如 PCOS、年轻、瘦小、有 OHSS 病史者，对有 OHSS 倾向的患者应予个体化治疗方案，如用长效 GnRH-a 降调后，推迟开始使用外源性 Gn 的时间，或低剂量 Gn 促排，根据 E_2 水平及募集的卵泡数调整 Gn 剂量。最近一项荟萃分析显示 GnRH-ant 方案较 GnRH-a 方案明显减少重度 OHSS 的发生率，但妊娠率较低。

（2）在促排卵后期疑发生 OHSS 者，可延迟、减少 HCG 注射量诱发卵子成熟，或改用外源性 LH 也或使用 GnRH-a 诱发内源性 LH 促卵泡成熟，LH 半衰期明显短于 HCG，故对卵巢持续作用比较弱，可减少 OHSS 的发生。另外在黄体期不用 HCG 而改用孕酮进行黄体支持。

（3）Coasting 疗法：Coasting 不能完全避免 OHSS 的发生，但能有效降低 OHSS 发生风险及减少重度的 OHSS 发生。如患者在促排卵后出现明显的 OHSS 倾向，停止使用 Gn，使雌激素下降到较安全水平，然后再使用 HCG。在停用 Gn 3 天后，63％的高危患者血清雌激素水平下降。Coasting 开始时间取决于雌激素水平和卵泡数量。当血 E_2＞4 500 pg/mL，成熟卵泡个数在 15～30 个时可考虑开始 Coasting 疗法，并每天监测 E_2 水平，当 E_2 降到＜3 500 pg/mL 时，给予 HCG 3 000～5 000 IU；如果 E_2＞6 500 pg/mL，成熟卵泡超过 30 个，Coasting 时间超过 4 天，建议取消周期。Coasting 持续 3 天可减少 OHSS 发生率，不影响妊娠率，但持续 4 天或更长时间会降低着床率，可能激素骤降影响内膜容受性。

（4）多巴胺激动剂：动物试验表明多巴胺激动剂能抑制 VEGF 受体-2 磷酸化，进而逆转 VEGF 受体-2 介导的内皮通透性增高，但不影响黄体血管的生成。之后卡麦角林被用于临床试验，取卵后当天给予卡麦角林 0.5 mg/d，连用 3 周，发现两组种植率、妊娠率、流产率无差别，而卡麦角林明显减少早发型 OHSS 的发生率，但不降低晚发型 OHSS 的发生率。另一研究也发现多巴胺激动剂喹高利特能有效减少早发型中重度 OHSS 的发生，并呈剂量依赖关系，但不降低已获得妊娠者的 OHSS 发生率。

（5）NSAI 类抗炎药：NSAI 类抗炎药可减少炎症渗出，减少 VEGF 的表达，在促排当天始给予小剂量阿司匹林可有效预防 OHSS 的发生。

（6）IVM：IVM 适用于 PCOS 患者，不仅可以避免 OHSS 发生，而且也减少医疗费用，并可取得相对满意的妊娠率。但 IVM 存在未成熟卵子回收率低,活产率较常规体外受精低及未成熟卵母细胞较高的纺锤体及染色体异常导致其在临床应用价值减低,未能成为不孕的主要治疗方法。

(7)在 IVF-ET 周期中,若发生 OHSS,可将胚胎冷冻保存取消移植,待症状缓解后再行冻胚移植,冻胚移植的妊娠率与新鲜胚胎的相近。

(8)清蛋白预防性治疗:在取卵时静脉注射清蛋白可有效减少重度 OHSS 发生。清蛋白可保持胶体渗透压,减少体液外渗,降低游离 E_2,及一些有害因子水平,是目前较常用的预防措施,但其安全性有待进一步评估。

七、治疗

由于发病机制仍未阐明,故对本病仍缺乏明确有针对性的方法,原则上轻度予以密切观察,中度适当干预,重度患者积极治疗。所有 OHSS 患者常规每天记录液体出入量、腹围、体重及观察生命体征,注意心肺功能、水电解质及血凝状态等。患者应卧床休息,防止发生卵巢破裂或扭转,禁止盆腹腔检查、重压及剧烈运动。中重度患者治疗包括以下措施。

(1)首先应注意精神鼓励,以树立克服疾病的信心。通常患者因腹胀、胃纳欠佳,不愿进食,应鼓励患者少食多餐,进食高蛋白饮食。

(2)停用任何促性腺激素包括 HCG,以肌内注射或阴道给予黄体酮替代 HCG 黄体支持。

(3)纠正血容量:维持体液外渗期的血容量和及早纠正低血容量是预防各种循环障碍并发症的关键。依病情采用清蛋白、右旋糖酐-40 扩容或利尿,在少尿期应慎用利尿剂,因其可进一步减少血容量,导致休克或血栓形成,必要时使用肝素抗凝防止血栓形成,同时监测水电解质平衡和血凝状态,病情稳定后,可停止补液,并严格控制水摄入量,保持在 1 L/d,以防止胸腹水增加,加剧病情。

(4)胸腔积液、腹水的处理:胸腹水引起明显腹胀、腹痛及呼吸困难者,可在 B 超诱导下进行胸穿或腹穿,以减轻症状,严重者腹穿时同时抽出卵巢黄素囊肿液以减少进入血液循环的 E_2 量。

(5)改善血管通透性:可使用前列腺素拮抗剂如吲哚美辛或抗组胺药物氯苯那敏维持膜通透性的稳定,减少毛细血管渗出,有助于保持血容量。必要时使用糖皮质激素如泼尼松,口服 5 mg,每天 3 次。

(6)其他药物:OHSS 合并肾衰、休克者,在补充血容量的前提下,可静脉滴注多巴胺,以扩张肾血管,血管紧张素拮抗剂及血管紧张素转换酶抑制剂可减少体液外渗。

(7)一般增大的卵巢无须特殊处理可自行消退,但需注意卵巢囊肿破裂,出血或扭转的发生,必要时手术治疗,应尽量保留卵巢。

(8)身体状况不良时应注意预防感染;严重患者应果断终止妊娠。

八、与 OHSS 相关的并发症

(一)张力性腹水

张力性腹水是毛细血管过度渗漏的一种表现形式。腹部张力升高时,腔静脉受压、腹腔和胸腔间的不平衡,压迫纵隔或膈肌升高、与同时发生的胸腔积液一同导致心排血量减少、呼吸困难、呼吸加快。严重者,同时出现腹水,胸腔积液甚至心包积液,导致循环、呼吸功能严重受损。

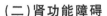

（二）肾功能障碍

重度 OHSS 患者严重低血容量，加上张力性腹水，腹部张力升高，肾灌流量下降，引起肾前功能障碍，表现为少尿，尿素氮和肌酐上升。这一过程进一步恶化导致无尿、高血钾和尿毒症。纠正血容量不足、减低腹压，改善循环状况可以改善肾灌注量，恢复泌尿功能。另外，由于利尿剂使用不当，有可能加重血容量不足和血液浓缩，并使这种状况恶化。

（三）血栓形成

OHSS 的病理过程可导致血液黏度升高，过高的激素水平又可损伤内皮细胞，若不及时纠正低血容量及高凝状态，多种因素的综合作用导致发生严重的血栓形成，动静脉均可发生。急性心脑肺栓塞死亡率极高。

（四）肝功能障碍

在 OHSS 患者中，肝功能障碍表现为肝细胞障碍和胆汁淤积通常可在一个月内缓解。

（五）卵巢或附件扭转

不规则增大的卵巢各级重量不同，明显腹胀使局部空间增大，如果在不恰当的体位突然转变，极有可能导致卵巢或附件扭转，如复位不成功常需手术治疗。

（六）成人呼吸窘迫综合征

呼吸窘迫综合征常发生在极重度 OHSS 患者，严重威胁患者生命。重度低氧血症合并 OHSS 的其他后果可以导致呼吸、循环功能严重受损。肺毛细血管和肺泡上皮损害导致通透性改变，使血浆和胶体分子外渗，从而引起肺水肿和肺不张。如不及时处理将引起肺间质纤维化，导致呼吸心搏骤停。治疗时采用呼吸机予以高压氧给氧，抗血管通透性药物，输入清蛋白或血浆提高胶体渗透压，以及抗生素预防和控制肺炎。伴有成人呼吸窘迫综合征的 OHSS 患者成活率为 50%。

（赵春燕）

第三节 卵 巢 早 衰

卵巢早衰（premature ovarian failure，POF）指月经初潮年龄正常或青春期延迟，第二性征发育正常的妇女，于 40 岁以前发生的继发性闭经，又称为高促性腺激素性闭经。卵巢早衰患者血清促性腺激素水平升高，特别是血中促卵泡激素（FSH）增高，雌二醇（E_2）水平下降。近年来由于放射免疫技术的开展，染色体分析技术的提高及腹腔镜下取卵泡活检的应用，对卵巢早衰有了较深入的了解，但对其真正的发病机制仍不完全清楚。

卵巢早衰的发生率为全部妇女的 0.3%～1.0%，占继发性闭经的 10%，卵巢早衰并非不可逆，有 25% 的患者可能在 1～5 年自行恢复卵泡生长。

一、病因

卵巢功能早衰可由多种因素引起。

（一）自身免疫因素

免疫因素是卵巢功能早衰常见的原因，约占 39%。自身免疫性疾病，如艾迪生病、甲状腺炎、紫癜、红斑狼疮、重症肌无力等。患者血清中存在抗卵巢抗体,卵巢活检见到有淋巴细胞浸润。虽然已十分清楚卵巢早衰同时伴有免疫疾病,但仍缺乏准确和非损伤性的诊断方法来证实卵巢早衰患者的自身免疫性过程是如何选择性地作用于发育中的卵泡。

(二)促性腺激素及其受体的因素

这类患者卵巢中有正常发育的卵泡,但对促卵泡激素及黄体生成素(LH)不敏感,甚至对升高的 FSH,LH 也不敏感。对 FSH 的反应能力是卵泡成熟过程中必需的,如果反应能力缺乏,可导致卵泡闭锁加快,这是由于卵巢中 FSH、LH 受体缺乏,造成对 FSH 的反应缺乏,或促性腺过度刺激加速卵泡闭锁。

(三)细胞及分子遗传因素

先天性卵巢内卵泡数目不足可引致卵巢早衰。如 Turner 综合征,染色体为 45XO,其原始生殖细胞在正常胚胎发育的第 16 天以前未达到生殖嵴,从而使达到生殖嵴生殖细胞少,患者的卵泡闭锁速度与正常人相同,但因卵泡少,故卵巢发生早衰,或胚胎早期生殖细胞移行到生殖嵴的过程与正常人女性相同,但到第 5 个月时,其卵泡大量变性,从而发生原发或继发闭经。

染色体异常也可发生闭经,如 47XXX,XX/XO,XO/XX/XXX 等嵌合体,或 X 染色体长臂缺失等。Conway 对 46 例自发性卵巢早衰妇女进行脆性 X 染色体突变筛选,结果发现 9 例家族性卵巢早衰患者中有 2 例有脆性 X 染色体突变。

多项研究已显示染色体 Xq 远侧末端缺失与卵巢早衰有关,初步测定卵巢早衰基因定位于 Xq21-3-Xq27 区域内。因此对卵巢早衰妇女应做常规的染色体分析,并利用分子生物学技术从分子基因水平对之进行深入研究。

(四)放射或药物治疗后损伤卵巢

对卵巢的放射剂量超过 8.0 Gy 及大剂量的烷化剂化疗可引致卵巢早衰。

(五)感染及其他

麻疹可引起卵巢萎缩或呈索条状。久治不愈的重症结核患者可引致卵巢功能早衰。

二、病理生理

卵巢衰竭的生理改变是卵巢中的卵泡闭锁所致。卵泡闭锁、雌激素生成减少,又反馈性地引起垂体促性腺激素的分泌增加。大多数患者的卵子早已排完,导致过早闭经;少数患者表现为单纯的卵巢早衰,即有继发性闭经伴高促性腺激素及低雌激素水平,但卵巢活检标本中仍有卵泡存在。个别患者的卵巢活检标本中可见很多始基细胞、淋巴细胞与浆细胞浸润。这些变化被认为可能与卵泡中的受体有关,也可能是自体免疫过程。

无卵泡型卵巢早衰多见于卵细胞迁移缺陷,卵泡闭锁增加,卵泡生成缺陷。

卵泡型卵巢早衰多见于受体缺陷、自体免疫。

三、临床表现

患者月经初潮年龄常有异常,可有月经失调、继发闭经;或开始月经规律,后出现月经失调;也有突发闭经者(曾有妊娠分娩者)。由于雌激素逐渐减少,20%～70%患者出现血管舒缩不稳定症状,即潮热、出汗等,伴随出现精神神经症状,即焦虑、紧张、感情抑郁、易激怒等。卵巢及子宫萎缩、阴道干燥、性欲下降、骨质疏松等。

卵巢早衰患者中约 17% 有其他内分泌紊乱的表现及综合征,并可进一步发展为多腺体衰

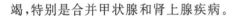

竭,特别是合并甲状腺和肾上腺疾病。

四、诊断

根据病史、临床所见、血或尿激素测定为基础,并进行病理组织学检查。

(一)内分泌学检查

妇女在小于40岁以前闭经达半年以上至少两次闭经(间隔至少1个月),血FSH>40 IU/L,或LH>50 IU/L,E_2<25 pg/mL,PRL正常,即可诊断为卵巢早衰。

也有人提出对卵巢早衰患者每天测血FSH、LH和E_2,连续1个月,并做黄体生成素释放激素(LHRH)兴奋试验,若FSH有波动性增高或降低,伴一时性E_2升高者,可能有机会恢复排卵。或者每周测血FSH、LH和E_2各一次,连续1个月。若发现血E_2值超过绝经期妇女的水平,LH/FSH=2:1者,提示其激素反馈机制存在,予以诱发排卵治疗可能成功。

(二)腹腔镜检查

镜下可见双卵巢萎缩或条索状。取卵巢活检未见卵泡,但镜下活检不能代表卵巢全貌,有其局限性,因有的卵泡深埋在卵巢间质部,以取卵巢深部组织更为适宜。

(三)盆腔超声检查

观察有无发育中卵泡,卵巢早衰与低雌激素性原发闭经不同,后者无自然月经来潮,血E_2和FSH值均低。

五、治疗

(一)性激素治疗

卵巢早衰并非不可逆,仍有自然缓解、排卵及妊娠的可能。其机制可能是外源性雌激素反馈性地使内源性促性腺激素水平降低,当外源性雌激素停止后,体内促性腺激素可发生一个反应性高峰,有可能触发卵泡成熟并排卵。此外,雌激素治疗可使FSH及LH受体增加,促使残留卵泡发育。

服药方法:结合雌激素0.625 mg/d,连服22天,最后10天加服甲羟孕酮10 mg/d,也可用戊酸雌二醇2 mg/d连服22天,最后10天加服环丙孕酮1 mg/d。

(二)诱导排卵

给予外源性促性腺激素释放激素激动剂(GnRH-a)抑制内源性FSH至绝经前水平,促使卵泡生长同步化,停药后抑制撤除,快速升高FHS水平可刺激卵泡发育而排卵,此种方法诱导排卵的成功率并不很高。也可用氯酚胺(每天50 mg,共5天)加雌激素(20天)联合应用促排卵。或氯酚胺(50 mg,共5天)在月经中期注射绒毛促性腺激素(1 000 IU/d,共5天)诱导排卵。

(三)免疫抑制剂

对于由自身免疫引起的卵巢早衰,可采用糖皮质激素治疗。有报道使用性激素治疗的同时加用泼尼松治疗,可使月经恢复。

(四)补充钙剂或降钙素

预防骨质疏松骨折及其他绝经综合征。

卵巢早衰病因复杂,其中以免疫、遗传和高促性腺激素及其受体异常为主要因素。随着分子生物学和免疫学的发展,从分子水平阐明其病因和发病机制,并采用有效的治疗方法,对本病的预后将有很大帮助。

(赵春燕)

第四节 功能失调性子宫出血

调节女性生殖的神经内分泌功能紊乱引起的异常子宫出血称为功能失调性子宫出血（dysfunctional uterine bleeding，DUB），简称功血。根据有无排卵功血可分为两类：有排卵的称为排卵型功血，无排卵的称为无排卵型功血。临床上以无排卵型功血为主，约占总数的85％，而排卵型功血只占15％。排卵型功血包括黄体功能不足、子宫内膜不规则脱落和排卵期出血等。本节主要介绍无排卵型功血。

一、病理生理机制

无排卵功血多发生在青春期和围绝经期，前者称为青春期功血，后者称为围绝经期功血。虽然青春期功血与围绝经期功血均为无排卵型功血，但它们的发病机制不同。青春期功血不排卵的原因在于患者体内的下丘脑-垂体-卵巢轴尚未成熟；围绝经期功血不排卵的原因是衰老的卵巢对促性腺激素不敏感，卵泡发育不良，卵泡分泌的雌激素达不到诱发雌激素正反馈的阈值水平。

由于不排卵，卵巢只分泌雌激素，不分泌孕激素。在无孕激素对抗的雌激素长期作用下，子宫内膜增生变厚。当雌激素水平急遽下降时，大量子宫内膜脱落，子宫出血很多，这种情况称为雌激素撤退性出血。在雌激素水平下降幅度小时，脱落的子宫内膜量少，子宫出血也少，这种出血称为雌激素突破性出血。另外，当增生的内膜需要更多的雌激素而卵巢分泌的雌激素却未增加时也会出现子宫出血，这种出血也属于雌激素突破性出血。

由于没有孕激素的作用，子宫螺旋动脉比较直，当子宫内膜脱落时螺旋动脉也不发生节律性收缩，血窦不容易关闭，因此无排卵型功血不容易止住。雌激素水平升高时，子宫内膜增生覆盖创面，出血才会停止。孕激素可以使增生的内膜发生分泌反应，子宫内膜间质呈蜕膜样改变，这是孕激素止血的机制。

二、临床表现

临床上患者主要表现为月经失调，即月经周期、经期和月经量的异常变化。

（一）症状

无排卵型功血多见于青春期及围绝经期妇女，临床上表现为月经周期紊乱，经期长短不一，出血量时多时少。出血少时患者可以没有任何自觉症状，出血多时会出现头晕、乏力、心悸等贫血症状。

（二）体征

体征与出血量多少有关，大量出血导致继发贫血时，患者皮肤、黏膜苍白，心率加快；少量出血时无上述体征。妇科检查无异常发现。

三、诊断

无排卵型功血为功能性疾病，因此只有在排除了器质性疾病时才能诊断。超声检查在功血的诊断中具有重要意义,如果超声发现有引起异常出血的器质性病变,则可排除功血。另外,超声检查对治疗也有指导意义。如果超声提示子宫内膜厚,那么孕激素止血的效果可能较好;如果内膜薄,雌激素治疗的效果可能较好。

四、处理

(一)一般治疗

功血患者往往体质较差,因此应补充营养,改善全身情况。严重贫血者(血红蛋白<6 g/dL)往往需要输血治疗。

(二)药物止血

药物治疗以激素治疗为主,青春期功血的治疗原则是止血、调整周期和促进排卵。更年期功血的治疗原则是止血、调整周期和减少出血。

激素止血治疗的方案有多种,应根据具体情况如患者年龄、出血时间、出血量和子宫内膜厚度等来选择激素的种类和剂量。在开始激素治疗前必须明确诊断,排除器质性疾病,尤其是绝经前妇女更是如此。诊刮术和分段诊刮术既可以迅速止血,又可进行病理检查以了解有无内膜病变。对年龄较大的女性来说,建议选择诊刮术和分段诊刮术进行治疗。

1.雌激素止血

机制是使子宫内膜继续增生,覆盖子宫内膜脱落后的创面,起到修复作用。另外雌激素还可以升高纤维蛋白原水平,增加凝血因子,促进血小板凝集,使毛细血管通透性降低,从而起到止血作用。雌激素止血适用于内膜较薄的大出血患者。

己烯雌酚:开始用量为每次1～2 mg,每8小时一次,血止3天后开始减量,每3天减一次,每次减量不超过原剂量的1/3。维持量为0.5～1.0 mg/d。止血后维持治疗20天左右,在停药前5～10天加用孕激素,如醋酸甲羟孕酮10 mg/d。停用己烯雌酚和醋酸甲羟孕酮3～7天后会出现撤药性出血。由于己烯雌酚胃肠道反应大,许多患者无法耐受,因此现在多改用戊酸雌二醇或结合雌激素。

戊酸雌二醇:出血多时口服每次2～6 mg,每6～8小时一次。血止3天后开始减量,维持量为2 mg/d。具体用法同己烯雌酚。

苯甲酸雌二醇:为针剂,每支2 mg。出血多时每次注射1支,每6～8小时肌内注射一次。血止3天后开始减量,具体用法同己烯雌酚,减至2 mg/d时,可改口服戊酸雌二醇。由于肌内注射不方便,因此目前较少使用苯甲酸雌二醇止血。

结合雌激素片剂:出血多时采用每次1.25～2.50 mg,每6～8小时一次。血止后减量,维持量为0.625～1.250 mg/d。具体用法同己烯雌酚。

在使用雌激素止血时,停用雌激素前一定要加孕激素。如果不加孕激素,停用雌激素就相当于人为地造成了雌激素撤退性出血。围绝经期妇女是子宫内膜病变的高危人群,因此在排除子宫内膜病变之前应慎用雌激素止血。子宫内膜比较厚时,需要的雌激素量较大,使用孕激素或复方口服避孕药治疗可能更好。

2.孕激素止血

孕激素的作用机制主要是转化内膜,其次是抗雌激素。临床上根据病情,采用不同方法进行止血。孕激素止血既可以用于青春期功血的治疗,也可以用于围绝经期功血的治疗。少量出血和中量出血时多选用孕激素;大量出血时既可以选择雌激素,也可以选择孕激素,它们的疗效相当。一般来讲内膜较厚时,多选用孕激素,内膜较薄时多选雌激素。临床上常用的孕激素有醋酸炔诺酮、醋酸甲羟孕酮、醋酸甲地孕酮和黄体酮,止血效果最好的是醋酸炔诺酮,其次是醋酸甲羟孕酮和醋酸甲地孕酮,最差的是黄体酮,因此大出血时不选用黄体酮。

少量子宫出血时的止血:孕激素使增殖期子宫内膜发生分泌反应后,子宫内膜可以完全脱落。通常用药后阴道流血减少或停止,停药后产生撤药性阴道流血,7~10 天后出血自行停止。该法称为"药物性刮宫",适用于少量长期子宫出血者。黄体酮 10 mg/d,连用 5 天;或用甲羟孕酮(甲羟孕酮)10~12 mg/d,连用 7~10 天;或甲地孕酮(妇宁片)5 mg/d,连用 7~10 天。

中多量子宫出血时的止血:炔诺酮属 19-去甲基睾酮类衍生物,止血效果较好,临床上常用。每片剂量为 0.625 mg,每次服 5 mg,每 6~12 小时一次(大出血每 6~8 小时 1 次,中量出血每 12 小时 1 次)。阴道流血多在半天内减少,3 天内血止。血止 3 天后开始减量,每 3 天减一次,每次减量不超过原剂量的1/3,维持量为 5 mg/d,血止 20 天左右停药。如果出血很多,开始每次可用5~10 mg,每 3 小时一次,用药 2~3 次后改 8 小时一次。治疗时应叮嘱患者按时、按量用药,并告知停药后会有撤药性出血,不是症状复发,用药期间注意肝功能。

甲地孕酮:属孕酮类衍生物,1 mg/片,中多量出血时每次口服 10 mg,每 6~12 小时一次,血止后逐步减量,减量原则同上。与炔诺酮相比,甲地孕酮的止血效果差,对肝功能的影响小。

醋酸甲羟孕酮:属孕酮衍生物,对子宫内膜的止血作用逊于炔诺酮,但对肝功能影响小。中多量出血时每次口服 10~12 mg,每 6~12 小时一次,血止后逐渐减量,递减原则同上,维持量为10~12 mg/d。

3.复方口服避孕药

复方口服避孕药是以孕激素为主的雌孕激素联合方案。大出血时每次口服复方口服避孕药1~2 片,每 8 小时一次。血止 2~3 天后开始减量,每 2~3 天减一次,每次减量不超过原剂量的1/3,维持量为 1~2 片/天。

大出血时国外最常用的是复方口服避孕药,24 小时内多数出血会停止。

4.激素止血时停药时机的选择

一般在出血停止 20 天左右停药,主要根据患者的一般情况决定停药时机。如果患者一般情况好、恢复快,就可以提前停药,停药后 2~5 天,会出现撤药性出血。如果出血停止 20 天后,贫血还没有得到很好的纠正,可以适当延长使用激素时间,以便患者得到更好的恢复。

5.雄激素

既不能使子宫内膜增殖,也不能使增生的内膜发生分泌反应,因此它不能止血。虽然如此,可是雄激素可以减少出血量。雄激素不可单独用于无排卵型功血的治疗,它需要与雌激素和/或孕激素联合使用。临床上常用丙酸睾酮,25 mg/支,在出血量多时每天 25~50 mg 肌内注射,连用 2~3 天,出血明显减少时停止使用。注意为防止发生男性化和肝功能损害,每月总量不宜超过 300 mg。

6.其他止血剂

如巴曲酶、6-氨基己酸、氨甲苯酸、氨甲环酸(止血环酸)和非甾体抗炎药等。由于这些药不能改变子宫内膜的结构,因此他们只能减少出血量,不能从根本上止血。

大出血时静脉注射巴曲酶 1 kU 后的 30 分钟内,阴道出血会显著减少,因此巴曲酶适于激素止血的辅助治疗。6-氨基己酸、氨甲苯酸和氨甲环酸属于抗纤维蛋白溶解药,它们也可减少出血。

(三)手术治疗

围绝经期妇女首选诊刮术,一方面可以止血,另一方面可用于明确有无子宫内膜病变。怀疑有子宫内膜病变的妇女也应做诊断性刮宫。

少数青春期功血患者药物止血效果不佳时,也需要刮宫。止血时要求刮净,刮不干净就起不到止血的作用。刮宫后7天左右,一些患者会有阴道流血,出血不多时可使用抗纤维蛋白溶解药,出血多时使用雌激素治疗。

由于刮宫不彻底造成的出血则建议使用复方口服避孕药治疗,或者选择再次刮宫。

(四)调整周期

对无排卵型功血来说,止血只是治疗的第一步,几乎所有的患者都还需要调整周期。青春期功血发生的根本原因是下丘脑-垂体-卵巢轴功能紊乱,正常的下丘脑-垂体-卵巢轴调节机制的建立可能需要很长的时间。在正常调节机制未建立之前,如果不予随访、调整周期,患者还会发生大出血。

围绝经期功血发生的原因是卵巢功能衰退,随着年龄的增加,卵巢功能只能越来越差。因此,理论上讲围绝经期功血不可能恢复正常,这些患者需要长期随访、调整周期,直到绝经。

目前常用的调整周期方法如下。

1.序贯疗法

适用于青春期和生育期妇女。月经周期(或撤退性出血)的第3~5天开始服用雌激素(戊酸雌二醇1~2 mg/d或炔雌醇0.05 mg/d),连用22天,在服药的最后7~10天加用孕激素(甲羟孕酮10 mg/d或黄体酮10 mg/d或甲地孕酮5 mg/d)。停药3~7天会出现撤药性出血。

2.联合疗法

适用于雌激素水平偏高或子宫内膜较厚者。可服用短效口服避孕药如妈富隆、敏定偶、复方炔诺酮片、避孕Ⅰ号、复方甲地孕酮片避孕Ⅱ号等。此类复合制剂含有雌、孕激素,长期使用使子宫内膜变薄,撤退性流血减少。月经周期(撤退性流血)的第3~5天开始服用,连用21天。

有高雄激素血症的患者也选择雌、孕激素联合疗法,因为雌、孕激素联合使用可抑制卵巢雄激素的合成。疗效最好的是达英-35。

3.孕激素疗法

适用于各个年龄段的妇女,但多用于围绝经期妇女。传统的孕激素疗法称为孕激素后半周期疗法,从月经周期的第14天开始,每天口服醋酸甲羟孕酮10 mg,连用10天左右。有学者认为孕激素后半周期疗法太死板,无法满足不同患者的需要,不符合个体化用药的原则。对大多数患者来说,每1~2个月来一次月经就可以避免发生大出血和子宫内膜病变。用法:从月经周期的第14~40天开始,每天口服醋酸甲羟孕酮10 mg,连用10天左右。

对青春期和生育年龄的女性来说,一般使用3~6个周期后停药观察。如果月经还不正常,需要继续随访治疗。围绝经期妇女应一直随访治疗到绝经。

(五)促卵泡发育和诱发排卵

仅适用于有生育要求的妇女,不主张用于青春期女性,不可用于围绝经期妇女。氯米芬(克罗米芬)是经典促排卵药,月经周期(或撤药性出血)的第3~5天起给予50~150 mg/d,连用5天。其他药物还有HCG和HMG,在卵泡发育成熟时肌内注射HCG 5 000~10 000 U诱发排卵;HMG,一支含有FSH和LH各75 U,可与氯米芬联合使用,也可单独使用。

(赵春燕)

第五节 高雄激素血症

雄激素是女性生殖生理过程中一种非常重要的激素,为卵巢,尤其是卵泡合成雌激素的前体,是不可缺少的激素。但当雄激素过多时,则引起痤疮、多毛、月经过少,甚至闭经而影响生殖功能,此外尚与肥胖、糖代谢和脂代谢有关。

一、正常女性雄激素

(一)雄激素的来源

女性体内雄激素的合成主要在卵巢和肾上腺,除了此两种内分泌腺体外,尚有部分在外周组织中合成,称腺外合成。

1.卵巢

卵巢中的卵泡、黄体和间质均能合成雄激素,由其中的泡膜细胞、泡膜黄体细胞和泡膜间质细胞合成。

卵巢主要合成睾酮,0.1 mg/d 和雄烯二酮($\triangle^4$-A)1~2 mg/d。尚有脱氢表雄酮(DHEA)<1 mg/d,主要由泡膜间质细胞合成。绝经后卵巢静脉中雄激素高于动脉中的含量,也提示由卵巢间质所分泌。

卵巢中的雄激素合成主要受 LH 调节,LH 与泡膜细胞上的受体结合,激活酶活性,合成雄激素,至于雌激素、GnRH、儿茶酚胺等神经递质,细胞激酶和一些细胞生长因子的局部调节作用,有待阐明。

2.肾上腺

雄激素的合成在束状带和网状带,主要合成硫酸脱氢表雄酮(DHEA-S)6~24 mg/d 和脱氢表雄酮<1 mg/d。DHEA-S 主要由 DHEA 磺酰化而来,由硫酸孕烯醇酮而来者甚少,雄烯二酮合成量为1 mg/d。生理情况下肾上腺仅分泌少量睾酮。

肾上腺中雄激素的合成受 ACTH 的调节,至于某些细胞激酶和生长因子的局部作用,有待阐明。

3.腺外合成

腺外合成指在卵巢和肾上腺以外的组织或细胞中合成雄激素,主要为雄激素之间的转化或雌激素与雄激素之间的转化,故又称腺外转化。转化的部位有肝、肺、肌肉、脂肪、毛囊和皮脂腺等处,以脂肪和肌肉为主要转化部位,雌酮和脱氢表雄酮转化为雄烯二酮;雄烯二酮和脱氢表雄酮转化为睾酮,睾酮和雄烯二酮在皮肤中经 5α-还原酶转化为双氢睾酮(表 7-1)。

表 7-1 女性雄激素的来源

雄激素	内分泌腺(%)		腺外转化(%)				
	卵巢	肾上腺	睾酮	雄烯二酮	硫酸脱氧表雄酮	脱氧表雄酮	雄烯二醇
睾酮	25	25	—	50	—	极少量	—
雄烯二酮	50	50	—	—	—	极少量	—

续表

雄激素	内分泌腺（%）		腺外转化（%）				
	卵巢	肾上腺	睾酮	雄烯二酮	硫酸脱氧表雄酮	脱氧表雄酮	雄烯二醇
脱氢表雄酮	20	50	—	—	30	—	—
硫酸脱氢表雄酮	—	90	—	—	—	10	—
双氢睾酮	—	—	15	60	—	25	

（二）雄激素水平和代谢

女性体内的雄激素有 3 个来源，曾认为月经周期中有相应的雄激素分泌模式，但大多认为在月经周期中无大的变化，血中水平虽有变化，但相对稳定（表 7-2）。

表 7-2　月经周期中血浆雄激素水平

雄激素	均值	范围
睾酮（nmol/L）	1.215（0.350 ng/mL）	0.520～1.907（0.15～0.55 ng/mL）
雄烯二酮（nmol/L）	4.886（1.400 ng/mL）	2.443～12.215（0.7～3.5 ng/mL）
脱氢表雄酮（nmoL/L）	14.57（4.20 ng/mL）	9.37～27.07（2.7～7.8 ng/mL）
硫酸脱氢表雄酮（μmol/L）	4.32（1.60 μg/mL）	2.160～9.180（0.8～3.4 μg/mL）

女性睾酮的合成总量为 0.35 mg/d，其中直接由卵巢分泌的 0.1 mg/d；由腺外合成，来自雄烯二酮的为 0.2 mg/d，来自脱氢表雄酮的为 0.05 mg/d。因卵巢分泌的雄烯二酮与肾上腺所分泌的量相仿，故可说睾酮的 2/3 来自卵巢，因此将睾酮作为卵巢雄激素的标记。硫酸脱氢表雄酮 95% 由肾上腺合成，因此将其作为肾上腺雄激素的标记。

睾酮中仅少量代谢为睾酮葡糖苷酸，主要代谢成雄烯二酮，再以雄酮与葡糖苷酸结合，再经尿排出，而 DHEA、DHEA-S 和 $\triangle^4$-A 均代谢为雄酮，最终代谢物均由尿液排出。因代谢物为 17-酮类固醇（17-KS），故尿中 17-KS 的量主要代表 DHEA-S 的量，反映肾上腺素来源的雄激素的情况。双氢睾酮经 β-酮类固醇脱氢酶还原成 3α-雄烷二醇，再与葡糖苷酸根结合成雄烷二醇葡糖苷酸（3α-diol-G），由尿中排出。故尿中 3α-diol-G 的量能很准确地反映在外周转化成双氢睾酮的情况。因此，将 3α-diol-G 作为腺外合成雄激素的标记。

（三）雄激素的生物活性

女性体内的雄烯二酮和 DHEA 均为作用较弱的雄激素，雄烯二酮的作用仅为睾酮的 10%～20%，DHEA 的作用为睾酮的 5%。以睾酮和双氢睾酮最具生物活性，双氢睾酮的生物活性为睾酮的 2～3 倍。循环中的睾酮，约 85% 与性激素结合球蛋白（SHBG）相结合，10%～15% 与清蛋白结合，仅 1%～2% 的睾酮呈游离状态，称游离睾酮。结合状态的睾酮不具生物活性，仅有游离状态的睾酮具有生物活性。SHBG 在肝脏中合成，雄激素和肥胖时可降低 SHBG 的浓度，雌激素和地塞米松能升高 SHBG 浓度，故上述因素和肝脏功能状况直接影响 SHBG 的浓度。SHBG 浓度的高低影响游离睾酮的浓度，从而影响其发挥雄激素的生物效应。为此有研究报道认为，"游离雄激素指数"-T（nmol/L）/SHBG（nmol/L）比体内的睾酮值更能反映雄激素活性。但雄激素必须与细胞的雄激素受体结合后方能作用于靶细胞发挥其生物效应，故雄激素受体也是影响雄激素生物效应的一个重要因素。

二、临床表现

(一)多毛

多毛是指女性体表和面部生长出的性毛过多。女性多毛大多由雄激素过多引起,性毛的毛囊皮脂腺单元对雄激素敏感,尤其是双氢睾酮,故高雄激素血症引起的多毛主要表现为性毛过多,英文称为hirsutism。另一种多毛表现为全身柔毛增加,尤其在四肢部位,英文称 hypertrichosis,可见于肾上腺皮质醇增多症。性毛过多时可伴有脂溢和痤疮。

(二)月经失调

雄激素过高常干扰卵泡的生长成熟,而无排卵,虽可出现多种月经异常,但以月经稀发、月经过少和闭经最常见。

(三)肥胖

肥胖是指身体的脂肪过量。超重是指体重超过理想的标准。肥胖时必然体重增加,但超重者不一定是肥胖,因此应区别肥胖和超重。理论上测定躯体的密度是测定脂肪量的最准确方法,但临床不适用。现西方国家大多用体重指数计算图(BMI)法作测定,其结果与密度测定法接近。

脂肪组织主要由脂肪细胞组成,平均含脂肪 80%,水 18% 和蛋白质 2%。每一脂肪细胞的含脂量约 0.6 μg,肥胖时含脂量可增加 1 倍。正常人全身脂肪细胞总数为$(26.8 \pm 1.8) \times 10^9$,肥胖时可增加 2~3 倍。婴儿期和围青春期肥胖常为脂肪细胞增生和脂肪细胞肥大并存,而成人肥胖主要是脂肪细胞肥大,当重度肥胖,且病程较久时可伴有脂肪细胞增生。

现知肥胖者因脂肪分布的部位不同,其对代谢的影响不同,危害不一,腰围与臀围比例(WHR)能区别男性型肥胖或女性型肥胖。

(四)男性化

当雄激素水平升高,睾酮水平≥ 6.94 nmol/L(200 ng/dL)时则出现男性化。失去女性体态,肌肉增加,尤其是两肩部肌肉增加似男性,两颞部头发脱落呈颞部秃顶。声调低沉,喉结突出似男性,阴蒂呈不同程度的增大,有时性欲增加。

(五)黑棘皮病

黑棘皮病为皮肤呈褐黑色、稍凸出的苔样变,扪诊觉柔软。项、颈、腋、乳房下、腹股沟皱褶处及两大腿内侧近外阴处均为好发部位。有时,黑棘皮表面出现皮垂。

黑棘皮病是明显胰岛素对抗和重度高雄激素血症的外在表现,但也可能是恶性病变的表现。最常见的恶性病变是腺癌,以胃癌最常见。有学者认为,高雄激素女性中 5% 有黑棘皮病,胰岛素对抗的年轻女性中黑棘皮病不到 30%。

三、体格检查

(一)多毛

目前,无统一的多毛诊断标准,大多应用 Ferriman 等提出的半定量法。此法将人体划分为 11 个区域,每一区内按毛发的量给予评分(0~4 分)(表 7-3)。观察了 430 名无内分泌疾病的妇女,发现前臂和小腿部位的毛发与其他部位毛发的意义不同,前者主要是保护作用,而其他部位与激素有关,对激素较敏感,评分的结果显示:>10 分占 1.2%,>7 分占 4.3%,>5 分占 9.9%。目前世界卫生组织《不育夫妇标准检查与诊断手册》也采用此评分。

表 7-3 Ferriman 和 Gallway 的毛发分度标准

分区	部位	分度	标准
1	唇	1	外缘少许毛发
		2	外缘少量胡子
		3	胡子自外缘向内达一半
		4	胡子自外缘向内达中线
2	颏	1	少许稀疏毛发
		2	稀疏毛发伴少量浓密毛发
		3,4	完全覆盖,淡或浓毛发
3	胸	1	乳晕周围毛发
		2	乳晕周围毛发,伴中线毛发
		3	毛发融合,覆盖 3/4 面积
		4	完全覆盖
4	上背	1	少许稀疏毛发
		2	增多,仍稀疏
		3,4	完全覆盖,淡或浓
5	下背	1	骶部一簇毛发
		2	稍向两侧伸展
		3	覆盖 3/4 面积
		4	完全覆盖
6	上腹	1	中线少许毛发
		2	毛发增加,仍分布在中线
		3,4	覆盖一半或全部
7	下腹	1	中线少许毛发
		2	中线毛发呈条状
		3	中线毛发呈带状
		4	呈倒 V 型
8	上臂	1	稀疏毛发不超过 1/4 面积
		2	超过 1/4 面积,未完全覆盖
		3,4	完全覆盖,淡或浓
9	下臂	1,2,3,4	完全覆盖背侧,淡的分 2 度,浓的分 2 度
10	大腿	1,2,3,4	与上臂同
11	小腿	1,2,3,4	与上臂同

注:0 度为没有恒毛。

Bardin 等提出面部毛发的评分系统,将面部分为上唇、颏和鬓 3 个区域。每个区按毛发量用＋做记录,满布毛发为＋＋＋＋。

Birabaum 等的面部毛发分布为:＋表示颏部有稀疏须毛;＋＋表示颏部有一簇须毛;＋＋＋表示颏部和前颈部均有须毛;＋＋＋＋表示颏部、颈部和颊部均有男性须毛。

(二)痤疮

一般,临床对痤疮不做详细评分记录。Ross 等提出面部痤疮的评估标准。轻度为丘疹样痤疮数≤20 个,无囊性结节样痤疮;中度为丘疹样痤疮>20 个,且有囊性结节样痤疮;重度为面部出现大量囊性结节样痤疮。

Rosenfield 继而提出痤疮的临床评分标准(表 7-4)。以皮损的性质和数目作为评分标准,面部和躯干部位应分别做评分。Cook 和 Allen 等推荐摄像法做痤疮的分类。

(三)阴蒂增大

阴蒂增大需与包皮过厚做鉴别。临床上常以测量阴蒂根部横径>1 cm 为标准。Tagatz 等提出阴蒂指数的概念,可作为雄激素影响的生物鉴定。阴蒂头部最大纵径和最大横径的积为阴蒂指数。在分析的 249 例正常女性中,95%的阴蒂指数<35 mm,认为>35 mm 者为阴蒂增大。

表 7-4　痤疮的临床评分

评分	类型	临床表现
0	无	无
1	轻微	痤疮≥2 mm,面部或躯干<10 个
2	轻	痤疮 10~20 个
3	中	痤疮>20 个或脓疮<20 个
4	重	脓疮≥20 个
5	囊性	炎性病损≥5 mm

(四)肥胖

国际上常用的测定方法为身体质量指数或称体重指数,体重指数＝体重(kg)/身长^2(m^2)。评价标准是<10 为消耗性疾病,10~13 为营养失调,13~15 为消瘦,15~19 为正常,19~22 为良好,>24 为超重;女性>27 为肥胖,男性>25 为肥胖;30 相当于超重 30%。

标准体重的计算在婴儿期、幼儿期和成人期各不相同,成人期身长 165 cm 以上者体重(kg)＝身长(cm)－100。身长 165 cm 以下者:男性体重(kg)＝身长(cm)－105;女性体重(kg)＝身长(cm)－100。体重超过标准体重的 10% 为超重,超过标准体重的 20% 为肥胖。

近年发现,脂肪分布的部位不同,对代谢影响不同。根据脂肪的分布情况将肥胖分为男性型和女性型,现用腰围和臀围的比例(WHR)做鉴别。腰围是在平卧位时测量脐孔水平的腹部周径,臀围是测量平卧时的最大周径,两者的比例即 WHR>0.85 为男性型肥胖,WHR≤0.75 为女性型肥胖。

四、常见高雄激素血症

妇产科常见的高雄激素血症主要为卵巢和肾上腺病变,也见于靶器官局部雄激素异常所致的多毛,外源性的雄激素或具雄激素作用的药物引起的较少见,但常为医源性。引起高雄激素血症的常见原因如下:①卵巢,多囊卵巢综合征,间质泡膜细胞增生症,分泌雄激素肿瘤;②肾上腺,21-羟化酶缺陷症(典型),21-羟化酶缺陷症(迟发型),皮质醇增多症,肾上腺肿瘤;③特发性多毛;④药物,雄激素,具雄激素作用的孕激素,丹那唑、苯妥英钠等。

(一)多囊卵巢综合征

多囊卵巢综合征为卵巢病变中最常见的高雄激素血症,事实上本病的确切发病原因未明,是丘脑、垂体调节功能失常,抑或卵巢局部多肽激素(如抑制素等)对垂体的反馈异常所致,有待阐明。本病 LH 分泌频率增加,幅度轻度增加,血清 LH 增加。LH:FSH=2:1 或 3:1,导致卵泡闭锁增加,无优势卵泡,更无排卵,而卵巢间质细胞增生。增生的间质细胞分泌雄激素增加。雄激素在外周组织中转化为雌酮,雌酮反馈于中枢,致 LH 分泌增加。LH 又影响卵泡发育,使间质合成雄激素增加,成一恶性循环。曾发现,卵泡液中睾酮比正常卵巢中高 30～200 倍,卵泡细胞产生的雄激素比正常泡膜细胞中高 2～6 倍,卵巢间质中产生的睾酮比正常增加 50～250 倍,肾上腺分泌的 DHEA 和 DHEA-S 也轻度增加,现认为本病是雄激素来源于卵巢和肾上腺,但以卵巢为主。睾酮轻度升高或在正常范围的高限,仅部分患者 DHEA-S 轻度升高。有报道认为睾酮水平在 2.429～4.164 nmol/L,雄烯二酮在 10.47～17.45 nmol/L,约半数患者硫酸脱氢表雄酮升高。故有否多毛和多毛的程度各例可不同,有报道认为与局部睾酮和 5α-雄烷-3α、17β-二醇葡糖苷酸的程度有关。部分多囊卵巢综合征伴有胰岛素对抗,若有肥胖则易出现葡萄糖耐量试验异常和黑棘皮病。

(二)卵巢间质泡膜细胞增生症

本症首次报道于 1943 年,称"卵泡膜增生",指出间质中有黄素化泡膜细胞,但与邻近的卵泡无关。此后发现,常伴有男性化。Fox 提出现用名,近年已公认。

本病较少见,临床表现与多囊卵巢综合征类似,两者易混淆。但本病随年龄的增加,卵巢分泌的睾酮量也逐渐增加。当 40 岁时高雄激素血症的表现明显,如多毛、颞部脱发、音调低沉、乳房缩小和阴蒂增大等,且与日俱增,血中雄烯二酮和睾酮均明显升高,甚至睾酮可高达 6.94 nmol/L(200 ng/dL),而 DHEA-S 正常。卵巢常呈双侧性增大,最大直径可达 7 cm,白膜增厚,但白膜下无多个囊状卵泡。卵巢间质中有许多黄素化泡膜细胞巢,此为本病的组织学特征和雄激素的主要来源。本病时可伴有糖尿病、肥胖和黑棘皮病等。

(三)分泌雄激素的卵巢肿瘤

分泌雄激素的肿瘤很少见,曾有报道占住院患者的 1:30 000,占妇科手术标本的 1:312。具内分泌功能的卵巢肿瘤病理学分类如下。

1.性索间质瘤

颗粒细胞瘤,泡膜细胞瘤,硬化性间质瘤,支持-间质细胞瘤(支持细胞瘤,睾丸间质细胞瘤,支持细胞-睾丸间质细胞瘤,两性母细胞瘤,性索瘤伴环状小管,未分类)。

2.类固醇细胞瘤

间质黄素瘤,睾丸间质细胞瘤,肾上腺皮质型肿瘤,类固醇细胞瘤。

3.其他

非功能性肿瘤,妊娠期男性化肿瘤,门细胞增生过长,卵巢水肿。

颗粒细胞瘤占卵巢肿瘤的 1%～2%,5% 在青春期前,95% 在成年后,绝经后多见,主要分泌雌激素,少数患者分泌雄激素。泡膜细胞瘤很少见,主要分泌雌激素,少数分泌雄激素,一般 5～10 cm 大小,多为单侧性,很少为恶性。硬化性间质瘤仅少数具分泌雌激素或雄激素的功能,为良性肿瘤。支持-间质细胞瘤含有支持细胞、睾丸间质细胞和成纤维细胞,又称男性母细胞瘤、支持细胞-睾丸间质细胞瘤和卵巢睾丸母细胞瘤。支持细胞瘤常无分泌功能或分泌雌激素,仅个别分泌雄激素。支持细胞-睾丸间质细胞瘤为未绝经妇女最常见的男性化肿瘤。该肿瘤中 40%～75% 分泌雄激素,血睾酮升高,其他雄激素正常。类固醇细胞瘤主要由黄素细胞、睾丸间质细胞和肾上腺皮质细胞组成。间质黄素瘤主要分泌雌激素,仅少数分泌雄激素,可见卵泡细增生。单纯 Leydig 细胞瘤又分为门细胞瘤和睾丸间质细胞瘤两种，必须见到肿瘤中有 Reinke 结晶体方可诊断。两者的血睾酮均明显升高，可达 10.41 nmol/L（300 ng/dL）。肾上腺皮质型肿瘤罕见，分泌雌激素和雄激素。一些上皮性肿瘤，认为是非功能性的肿瘤却分泌雄激素，例如浆液性囊腺瘤、卵巢纤维上皮瘤、黏液性囊腺瘤、转移性印戒细胞型黏液腺癌、良性囊性畸胎瘤、无性细胞瘤和性母细胞瘤等肿瘤偶尔会分泌雄激素。曾发现，在肿瘤组织附近的间质黄素化或增生，此可能为性激的来源。

(四)21-羟化酶缺陷

典型者常在新生儿或婴儿期发病，因该酶缺陷，肾上腺合成的睾酮过多而出现男性化，迟发型因青春期 17，20 裂解酶活性增加，17-羟孕烯醇酮和 17-羟孕酮增加，但 21-羟化酶缺陷，致使睾酮增加。迟发型常需与多囊卵巢综合征鉴别，该综合征时清晨 17-羟孕酮的基值升高，具诊断价值。若有疑问时可做 ACTH 试验，在注射 ACTH 250 μg 后，1 小时的 17-羟孕酮＞30.3 nmol/L（10 ng/mL）具鉴别诊断价值。

(五)肾上腺皮质功能亢进症

肾上腺皮质功能亢进症又称皮质醇增多症或 Cushing 综合征。因肾上腺皮质功能旺盛，合成的皮质醇和雄激素过多，常见的临床表现为肥胖、痤疮、多毛和月经失调。多毛并非为主要表现，且除性毛增多外，常常有全身柔毛增加，此由肾上腺分泌的高雄激素之故。

本病 60% 由垂体 ACTH 分泌过多所致，25% 由肾上腺本身的疾病引起，其他由异位 ACTH 分泌或 CRH 分泌过多所致。若 24 小时尿皮质醇＜110 μg，且过夜地塞米松抑制试验的皮质醇＜139.5 nmol/L（5 μg/dL），则本病可基本除外。

(六)肾上腺分泌雄激素肿瘤

肾上腺肿瘤仅分泌雄激素的少见。若无论有无其他临床表现，血睾酮＞6.94 nmol/L（200 ng/dL）为分泌雄激素肿瘤的特征。肾上腺来源的肿瘤在分泌睾酮的同时也分泌 DHEA-S。

(七)特发性多毛

其以多毛，但月经正常且循环中睾酮和 DHEA-S 正常为特征，常呈家族性，分布于地中海沿岸，又称家族性或体质性多毛；因肾上腺和卵巢中合成的雄激素均未增加，故称为特发性多毛。近年发现本病患者中 80% 的 3α-diol-G 增加。此提示多毛由 5α-还原酶活性增加所致，而且 5α-还原酶活性与多毛程度和血清中 3α-diol-G 的水平呈正相关。目前认为本病为外周组织中雄激素代谢异常，主要在毛囊皮脂腺部位。

五、鉴别诊断

妇科常见的高雄激素血症的临床表现相似，有程度上的不同，较难鉴别，但可从其不同的发病机制、生殖激素的变化进行鉴别诊断（表 7-5）。多囊卵巢综合征时睾酮轻度升高或在正常范围高限，但 LH 升高且 LH：FSH≥2。泡膜细胞增生症有时难与多囊卵巢综合征区别，但 LH 正常，睾酮升高较明显，必要时作卵巢活检。21-羟化酶缺陷时睾酮升高明显，个别患者可＞6.94 nmol/L（200 ng/dL），需与分泌雄激素肿瘤鉴别。迟发型者睾酮轻度升高，但 17-OHP 升高为特征，必要时可做 ACTH 兴奋试验。分泌雄激素的卵巢肿瘤以睾酮明显升高为特征，常达 6.94～10.41 nmol/L（200～300 ng/dL）。但非肿瘤性疾病也有时可达如此水平。若同时伴有 DHEA-S 升高，往往＞21.60 μmol/L（8 μg/mL），则提示肿瘤可能来自肾上腺。超声，必要时 CT 或 MRI 检查有助诊断。肾上腺皮质增生症以睾酮和肾上腺皮质激素升高为特征，可做抑制试验以资鉴别。特发性多毛症的特点为除多毛外,无其他异常表现,且雄激素在正常范围,唯有双氢睾酮的代谢产物 3α-diol-G 升高。

六、治疗

(一)口服避孕片

其以雌激素为主的雌、孕激素复合片较理想,炔雌醇的量在每片 35～50 μg 较合适,再加无雄激素作用的合成孕激素。其作用为抑制 LH 分泌,减少血浆中睾酮、雄烯二酮和 DHEA-S 的分泌,且增加性激素结合球蛋白的水平。这就既减少了循环中雄激素的水平,又降低了血中具生物活性的睾酮的水平。一般,做周期疗法。

表 7-5 常见妇科高雄激素血症的激素变化

激素	多囊卵巢综合征	卵泡膜细胞增生病	21-羟化酶缺陷	皮质醇*增生症	肿瘤(卵巢,肾上腺)	特发性多毛
LH	升高	正常	正常	正常	正常	正常
T	2.429～4.164 nmol/L	75.205 nmol/L	升高	升高	＞6.94 nmol/L	正常
DHEA-S	1/2 患者升高	正常	常正常	稍升高	正常,＞18.90 μmol/L	正常
17-OHP	正常	正常	升高	正常	正常	正常
F	正常	正常	正常	升高	正常	正常
3α-diol-G	正常	正常	正常	正常	正常	正常

注:* 在卵泡期 8:00 时取血。

(二)孕激素类

甲羟孕酮和甲地孕酮的效果尚佳,有弱的抗雄激素作用和轻度抑制促性腺素分泌的作用,可降低睾酮和 17-酮类固醇的水平。以甲羟孕酮最常用,一般用 20～40 mg/d,口服。国外也用肌内注射,每 2 周 100 mg 或每 6 周注射 150 mg。无论口服或注射均连用 3 个月,需注意液体潴留,有体重增加、肝功能损害、血栓形成和情绪抑郁等不良反应。

(三)GnRH-a

长期应用后使垂体细胞的 GnRH 受体去敏感,导致促性腺素减少,从而减少卵巢中性激素的合成。一般,用 6 个月为 1 个疗程,因丘脑-垂体-性腺轴被抑制,可有更年期的变化,如潮热、情绪变化、阴道干燥和骨质吸收,甚至骨质疏松,停药后均能恢复。开始用药时因雌激素降低可出现不规则出血。在月经周期的第 1～5 天开始应用,有经鼻吸入、皮下和肌内注射等途径。buserelin 和 nafarelin 喷鼻,每次剂量分别为 100 μg 和 200 μg,每天 3 次。goserelin,每月注射一次,每次 3.75 mg。为了减少低雌激素导致的不良反应,可用雌、孕激素联合法作周期治疗。国外常用结合雌激素 0.625 mg 或雌二醇 1 mg 与甲羟孕酮 2.5 mg 联合应用。

(四)地塞米松

地塞米松的作用为抑制 ACTH,因此最适用于肾上腺来源的高雄激素血症。常用地塞米松 0.25～0.50 mg/d,以每晚口服对丘脑-垂体-肾上腺轴的抑制最明显。若用泼尼松片,则需 5.0～7.5 mg/d,必须注意用药后早晨的皮质醇水平不应＜55.8 nmol/L(2.0 μg/dL),否则应减少治疗剂量。有学者强调 DHEA-S 中度升高时用地塞米松不一定有效。当 21-羟化酶缺陷时,则需用较大剂量进行治疗。

(五)螺内酯

本药往年是拮抗醛固酮的利尿剂,近年发现具有抑制卵巢和肾上腺合成雄激素的作用,在毛囊竞争雄激素受体和抑制 5α-还原酶的活性,本药主要通过竞争受体起抗雄激素的作用,因抑制雄激素合成的作用个体变化颇大,血中睾酮、雄烯二酮和双氢睾酮均下降,但皮质醇、DHEA 和 DHEA-S 无变化。应用剂量为 50~200 mg/d,国外大多认为 200 mg/d 效果最佳,可使毛发变细。在应用一段时间后可用维持量 25~100 mg/d,可连续用 6 个月至 1 年。在用药 2~6 个月可见疗效。在用药的开始数周应监测肝功能和电解质,以免发生高钾和低血压。用药期常会发生不规则出血,若螺内酯与口服避孕片联合应用,则既可使月经周期正常,又可加强疗效和避孕。有学者用 2‰~5‰ 螺内酯可有效地治疗痤疮,不被吸收入全身,无不良反应。

(六)醋酸环丙氯地孕酮

本药为合成的 17-羟孕酮的衍生物。具较强的抗雄激素作用,与雄激素竞争受体而抑制睾酮和双氢睾酮的作用。因其本身属孕激素,故抑制促性腺素的分泌,从而减少睾酮和雄烯二酮,还增加睾酮的清除率。最常见的不良反应是疲劳、水肿、体重增加、乳房痛和性欲减退。本药贮藏在脂肪组织中缓慢释放,因而具有强的长效孕激素作用,在临床应用时作倒序贯法,即月经周期的第 5~14 天,每天服 100 mg(50~200 mg),在第 5~25 天,每天服炔雌醇 30 μg 或 50 μg,作周期疗法,停药后月经来潮。近年,国外将本药作为避孕药,称 diane;可将本药 2 mg 与炔雌醇 50 μg 联合应用,月经周期第 5~25 天口服;也有将本药 2 mg 与炔雌醇 35 μg 联合应用,一般认为效果良好。有报道,在治疗迟发性 21-羟化酶缺陷时,其效果优于氢化可的松。

(七)酮康唑

酮康唑具有抑制细胞色素 P_{450} 酶系——17,20 裂解酶和 17α-羟化酶及 11β-羟化酶的作用,可明显减少肾上腺和性腺中类固醇激素的合成。不良反应有肝损害、脱发、疲劳、头痛、皮肤干燥、腹痛和呕吐。常用剂量为 400 mg/d,也可高达 1 200 mg/d。

(初晓芳)

第六节　男性青春期发育延迟

一、定义

在 11~12 岁时,多数男孩将会出现身高激增、声调变低、胡须生长及外生殖器迅速增大等男性第二性征,此为正常男性青春期发育。事实上,青春期发育并非为一突发的生理事件,而是从出生时就已开始,贯穿整个儿童时期,逐渐向成年转变的连续过程。

一般来说,男孩年龄达到 14 周岁或超过同龄男孩人群青春期发育平均年龄 2 个标准差时,若仍无睾丸体积明显增大迹象和/或无第二性征发育的征兆,则应考虑为男性青春期发育延迟。临床上,性早熟以女性为多见,青春期发育延迟则以男性为主。

二、分类

CDP 男性青春期发育延迟,根据其延迟时间的长短或将来有无自主青春期发育,可将其分为暂时性青春期发育延迟和永久性青春期发育延迟两大类型。

临床上则常按照男性青春期发育延迟的发病机制,将其分为如下三类。

(一)体质性青春期发育延迟(constitutional delay of puberty,CDP)

CDP 也称为体质性生长和青春期发育延迟。此类为暂时性青春期发育延迟,与遗传因素有关,常有家族史,患者的父亲和/或母亲也常常有青春期发育延迟的经历。

(二)功能性低促性腺激素性性腺功能减退症

功能性低促性腺激素性性腺功能减退症常因慢性系统性疾病如糖尿病、哮喘等或营养不良所导致的下丘脑-垂体功能障碍所致。去除全身性慢性疾病的影响之后,可恢复正常的青春期发育。因此,该类也为暂时性青春期发育延迟。

(三)男性性腺功能减退症

男性性腺功能减退症主要包括下丘脑-垂体功能先天发育异常或后天疾病所致的低促性腺激素性性腺功能减退症,以及睾丸组织自身病变所致的高促性腺激素性性腺功能减退症两种类型。前者又被称为继发性性腺功能减退症,后者则也被称为原发性性功能减退症。两者均为永久性男性青春期发育延迟。该类疾病患者,不经治疗终身都不会有第二性征的发育。由于睾丸功能几乎相伴男性一生,因此永久性的男性性腺功能减退症患者,需要进行终身的、生理剂量的性激素替代治疗。

三、病理机制

正常青春期发育的启动,受到大脑皮质、下丘脑-垂体-睾丸轴、众多神经递质和细胞因子等诸多因素的精细调控。

在青春期前,下丘脑-垂体-睾丸轴处于相对静息状态。伴随着生长发育,机体内能量积累逐渐增加,脂肪组织含量逐渐增多,脂肪细胞所分泌的瘦素达到一定的浓度时,大脑皮质对下丘脑-垂体-睾丸轴的抑制作用逐渐解除,伴随着下丘脑脉冲性地分泌促性腺激素释放激素,垂体脉冲式分泌促卵泡激素(FSH)和黄体生成素(LH)的频率逐渐增多,且幅度增大。

FSH 主要作用于睾丸的支持细胞,使其分泌大量的雄激素结合蛋白,其与雄激素尤其是大量的睾酮相结合,使睾丸组织内局部睾酮浓度高出血液数百倍的微环境。

LH 则主要作用于睾丸间质细胞,促进其合成和分泌大量的以睾酮为主的雄激素。睾酮促进第二性征的发育及精子的发生与成熟。

青春期的启动需要能量储备,当机体能量积累到一定程度,便可以通过脂肪组织所分泌的瘦素等化学信使传递信号,解除大脑皮质对下丘脑-垂体-睾丸轴的抑制。以上环节中的任何缺陷,如瘦素缺乏或瘦素受体功能异常,都可能导致暂时性青春期发育延迟或永久性性腺功能减退症。

(一)体质性青春期发育延迟

可以看作正常青春期发育变异的极端类型。此类患者,出现青春期发育时间晚于普通人群,大多数仅延迟 2~3 年,但也有极个别患者,其青春期发育时间可延迟到 20 岁左右才能自发出现,但不能完全排除这些患者存在潜在慢性系统性疾病的可能。

尽管此类患者有青春期发育启动时间推后,但最终都可自主地完成青春期发育的全过程。由于正常青春期发育起始年龄一直存在群体的动态变化趋势和明显的个体差异,因此很难给体质性青春期发育延迟划定一个绝对有效的年龄界限。

关于体质性青春期发育迟的机制,目前尚未完全阐明。很多患者呈现出体质性青春期发育延迟的家族性集聚现象。因此,推测体质性青春期发育延迟和遗传基因有关,以常染色体显性遗传可能性大,但其外显率不一,基因的具体定位目前也不明确。

不少研究提示,体质性青春期发育延迟患者的基础代谢率高于普通人群,推测能量的负平衡可能是体质性青春期发育延迟的原因之一。

(二)功能性低促性腺激素性性腺功能减退

全身性慢性疾病和营养不良患者,在原发病得到恰当的治疗及营养状态改善后,可恢复青春期发育。

其青春期发育延迟的原因,一方面可能和机体能量消耗过多或储备不足有关;另一方面也可能和疾病相关的炎症介质作用于中枢神经系统,从而抑制下丘脑-垂体-睾丸轴的启动有关。

1.低促性腺激素性性腺功能减退症

低促性腺激素性性腺功能减退症由下丘脑或垂体功能异常所致。下丘脑或垂体功能障碍,均导致垂体分泌促性腺激素不足,进而出现睾丸功能减退。常见病因包括特发性低促性腺激素性性腺功能减退症、遗传基因病变所致的 Kallmann 综合征、Laurence-Moon-Biedl 综合征、Prader-Willi 综合征、垂体和下丘脑部位及其附近区域占位性病变、炎症、外伤(包括出生时难产)或放射治疗等物理化学因素所致的损伤。根据理化损伤出现时间的早晚和严重程度的不同,临床上可表现为已经启动的青春期发育终止、青春期发育迟缓或完全没有青春期发育。特发性低促性腺激素性性腺功能减退症是指不明原因、选择性腺垂体促性腺激素细胞功能障碍,使其分泌 FSH 和/或 LH 不足或缺乏,导致青春期发育异常,而腺垂体其他激素分泌功能可完全正常。

2.高促性腺激素性性腺功能减退症

高促性腺激素性性腺功能减退症由睾丸自身功能障碍所致。临床表现为青春期发育延迟、青春期发育不完全或青春期不发育。临床常见病因有染色体核型异常所致的 Klinefelter 综合征、先天性性腺发育不全或缺如及睾丸外伤等。一些少见的影响睾丸雄激素合成酶活性的遗传性疾病,如 17α-羟化酶缺乏症,也可导致不同程度的睾酮合成障碍。若胚胎期雄激素作用不充分,常导致性分化异常,出现假两性畸形;青春发育期雄激素缺乏,则出现青春期发育延迟或青春不发育。

部分性低促性腺激素性性腺功能减退症患者,由于下丘脑-垂体保留了一定的功能,垂体可分泌一定量的促性腺激素。于是青春期发育启动时间可能正常或只是稍微延后,但随后的发育进程缓慢,不经治疗男性第二性征发育始终难以达到正常成年男性的水平,睾丸体积可大于 4 mL,但质地偏软。

高促性腺激素性性腺功能减退症患者,青春期发育启动时间可以正常,也可有一定程度的男性第二性征发育,但不能达到完全正常水平。常见表现为乳房发育、睾丸体积多小于 2 mL,且质地偏硬。

四、诊断

临床工作中,要充分考虑到社会因素的影响,以帮助选择恰当的诊断程序和正确的治疗方案。

(一)临床表现

体质性青春期发育延迟与同年龄同性别的儿童相比,往往只表现为青春期发育时间的推后和生长速度的缓慢。患者出生时的身长、体重一般正常。随着年龄的增长,与同龄儿童的身高差距有所增大。

正常儿童进入青春期后生长速度明显加快,使得患者与同龄正常儿童的身高差距更加明显。绝大多数患儿在此时就诊。就诊时的身高往往落后于实际年龄2～3岁,但与其骨龄基本相当。即患者的骨龄落后于实际年龄2～3岁。患者有充足的生长潜力,大部分患者最终能够获得其应有的遗传身高。

多数体质性青春期发育延迟患者体形消瘦,但心智发育与实际年龄相符,表现为面貌幼稚,身材偏矮,第二性征发育延迟。大部分患者可以在15～19岁时获得正常的青春期发育。体质性青春期发育延迟常常有家族遗传倾向,如母亲初潮年龄比同时代同龄妇女偏大,或父亲出现青春期变声和生长加速时间延迟。

部分性低促性腺激素性性腺功能减退症患者,由于下丘脑-垂体保留了一定的功能,垂体可分泌一定量的促性腺激素。于是青春期发育启动时间可能正常或只是稍微延后,但随后的发育进程缓慢,不经治疗男性第二性征发育始终难以达到正常成年男性的水平,睾丸体积可大于4 mL,但质地偏软。

高促性腺激素性性腺功能减退症患者,青春期发育启动时间可以正常,也可有一定程度的男性第二性征发育,但不能达到完全正常水平。常见表现为乳房发育、睾丸体积多小于2 mL,且质地偏硬。

(二)体格检查

体质性青春期发育延迟的患者,大多为体形消瘦者。外生殖器幼稚,处于青春期发育前的阶段。阴毛、腋毛无明显生长。患者的睾丸体积小于4 mL,发声仍为童声,无明显喉结突出和胡须生长。虽然他们的身高较同龄人偏矮,但是比生长激素缺乏症的患者(不经治疗,身高一般小于140 cm)要高。

Klinefelter综合征患者,身材偏高,睾丸体积常小于2 mL,且质地偏硬,可有一定程度的第二性征发育,并可出现明显的男性乳房发育。

Kallmann综合征患者,可有面部中线发育异常如唇裂、腭裂,常有嗅觉功能减退或缺失。

(三)辅助检查

1.骨龄测定

正常情况下,骨龄与实际年龄相当。体质性青春期发育延迟的患者,骨龄较实际年龄晚2～3岁,但与患者当时的生长发育状况相匹配。一般来说,青春期发育与骨龄大小相关最为密切。无论实际年龄大小,当骨龄达到11～12岁时,男孩就开始启动青春期发育。临床上最典型的例证是,有雄激素分泌增多的先天性肾上腺皮质增生症患者,往往骨龄明显超前,经肾上腺皮质激素替代治疗后,尽管实际年龄只有4～5岁,也可伴随真性性早熟。低促性腺激素性性腺功能减退症患者,骨龄明显落后。

2.血性腺激素水平测定

青春期发育延迟的患者,睾酮水平均显著低于同龄人水平。低促性腺激素性性腺功能减退症患者,其血睾酮水平与促性腺激素FSH和LH水平均低于正常;高促性腺激素性性腺功能减退症患者(如性腺发育不良、Klinefelter综合征等)睾酮水平可处于正常低值或接近正常,但是其FSH和LH水平明显升高,因此易于作出正确诊断。

3.血淋巴细胞混合培养及染色体核型分析

Klinefelter综合征患者的染色体核型异常,其典型核型为47,XXY。

4.肝肾功能及血电解质测定

了解肝肾功能情况及血电解质水平,有助于了解青春期发育延迟是否与全身性慢性疾病、营养不良等因素有关,并且为药物治疗提供依据。

5.其他内分泌激素如甲状腺激素、生长激素等检测

特发性低促性腺激素性性腺功能减退症的甲状腺激素(TT_4、TT_3、FT_4、FT_3 和 TSH)正常,TRH 兴奋 TSH 实验一般反应正常,ACTH 和皮质醇的昼夜节律正常,皮质醇对 ACTH 兴奋的反应正常。如果发育迟滞患者同时存在生长激素、甲状腺激素和促性腺激素水平低下(各种原因导致腺垂体功能减退),骨龄落后将会更加明显,甚至可以落后实际年龄达 5 岁以上。

6.鞍区、垂体 MRI 检查

了解垂体发育状况,排除鞍区占位性病变。

7.LHRH 兴奋实验

LHRH 兴奋实验可帮助了解垂体-睾丸轴的功能,有助于鉴别体质性青春期发育延迟和低促性腺激素性性腺功能减退症。

五、鉴别诊断

应着重于体质性青春期发育延迟与低促性腺激素性性腺功能减退症的鉴别诊断。

此两类患者就诊时都无青春期发育表现,促性腺激素水平和性激素水平都很低,因此,临床上进行鉴别诊断时,往往存在困难。两者的鉴别诊断可从以下几方面综合考虑。

(一)病史和查体

注意有无难产、产伤及窒息史;出生及就诊时的身高、体重及儿童期的生长发育情况;注意有无慢性疾病,如贫血、支气管哮喘等病史。了解患者父母亲的青春期发育史,如父亲开始变声或长胡须的年龄,母亲月经初潮的年龄等。计算每年的身高增长速度及上身长度/下身长度(以耻骨联合为界)的比例。注意有无嗅觉异常、面中线发育缺陷。进行详细的体格检查,准确记录阴毛、腋毛生长状况,准确记录睾丸体积大小。

(二)X 线检查测定骨龄

如果男孩骨龄已达 12 岁左右(青春期发育始动骨龄),可随诊观察半年或进行 LHRH 刺激兴奋实验帮助鉴别诊断;如骨龄明显落后于实际年龄,则应对腺垂体功能进行综合评价,明确有无腺垂体功能减退症存在。

(三)内分泌激素水平检测

测定血 LH、FSH、T 或 E_2 水平,评价性腺功能;测定血 T_3、T_4 和 TSH 水平,评价甲状腺功能;测定血生长激素的水平,必要时行胰岛素低血糖和/或左旋多巴生长激素刺激实验,评价腺垂体分泌生长激素的能力。

(四)颅内鞍区 MRI 等影像学检查

及时发现鞍区占位和其他损伤性的疾病。

(五)LHRH 兴奋实验

如骨龄已接近或达到正常青春期发育启动的年龄,用此实验可帮助临床医师进行鉴别诊断。一次性静脉推注 LHRH 100 μg,测定 LHRH 刺激后 LH 水平,如 LH 峰值>7.6 mIU/mL,则体质性青春期发育延迟可能性大,并提示患者在随后的 $0.5\sim1.0$ 年会出现明显的青春期发育;如实际骨龄远小于青春期发育启动年龄,则单次静脉推注 LHRH 兴奋实验不能有效帮助鉴别体

质性青春期发育延迟与低促性腺激素性性腺功能减退症。

（六）基因检测

基因检测有助于一些特殊类型的低促性腺激素性性腺功能减退症的诊断。如 Kallmann 综合征患者,可能存在 *KAL*-1 和 *FGFR*-1 等基因突变。

（七）随诊观察

如果在完成各种检查以后还是不能明确诊断,随访观察是一个非常有用并且十分经济的方案。体质性青春期发育延迟的患者,随诊 2 年后,一般都会出现青春期发育,而罹患低促性腺激素性性腺功能减退症的患者,则表现为青春期发育停滞不前或仍无青春期发育的迹象。

六、治疗原则

对男性青春期发育延迟患者进行治疗的主要目的是:促进男性第二性征的发育;解除患者及家长对患者偏离群体体像的担忧;使患者获得成年后最大的终身高。如果男孩达到 14 周岁,仍无青春期发育征象者,应对其进行相关检查和生长发育的评估,以明确青春期发育延迟的可能原因,并据此制定下一步治疗方案。体质性青春期发育延迟、全身性慢性疾病所致功能性低促性腺激素性性腺功能减退症、低促性腺激素性性腺功能减退症和高促性腺激素性性腺功能减退症,是青春期发育延迟常见的四种主要原因。其中,低促性腺激素性性腺功能减退症与体质性青春期发育延迟的临床表现和性激素检测结果十分相似。因此,要对二者做出明确的鉴别诊断,往往存在诸多困难。可是,临床上对这两种情况的处理方法却截然不同。前者需要用雄激素或促性腺激素或脉冲式促性腺激素释放激素进行终身替代治疗;而后者即使不经任何治疗,将来也会有自主发育。因而对青春期发育延迟的患者应根据每一个体的具体情况,决定是否需要进行药物治疗干预或仅只是随访观察。

低促性腺激素性性腺功能减退症患者既可用雄激素制剂治疗以促进男性第二性征的发育,也可用促性腺激素或脉冲式促性腺激素释放激素来进行治疗,促进其睾丸的发育,自身合成并分泌雄激素,以及生成精子;对高促性腺激素性性腺功能减退症患者来说,一般没有生育能力,其体内促性腺激素水平已经升高,再用促性腺激素或脉冲式促性腺激素释放激素治疗无效,只能终身用雄激素替代治疗。

（一）体质性青春期发育延迟的治疗

如果体质性青春期发育延迟的诊断已经明确,可以对患者进行随访观察,一般不需要药物治疗。

若患者骨龄已达到 12 岁(相当于男性青春期发育启动时的骨骼年龄)左右时,可每 3～6 个月随访 1 次,观察第二性征发育的演进过程。

随访时需采血测定 LH、FSH、T 和/或 E_2 水平、X 线摄片骨龄像评估骨龄大小,并用 Tanner 分期法甚至用照相法详细记录患者第二性征发育情况,尤其要注意睾丸体积大小的变化。如出现睾丸体积逐渐长大,并且血 T 水平稳步升高,则可继续随访观察。如此,大多数患者在半年到 1 年内多会出现明显的青春期发育。

如果男孩血 T>0.7 nmol/L,也提示患者在随后的半年左右会出现明显的青春期发育。

实际临床工作中,体质性青春期发育延迟往往只是一个排除了明显的器质性疾病后所下的一个推测性的诊断。也就是说,除非在以后的随访过程中已经看到患者自主出现了明确的青春期发育;否则,要确诊患者为体质性青春期发育延迟并判定患者将在随后几年内就一定会自发地出现青春期发育,确实还存在有很大的不确定性。

如果患者青春期发育的时间明显晚于同龄人,骨龄明显落后于实际年龄,家长及患者对生长发育有担心,并因此影响到患者的社会-心理健康。在这种情况下,如果能够排除系统性慢性疾病和其他内分泌疾病,起始时可以用小剂量雄激素替代治疗,促进患者身高增加和第二性征发育。治疗3～6个月后停药观察3～6个月,若仍无青春期发育的迹象,可如此再重复1～2次。

大量的临床观察证实,间断性、小剂量雄激素治疗,一般不会明显促进骨龄的增加,也不会影响将来成年后的终身高。此外,从小剂量逐渐过渡到大剂量的雄激素治疗方案,还可避免因起始大剂量雄激素治疗而患者对雄激素存在过度敏感所导致的阴茎痛性勃起。

小剂量雄激素治疗方案:口服十一酸睾酮胶丸,每次40 mg,每天1～2次餐后口服的治疗方案。由于十一酸睾酮胶丸口服后以乳糜微粒的形式通过肠道淋巴管吸收,因此食物中含有一定量的油脂成分可帮助提高其生物利用度和疗效。

在用雄激素替代治疗的过程中,应密切观察睾丸体积变化。一旦发现睾丸体积大于4 mL,应停止雄激素替代治疗,进一步观察患者自发青春期发育程度和性激素水平变化。

如果停药后,患者睾酮水平稳步升高并停留在成人水平,则体质性青春期发育延迟的诊断明确。如果雄激素替代治疗1年以上,患者睾丸体积仍无明显增大,提示低促性腺激素性性腺功能减退症诊断可能性极大,患者需要终身进行雄激素或促性腺激素替代治疗。

应尽量模仿正常男性青春期发育雄激素分泌的生理模式,雄激素的剂量也应逐渐增加,直到3年之后,血睾酮浓度达到成年男性水平。

研究表明,体质性青春期发育延迟的患者,给予小剂量雄激素替代治疗,有助于促进第二性征发育和青春期的启动。小剂量雄激素替代治疗,不会对患者自身的下丘脑-垂体-睾丸轴产生明显抑制作用。和未接受小剂量雄激素替代治疗的患者相比,两组之间在最终身高、骨密度、体脂含量等人体学指标方面无明显差异。

随访观察和小剂量雄激素替代治疗,都是治疗体质性青春期发育延迟的合理方案。

(二)慢性疾病或营养不良导致青春期发育延迟的治疗

治疗重点在于明确和去除原发病因,改善患者的营养状态,增加患者的体重。

一般情况下,病因去除或营养状态改善后,青春期发育会自发出现,并表现出追赶生长现象,身高的增长速度出现一过性加快,回归到同龄男孩的正常生长曲线范围之内。

甲状腺功能减低的患者,在甲状腺激素水平纠正到正常以后,生长速度明显加快,最终身高和青春期发育均与同龄人相近似。

(三)低促性腺激素性性腺功能减退症的治疗

特发性低促性腺性性腺功能减退症患者可先予小剂量雄激素治疗,以促进男性第二性征发育,3～4年过渡到充足的成年剂量,以维持男性的性功能。在长期随诊中需要观察睾丸体积的变化,一旦发现睾丸体积明显增大,应及时停止睾酮替代治疗,重新评价患者的下丘脑-垂体-睾丸轴的功能。

成年男性患者可用十一酸睾酮注射剂,每次250 mg肌内注射,先每月注射1次,然后根据血睾酮水平,调整用药时间为每间隔25～45天肌内注射1次。如此,可将血睾酮水平始终维持在正常低限值以上,又不至于超过睾酮水平正常高限值。

对于身材明显矮小的患者,应考虑到腺垂体功能减退,同时还存在生长激素、甲状腺激素或肾上腺皮质激素缺乏的可能性。在明确诊断后,首先予以肾上腺皮质激素和甲状腺激素替代治疗,然后予以生长激素治疗,最后才考虑雄激素替代治疗,以达到解决患者成年终身高问题的目的。

成年已婚的低促性腺激素性性腺功能减退症患者,若有生育子女的要求或十分在意自身睾丸体积的大小,可以接受 HCG/FSH 联合治疗,以促进其自身睾丸组织的生长发育,使其恢复合成和分泌雄激素功能同时,启动精子的发生和成熟,以达到解决患者想生育自己的后代的愿望。

一般来说,先前是否经历过雄激素治疗,不影响随后的促性腺激素或脉冲式促性腺激素释放激素治疗的疗效。对大多数低促性腺激素性性腺功能减退症患者来说,从药物经济学的角度出发,可采用先用雄激素治疗以解决患者的第二性征的发育及获得性生活的能力,然后再用促性腺激素或脉冲式促性腺激素释放激素治疗方案解决患者生育问题。如此治疗方法,较为经济适用。促性腺激素治疗可以成功地达到解决第二性征发育的目的。但是,要想达到有充足数量的精子生成并恢复通过自然性交的方式达到生育的目标则较为困难。

若为部分性低促性腺激素性性腺功能减退症患者,在开始促性腺激素治疗之前的睾丸体积就已接近或大于 4 mL,或经促性腺激素治疗后睾丸体积迅速增大到 8 mL 以上的患者,则通过自然性交方式获得生育的可能性较大。

经促性腺激素或脉冲式促性腺激素释放激素治疗后,虽有一定数量的精子生成,但精子浓度 $<20\times10^6/mL$,或精子质量不高,通过自然性交途径始终无法使女方妊娠的患者,可考虑采取辅助生殖技术。

(四)高促性腺激素性性腺功能减退症的治疗

高促性腺激素性性腺功能减退症的根本病变在于睾丸组织本身,因为睾丸功能衰竭,导致垂体分泌的 FSH 和 LH 水平显著升高,因此诊断起来并不困难。

临床上常见疾病有 Klinefelter 综合征,腮腺炎感染后的睾丸炎及自身免疫性睾丸炎等。此类患者只能用雄激素终身替代治疗,其原则和具体方案与低促性腺激素性性腺功能减退症患者雄激素治疗方案相同。

因为此类患者睾丸功能已经衰竭,因此一般没有生育的可能性。偶有少数患者因睾丸组织功能损害较轻,可能有生育能力。

与低促性腺激素性性腺功能减退症不同,对高促性腺激素性性腺功能减退症给予 FSH 和 HCG 治疗不能促进第二性征的发育,更无助于生育能力的恢复。

(邢玉微)

第七节 男性不育症

一、概述

世界卫生组织规定,夫妇同居 1 年以上,未采用任何避孕措施,由于男方因素造成女方不孕者,称为男性不育症。男性不育症根据临床表现,可分为绝对不育和相对不育两种。根据不育症的发病过程,又可分为原发不育和继发不育,前者指夫妇双方婚后从未受孕者,后者是指男方或女方有过生育史(包括怀孕和流产史),但以后由于疾病或某种因素干扰了生殖的某环节而致连续 3 年以上未用避孕措施而不孕者。男性生殖环节很多,主要有男性生殖系统的神经内分泌调节,睾丸的精子发生,精子在附睾中成熟,精子排出过程中与精囊、前列腺分泌的精浆混合而成精液,精子从男性生殖道排出体外并输入到女性生殖道内,精子在女性输卵管内与卵子受精等。其中,任意一个环节中受到疾病或某种因素的干扰和影响,都可导致生育障碍。

据国外资料统计:已婚夫妇不孕者占 10%～15%,其中 50% 是男方原因。所以,对不孕患者,男女双方都应检查,找病因,及时进行治疗。有调查表明:男女性生活正常,未采取任何避孕措施,一般在婚后(或者同居)12 个月有 80% 左右女方可以怀孕,至 24 个月再有 10% 可以受孕。时间的长短,是以有效的性生活的月数为准,其中包括了婚前性生活的月数,同时除外婚后因各种原因分居而没有进行性生活的月数。

南北朝《褚氏遗书》中有记载"交而孕,孕而育,育而生子",说明是先孕而后育,孕和育是不同阶段,所以不孕和不育是两个不同阶段的疾病。不孕是指育龄夫妇同居一年以上,性生活正常,未避孕而未能怀孕。不育是指有过妊娠,但均以流产、早产、死胎或胎儿成长障碍或分娩障碍或新生儿死亡而不能获得活婴。目前临床习惯把由女性原因引起的不孕叫女性不孕症,简称不孕症;由男性原因引起配偶不孕者叫男性不育症,简称不育症。

现代人类的生活习惯和工作方式有较大变化,人体正常生物活动规律受到了一定程度的干扰和破坏,大气污染、噪声、放射性物质和化学毒物等,均可损害男性的生殖细胞,影响男性的生殖功能。而吸烟、吸毒和酗酒、性传播疾病等导致了人体内环境的紊乱,生殖腺、生殖道损害,导致男性不育症的增多。男性不育症已不断受到重视。男性不育症已逐渐形成医学的一个分科。

人类通过结婚、两性生活生育后代称正常生殖或自然生殖,随着时代生殖医学的发展,人类的生殖方式不再全是自然而然的了。凡不经两性性交而用人为方法产生新一代个体的方法称为生殖工程或生殖技术。1890 年,美国 Dulemson 首先创用人工授精,成了生殖技术的开拓者。我国首例"试管婴儿""输卵管配子移植婴儿"的诞生(1988 年,北京),首例"宫腔内配子移植"(1992 年,山东)及首例"卵浆内单精子显微注射"(1996 年,广州)成功,标志着我国现代辅助生育技术的研究已跻身于世界先进行列。

二、分类

由于男性不育是由多种因素和疾病干扰了男性生殖生理活动的某一个或某几个环节而造成的结果,对其进行适当的分类,有助于我们认清这些因素或这些疾病,以便选择相应的治疗措施。然而,近年有关分类繁多,且大多具有一定道理,而世界卫生组织只选择了按发病过程和病因的两种分类,其他分类列于之后供参考。

(一)按病史分类

根据发病过程或病史,不育症可分为原发性不育和继发性不育。按世界卫生组织定义:"原发男性不育是指一个男子从未使一个女子受孕。继发男性不育是指一个男子曾经使一个女子受孕,不管这女子是否是他现在的配偶,也不管受孕的结果如何"。总的来说,继发性不育患者有较多的机会恢复生育能力。

(二)按病因诊断分类

按男性不育症的病因,世界卫生组织将此病分为 16 类:①性交和/或射精功能障碍;②免疫学病因;③原因不明;④单纯性精浆异常;⑤医源性病因;⑥全身性病因;⑦先天性异常;⑧后天获得性睾丸损伤;⑨精索静脉曲张;⑩男性副性腺感染;⑪内分泌病因;⑫特发性的少精子症;⑬特发性的弱精子症;⑭特发性的畸形精子症;⑮梗阻性无精子症;⑯特发性的无精子症。

（三）其他分类方法

根据病史分为先天性不育与后天性不育。前者指男方有先天性疾病如生理缺陷等导致的不育;后者则指因后天的各种疾病影响了男性生殖生理活动的某个环节而导致的不育。其中,由器质性因素导致的不育叫器质性不育;由功能性因素引起的不育叫功能性不育。此外,还有相对性不育与绝对性不育之分,生理性不育与病理性不育之别,永久性不育与暂时性不育之说,这些纯属学术上的分类,实际临床意义不是很大。

三、病因

男性不育的原因比较复杂,现就主要原因分述如下。

（一）精液异常

1.无精子或精子过少

精液中精子密度低于每毫升 2 亿时女方受孕机会减少,低于每毫升 0.2 亿时,则造成不育。这种不育可分为永久性和暂时性。前者见于先天性睾丸发育障碍或睾丸、精道严重病变者;后者多见于性生活过频导致生精功能一度衰竭,一般为精子减少而不是全无精子。

2.精子质量差

精液中无活力的精子和死精子过多（20％～25％）或精子活动能力很差或畸形精子超过30％,常可造成不育。

3.精液理化性状异常

正常精液射出后很快凝成胶冻状,在以后的 15～30 分钟又全部液化。如果精液射出后不凝固或液化不全,常提示精囊或前列腺有病变。细菌、病毒感染生殖道也可造成精液成分的改变以致引起不育。精液中致病菌大于 10^3 个/mL,非致病菌大于 10^4 个/mL 均可引起不育。

（二）生精障碍

1.睾丸本身疾病

睾丸本身疾病如睾丸肿瘤、睾丸结核、睾丸梅毒、非特异性炎症、外伤或精索扭转后睾丸萎缩、睾丸缺如等,均可造成生精功能障碍,发生不育。

2.染色体异常

性染色体异常可使睾丸等性器官分化不良,造成真性两性畸形和先天性睾丸发育不全等;常染色体异常可导致性腺及生精细胞代谢紊乱。

3.精子发生功能障碍

长期食用棉籽油可影响精子发生,精子自身免疫也可造成精子发生功能障碍。

4.睾丸局部病变

睾丸局部病变如精索静脉曲张、巨大鞘膜积液等疾病,影响了睾丸局部的外环境,或因温度、压迫等原因造成不育。

（三）精子、卵子结合障碍

1.精道梗阻

精道梗阻如先天性输精管道的缺如、闭锁等畸形;手术结扎输精管;精道及其周围组织的慢性炎症等。

2.逆行射精

逆行射精如膀胱颈部曾做过手术或受到损伤或手术后瘢痕挛缩使尿道局部变形;双侧腰交感神经切除术后或直肠癌腹会阴手术后;糖尿病引起的阴部神经损害;精阜囊肿;严重尿道狭窄;某些药物如肾上腺素阻滞剂利血平等引起支配膀胱的交感神经功能改变。上述情况均可导致逆行射精。

3.外生殖器异常

外生殖器异常,如先天性阴茎缺如、阴茎过小、男性假两性畸形、尿道上裂或下裂、后天性阴茎炎症或损伤、阴囊水肿和巨大睾丸鞘膜积液等。

4.男性性功能障碍

男性性功能障碍,如勃起功能障碍、早泄和不射精等。

(四)全身性因素

1.精神和环境因素

生活环境突然改变导致长期精神紧张;进行高空、高温、超强度劳作及从事放射线工作。

2.营养因素

严重的营养不良,如维生素 A 缺乏、维生素 E 缺乏、微量元素缺乏和钙磷代谢紊乱等,可引起不育。

3.内分泌疾病

内分泌疾病如垂体性侏儒症、弗勒赫利希综合征、垂体功能减退症、先天性性腺不发育症、先天性生精不能综合征、高催乳素血症和垂体瘤等,可导致不育症。

四、诊断

诊断男性不育症,至少需明确以下几点:①是男方不育还是女方不育,或双方都存在不育因素;②如为男方不育是属于绝对不育还是相对不育;③是原发不育还是继发不育;④如为男性不育,应尽可能查明引起男性不育的确切病因,以便针对病因采用有效的治疗措施。男性不育症的检查与诊断方法一般包括详细的病史询问、体格检查、精液检查、内分泌检查、免疫学检查、染色体检查、X 线检查、睾丸活组织检查、精液的生化检查及其他检查等。通过以上各项男性不育的临床和实验室评估,然后按 1999 年世界卫生组织关于男性不育的诊断标准进行诊断分类。

(一)病史采集

详细询问职业、既往病史、生活及饮食习惯、烟酒史、婚姻史、性生活情况(频率、姿势、勃起及射精情况及有无性欲高潮)、曾否检验过精液、女方健康及婚姻史。

(二)体格检查

全身情况注意有无特殊体型、有无全身性疾病;外生殖器检查注意阴茎发育程度、尿道外口、睾丸大小、附睾与睾丸的关系及精索有无病变(如精索静脉曲张、输精管的病变等);直肠指检注意前列腺及精囊行前列腺按摩术并行涂片检查。

(三)实验室检查

1.精液分析

精液分析是衡量男性生育力重要而简便的方法。我国精液常规检查正常值标准为精液量 $2\sim6$ mL/次,液化时间<30 分钟,pH 为 $7.2\sim8.0$,精子密度正常值 $\geq20\times10^6$/mL,精子活动率 $\geq60\%$,活力 a 级>25%,或活力(a+b)>50%,精子畸形率<40%。精液通过手淫或取精器取

得,装入专用玻璃瓶,不用塑料杯或避孕套收集。标本送检时间不能超过1小时,温度保持在25~35 ℃,禁欲时间以3~5天为宜。由于精子数目及精子质量经常变化,应连续检查3次后取平均值。

2.尿液和前列腺液检查

尿中白细胞计数增多可提示感染或前列腺炎,射精后尿检发现大量精子可考虑存在逆行射精,前列腺液镜检白细胞>10个/HP,应做前列腺液细菌培养。

3.生殖内分泌激素测定

其包括睾酮T、LH和FSH等生殖内分泌激素。结合精液分析和体检,可以提供鉴别不育症的原因。如T、LH和FSH均低可诊断继发性性腺功能减退症;单纯T下降,LH正常或偏高、FSH增高则可诊断为原发性性腺功能衰竭;T、LH正常,FSH升高诊断为选择性生精上皮功能不全;T、LH和FSH均增高,诊断为雄激素耐受综合征。

4.抗精子抗体检查

免疫不育占男性不育症的2.7%~4.0%。世界卫生组织推荐混合抗球蛋白反应试验(MAR法和免疫珠试验,不但可测出不育症夫妇血清和分泌物是否存在抗精子抗体,还可测出这些抗体能否与精子结合及区分出何种抗体与精子哪一区域结合。在抗球蛋白混合反应试验中,微乳滴和活动精子结合的百分比应该小于10%。免疫珠试验:把表面包被有IgA或IgG抗体的微乳滴和样本精子混合培养,抗体就会和精子表面的IgA或IgG结合。这个试验成功的关键是精子应该是能运动的,免疫株如果和超过50%的活动精子结合就可认为结果阳性。在结果阳性的患者,75%的精子常显示含有IgA或IgG。这些抗体试验结果的解释应十分小心,因为有些患者含有抗体但并不影响其生育能力。

5.睾丸活检

睾丸活检是一项临床常用的检查技术,对于判别不育症的原因有重大意义,它分为穿刺活检和开放活检两种方法。

(1)睾丸活检的指征:由于睾丸活检是一项有创性检查,可能导致血肿、感染等并发症,给患者带来不适故应该严格掌握其指征。一般来说,对于睾丸体积<12 mL,FSH显著升高的无精子患者,考虑原发性睾丸萎缩可能性大,不必行活检。当睾丸体积>12 mL时,可行活检鉴别原发性睾丸萎缩和梗阻性无精症。对重症少精子症经一段时间治疗后精子质量不能提高的患者,可通过睾丸活检,对精子发生障碍作出定性和定量诊断。

(2)Johnsen评分:通过对活检取下来的睾丸组织进行病理观察,既可以对精子的发生障碍作出定性判断又可以对精子发生障碍的程度作出定量的判断。Johnsen评分共分为10级,分数越高,精子发生越好,反之越严重。

(3)活检结果的解读。①结果正常:考虑为梗阻性无精症或逆行射精等病因;②生精功能低下型:曲细精管存在各级生精细胞,但数量减少;生精上皮变薄,管腔相对增大,但精原细胞基本正常,且曲细精管基底膜没有纤维样变和透明变,这种患者精液检查常常表现为少精子症;③成熟障碍型或生精阻滞型:睾丸生精功能阻滞,各级生精细胞存在,但不能发育成为正常精子这些患者的精液检查提示无精,但仍可见到脱落的生精上皮细胞(说明并非梗阻性无精症),且精原细胞正常。只要除去引起睾丸损害的因素,往往可以取得良好的治疗效果;④睾丸病变严重:提示预后不佳,导致的原因可能有支持细胞综合征、克氏综合征或者各种病变的后期严重损害了睾丸功能,导致睾丸萎缩。

6.阴囊探查术

对于无精子症患者,体检发现睾丸发育较好,输精管未扪及异常,为鉴别是生精功能障碍还是梗阻性无精症,可选择行阴囊探查术。探查术中可发现梗阻的部位、范围及引起梗阻的原因,可同时取睾丸组织做病理检查,甚至同时行手术治疗去除病因。

7.输精管和精囊造影术

对于梗阻性无精子症患者可以判断梗阻部位及输精管和精囊是否有发育异常等。由于此种方法对输精管损伤较大,容易导致医源性输精管梗阻,通常在阴囊探查时一并进行,而不单独进行。

8.精子功能试验

(1)精液子宫颈(宫颈)黏液交叉试验:此试验是采集不孕夫妇的精液与宫颈黏液,分别与正常男女的宫颈黏液和精液进行体外精子穿透试验,以了解阻碍精子穿过宫颈黏液的原因在于精液还是宫颈黏液,进而可了解不孕的病因是在男方还是在女方。该试验常用体外精子穿透试验,是进行人工授精或试管婴儿前的常规检查方法。

(2)性交后试验:性交后试验是测定宫颈黏液中活动精子数,借以评价性交后若干小时内精子存活及穿透功能的试验。该项试验常在女性排卵期进行,试验前要求双方禁欲 3 天,性交后 2～10 小时进行,分别取阴道后穹隆、子宫颈口、子宫颈管内的黏液标本检查。正常情况下,在子宫颈口黏液中每视野可见到 25 个以上的活动力良好的精子。如果每视野下精子数少于 5 个,特别是活力不好、精子数量不足,提示宫颈黏液有异常或精子活力低下。如果发现白细胞较多,说明女性生殖道有炎症存在。这些情况均可影响受精,造成不育。

(3)人精子-去透明带仓鼠卵穿透试验:简称 SPA,是近年来建立的检测精子功能的重要方法。它是用仓鼠卵代替人卵检测人精子穿入去透明带仓鼠卵的百分率,以预测人精子的受精能力。正常受精率(穿透率)≥10％,SPA 阳性。

(4)人类卵细胞透明带反应试验:用无盐或含盐的透明带和已经用不同荧光素标记的精子结合,精子和透明带结合的程度可以与正常人精子的结合程度进行比较。结合的精子可以不必再进行顶体状态的测定和精子穿透透明带能力的试验。体外受精(IVF)中最成功、最有力的预测指标是精子/透明带的结合率和精子穿透透明带的比例。目前,这些试验未能被广泛运用于临床的主要限制是没有那么多供试验用的透明带物质。但最近人们发现了一种叫 ZP3 的物质,它是一种存在于精子表面的蛋白质,也称透明带受体激酶 ZRK(zana receptor kinase),它是精子/透明带结合的最先决定物质,这使得人们可以运用 ZP3 代替透明带本身进行精子/透明带反应试验。

(5)人精子低渗肿胀试验(HOS):可用于测量精子浆膜结构的完整性,是把精子放入 1 个低渗培养基中进行的。正常时细胞外过多的水分移入精子的头部,使其肿胀,尾部蜷曲,这些改变在异常精子中不存在。目前诊断标准为:精子尾部低渗肿胀率≥60％为正常;＜50％为异常。

9.遗传学检查

染色体检查应作为常规检查之一。有一些无精子症和严重少精子症已证明为性染色体Yqll23 区域中有多个基因片段的丢失,统称为"无精子因子(AZF)"。目前,已可用 DNA 探针或PCR 方法检测 YRRM1、DAZ 和 DYS240,前者与严重少精子症有关,后两者与无精子症有关。行卵胞质内单精子注射(ICSI)治疗前宜测定,以免遗传给子代。一旦临床检查发现输精管缺如,如同时伴精液 pH 低下(6.8～7.0)或伴精浆果糖少,就应该考虑进行囊性纤维化病跨膜转运调节物(CFTR)突变的检查。如果准备用输精管缺如患者的精子进行 ICSI,也应该考虑做此检查。

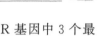

一旦筛选到存在大量潜在突变的可能应进行更有效的检查,就是测定女方 CFTR 基因中 3 个最常见突变。如果女方的检查结果为阴性,通过 ICSI 生下的孩子患囊性纤维化病或先天性输精管缺如的危险性低于 1/1 500。

五、治疗

(一)一般治疗

1.心理治疗

中国传统的"不孝有三,无后为大"的观念给许多不育症患者带来了沉重的社会压力。而这种社会压力既促使患者"有病乱投医",又带来了相应的心理疾病。对 625 例不孕妇女和其中 425 例妇女的丈夫进行心理咨询调查,80％以上夫妇承受着不育所致的各种心理压力。农民和文化水平低的不孕夫妇心理压力更大。12.0％～15.0％夫妇性生活受到影响,7.0％～8.0％婚姻关系恶化,8.6％因不孕而家庭关系紧张。约30％不孕检查和治疗过程本身也带来一定的精神紧张和心理负担。这种紧张情绪加重了不育,从而造成恶性循环。对于男性不育的患者,除了应当查明病因和有针对性地进行治疗外,在心理上应该进行相应的疏导和治疗。告诉患者对待不育症要有耐心,因为睾丸制造精子需要 1 个过程,一般从精原细胞演变成精子大约需要 74 天,精子从睾丸排出后又要在附睾中经过 18 天左右的成熟过程才能排出体外。所以,即使药物有效也要在 3 个月后才能显效。治疗不育症常以 3 个月为 1 个疗程,频繁换药对治疗是不利的。另外,情绪上的不稳定也可以造成生精功能和性功能的障碍。据统计,由于情绪障碍引起的不育约占全部不育人群的 5％,可见稳定情绪、耐心治疗的重要性。

2.避免可能引起不育的不良因素

(1)避免不良环境因素:有许多不育症是由于环境因素影响了睾丸的生精功能,如接触放射线、化学产品和重金属及高温作业等敏感的人很快可以使生精细胞受到损伤,而使精子无法生成。若证实确系此类原因造成,那么应及早脱离接触或注意防护,可以使原有损伤恢复。长期不予警惕,听之任之,等达到不可逆转的程度就难以治愈。

(2)避免吸烟、大量饮酒和饮用咖啡:不育症患者应尽量避免吸烟和大量饮酒,因为大量吸烟会增加精液中硫氰酸的含量,可抑制精子的活动力。吸烟人群精液中畸形精子的数目也都明显高于不吸烟者酒中所含的乙醇(酒精)对睾丸也是有害的,长期过量地饮酒,可使体内合成雄激素的 3 种酶活性受到严重影响,以致睾丸不能正常地产生雄激素和精子。经调查,每天平均饮烈性酒 250 g,持续 2～5 年,还可使勃起功能障碍的发生率明显升高。咖啡因对于生精细胞来说是一种有害物质,每天喝咖啡超过 4 杯就会影响生育,故应避免。同样,也不要饮含有咖啡因的可乐和浓茶等饮料。

(3)避免不良生活习惯:不规律的生活,如经常熬夜等,精液中精子质量可能下降,应当避免。避免久坐,因为阴囊内的温度比体内温度低 2～3 ℃,而久坐会升高阴囊内温度,不利于精子发育。对长时间静坐工作的白领、长途驾驶员和喜欢穿紧身裤的人,应该穿宽松的内裤,定时起立或下车活动。若有些人阴囊表面温度较高,可以在晚上用冷水贴敷阴囊,以适当降低阴囊的温度,这样更有利于精子的产生。

(4)充分而均衡的营养:营养成分中的胆固醇、精氨酸和锌与生育的关系最密切。胆固醇是合成性激素的重要原料,适当多吃一些肝、脑、肠和肚等动物内脏会有利于性激素的合成。精氨酸是精子形成的必要成分,它是蛋白质的基本成分,所以多食富含蛋白质的食物,如瘦肉、鱼、鸡蛋和牛奶等会有利于生育。尤其是多吃冻豆腐、豆腐皮、核桃和芝麻等含精氨酸较多的食物更有益于生精。锌是人体重要的微量元素,缺乏可使睾丸萎缩、性功能减退,食物中以牡蛎、牛肉、鸡肝、蛋黄等含锌最多,如经常服些含锌的药物,如硫酸锌、葡萄糖酸锌等都可以使精液质量改善。维生素 A、维生素 C 和维生素 E 都是产生精子所必需的营养物质应酌情服用。

(5)性生活因素。①性生活习惯:有些青年夫妇为了预防尿路的感染,养成性交后立即排解小便的习惯,从卫生角度看,无可厚非。但不育夫妇长期如此未必妥当,因可致精液大量外溢,特别是在排卵期性交这个习惯就不能一成不变。在一些性知识贫乏的农村,在不孕的妇女中,经期同房者相当多,他们错误地认为经期同房可提高怀孕率。其实,经期同房,刺激机体可产生抗精子抗体,可引起免疫性不育;还可招致细菌逆行感染,输卵管发生炎症,或导致输卵管阻塞而致不孕。②性生活频度:调查在某性康复中心就医的不育患者,大约有 70% 有性交过频史,特别是新婚期间每天性交 1~2 次,持续至 1~3 个月的不乏其人。其中,有部分不孕、不育夫妇到求诊为止,仍保持性交过频的习惯。他们的心态是"百发必有一中"。从生理学角度讲,不存在性生活过频的问题,但是结合国人的身体和心理情况,为了生育而提高次数是不可取的,正常男性性交时射精 1~6 mL,内含精子总数在 3 000 万个以上,70% 精子有正常活动能力,但只有 1%~5% 到达子宫腔,最后仅有一个精子与卵子结合成为受精卵。这说明精子的淘汰率极高。如果夫妻性交过频,精子供不应求,质量也差,就会影响受精。此外,精子作为一种抗原物质,频繁地对女性刺激,会使妇女不断产生抗精子抗体,能使精子发生凝集或失去活力,直接影响受精。可见性交过频,往往事与愿违。近期美国生殖内分泌学家最近的一项研究认为,精子数特别低的男性不育患者,在一次房事之后 30~60 分钟再来第 2 次,将有助于提高精子含量,增加妻子的受孕率。他们对 20 名男子进行试验,结果有 14 人第 2 次射精的精子浓度提高了 1 倍多,有 5 人的妻子怀了孕。这项研究显然与传统的理论是相违背的,但不育夫妇可以试一试。③性生活时机:选择好排卵期性交,可提高受孕率。如月经周期为 28 天的,在月经来潮那天开始算到第 14 天为排卵日,月经周期不足 28 天的,计算方法可相应改变。每个月经周期一般只排 1 次卵子,卵子的寿命为 18~30 小时,所以应在 24 小时内与精子相遇才能受精。精子在子宫颈管中有可能存活 1~2 周,但其受精能力,一般认为不超过 48 小时,由此推算在预定的排卵日前两天、预定的排卵日当天及预定的排卵日后一天各同房 1 次,受孕的机会就比较大。有些夫妇两地分居,习惯过"星期六"式的性生活,长期如此很难碰到排卵期。遇此情况女方应预测排卵期,更改探亲时间,才能提高怀孕机会。④性高潮:出现性高潮确有增加受孕的机会。其原因有:性高潮时子宫内出现正压,性高潮之后急剧下降呈负压,精子易向内游入宫腔。由于性兴奋,子宫位置升起,使子宫颈口与精液池的距离更近,有利于精子向内游入。阴道正常的时候呈酸性,pH 为 4~5,不利于精子的生存活动,性兴奋时,阴道液明显增多,pH 升高,更适合精子活动故夫妇双方学习一些性心理与性生理知识,促进妻子性高潮的到来,一方面可提高性生活质量,另一方面对提高生育机会也许有所帮助。⑤性知识:比如一些性卫生知识及一些性技巧知识都是必要的。

(二)药物治疗

1.内分泌治疗

(1)促性腺激素:当疑有垂体前叶促性腺激素功能不足,FSH 及 LH 减少导致精子发生障碍时,可肌内注射绒毛膜促性腺激素(HCG)2 000~3 000 U,每周 2~3 次,3 个月 1 个疗程。由于HCG 的治疗不能模拟 LH/FSH 的生理性脉冲式分泌,近年来发明了人工下丘脑技术。它用一个便携式微量输液泵,定时、定量地向体内注入 LHRH 类似物。这种方法对 Kallmann 综合征的治疗效果最好,因为其发病机制便是下丘脑不能形成 GnRH 脉冲。治疗一次脉冲量为 25 ng/kg,频率为每 2 小时 1 次。

(2)雄激素:最常用丙酸睾酮 50 mg,每周 3 次,肌内注射,8~12 周停药,3 个月后精子数增加,可提高受孕机会。其他药物还有甲睾酮(甲睾酮)、环戊丙酸睾酮(环戊烷丙睾丸素)、甲睾酮(氟氢甲睾酮)和十一酸睾酮。

(3)抗雌激素药物:可提高下丘脑-垂体促性腺激素的释放。氯米芬 50 mg,1 次/天,口服 100 天;他莫昔芬(三苯氧胺)20 mg,1 次/天,口服 5 个月后精子数显著增多。

(4)甲状腺素:服用 30~120 mg,分 3 次口服。

(5)溴隐亭:溴隐亭是麦角的衍生物,有多巴胺活性,可直接作用于下丘脑和垂体,增加催乳素激素抑制因子的分泌,抑制垂体催乳素的合成及释放,或直接作用于垂体前叶抑制催乳素细胞活性。用于治疗高催乳素血症引起的男性不育症。常用剂量为 1.25~2.50 mg,每天 2 次或 3 次。

2.其他药物治疗

(1)维生素类:维生素 A 是促进精子生成的必需物质。口服维生素 A 每天 2.5 万~5.0 万 U,对提高精液质量有所帮助。维生素 E 缺乏可使睾丸曲细精管变性,导致生精障碍。口服维生素 E 能抑制造成男性附属性腺炎症的前列腺素的氧化产物,因而可避免精子活动力低下,一般口服 100 mg,3 次/天,连续 6 个月,可改善精子与卵子透明带结合能力,使体外受精成功率增加。常见富含维生素 E 的食品有:玉米油、花生油和芝麻油等植物油;几乎所有绿叶蔬菜中都有维生素 E;奶类、蛋类和鱼肝油等也有一定含量的维生素 E;肉类、鱼类等动物性食品,水果及其他非绿叶蔬菜维生素 E 的含量则很少。

(2)精氨酸:每天 1~4 g,口服,2~3 个月。

(3)谷氨酸:0.6~2.0 g,口服 3 次/天,2~3 个月。

(4)抗生素:用以治疗泌尿生殖系统感染,如慢性前列腺炎等。

(5)胰激肽释放酶:激肽酶-激肽系统具有广泛性生理作用和代谢过程,已被证明可促进精子生成和排出,刺激精子活动,改善精子动力。临床上,用以治疗原发性精子减少症、精子活力和活动度减低的不育症。口服剂量为每天 600 IU;肌内注射为每次 40 IU,每周 3 次,疗程为 3 个月。

(6)糖皮质激素:对于患有自身免疫性睾丸炎和抗精子抗体阳性的患者可以使用。但因为其治疗不良反应大,疗效不肯定,临床上极少使用。

(7)硫酸锌:成人每天需要锌 12.5 mg,吸收率为 40%。锌的来源以动物性食物为主,如肉类、海产品、家禽等,但以海产品为高。植物性食物中不但含量少,还受到加工的影响。粮谷、豆类坚果类食品中有一定量的锌。对于锌缺乏的患者,可以口服硫酸锌补充。硫酸锌与雄激素结合可促进生精功能。口服硫酸锌 140~440 mg/d,持续数月至 2 年,可以使精子活动力及密度显著提高。同时,应当监测人体中锌的含量,避免过多摄入锌,因为锌属重金属,补锌太多也会影响精子的发育。

(8)中药治疗:张仲景《金匮要略·血痹虚劳病脉证并治》中“男子脉浮弱而涩,为无子,精气清冷”是后世治疗男方不育精少、精冷用温肾补涩的理论根据。唐代本草,首次出现以功效作用为依据,依次介绍具有相同功效的药物。世界上第一部由国家颁布的具有药典性质的《新修本草》中,就有“无子”功效之目,列有紫石英、阳起石、桑螵蛸、秦皮、石钟乳、紫葳、艾叶和卷柏 8 味,是当时临床不育症用药经验的总结。

3.手术治疗

男性不育症手术治疗指征如下：①有精索静脉曲张者应及早行精索静脉高位结扎术；②为预防以后可能出现的无精子症，隐睾症患儿应在2岁前施行睾丸固定术；③阴囊脂肪过多症患者应切除过多脂肪；④手术治疗睾丸鞘膜积液及腹股沟疝；⑤矫正生殖器异常，如尿道下裂、尿道上裂、尿道狭窄等矫正手术；⑥附睾输精管吻合术：适用于附睾尾部阻塞病变，附睾头部较饱满无硬结，睾丸及附睾活检示曲细精管生精功能良好，附睾管内有精子，输精管造影或注水试验证明输精管通畅者，可采用显微外科技术进行手术。

4.精液和射精异常的治疗

(1)精液不液化的治疗：可采用淀粉酶性交前阴道冲洗，以液化精液或以α淀粉酶阴道栓剂，性交前放入阴道也可使精液液化。此外，可服用具有滋肾阴、清热利湿作用的中药。

(2)精液量过少或过多的治疗：精液量过少可试用人绒毛膜促性腺激素（HCG）2 000～3 000 U，每周2次，肌内注射，共8周。如无效，需进行人工授精；精液量过多无特效药物治疗，可采集精液经离心使精子浓集后行人工授精。

(3)抗精子抗体消除治疗：①治疗生殖道感染；②使用避孕套至少持续半年；③免疫抑制药：口服甲泼尼龙32 mg，3次/天，共10天；还可用硫唑嘌呤、泼尼松等；④精液洗涤，然后离心浓集，行人工授精。

(4)不射精的治疗：①解除心理障碍；②电动按摩治疗；③麻黄碱50 mg，性交前1小时口服；④音频或超短波理疗，1次/天。

(5)逆行射精的治疗：①有尿道狭窄者定期尿道扩张；②口服交感神经兴奋药物：麻黄碱60 mg，4次/天，共2周；③严重者需手术重建膀胱颈。

5.阴囊低温疗法

治疗阴囊温度增高或不明原因精子异常的患者。患者每天穿阴囊降温装置12～16小时，其效果不确切。

六、预防

男性不育症有相当一部分是可以通过人群或个人预防得到解决的，这就要求对所有人群尤其是易患人群进行性知识及生育知识普及教育。

(一)重视自我健康

若发现睾丸有不同于平时的变化，如肿大、变硬、凹凸不平和疼痛等，一定要及时诊治。

(二)重视婚前检查

患者早期发现异常，可以避免婚后的痛苦。

(三)杜绝近亲婚配

禁止近亲结婚，尤其是对那些已经明确有一方或双方先天性或遗传性缺陷者。这不但可以减少不育症，也可以提高出生人口的质量。

(四)消除理化因素影响

(1)避免接触电离辐射及非电离辐射。

(2)避免任何能够使睾丸温度升高的因素。

(3)尽量减少如镉、铅、锌、银和钴等金属元素及化学物，如棉酚、地乐酚等的接触。

(4)对化疗、抗高血压药物、激素类、镇静药及麻醉药物均尽量少服或不服用。

(5)避免长期过量饮酒、吸烟和大量饮用咖啡等。

(6)应当使每一个患者清楚地认识到,营养不良会造成蛋白与维生素、微量元素的不足,使精子的产生、获能受到影响,造成精子数量与质量上的异常,也同样会引起男性不育症。

(五)注意个人卫生及防止男性生殖系统感染

此点是预防男性不育症的一个重要方面,尤其是性传播疾病。一旦感染,不但输精管梗阻,严重时还会造成性腺功能丧失。另一方面,由于这一因素造成的家庭纠葛、感情不和会在心理上影响性功能。

(六)适当调节房事频率

科学研究发现,每天性交1次精液质量会有所降低,隔1天精液质量就能够保持正常。若精液长期不予排出,精子又会在生殖道内老化而失去活力,并被其他细胞所吞噬。因此,平时不要故意克制性生活要求,而把希望寄托在排卵日的前1天开始。隔天性交1次,这样就可以使精子与卵子结合的概率上升。

(七)及时治疗静脉曲张等相关疾病

精索静脉曲张是男性不育症的又一个可治疗方面,当男性感到左侧或左右两侧阴囊有下坠感或出现蚯蚓样隆起时应及时看医师,及时手术治疗,以免长期精索静脉曲张导致睾丸功能不全。其他,如发现泌尿系统异常,如血精、睾丸肿大等均需尽早就诊,避免因疏忽使病情加剧,造成不育,甚至造成更为严重的后果。

(八)性心理异常的治疗

性心理异常会导致性功能不全,性功能障碍则会引起男性不育,因此应尽早对患者进行必要的检查与适当的治疗。

(王慧芳)

第八章 脂质代谢性疾病

第一节 原发性高密度脂蛋白代谢异常

原发性高密度脂蛋白代谢异常主要包括 Tangier 病、磷脂酰胆碱胆固醇酰基转移酶缺陷症和家族性低 α 脂蛋白血症。

一、Tangier 病

Tangier 病是一种罕见的常染色体遗传性疾病，其病因与 ATP-结合盒转运蛋白 A1（ATP-binding cassette transporter A1，ABCA1）突变（如 R282X 或 Y1532C）或功能障碍有关。研究证实，ABCA1 与细胞内的脂质转运紊乱、血浆高密度脂蛋白代谢有关。Tangier 病表现为血浆高密度脂蛋白降低，大量胆固醇脂沉积于扁桃体、淋巴组织和网状内皮系统的巨噬细胞中。纯合子患者表现为橙黄色扁桃体肿大、淋巴滤泡、咽部黏膜黄色斑、角膜浑浊、周围神经病变、肝脾大和早发冠心病。

二、磷脂酰胆碱胆固醇酰基转移酶缺陷症

磷脂酰胆碱-胆固醇酰基转移酶（lecithin cholesterol acyltransferase，LCAT）缺陷症是一种极其罕见的常染色体隐性遗传性疾病，由 LACT 基因突变所致，呈家族性发病。在生理情况下，LACT 将外周组织中的胆固醇转移至肝脏进行代谢。LCAT 缺陷时，HDL 颗粒内的胆固醇转化成胆固醇酯的量减少，导致游离胆固醇在脂蛋白和外周组织（如角膜、红细胞膜及肾小球）沉积。本症主要表现为角膜浑浊、角膜脂质沉积形成（灰白色散在斑点）、蛋白尿、血尿、正色素性贫血、肾衰竭和血脂谱异常等。血浆胆固醇水平不一，多数患者的血浆 HDLC 降低，游离胆固醇与酯化胆固醇比率增高，游离胆固醇约占总胆固醇的 1/3，甘油三酯升高，高密度脂蛋白减少。患者常合并早发性动脉粥样硬化。

鱼眼病为 LCAT 缺陷症的一种变异型。其病因亦为 LCAT 基因突变，但其临床表现不及完全型 ACAT 缺陷症严重。患者的血浆 HDLC 降低，角膜浑浊，但无贫血、肾脏病变和早发动脉粥样硬化。LCAT 缺陷症及鱼眼病的临床表现差别在于 LCAT 缺陷症患者 HDL 及含 Apo-B 脂蛋白都缺乏 LCAT。

三、家族性低α脂蛋白血症

家族性低α脂蛋白血症是一种常染色体显性遗传性疾病,主要见于拉丁美洲和墨西哥原居民的祖先,其发病机制未明,但可能与ATP-结合盒转运蛋白A1突变(如R230C)关联。50%以上的低高密度脂蛋白血症与肝酯酶或ApoAI/ApoCⅢ/ApoⅣ基因位点有关。血浆高密度脂蛋白降低使胆固醇逆向转运或高密度脂蛋白的其他保护作用受损,加速动脉粥样硬化的发展。临床表现为早发性冠心病和血浆高密度脂蛋白胆固醇降低,一般男性低于0.8 mmol/L(30 mg/dL),女性低于1.0 mmol/L(40 mg/dL)。

药物治疗主要集中在升高高密度脂蛋白、降低血浆低密度脂蛋白。升高高密度脂蛋白治疗困难,故降低低密度脂蛋白水平的治疗就成为最常用的手段。

(徐明付)

第二节 家族性脂蛋白异常症

一、家族性高胆固醇血症

家族性高胆固醇血症分为单基因家族性高胆固醇血症和家族性多基因高胆固醇血症两种。杂合子异常(LDL受体突变)所致的家族性高胆固醇血症(常染色体显性遗传)的最明显表现是早发性肌腱黄色瘤。患者的血胆固醇自幼升高,并随年龄的增长而进一步升高,肌腱黄色瘤加重,同时可出现扁平黄色瘤、结节疹性黄色瘤或其他皮肤脂性瘤斑。由于纯合子异常(LDL受体突变)所致的家族性单基因高胆固醇血症亦呈常染色体显性遗传,患病个体的父母均为LDL受体突变者。因而病情重,预后不良。血胆固醇>15 mmol/L(600 mg/dL),有时可高达30 mmol/L(1 200 mg/dL);多数患者早年即发生心绞痛、主动脉狭窄或冠心病,2岁即可发生心肌梗死,寿命不超过30岁。此外,杂合子LDL受体突变携带者(血胆固醇可正常)亦易发生冠心病。

(一)LDL受体-受体后信号分子突变引起家族性高胆固醇血症

家族性高胆固醇血症是一种相当常见的常染色体显性遗传性疾病。本病是低密度脂蛋白受体(LDL受体,LDLR)途径(LDL-receptor pathway)变异(如LDLR、LDLRAP1、PCSK9)所致的低密度脂蛋白代谢病,血浆总胆固醇水平和低密度脂蛋白水平升高,患者常有多个部位黄色瘤及早发冠心病。

1.家族性高胆固醇血症

发病的原因是低密度脂蛋白受体基因的自然突变,包括缺失、插入、无义突变和错义突变。已发现数十种低密度脂蛋白受体基因突变。造成肝及外周组织细胞膜表面的低密度脂蛋白受体功能异常导致血浆总胆固醇水平和低密度脂蛋白水平升高。一般可分为5种类型。①Ⅰ类突变:突变基因不产生可测定的低密度脂蛋白受体,细胞膜上无低密度脂蛋白受体存在,是最常见的突变类型。②Ⅱ类突变:突变基因合成的低密度脂蛋白受体在细胞内成熟和运输障碍,细胞膜上低密度脂蛋白受体明显减少,也较常见。③Ⅲ类突变:突变基因合成的低密度脂蛋白受体可到细胞表面,但不能与配体结合。④Ⅳ类突变:此类突变是成熟的低密度脂蛋白受体到达细胞表面后虽能结合低密度脂蛋白,但不能出现内移。⑤Ⅴ类突变:低密度脂蛋白受体的合成、与低密度脂蛋白的结合及其后的内移均正常,但受体不能再循环到细胞膜上。

杂合子家族性高胆固醇血症发生率约为 1/500,典型杂合子家族性高胆固醇血症患者血浆胆固醇较正常升高 2～3 倍,常＞7.8 mmol/L(300 mg/dL),低密度脂蛋白胆固醇＞6.5 mmol/L(250 mg/dL),血浆甘油三酯不升高。但有些杂合子患者的血浆胆固醇可正常或稍升高。男性杂合子患者至 45 岁前后可有冠心病;而杂合子女性患者的发生年龄较男性晚 10 年左右。纯合子患者罕见,患者因体内无或几乎无功能性的低密度脂蛋白受体,血胆固醇显著升高,多数在 15.6～26.0 mmol/L(600～1 000 mg/dL),低密度脂蛋白浓度在 14.3～24.7 mmol/L(550～950 mg/dL)。并在 10 岁前出现冠心病,其特征性表现为降主动脉的广泛性动脉粥样硬化,并在 20 岁前死于心肌梗死。此外,因血浆低密度脂蛋白被巨噬细胞摄取,胆固醇沉积在动脉壁、肌腱和皮肤,患者几乎都伴有扁平状黄色瘤和角膜弓(胆固醇浸润所致)。

2.家族性混合性血脂谱异常症

家族性混合性血脂谱异常症病因未明。其主要临床特点:①在汉族人群中相对常见。②肥胖、胰岛素抵抗、高尿酸血症和早发性冠心病。③血 TG 和/或胆固醇中度升高,HDL-胆固醇降低。④排除糖尿病、肾病综合征和甲状腺功能减退可能。

(二)根据临床特征和基因突变分析确立家族性脂蛋白异常症诊断

如血浆胆固醇浓度超过 9.1 mmol/L(350 mg/dL),家族性高胆固醇血症的诊断即可成立;若同时发现患者或其一级亲属中有肌腱黄色瘤,第 1 代亲属中有高胆固醇血症或家庭成员有儿童高胆固醇血症,更支持其诊断。杂合子患者的血浆胆固醇为 6.5～9.1 mmol/L(250～350 mg/dL),并同时有上述表现之一者,亦可作出诊断。纯合子患者的诊断依据是父母有高胆固醇血症,患者在儿童暑期的血浆胆固醇超过 13.0 mmol/L(500 mg/dL),并出现黄色瘤。男性杂合子型年龄 45 岁可有冠心病,而杂合子女性患者发生的年龄较男性晚 10 年左右。纯合子患者因体内无或几乎无功能性的低密度脂蛋白受体,胆固醇水平很高,多在 10 岁前就出现冠心病的临床症状和体征,降主动脉易发生广泛的动脉粥样硬化,伴肌腱黄色瘤和眼睑扁平状黄色瘤。如不及时有效治疗多在 20 岁前死于心肌梗死。

如果为单纯性高胆固醇血症,且血浆胆固醇浓度超过 9.1 mmol/L(350 mg/dL),家族性高胆固醇血症的诊断无困难;若同时发现患者或其一级亲属中有肌腱黄色瘤、第 1 代亲属中有高胆固醇血症、家庭成员有儿童期就被检出有高胆固醇血症者,更支持其诊断。对于杂合子家族性高胆固醇血症,血浆胆固醇浓度为 6.5～9.1 mmol/L(250～350 mg/dL),若同时有上述表现之一者,可作出家族性高胆固醇血症的诊断,但应与家族性载脂蛋白 B100 缺陷症、多基因高胆固醇血症和伴高甘油三酯血症的家族性高胆固醇血症鉴别。

家族性高胆固醇血症需与家族性载脂蛋白 B100 缺陷症、多基因遗传性高胆固醇血症和伴高甘油三酯血症的家族性高胆固醇血症鉴别。在儿童期,多基因遗传性高胆固醇血症者的血浆胆固醇正常,成年期后血胆固醇仅轻度升高,不伴有肌腱黄色瘤。

(三)综合治疗家族性高胆固醇血症

家族性高胆固醇血症的治疗应包括低脂肪饮食、低胆固醇饮食和联合药物治疗。单纯饮食控制,血浆胆固醇降低幅度较小(5%～15%)。他汀类药物是治疗家族性高胆固醇血症患者的首选药物,如洛伐他汀、辛伐他汀等。与其他降脂药物(如胆酸螯合剂)合用可使 70%的杂合子患者的低密度脂蛋白降至正常。如果本有高甘油三酯血症,可在他汀类药物的基础上,加用烟酸类降脂药物或选择性 PGD2 受体拮抗剂(selective antagonist of PGD2-receptor)如 laropiprant。

纯合子型家族性高胆固醇血症的治疗相当困难,饮食和药物治疗失败者可考虑定期血浆置换治疗或肝移植治疗。

二、家族性载脂蛋白 B100 缺陷症

家族性载脂蛋白 B100 缺陷症(familial defective apolipoprotein B-100)是一种较常见的脂质代谢性疾病。据估计,人群中家族性载脂蛋白 B100 缺陷症的发生率高达 0.5%。

载脂蛋白 B100(Apo-B100)突变造成含缺陷载脂蛋白 B100 的低密度脂蛋白与受体结合障碍,影响低密度脂蛋白在体内的分解代谢,血浆低密度脂蛋白和总胆固醇升高。在正常脑组织中,细胞因子(如 TNF-α 和 IL-1α/β)的表达量很低,而脂质在正常脑组织中的含量高,代谢十分活跃。卒中后,脑组织的炎性反应强烈,细胞因子对脂质代谢和其后的 ROS 生成起了重要作用。磷脂酰胆碱和神经鞘脂属于脂质信号物,而神经鞘脂合酶是联系糖脂和神经鞘脂代谢的关键酶。TNF-α 和 IL-1α/β 能诱导磷脂酶 A2、C、D 和神经磷脂酶、磷脂酰胆碱合酶和神经鞘脂合酶。

临床表现与家族性高胆固醇血症相似,包括血浆总胆固醇和低密度脂蛋白胆固醇浓度中度或重度升高、黄色瘤和早发冠心病。但家族性载脂蛋白 B100 缺陷症所引起的血浆胆固醇水平升高的幅度低于家族性高胆固醇血症者,但较少伴有重度高胆固醇血症。部分伴肌腱黄色瘤、颈动脉粥样硬化和高血压。

根据血浆低密度脂蛋白水平增高,甘油三酯水平正常,特别是有肌腱黄色瘤和早发冠心病家族史可作出临床诊断,必要时,载脂蛋白 B100 基因突变检测可予鉴别。由于家族性载脂蛋白 B100 缺陷症是单基因突变所致(家族性高胆固醇血症为多个基因突变性疾病),因此,载脂蛋白 B100 基因的突变检测是鉴别两者的最有效方法。

三、家族性异常 β 脂蛋白血症

家族性异常 β 脂蛋白血症又称为 Ⅲ 型高脂蛋白血症。ApoE 常染色体显性突变患者罕见。多数属于 ApoE 常染色体隐性突变,多见于男性。家族性低 β 脂蛋白血症是 ApoB 代谢异常的常染色体显性遗传疾病,以血浆胆固醇和低密度脂蛋白胆固醇明显降低为特征。

(一)病因

大多数患者病因是由于 Apo-B 基因突变导致 Apo-B 蛋白的结构和功能异常,少数患者的病因未明。Apo-B 脂蛋白降低导致血浆胆固醇和甘油三酯减少。Apo-B 缺陷亦引起肠乳糜微粒形成障碍,并进一步影响脂质(包括胆固醇)和脂溶性维生素吸收,其中维生素 E 吸收不良导致退行性神经病变和退行性视网膜病变。

(二)临床表现与诊断

杂合子患者常见,无临床症状,偶伴有脂肪吸收障碍表现,低胆固醇血症多被意外发现,伴LDLC 降低,而 HDLC 正常或轻度升高。发生冠心病的危险性低于正常人群。纯合子或复合性杂合子患者罕见,因脂肪吸收障碍和血浆胆固醇降低,伴吸收不良综合征、维生素 E 缺乏症、渐进性退行性神经病变、色素沉着性视网膜炎及棘红细胞血症。一些纯合子患者仍能产生足够的有功能的 Apo-B,其病情较轻。

因 Apo-E 基因的缺陷导致脂蛋白分解代谢的异常,其特点是血浆中聚集富含胆固醇的残体

颗粒血症,高密度脂蛋白胆固醇正常,低密度脂蛋白胆固醇降低。手掌褶皱处有扁平黄瘤和在肘、膝、臀部皮肤出现黄色瘤。患者易过早发生外周血管病变和冠心病。当家族性异常β脂蛋白血症合并有 Sheehan 综合征时,血总胆固醇和低密度脂蛋白-胆固醇可有不同程度下降,但中密度脂蛋白-C 仍明显升高。非肝病者出现掌部的结节状黄色瘤具有诊断价值。琼脂糖凝胶电泳时极低密度脂蛋白迁移到 β 位置与正常的 β 位脂蛋白重叠,形成阔 β 带(阔 β 脂蛋白症)。血浆胆固醇 7.8～10.4 mmol/L(300～400 mg/dL)、甘油三酯 3.4～4.5 mmol/L(300～400 mg/dL)和血清胰岛素明显增高,高密度脂蛋白胆固醇正常,低密度脂蛋白胆固醇降低。手掌褶皱、肘、膝和臀部的扁平黄色瘤较常见,多数伴有早发性动脉粥样硬化、冠心病、周血管病变、肥胖和糖尿病等。

在临床上,血浆胆固醇和甘油三酯升高者应考虑本症可能,如血浆中以富含胆固醇的 β-极低密度脂蛋白和中间密度脂蛋白颗粒升高为特征。极低密度脂蛋白/甘油三酯≥0.3(mg/mg)有确诊意义;结节状黄色瘤对本症有特殊诊断价值,但要首先排除肝病可能。琼脂糖凝胶电泳时极低密度脂蛋白迁移到 β 位置,与正常的 β 位脂蛋白不可分离,故形成阔 β 带(阔 β 脂蛋白症)。等电点聚焦电泳常可发现异常的 Apo-E。

血浆总胆固醇及 LDLC 降低往往提示本病的诊断。血浆胆固醇和甘油三酯水平极低并伴有脂肪吸收障碍时要考虑纯合子型家族性低 β 脂蛋白血症可能,但应与 β-脂蛋白缺陷症和艾迪生病(乳糜微粒滞留综合征)鉴别。Apo-B 凝胶电泳或基因突变分析可确定其分子病因。杂合子型患者无症状者无须特殊处理,补充脂溶性维生素有一定意义。纯合子型患者应口服大剂量维生素 E[100～300 mg/(kg·d)],以升高组织维生素 E 浓度,防止神经病变的发生。提高饮食中的脂肪含量(常占总热量的 15%～20%)。禁忌补充中链甘油三酯(肝中毒)。血清残余脂蛋白-C(serum remnant lipoprotein cholesterol,RLP-C)和甘油三酯(TG)比值(RLPC/TG)及 Apo-E/Apo-CⅢ 比值升高可用于 Ⅲ 型高脂蛋白血症的筛选。

(三)治疗

治疗主要是控制体重,限制脂肪、饱和脂肪酸和胆固醇的摄入量。药物治疗主要是 HMG-CoA 还原酶抑制剂、烟酸和纤维素衍生物。绝经后女性Ⅲ型高脂蛋白血症可加用 tibolone,因其可明显降低血 TG、TC、VLDL-C 和 VLDL-甘油三酯水平。

(徐明付)

第三节 高脂血症

高脂血症是指血浆中胆固醇(C)和/或甘油三酯(TG)水平升高。由于血浆中胆固醇和甘油三酯在血液中是与蛋白质和其他类脂如磷脂一起以脂蛋白的形式存在,高脂血症实际上是血浆中某一类或几类脂蛋白含量增高,所以亦称高脂蛋白血症。近年来,已逐渐认识到血浆中高密度脂蛋白(HDL)降低也是一种血脂代谢紊乱。因而,有人建议采用脂质异常血症。

高脂血症是一类较常见的疾病,除少数是由于全身性疾病所致外(继发性高脂血症),绝大多数是遗传基因缺陷(或与环境因素相互作用)引起(原发性高脂血症)。遗传方面主要是载脂蛋白、脂蛋白受体和脂酶的先天性基因缺陷所致。而环境因素则主要是指饮食的不合理性,如高胆固醇、高脂肪和高热量摄入等。高脂血症与动脉粥样硬化和冠状动脉粥样硬化性心脏病(冠心病)关系非常密切,是冠心病的独立危险因素。

一、诊断依据

(一)临床表现

高脂血症的临床表现主要包括两大方面:①脂质在真皮内沉积所引起的黄色瘤。②脂质在血管内皮沉积所引起的动脉粥样硬化,产生冠心病和周围血管病等。由于高脂血症时黄色瘤的发生率并不十分高,动脉粥样硬化的发生和发展则需要相当长的时间,所以多数患者并无任何症状和异常体征。

黄色瘤是一种异常的局限性皮肤隆起,其颜色可为黄色、橘黄色或棕红色,多呈结节、斑块或丘疹形状,质地一般柔软。根据黄色瘤的形态、发生部位,一般可分为下列6种。

1.肌腱黄色瘤

肌腱黄色瘤为圆形或卵圆形的皮下结节,质硬,发生在肌腱部位(多见于跟腱、手或足背伸侧肌腱、膝部股直肌和肩三角肌腱),与其上皮肤粘连,边界清楚。常是家族性高胆固醇血症的较为特征性的表现。

2.掌皱纹黄色瘤

掌皱纹黄色瘤发生在手掌部的线条状扁平黄色瘤,呈橘黄色轻度凸起,分布于手掌及手指间皱褶处。对诊断家族性异常β脂蛋白血症有一定的价值。

3.结节性黄色瘤

结节性黄色瘤好发于身体的伸侧,如肘、膝、指节伸处,以及髋、距小腿(踝)、臀等部位,发展缓慢。为圆形状结节,其大小不一、边界清楚,早期质软,后期质地变硬。多见于家族性异常β脂蛋白血症或家族性高胆固醇血症。

4.结节疹性黄色瘤

结节疹性黄色瘤好发于肘部四肢伸侧和臀部,皮损常在短期内成批出现,呈结节状有融合趋势,疹状黄色瘤常包绕着结节状黄色瘤。呈橘黄色,常伴有炎性基底。主要见于家族性异常β脂蛋白血症。

5.疹性黄色瘤

疹性黄色瘤表现为针头或火柴头大小丘疹,橘黄或棕黄色伴有炎性基底。有时口腔黏膜也可受累。见于高甘油三酯血症。

6.疹性黄色瘤

疹性黄色瘤见于睑周,又称睑黄色瘤,较为常见。表现为眼睑周围处发生橘黄色略高出皮面的扁平丘疹状或片状瘤,边界清楚,质地柔软。泛发的可波及面、颈、躯干和肢体。常见于各种高脂血症,但也可见于血脂正常者。

角膜弓和脂血症眼底改变亦见于高脂血症,角膜弓又称老年环,若见于40岁以下者,则多伴有高脂血症,但特异性不很强。脂血症眼底改变是由于富含甘油三酯的大颗粒脂蛋白沉积在眼底小动脉上引起光散射所致,常常是严重的高甘油三酯血症并伴有乳糜微粒血症的特征表现。此外,严重的高胆固醇血症尤其是纯合子家族性高胆固醇血症可出现游走性多关节炎,但较罕见,且关节炎多为自限性。明显的高甘油三酯血症可引起急性胰腺炎。

(二)辅助检查

1.主要检查

(1)血脂:常规测定血浆总胆固醇(TC)和甘油三酯(TG)水平,以证实高脂血症的存在。目前认为中国人血清 TC 的合适范围为低于 5.2 mmol/L(200 mg/dL),5.23~5.69 mmol/L(201~219 mg/dL)为边缘升高,超过 5.72 mmol/L(220 mg/dL)为升高。TG 的合适范围为小于 1.7 mmol/L(150 mg/dL),大于 1.7 mmol/L(150 mg/dL)为升高。

(2)脂蛋白:判断血浆中有无乳糜微粒(CM)存在,可采用简易的方法,即把血浆放在 4 ℃冰箱中过夜,然后观察血浆是否有一"奶油样"的顶层。高密度脂蛋白胆固醇(HDL-C)也是常检测的项目,HDL-C>1.04 mmol/L(40 mg/dL)为合适范围,小于 0.91 mmol/L(35 mg/mL)为减低。血浆低密度脂蛋白胆固醇(LDL-C)可采用 Friedewald 公式进行计算,其公式:LDL-C(mg/dL)=TC-(HDL-C+TG/5),或 LDL-C(mmol/L)=TC-(HDL-C+TG/2.2)。LDL-C 的合适范围为小于 3.12 mmol/L(120 mg/dL),3.15~3.61 mmol/L(121~139 mg/dL)为边缘升高,大于 3.64 mmol/L(140 mg/dL)为升高。

2.其他检查

X 线、动脉造影、超声、放射性核素、心电图等检查有助于发现动脉粥样硬化和冠心病。

(三)高脂血症分类

1.病因分类法

病因分类法可分为原发性和继发性高脂血症。原发性高脂血症部分是基因缺陷所致,另一部分病因不清楚。继发性高脂血症指由药物或全身性疾病(如糖尿病、甲状腺功能减退症、肾病等)引起的血脂异常。

2.表型分类法

1970 年世界卫生组织(WHO)提出了高脂蛋白血症分型法(表 8-1)。为了指导治疗,有人提出了高脂血症的简易分型法(表 8-2)。

表 8-1 高脂蛋白血症 WHO 分型法

表型	血浆 4 ℃过夜外观	TC	TG	CM	VLDL	LDL	备注
Ⅰ	奶油上层,下层清	↑→	↑↑	↑↑	↑↑	↓→	易发胰腺炎
Ⅱa	透明	↑↑	→	→	→	↑↑	易发冠心病
Ⅱb	透明	↑↑	↑↑	→	↑	↑	易发冠心病
Ⅲ	奶油上层,下层浑浊	↑↑	↑↑	↑	↑	↓	易发冠心病
Ⅳ	浑浊	↑→	↑↑	→	↑↑	→	易发冠心病
Ⅴ	奶油上层,下层浑浊	↑	↑↑	↑↑	↑	↓→	易发胰腺炎

注:↑示浓度升高;→示浓度正常;↓示浓度降低。

表 8-2 高脂血症简易分型

分型	TC	TG	相当于 WHO 表型
高胆固醇血症	↑↑		Ⅱa
高甘油三酯血症		↑↑	Ⅳ(Ⅰ)
混合型高脂血症	↑↑	↑↑	Ⅱb(Ⅲ、Ⅳ、Ⅴ)

注:括弧内为少见类型。

3.基因分类法

由基因缺陷所致的高脂血症多具有家族聚集性和遗传性倾向,临床称为家族性高脂血症(表8-3)。

表 8-3　家族性高脂血症的临床特征

常用名	基因缺陷	临床特征	表型分类
家族性高胆固醇血症	LDL 受体缺陷	以胆固醇升高为主,可伴轻度甘油三酯升高,LDL 明显增加,可有肌腱黄色瘤,多有冠心病和高脂血症家族史	Ⅱa 和Ⅱb
家族性载脂蛋白 B_{100} 缺陷症	$ApoB_{100}$ 缺陷		
家族性混合型高脂血症	不清楚	胆固醇和甘油三酯均升高,VLDL 和 LDL 都增加,无黄色瘤,家族成员中有不同类型高脂蛋白血症,有冠心病家族史	Ⅱb
家族性异常 β-脂蛋白血症	ApoE 异常	胆固醇和甘油三酯均升高,乳糜颗粒和 VLDL 残粒及 IDL 明显增加,可有掌皱黄色瘤,多为 $ApoE_2$ 表型	Ⅲ
家族性异常高甘油三酯血症	LPL 缺陷或 ApoCⅡ异常	以甘油三酯升高为主,可有轻度胆固醇升高,VLDL 明显增加	Ⅳ

二、治疗措施

本病应坚持长期综合治疗,强调以饮食、运动锻炼为基础,根据病情、危险因素、血脂水平决定是否或何时药物治疗。对继发性高脂血症应积极治疗原发病。

(一)防治目标水平

1996 全国血脂异常防治对策研究组制订了血脂异常防治建议,提出防治目标如下。

(1)无动脉粥样硬化,也无冠心病危险因子者:TC<5.72 mmol/L(220 mg/dL),TG<1.70 mmol/L(150 mg/dL),LDL-C<3.64 mmol/L(140 mg/dL)。

(2)无动脉粥样硬化,但有冠心病危险因子者:TC<5.20 mmol/L(200 mg/dL),TC<1.70 mmol/L(150 mg/dL),LDL-C<3.12 mmol/L(120 mg/dL)。

(3)有动脉粥样硬化者:TC<4.68 mmol/L(180 mg/dL),TG<1.70 mmol/L(150 mg/dL),LDL-C<2.60 mmol/L(100 mg/dL)。

(二)饮食治疗

饮食治疗是各种高脂血症治疗的基础,可以单独采用,亦可与其他治疗措施合用。目的不仅为降低血脂,并需在根据其性别、年龄及劳动强度的具体情况,保持营养平衡的健康膳食,有利于降低心血管病的其他危险因素。饮食治疗应以维持身体健康和保持体重恒定为原则。合理的膳食能量供应包括:①基础代谢(BMR)所必需的能量,BMR 所需能量=体重(kg)×100.5 kJ(24 kcal)/d。②食物的特殊动力作用能量消耗,占食物提供总热量的 10%。③补充活动时的额外消耗,按轻、中、重体力活动分别需增加 30%、40%、50%,相应的能量需要又与体重成比例。

美国国家胆固醇教育计划(NCEP)提出的高胆固醇血症的饮食治疗方案(表8-4),可供我国临床治疗高胆固醇血症时参考。其中为膳食治疗设计的二级方案,旨在逐步地改变饮食习惯、调整膳食结构,以趋于达到严格控制饮食可获得的效果。对于无冠心病的患者,饮食治疗从第一级方案开始,并在 4~6 周和 3 个月时测血清 TC 水平。如第一级饮食疗法方案未能实现血清 TC

和 LDL-C 降低目标,可开始实行第二级饮食疗法方案。对已患冠心病或其他动脉粥样硬化症患者,一开始就采用饮食治疗第二级方案。

表 8-4　饮食疗法的二级方案

营养素	第一级控制方案	第二级控制方案
总脂肪	<30%总热量	<30%总热量
饱和脂肪酸	占总热量 8%～10%	<7%总热量
多不饱和脂肪酸	>10%总热量	>10%总热量
单不饱和脂肪酸	占总热量 10%～15%	占总热量 10%～15%
糖类	占总热量 50%～60%	占总热量 50%～60%
蛋白质	占总热量 10%～20%	占总热量 10%～20%
胆固醇摄入量(mg/d)	<300	<200
总热量	达到和保持理想体重	达到和保持理想体重

合理的饮食习惯和膳食结构主要内容包括以下几方面。

(1)保持热量均衡分配,饥饱不宜过度,不要偏食,切忌暴饮暴食或塞饱式进餐,改变晚餐丰盛和入睡吃夜宵的习惯。

(2)主食应以谷类为主,粗细搭配,粗粮中可适量增加玉米、莜面、燕麦等成分,保持糖类供热量占总热量的 55% 以上。

(3)增加豆类食品,提高蛋白质利用率,以干豆计算,平均每天应摄入 30 g 以上,或豆腐干 45 g,或豆腐 75～150 g。

(4)在动物性食物的结构中,增加含脂肪酸较低而蛋白质较高的动物性食物如鱼、禽、瘦肉等,减少陆生动物脂肪。最终使动物性蛋白质的摄入量占每天蛋白质总摄入量的 20%,每天总脂肪供热量不超过总热量的 30%。

(5)食用油保持以植物油为主,每人每天用量以 25～30 g 为宜。

(6)膳食成分中应减少饱和脂肪酸,增加不饱和脂肪酸(如以人造奶油代替黄油,以脱脂奶代替全脂奶),使饱和脂肪酸供热量不超过总热量的 10%,单不饱和脂肪酸占总热量 10%～15%,多不饱和脂肪酸占总热量 7%～10%。

(7)提高多不饱和脂肪酸与饱和脂肪酸的比值(P/S),西方膳食推荐方案应达到比值为 0.5～0.7,我国传统膳食中因脂肪含量低,P/S 比值一般在 1 以上。

(8)膳食中胆固醇含量不宜超过 300 mg/d。

(9)保证每天摄入的新鲜水果及蔬菜达 400 g 以上,并注意增加深色或绿色蔬菜比例。

(10)减少精制米、面、糖果、甜糕点的摄入,以防摄入热量过多。

(11)膳食成分中应含有足够的维生素、矿物质、植物纤维及微量元素,但应适当减少食盐摄入量。

(12)少饮酒,少饮含糖多的饮料,多喝茶。

(三)改变生活方式

改变生活方式,如低脂饮食、运动锻炼、戒烟、行为矫正等,可使 TC 水平和 LDL-C 水平降低,达到治疗目的。

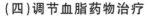

(四)调节血脂药物治疗

血脂异常的治疗在用于冠心病的预防时,若对象为临床上未发现冠心病或其他部位动脉粥样硬化者,属一级预防。这些对象在一般治疗后,以下血脂水平应考虑应用调节血脂药物:①无冠心病危险因子者,TC>6.24 mmol/L(240 mg/dL),LDL-C>4.16 mmol/L(160 mg/dL)。②有冠心病危险因子者,TC>5.72 mmol/L(220 mg/dL),LDL-C>3.64 mmol/L(140 mg/dL)。若对象为已发生冠心病或其他部位动脉粥样硬化者,属二级预防,则血脂水平为 TC>5.20 mmol/L(200 mg/dL)、LDL-C>3.12 mmol/L(120 mg/dL)时,应考虑应用调节血脂药物。

调节血脂药物有六大类:胆酸螯合剂或称树脂类、烟酸及其衍生物、羟甲基戊二酸单酰辅酶 A(HMG-CoA)还原酶抑制剂(他汀类)、贝特类、鱼油制剂、其他类。其中以他汀类和贝特类最为常见。

1.他汀类

通过抑制 HMG-CoA 还原酶,减少肝细胞内胆固醇合成,使肝细胞内游离胆固醇含量下降,反馈上调肝细胞表面 LDL 受体的数量和活性,因而加速血浆 LDL 清除。他汀类调节血脂药物的降胆固醇作用最强,常规剂量下可使 TC 降低 20%～40%,同时也能降低 TG 20%左右,升高 HDL-C 10%左右。适合高胆固醇血症或以胆固醇升高为主的混合型高脂血症。常用制剂有洛伐他汀 10～40 mg(最大 80 mg)晚饭后顿服;辛伐他汀 5～20 mg(最大量 80 mg),晚饭后顿服;普伐他汀 10～40 mg,晚饭后顿服;氟伐他汀 20～80 mg,晚饭后顿服;阿伐他汀 2.5～10 mg(最大量 80 mg),晚饭后顿服;血脂康(国产他汀类调节血脂药),每次 0.6 g,每天 2 次,有效后改为 0.6 g,每天 1 次维持。他汀类用量宜从小剂量开始,逐渐加量。不良反应有肌痛、胃肠症状,失眠、皮疹、血转氨酶和肌酸激酶增高等。要注意其引起肝肾损害或横纹肌溶解的可能。

2.贝特类

贝特类为贝丁酸衍化物,通过增强脂蛋白脂酶的活性而降低血 TG 20%～50%,也降低 TC 和 LDL-C 10%～15%,而增高 HDL-C 10%～15%。适合于高甘油三酯血症。常用制剂有:非诺贝特(立平脂)100 mg,每天 3 次或其微粒型(微粒化非诺贝特)200 mg,每晚 1 次;吉非贝齐(诺衡)600 mg,每天 2 次或 300 mg,每天 3 次,或缓释型 900 mg,每天 1 次;苯扎贝特(必降脂)200 mg,每天 3 次或缓释型苯扎贝特 400 mg,每晚 1 次;环丙贝特 100～200 mg,每天 1 次。不良反应有胃肠症状,皮疹,肝肾损害等,偶有肌病。一般不宜与他汀类合用。与抗凝剂合用要减少后者的用量。

3.烟酸及其衍生物

烟酸及其衍生物降脂作用机制尚不十分清楚,可能是通过抑制脂肪组织中激素敏感性脂肪酶的活性,抑制脂肪组织中的脂解作用,并减少肝中 VLDL 合成和分泌。此外,烟酸还可在辅酶 A 的作用下与甘氨酸合成烟尿酸,从而阻碍肝细胞利用辅酶 A 合成胆固醇。可使 TC 降低 10%～15%,LDL-C 降低 15%～20%,TG 降低 20%～40%,HDL-C 稍有增高。适用于高胆固醇血症和/或高甘油三酯血症。常用制剂有:烟酸 0.1 g,每天 3 次,饭后服,逐渐增量至每天 1～3 g;阿西莫司 0.25 g,每天 2～3 次,饭后服。不良反应有皮肤潮红发痒,胃部不适,肝功能受损,诱发痛风、糖尿病等。

4.树脂类

树脂类为一类碱性阴离子交换树脂,在肠道内不会被吸收,而与分泌进入肠道内的胆酸呈不可逆结合,从而阻断胆酸从小肠重吸收进入肝,随粪便从肠道排出的胆酸增加,因此促进肝细胞增加胆酸合成。通过反馈机制,刺激肝细胞膜加速合成 LDL 受体,其结果是肝细胞膜表面的 LDL 受体数目增多,受体的活性也增加,使血 TC 水平降低 10%～20%,LDL-C 降低 15%～25%,但对 TG 无作用或稍有增加。主要适用于单纯高胆固醇血症,但对纯合子型家族性高胆固醇血症无效。常用制剂有:考来烯胺(消胆胺)4～5 g,每天 3 次,用水或饮料拌匀,一般于饭前或饭时服用;考来替泊 5～10 g,每天 3 次,用法同考来烯胺;降胆葡胺 4 g,每天 3～4 次,用法同考来烯胺。不良反应有便秘、恶心、厌食、反流性食管炎、脂肪痢、影响脂溶性维生素的吸收等。

5.鱼油制剂

降脂作用机制尚不十分清楚,可能与抑制肝合成 VLDL 有关。主要降低甘油三酯,并有升高 HDL-C 的作用。适用于高甘油三酯血症。常用制剂有:多烯康胶丸 1.8 g,每天 3 次;脉乐康 0.45～0.9 g,每天 3 次;鱼油烯康 1 g,每天 3 次。不良反应为鱼腥味所致的恶心。

6.其他调脂药

其他调脂药包括弹性酶、普罗布考(丙丁酚)、泛硫乙胺(潘特生)等。这类药物的降脂作用机制均不明确。弹性酶 300 U,每天 3 次口服;普罗布考 0.5 g,每天 2 次,主要适用于高胆固醇血症,尤其是纯合子型家族性高胆固醇血症,不良反应包括胃肠症状,严重不良反应是引起 Q-T 间期延长;泛硫乙胺 0.2 g,每天 3 次,不良反应少而轻。

2001 年 8 月,美国报道了 31 例使用西立伐他汀者发生肌溶致死的病例,其中 12 例与吉非贝齐合用。由此导致西立伐他汀的生产厂商主动提出从全球撤出该药。针对这一事件,中华医学会心血管病学分会和中华心血管病杂志编辑委员会联合发表了《正确认识合理使用调脂药》一文,提出了如下注意点。

(1)与其他国家一样,我国也有血脂异常防治建议,其中设置了治疗血脂的目标值。为达到此要求,希望起始剂量不宜太大,在每 4～6 周监测肝功能与血肌酸激酶(CK)的条件下逐步递增剂量,最大剂量不超过我国批准的药物说明书载明的使用剂量。不应该任意加量追求高疗效。

(2)用药 3～6 个月定期监测肝功能,如转氨酶超过正常上限 3 倍,应减小剂量或暂停给药;肝功能保持良好可每 6～12 个月复查 1 次;如递增剂量则每 12 周检查一次肝功能,稳定后改为每半年 1 次。由药物引起的肝损害一般出现在用药 3 个月内,停药后逐渐消失。

(3)定期监测血 CK,如 CK 超过正常上限 10 倍,应暂停用药。

(4)肌病是肌溶所致的严重不良反应,其诊断为 CK 升高超过正常上限 10 倍,同时有肌痛、肌压痛、肌无力、乏力、发热等症状,肌病时应及时发现并停药,绝大多数肌病停药后症状自行缓解消失。肌溶进一步发展产生肌红蛋白尿,严重者引起肾衰竭。

(5)在用药期间,如有其他引起肌溶的急性或严重情况,如败血症、创伤、大手术、低血压、癫痫大发作等,宜暂停给药。

(6)一般情况下不主张他汀类与贝特类联合应用。如少数混合性高脂血症患者其他治疗效果不佳而必须考虑联合用药时,也应以小剂量开始,严密观察不良反应,并监测肝功能和血 CK。两类药物中不同品种合用要按其安全性和疗效选择,一般可参照产品说明书。

(五)血浆净化治疗

高脂血症血浆净化疗法亦称血浆分离法,意指移去含有高浓度脂蛋白的血浆,也称之血浆清除法或血浆置换。近年来发展起来的 LDL 滤过法由于只去除血浆中的 LDL,而不损失血浆的其他成分,临床应用前景好。

常用方法有常规双重滤过、加热双重滤过、药用炭血灌流、珠形琼脂糖血灌流、肝素-琼脂糖吸附、硫酸葡萄糖酐纤维素吸附、免疫吸附法、肝素沉淀法等。血浆净化治疗已成为难治性高胆固醇血症者最有效的治疗手段之一,尤其是双膜滤过和吸附的方法,可使血浆胆固醇水平降低到用药物无法达到的水平。

其指征为:①冠心病患者经最大限度饮食和药物治疗后,血浆 LDL-C＞4.92 mmol/L(190 mg/dL)。②无冠心病的 30 岁以上的男性和 40 岁以上的女性,经药物和饮食治疗后血浆 LDL-C＞6.50 mmol/L(250 mg/dL)者,并有一级亲属中有早发性冠心病者,以及有一项或一项以上其他冠心病危险因素,包括血浆脂蛋白(a)＞1.03 mmol/L(40 mg/dL)者。③纯合子型家族性高胆固醇血症患者,即使无冠心病,若同时有血浆纤维蛋白水平升高者或者降脂药物治疗反应差而血浆胆固醇水平又非常高者。

(六)外科治疗

能有效地治疗高脂血症的外科手术包括部分回肠末端切除术、门腔静脉分流吻合术和肝移植手术。这些手术疗效肯定,但不是首选治疗措施。其适应证为:①几乎无或完全无 LDL 受体功能。②其他治疗无效。③严格保守治疗中仍有动脉粥样硬化进展。④家庭和经济情况稳定(肝移植手术条件之一)。⑤身体一般情况良好,能耐受外科手术。⑥无影响寿命的其他疾病。

(七)基因治疗

基因治疗已引入治疗高脂血症,Wilson 于 1992 年 12 月首次报道了对一名纯合子家族性高胆固醇血症患者进行体外基因治疗的初步结果,并于 1994 年正式报道了治疗效果,结果显示,接受体外基因治疗 4 个月后其肝活检组织仅原位杂交证明能表达转入 LDL 受体基因的肝细胞已经成活;血浆中 LDL-C 浓度明显降低,HDL-C 略有升高,LDL-C/HDL-C 比值由治疗前的 10～13 降至治疗后 5～8,在 18 个月的观察中疗效保持稳定。一系列的心血管造影表明患者的冠脉病变停止进展,未出现任何不良反应或后遗症。基因治疗的关键是进行基因转移,必须将外源性基因准确导入靶细胞,并在其中安全、忠实、长效地表达。根据实施方式不同可分为体外法和体内法。总之,基因治疗是一种有希望的治疗方法,估计在不久的将来该方法会应用于临床。

(徐明付)

第九章 其他内分泌与代谢性疾病

第一节 痛　　风

一、概述

(一)定义及流行病学

痛风是长期嘌呤代谢紊乱和/或尿酸排泄减少所引起的一组异质性慢性代谢性疾病,其临床特点为高尿酸血症、反复发作的急性痛风性关节炎、慢性关节肿胀、痛风石形成,可累及肾脏引起肾脏病变,并常诱发和加重心脑血管疾病及其他代谢性疾病,已成为严重危害人类健康的重大疾病。该病在世界各地的发病率为 0.3%～4%。

(二)诱因及发病机制

饮酒、高嘌呤食物、劳累、寒冷、感染、情绪波动、创伤及手术等为痛风常见诱因,但不同地域、不同种族群体痛风常见诱因不同,例如在山东青岛,啤酒加海鲜是痛风最常见的诱因,而青海省格尔木地区,高原缺氧和动物内脏是痛风最常见的诱因;汉族是痛风高发人群,而哈萨克族和维吾尔族人群痛风的患病率明显低于汉族人群。痛风是尿酸钠晶体在关节内及其周围组织广泛沉积所引起的急慢性炎症反应。当血尿酸水平>420 μmol/L 时,尿酸钠晶体将析出并沉积于关节及其周围软组织,诱导巨噬细胞趋化和吞噬尿酸钠晶体,激活巨噬细胞内的炎症复合体 NALP3,产生成熟的 IL-1β,IL-1β 通过与关节滑膜表面的受体结合,使关节滑膜细胞释放前炎性因子,进而诱导其他巨噬细胞和中性粒细胞趋化、黏附和吞噬尿酸盐晶体,大量释放 TNF-α、IL-6 等炎性介质,产生炎症反应。在此过程中,高尿酸血症是痛风发作的必要条件,单核细胞对尿酸盐晶体的吞噬是痛风发作的始动因素,细胞因子对中性粒细胞的趋化是关键环节,中性粒细胞对尿酸盐晶体的吞噬和大量炎性因子的释放是痛风发作的直接原因。

原发性高尿酸血症与痛风均属于多基因遗传性疾病,其发病是遗传因素和环境因素相互作用、共同作用的结果,其中约60%与遗传因素有关,40%与环境因素有关,但目前对其遗传易感性尚缺乏深入的认识,目前所知的痛风易感基因如 *SLC2A9*、*ABCG2*、*SLC17A1*、*S/C22A11*、*SLC22A12*、*SLC16A9*、*GCKR* 、*LRRC16A* 、*PDZK1* 等只能解释少部分患者高尿酸血症的病因,但不能解释大部分患者痛风的发病原因。

二、临床表现

临床上原发性痛风分为五期，即无症状期、急性关节炎期、间歇期、痛风石及慢性关节炎期、慢性痛风性肾病期。

(一)无症状期

该期仅表现为血尿酸一过性或持续性升高，无其他临床症状。在原发性高尿酸血症患者中，10％～20％将发展为痛风。从血尿酸增高至症状出现可达数年甚至数十年。

(二)急性关节炎期

急性痛风性关节炎往往起病急骤，24小时内炎症反应达到高峰。初发时往往表现为单关节受累，继之可累及多个关节，以第一跖趾关节为好发部位，其次为足背部、踝、足跟、膝、腕、指和肘关节。常为夜间发作，数小时内出现患处关节及周围软组织明显肿胀、发热、活动受限及剧烈疼痛，疼痛常影响行走及睡眠。可伴有体温升高、白细胞计数增多、红细胞沉降率增快等全身症状。一般急性关节炎期经数小时至数天可自行缓解。急性关节炎缓解后，常无明显临床症状，有些患者存在局部皮肤瘙痒脱屑，甚至仅表现为高尿酸血症。

(三)间歇期

从急性痛风性关节炎发作终止，到急性痛风性关节炎再次发作，这一段时间称为痛风间歇期。该期除存在高尿酸血症外，患者无痛风的其他临床表现。间歇期可持续数月到数年不等，初次发作有较长间歇期(1～2年)，约60％患者1年内复发，约78％患者2年内复发，仅7％患者10年内仅发作1次，少数终身1次。随着痛风病程的延长及痛风发作次数的增多，受累关节增多，间歇期逐渐缩短，甚至消失。缓解期是痛风有别于其他类型关节炎的典型临床特征，也是预防痛风发作的最佳干预阶段。缓解期降尿酸治疗，使尿酸达标是预防痛风发作的最有效措施。但目前许多医师和患者忽视了该阶段的治疗，这也是目前我国痛风反复发作的重要原因。

(四)慢性关节炎及痛风石期

若痛风未经治疗或者治疗不规范，导致痛风反复发作，将进入慢性关节炎及痛风石期。该期有以下临床特点。

(1)发作频繁，缓解期缩短甚至消失，疼痛加剧。

(2)受累关节增多，表现为多个关节同时发作，可伴有发热，一般为低热，偶见高热。

(3)出现关节畸形、功能受限。

(4)痛风石形成，常出现在耳郭、手足、胫前、尺骨鹰嘴等处，如痛风石破溃，可导致无菌性溃疡，分泌物中可检测出白色粉末状的尿酸盐结晶。

(5)骨质破坏甚至骨折，痛风引起的骨质破坏影像学多表现为虫蚀样、斧凿样的骨质缺损，后期可表现为骨，皮质的不连续甚至骨折。痛风石为位于四肢关节周围质地偏硬、状如石子的硬结，主要由于尿酸盐晶体在皮下沉积导致无菌性炎症所致，痛风石不断聚集扩大可使皮肤绷紧，最终导致皮肤破裂。可见豆腐渣样尿酸盐晶体流出，长期迁延不愈。当血尿酸浓度超过535 $\mu mol/L$时，约50％的患者会出现痛风石；而血尿酸低于475 $\mu mol/L$时，只有约10％的患者出现痛风石。病程越长，血尿酸水平越高，痛风石发生率越高，痛风石的数目越多，体积越大。另外，经饮食控制和药物治疗后，长期将血尿酸控制在300 $\mu mol/L$以下，可使痛风石逐渐缩小甚至消失。在慢性痛风治疗过程中，由于血管中尿酸浓度急剧降低，关节腔及其周围尿酸盐晶体溶解，关节腔及其周围尿酸浓度升高，尿酸反渗入血，血管中尿酸浓度急剧升高，尿酸由血管反渗透

277

入关节腔,引发痛风发作,称为"转移性痛风",也叫"二次痛风"。有关资料显示,慢性痛风急性发作患者中一半以上的患者为转移性痛风,小剂量秋水仙碱使转移性痛风的发生率明显降低。

转移性痛风的临床特点:①多发生在降尿酸治疗过程中,血尿酸水平明显好转时。②主要表现为痛风突然发作,如果未及时治疗,痛风将反复发作。③可累及单个及多个关节。④疼痛较以往轻,红肿一般不明显。⑤偶尔出现高热、关节剧烈疼痛等症状。⑥小剂量秋水仙碱治疗有效。

(五)肾病期

大量尿酸盐在肾脏沉积所导致的肾脏损伤称为痛风性肾病,也叫高尿酸性肾病。临床表现为尿酸结石,小分子蛋白尿、水肿、夜尿增加、高血压、血尿尿酸升高及肾小管功能损害等。该病多发生在痛风病史10年以上患者,进展缓慢。与其他慢性肾脏疾病不同,该病如能早期诊断并给予恰当的治疗,肾脏病变可减轻或停止发展,否则,将进入尿毒症期。临床上20%～60%的痛风患者有不同程度的肾损害,在降尿酸药问世前,有10%～25%的痛风患者将进展为终末期肾衰。

1.痛风性肾病的病理特点

与其他原因引起的肾病和肾间质病变不同,痛风性肾病是由于尿酸盐晶体在肾脏沉积,诱发单核细胞和中性粒细胞聚集,释放炎性因子,对肾脏造成损伤所致,不存在免疫复合物损伤机制。由于尿酸盐更易在酸性环境中形成晶体,因此尿酸盐晶体特别容易沉积在远端肾小管和集合管部位,其典型的病理特征表现为肾间质和肾小管内出现尿酸盐沉积或痛风石,可见双折光的针状尿酸盐结晶,这些结晶造成其周围单个核细胞浸润,导致肾小管上皮细胞坏死、肾小管萎缩、管腔闭塞、间质纤维化,进而肾单位毁损。

2.痛风性肾病的临床分型

(1)慢性尿酸性肾病:为尿酸盐结晶在肾间质沉积引起。起病隐匿,早期可仅表现为轻度腰痛及间歇性蛋白尿和镜下血尿;随着病程进展,可发展为持续性蛋白尿、肉眼血尿、高血压,如处理不当,一般10年后可进展为氮质血症甚至尿毒症。

(2)急性尿酸性肾病:起病急骤,由大量尿酸盐结晶沉积于肾间质及肾小管内,肾小管管腔被尿酸填充、阻塞所致。患者可突然出现少尿、无尿,如处理不及时会造成急性肾衰竭。主要见于骨髓增生性疾病、恶性肿瘤放化疗后或应用噻嗪类利尿剂后,亦可发生于短期内尿酸显著升高的原发性高尿酸血症及痛风患者。

(3)尿酸性肾结石:为尿酸盐结晶沉积在肾脏形成的泥沙样、沙砾状结石。男性较女性多见,多发于青壮年。细小泥沙样结石可以通过尿液排出,较大结石常引起肾绞痛、血尿、尿路感染及尿路梗阻等症状。

3.痛风性肾病的临床分期

(1)无临床表现的痛风性肾病:这类痛风患者一般症状都比较轻,平时也很少有痛风性关节炎发作,没有肾脏病的临床症状,尿常规检查正常,各项肾功能检查也在正常范围内。所以,临床上难以确诊,只有做肾穿刺活检进行病理检查才可确立诊断。

(2)早期痛风性肾病:一般也不会有明显的临床症状,大多是在做尿常规检查时发现微量蛋白尿,而且呈间歇性特点,此时尿中清蛋白与 β_2-微球蛋白明显增加,表明有早期肾小球与肾小管功能受损。部分患者可出现夜尿增多、尿比重低等临床表现。

(3)中期痛风性肾病:该期患者尿常规检查已有明显改变,蛋白尿变为持续性,尚可发现红细胞或者管型。患者可出现轻度水肿及低蛋白血症。部分患者还会出现高血压、腰酸、乏力、头昏、

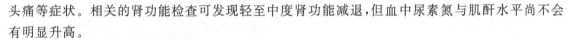

头痛等症状。相关的肾功能检查可发现轻至中度肾功能减退,但血中尿素氮与肌酐水平尚不会有明显升高。

(4)晚期痛风性肾病:患者最突出的表现是肾功能不全的加重,尿量逐渐减少,尿素氮,肌酐进行性升高,出现明显的氮质血症,甚至可发展为尿毒症。

三、诊断与鉴别诊断

(一)诊断

对于中年以上的男性,有或无诱因而突然出现第一跖趾等单个关节的红、肿、热、痛、功能障碍,尤其是伴有泌尿系统结石病史或者痛风石者,均应考虑痛风可能。结合血尿酸增高及骨关节摄片,受累关节软骨骨质穿凿样缺损,滑囊液检查发现有尿酸盐结晶等,一般诊断并不困难。

1.痛风诊断标准

目前对于痛风的诊断,参照美国风湿病学会制定的诊断标准。

(1)关节液中有特异性尿酸盐结晶。

(2)用化学方法或偏振光显微镜证实痛风石中含尿酸盐结晶。

(3)具备以下 12 条(临床、实验室、X 线表现)中 6 条:①急性关节炎发作>1 次。②炎症反应在 1 天内达高峰。③单关节炎发作。④可见关节发红。⑤第一跖趾关节疼痛或肿胀。⑥单侧第一跖趾关节受累。⑦单侧跗骨关节受累。⑧可疑痛风石。⑨高尿酸血症。⑩不对称关节内肿胀(X 线证实)。⑪无骨侵蚀的骨皮质下囊肿(X 线证实)。⑫关节炎发作时关节液微生物培养阴性。

2.痛风诊断标准的评价

美国风湿病学会诊断标准中的第 1、2 条均强调只要发现或证实尿酸盐结晶即可确诊痛风。但作为创伤性检查,尿酸盐结晶临床获取存在一定的难度。实际工作中,90% 以上的痛风患者通过美国风湿病学会诊断标准中第 3 条来诊断。参照美国风湿病学会诊断中的第 3 条即符合 12 条中的 6 条来诊断痛风的敏感性为 87.6%。误诊率为 19.5%。

3.痛风诊断线索的价值(按价值大小排序)

诊断价值:①痛风石(证实或可疑)。②应用秋水仙碱治疗后,炎症反应在 48 小时内明显级解。③不对称关节周围肿胀(X 线证实)。④第一跖趾关节疼痛、肿胀。⑤单侧第一跖趾关节受累。⑥高尿酸血症。⑦无骨侵蚀的骨皮质下囊肿(X 线证实)。⑧单侧附骨关节受累。⑨四肢关节疼痛、肿胀 2 次以上,发病急,1～2 周自行缓解。⑩夜间发作。⑪明显红肿且炎症反应在 1 天内达高峰。⑫关节炎发作时关节液微生物培养阴性。

(二)痛风的鉴别诊断

容易误诊为痛风的疾病主要有假性痛风、骨性关节炎、类风湿性关节炎和化脓性关节炎等。

1.假性痛风

假性痛风是指焦磷酸钙双水化物结晶沉着于关节软骨所致的疾病。多见于甲状腺激素替代治疗的老年人,常为单关节炎,慢性时可侵犯多关节,呈对称性,进展缓慢,与骨关节炎相似。常累及膝、髋、肩、肘等大关节,四肢小关节较少受累,很少累及第一跖趾关节。临床表现与痛风相似,但症状较轻。血尿酸水平不高,关节滑液中可发现焦磷酸钙双水化物结晶,X 线照片可见关节软骨成点状或线状钙化(图 9-1)。

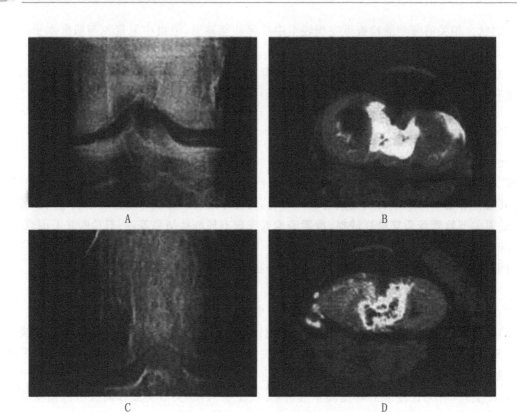

图 9-1　假性痛风与痛风性关节炎的影像学改变

A.膝关节假性痛风,X 线示半月板钙化线,边缘锐利;B.假性痛风性关节炎 CT 可见半月板内
斑片状、条状钙化;C 膝关节痛风性关节炎,X 线示关节间隙增宽;D.痛风性关节炎 CT 可见
半月板表面见高密度的尿酸盐沉积,并与周围软组织内痛风结节相延续

2.骨性关节炎(表 9-1)

表 9-1　骨性关节炎与痛风性关节炎的鉴别

症状	骨性关节炎	痛风性关节炎	骨性关节炎并发痛风
软骨破坏	有(早期)	少见(早期)	有
关节间隙变窄	常见	少见	常见
骨质	有	无	有
关节面下囊变	常见	少见	常见
骨质破坏	无	常见	常见
高密度结节	无	有	有
软组织肿胀	少见	常见	常见

骨性关节炎是一种慢性关节疾病,主要病理改变是关节软骨的退行性变和继发性骨质增生。起病缓慢,多在 40 岁以后发病。女性发病率高于男性。常累及膝、髋等负重关节,往往伴有压痛、骨性肥大、骨性摩擦音等体征。关节痛与活动有关,休息后疼痛可缓解。血尿酸水平一般不高,X 线表现为关节间隙变窄,关节面凹凸不平(图 9-2)。

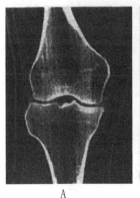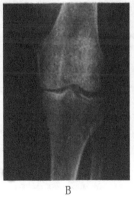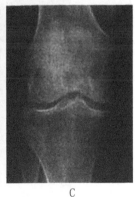

图 9-2　痛风性关节炎与骨性关节炎的影像学鉴别

A.膝关节痛风性关节炎；CT 冠状位示周围软组织见高密度痛风结节，未见
明显关节退变征象；B.膝关节骨性关节炎；内侧关节间隙变窄，关节面边缘
见骨赘形成，周围软组织无明显肿胀改变；C.膝关节痛风性关节炎并发骨
性关节炎；平片示弧形骨质破坏，云雾状软组织肿胀，髁间隆突变尖

3.类风湿性关节炎（表 9-2）

表 9-2　类风湿性关节炎与痛风性关节炎的鉴别

症状	类风湿性关节炎	痛风性关节炎
好发部位	手足小关节	第一跖趾关节
肿胀	梭形对称	信心性
关节间隙变窄	常见	无
骨髓水肿	常见	少见
骨质破坏	较小，边缘模糊	较大，边缘硬化
骨质疏松	常见	少见
高密度结节	无	有
关节脱位	常见	少见

类风湿性关节炎是一种以关节滑膜炎为特征的慢性全身性自身免疫性疾病。发病年龄20～45 岁，女性多见。好发于手、腕、足等小关节，反复发作，呈对称分布。近侧的指间关节最常发病，呈梭状肿大。早期有关节红肿、热痛和功能障碍，晚期关节出现不同程度的僵硬、畸形。晨间关节僵硬，肌肉酸痛，适度活动后僵硬现象可减轻。类风湿因子多为阳性，血尿酸水平正常。X 线显示关节面粗糙，关节间隙变窄、融合，但骨质穿凿样缺损不如痛风明显（图 9-3）。

化脓性关节炎是一种由化脓性细菌直接感染，并引起关节破坏及功能丧失的关节炎。好发于儿童、老年体弱和慢性关节疾患者。男性多见，常见于 10 岁左右儿童。90％为单关节炎，成人多累及膝关节，儿童多累及髋关节。突发寒战、高热等中毒表现。关节红、肿、热、痛，压痛明显，活动受限。原发感染病的症状和体征。血尿酸水平正常。关节腔积液细菌培养阳性。关节滑囊液检查无尿酸盐结晶（图 9-4）。

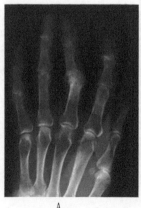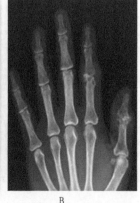

A   B

图 9-3　类风湿性关节炎与痛风性关节炎的影像学改变

A.手部类风湿关节炎,第 3 近节指关节半脱位,周围软组织肿胀。多个指间关节间隙变窄,伴有广泛骨质疏松;B.手部痛风性关节炎,第一指间关节、第二近节指间关节骨缘见虫蚀样骨质破坏,未见明显脱位,周围软组织肿胀,内见云雾状高密度,无骨质疏松改变

4.化脓性关节炎(表 9-3)

表 9-3　化脓性关节炎与痛风性关节炎的鉴别

症状	化脓性关节炎	痛风性关节炎
软组织积气	可有	无
骨质破坏	关节面下多见	关节面边缘多见
关节间隙变窄	有	少见
高密度结节	无	有
关节脱位	常见	少见
死骨	有	无
骨膜反应	有	少见
骨质疏松	有	少见
关节强直	多见	少见

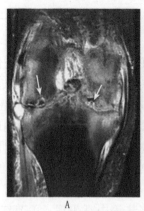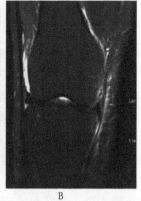

A   B

图 9-4　化脓性关节炎与痛风性关节炎的影像学改变

A.膝关节化脓性关节炎,MR 冠状位示关节间隙变窄,弥漫性软骨和软骨下骨质破坏,股骨和胫骨见大片状骨髓水肿,周围软组织肿胀;B.膝关节痛风性关节炎,关节间隙尚正常,可见长 T_1 高压脂信号的痛风结节,相邻骨质见小片状骨髓水肿信号,周围软组织肿胀

(三)辅助检查

1.血液检查

血尿酸升高是痛风患者重要的临床生化特点。男性及绝经后女性正常上限为 420 μmol/L，而绝经前女性为 360 μmol/L。另外，急性痛风性关节炎发作期间可有外周血白细胞计数增多、红细胞沉降率加快。痛风性肾病发展到肾小球功能受损阶段时，可出现血尿素氮和肌酐升高。

2.滑囊液检查

通过关节腔穿刺抽取关节滑囊液，在偏振光显微镜下可发现双折光的针状尿酸钠晶体。此外，滑囊液的白细胞计数一般在 $1 \times 10^9 \sim 7 \times 10^9$//L，主要为分叶核粒细胞。

3.尿液检查

尿常规及尿酸排泄分数是常见的尿液检查方法。

4.影像学检查

早期急性痛风性关节炎仅表现为软组织肿胀，关节显影一般正常。随着病情进展，可出现关节软骨缘破坏、关节面不规则、关节间隙变窄。受累关节骨质边缘可出现吞噬样或斧凿样缺损，边缘锐利，缺损边缘骨质可有增生反应。痛风性关节炎晚期时，关节附近骨质被破坏，边缘可呈穿凿样改变，严重时可出现病理性骨折。

四、治疗

(一)治疗原则

本病的治疗原则为分期、分级、综合、联合，即根据痛风发病的不同时期，不同严重程度，多种治疗方式联合，综合处理痛风及其并发症。

1.分期治疗原则

(1)痛风急性期：主要以镇痛为主，一般不主张使用降尿酸药物。

(2)间歇期：主要以降尿酸为主，根据肾脏尿酸排泄能力，合理选择降尿酸药物。

(3)慢性期：镇痛、降尿酸等治疗同步进行。

(4)肾病期：使血压、血糖、血脂、尿酸达标，辅以改善肾功能药物。

2.分级治疗原则

(1)镇痛：根据疼痛程度不同，合理选择镇痛药物。

(2)消肿：根据肿胀程度不同，药物选择和持续用药时间不同。

(3)降尿酸：血尿酸的水平不同，降尿酸药物的选择和剂量不同。

(4)排石：肾结石的大小不同，排石方法不同。

(5)溶石：痛风石的大小和位置不同，治疗方法不同。

(6)保肝：转氨酶的种类和程度不同，保肝药物的种类和剂量不同。

(7)保肾：肾功能异常的程度不同，保肾药物的种类和剂量不同。

(8)降糖：血糖升高的程度不同，降糖药物的种类和剂量不同。

3.综合治疗原则

在治疗痛风性关节炎的同时，兼顾痛风并发症的治疗，体现"多病同治"及"多病分治"的治疗原则。因为痛风患者特别是老年患者往往多病缠身，而不同疾病之间相互影响，因此在治疗时应根据患者的病情和身体状况，权衡利弊，综合考虑，辨证施治。

4.联合治疗原则

在治疗痛风过程中,参照痛风的分期、分级以及药物间的相互作用,合理选择用药,组合优化治疗方案。

(二)痛风病的治疗目标

(1)迅速终止急性关节炎发作,缓解疼痛。

(2)将血尿酸水平控制在 360 μmol/L 以内。

(3)促进已形成的尿酸盐结晶的溶解。

(4)延缓和阻止痛风性肾病的发生发展,保护肾功能。

(5)预防痛风性关节炎复发。

(三)痛风病的治疗措施

1.生活方式干预治疗

改变不良的生活方式和饮食习惯,避免过度紧张、劳累、受寒、关节损伤、感染等诱发因素,可避免或减少痛风发作。此内容上节已说明,此处不再赘述。

2.镇痛、消肿治疗

(1)镇痛治疗的必要性:痛风急性发作时,如果治疗不及时、拒绝治疗或治疗不当,疼痛持续时间将会延长,对局部关节的侵害也会加重,是急性痛风性关节炎转为慢性痛风性关节炎的重要原因。此外,对伴有缺血性心脑血管疾病的患者,痛风发作时,如果不能及时镇痛,将增加心肌梗死和卒中的发病风险。因此对于疼痛程度较重的痛风患者,原则上都应给予及时的镇痛治疗。

(2)关节疼痛的分级。①0 分:无疼痛。②1 分:有疼痛但可被忽视。③2 分:有疼痛,无法忽视,但不影响正常生活。④3 分:有疼痛,无法忽视,部分影响正常生活。⑤4 分:有疼痛,无法忽视,所有日常活动都受影响;但能完成基本生理需求,如进食、睡眠和如厕等。⑥5 分:剧烈疼痛,无法忽视,不能完成基本生理需求。

(3)常用镇痛药物:目前临床上常用的痛风镇痛药物主要有秋水仙碱,非甾体抗炎药和糖皮质激素等。

秋水仙碱:秋水仙碱用于痛风急性期的治疗至今已有 2 000 多年的历史,它一直作为一种缓解痛风疼痛的特效药在临床上广泛使用。该药主要通过抑制细胞内肌动蛋白活性,抑制单核细胞和中性粒细胞趋化及炎性因子的释放,发挥镇痛作用。但由于其有效量和中毒量非常接近,80％以上服用该药治疗痛风的患:者将出现腹痛、腹泻等消化道中毒症状,因此限制了该药在临床的广泛使用。2009 年美国食品药品监督管理局批准小剂量秋水仙碱可用于痛风的预防和治疗,其用法如下。急性痛风性关节炎:秋水仙碱 0.5 mg,1 天 3 次或首剂量 1 mg,1 小时后再服0.5 mg。该方案特别适用于痛风初次发作、疼痛评分＞3 分或不能明确诊断者。该方案不但使秋水仙碱不良反应的发生率明显降低,而且对急性痛风性关节炎有明显疗效。治疗 3 天后,治疗方案改为秋水仙碱 0.5 mg,1 天 2 次,治疗 7～10 天,总疗程 10～14 天。该方案在使用过程中应特别注意剂量和疗程。因为在剂量方面许多医师和患者仍然参照药品说明书用药,而目前的药品说明书所描述的秋水仙碱的用法为首剂量 1 mg,其后每小时 0.5 mg,每天最大用量不超过6 mg,按照这一用法,几乎 80％以上患者会出现中毒症状,因此目前该使用方法已经淘汰。秋水仙碱疗程不足是目前普遍现象,这也是痛风反复发作的重要原因。这有两方面的原因:其一,患者的依从性差。大部分患者认为只要关节不痛了,就不需要再继续用药了,因此自行停药。其二,医师强调得不够。许多医师对秋水仙碱需连续使用 10～14 天不理解,因此对疗程不重视。急性痛风性关节炎秋水仙碱连续应用 10～14 天的依据在于痛风从发作到自然终止一般需 7～14 天的时间。秋水仙碱治疗 2 天后虽然疼痛缓解、肿胀减轻甚至消失,但此时炎症并未完全消失,继续巩固治疗 7～10 天是病情和预防复发的需要。应用秋水仙碱时应注意:①肾功能不全时剂量要减量,内生肌酐清除率低于 30 mL/min 者禁用;②与他汀类降脂药合用将增加他汀类药物的不良反应—肌溶解的机会;③与下列药物合用将增加秋水仙碱中毒机会,如钙调蛋白抑制剂、β-糖蛋白或强 CYP3α4 抑制剂(克拉霉素、红霉素、环保霉素 A、酮康唑、氟康唑、维拉帕米、双硫酸等)。预防痛风反复发作:二次痛风是慢性痛风患者治疗过程中痛风反复发作的常见原因,2012 年美国风湿病协会建议小剂量秋水仙碱长期使用,预防痛风反复发作。具体用法为 1 天 1 次秋水仙碱 0.5 mg 或 1 mg,连续使用 2～12 个月。

非甾体抗炎药:非甾体抗炎药在临床使用已经有一百多年的历史。该类药物镇痛效果好,是治疗急性痛风的一线用药,也可用于痛风病的预防。该类药物主要通过抑制环氧合酶-1 和环氧合酶-2,抑制花生四烯酸转化为前列腺素而发挥作用。如图 9-5 所示体内的花生四烯酸,在环氧合酶-1 和环氧合酶-2 的作用下,产生不同作用的前列腺素(黑色代表坏的作用,白色代表好的作用)。环氧合酶-1 途径产生的前列腺素,有保护胃黏膜、血小板活化、维持肾血流量、维持肾功能、巨噬细胞分化等生理作用,同时有加重炎症的病理作用。环氧合酶-2 途径产生的前列腺素,有维持肾功能的生理作用,也有导致炎症、疼痛、发热、异常调节的增殖的病理作用。因此环氧合酶-2 选择性抑制剂是目前急性痛风治疗首选的非甾体抗炎药。目前临床常用的非甾体抗炎药大部分为非选择性非甾体抗炎药,如吲哚美辛、布洛芬、双氯芬酸等,商选择性环氧化酶-2 抑制剂只有依托考背和罗非昔布,特别是依托考昔已广泛应用于急性痛风的治疗,在临床应用中不但获得了奇效,且胃肠道不良反应明显低于其他非甾体抗炎药。急性痛风性关节炎是该药的绝对适应证,具体用法:依托考昔 120 mg,1 天 1 次连用 3 天,改为 60 mg,1 天 1 次连用 7 天,停药。对于单用非甾体抗炎药效果不佳者,可考虑联合用药,原则:①对于疼痛评分<3 分的急性痛风性关节炎患者,在排除该类药物使用禁忌前提下,可选择使用 1 种非甾体抗炎药。必要时可与该类药物软膏外敷联合应用;②对于疼痛评分 3～4 分者,最好与小剂量秋水仙碱联合用药;③对于疼痛评分 4～5 分者,最好选用依托考昔与小剂量秋水仙碱联合用药;④对磺胺药过敏者,非甾体抗炎药中只能选择依托考昔。

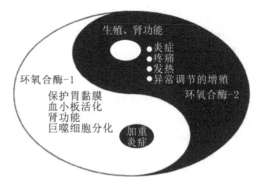

图 9-5　生理情况下环氧合酶-1 和环氧合酶-2 在体内的作用

非甾体抗炎药使用注意事项:①为减少胃肠道不良反应,尽量应用选择性环氧化酶-2 抑制剂如依托考昔等,消化道溃疡患者慎用;②因该类药物均可诱发和加重肾缺血,导致肾功能不全,因此肾移植、慢性肾功能不全患者禁用；③因该类药物抑制血小板的活化，因此血小板异常、妊娠、分娩及血液病患者禁用；④因该类药物长期使用均诱发和加重心脑血管疾病，因此高血压、心脑血管疾病患者慎用；⑤尽可能短期用药，不宜长期应用。

糖皮质激素：糖皮质激素可作为急性痛风的一线用药，其用药途径分为局部用药和全身用药。局部用药：痛风急性发作时，在密切观察的情况下，将关节腔内液体吸出，并将长效类固醇激素注入关节腔内，不但有效，而且不良反应小，患者耐受好；痛风急性发作时，将地塞米松 10 mg均匀涂于内含非甾体抗炎药的电热片上，利用超声电导仪将地塞米松和非甾体抗炎药导入受累关节，该方法不但镇痛效果佳，而且不良反应少，患者的依从性好。全身用药：痛风急性发作时，将地塞米松 5～10 mg 加入液体中静脉点滴，连用 3～5 天或泼尼松 10～30 mg 顿服，连用 5～7 天，可迅速缓解症状，但停药后易复发。糖皮质激素使用过程中的注意事项：①尽可能短期用，不要长期用，因为糖皮质激素连续应用超过 3 个月，痛风石的发生率增加 5 倍；②尽可能局部用，不宜全身用，因为局部用药不但镇痛效果好，而且不良反应少；③尽可能与秋水仙碱 0.5 mg，1 天2 次合用，不宜单独用，因为合用不但镇痛效果更好，而且停用糖皮质激素后痛风不复发。④关节肿胀的治疗原则：肿胀主要是尿酸盐晶体在关节腔及其周围沉积引起无菌性炎症所致。尿酸晶体消融，局部炎症改善后，肿胀多可消退。应当依据关节肿胀评分进行分级治疗。关节肿胀评分如下。

0 分：皮肤纹理、骨突无改变，关节无积液。

1 分：皮肤纹理变浅、附近骨突清晰可见，关节积液少量。

2 分：皮肤纹理基本消失、肿胀与骨突相平，骨突标志不明显，关节积液中等。

3 分：皮肤纹理完全消失、肿胀高出骨突，骨突标志消失，关节积液多，影响功能。

对于肿胀评分在 2 分以内者，镇痛治疗后，肿胀多在 1 周内消退，一般不超过 10 天。对于肿胀评分达 3 分者，关节腔内积液较多，吸收较慢，肿胀消退较慢，可考虑关节腔内抽液及生理盐水冲洗，仅适用于较大关节。对于肿胀长期不消患者，应尽量将血尿酸长期维持在 300 μmol/L 左右，同时小剂量秋水仙碱及碱性药物长期维持。

3.降尿酸治疗

(1)降尿酸的目的：阻止新的尿酸盐晶体沉积；促使已沉积的晶体溶解；逆转和治愈痛风；预防和治疗相关并发症。

(2)尿酸控制目标：所有痛风患者，血尿酸＜360 μmol/L，预防痛风发作。痛风石患者，血尿酸＜300 μmol/L，有助于痛风石的溶解，血尿酸＜240 μmol/L 将加速痛风石的溶解。

因此，不论是原发性痛风还是继发性痛风，均应在急性期发作后尽早开始降尿酸治疗。

4.手术治疗

痛风石的部位不同，大小不同，治疗方法也不同。

治疗方法：①位于关节腔内的痛风石对关节的损坏极大，极易导致关节的损害和畸形，应尽快手术取石。②位于心内、肾脏、角膜及球后的痛风石可导致严重的心律失常，肾功能不全，闭塞性青光眼及失明等严重后果，应尽快手术取石及肾脏排石。③位于关节周围较大的痛风石，可导致骨破坏，诱发和加重关节畸形，应尽快手术取石，以解除对关节的压迫。④较小的痛风石，可应用别嘌醇，秋水仙碱和小苏打溶石治疗。

(四)痛风常见并发症的治疗

痛风患者 尤其是老年痛风患者常并发多种疾病如高血压、心脑血管疾病、糖尿病等，由于疾

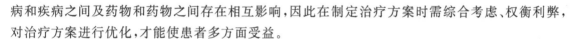

病和疾病之间及药物和药物之间存在相互影响,因此在制定治疗方案时需综合考虑、权衡利弊,对治疗方案进行优化,才能使患者多方面受益。

1.痛风并发高血压

在痛风患者中高血压的患病率为50%～60%,远高于普通人群。痛风与高血压互为因果、互相促进。痛风并发高血压降压药物选择时,应考虑以下方面:降压效果,对血尿酸的影响和价格,因此建议如下。①首选:氯沙坦(科素亚)或氨氯地平(络活喜),这两种药物均有降压和降尿酸双重作用,其中氯沙坦可使血尿酸在原来的基础上进一步下降7%～15%。②次选:血管紧张素转化酶抑制剂类药物,如依那普利,福辛普利。③尽量不选:β受体阻滞剂,如普萘洛尔,美托洛尔等,因为该类药物长期使用,血尿酸水平升高。④坚决不选:替米沙坦、排钾利尿剂,如呋塞米、吲达帕胺、复方降压片等,该类药物影响肾脏尿酸排泄,使血尿酸水平升高。

2.痛风并发糖尿病

在痛风患者中糖尿病的患病率20%～30%,而且痛风病史越长,糖尿病的患病率越高。痛风并发糖尿病患者降糖治疗应遵循:①如果没有禁忌证,首选胰岛素增敏剂,次选双胍类药物,可选α-糖苷酶抑制剂,尽量不选胰岛素促泌剂或胰岛素,因为胰岛素促泌剂或胰岛素抑制肾脏尿酸排泄。②若必须选择胰岛素促泌剂,可选择格列苯脲。因为该药不但促进胰岛素分泌,而且明显改善外周胰岛素抵抗,达到同样的降糖效果,所需内源性胰岛素量最少,从而间接降低血尿酸水平。该药最好与双胍类或胰岛素增敏剂联合应用,进一步降低内源性胰岛素的用量。③若必须选择外源性胰岛素治疗,最好与胰岛素增敏剂、双胍类或α-糖苷酶抑制剂联合应用,以减少胰岛素的用量。

3.痛风并发脂代谢紊乱

痛风患者中脂代谢紊乱的发病率高达75%～80%,因此降脂治疗也是痛风治疗的重要组成部分。治疗原则为尽量选择即能降脂又能降血尿酸的药物。①单纯高甘油三酯血症:首选非诺贝特,因为该药在强效降甘油三酯的同时,使血尿酸在原来的基础上进一步下降15%～30%。②单纯高胆固醇血症:首选阿托伐他汀钙,因为该药在降胆固醇和甘油三酯的同时,使血尿酸进一步下降6%～10%。尽量不选洛伐他汀,因为洛伐他汀抑制肾脏尿酸排泄,使血尿酸水平升高。③混合型高脂血症:若以甘油三酯升高为主,首选贝特类药物。如果两者均明显升高,则首选阿托伐他汀钙。因为阿托伐他汀钙既能降胆固醇,也能降甘油三酯。

4.痛风并发肾结石

肾结石通常分为3类,钙盐结石、尿酸盐结石和混合型结石。痛风患者中肾结石的发病率为20%～30%,其中80%以上为尿酸盐结石。尿酸盐结石体积一般<0.5 cm³,结构松散,可透过X光线,多在B超下发现。钙盐结石体积一般>0.5 cm³,结构紧密,可在X光线下发现。根据肾结石的大小、数目和性质的不同,治疗方法建议:①直径>2.5 cm的肾结石需手术治疗,否则易在泌尿系统嵌顿,引起肾积水,影响肾功能。②肾结石直径<2.5 cm,但>1 cm,且伴有肾积水者,首选手术取石治疗。③肾结石直径0.6～2.5 cm且无肾积水者,首选体外碎石治疗。④直径<0.6 cm的尿酸性结石,可考虑使用别嘌醇降血尿酸及柠檬酸氢钾钠和大量饮水排石治疗。⑤直径<0.6 cm的钙盐结石,不能碱化尿液,应采用排石合剂或微波碎石治疗。⑥对于直径<0.6 cm的混合性结石,可使用柠檬酸氢钾钠和大量饮水排石治疗。注意:在排石过程中每天饮水量2 000～4 000 mL。

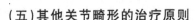

（五）其他关节畸形的治疗原则

1.关节僵直

关节畸形严重,关节功能丧失,一般需做关节置换。

2.关节功能存在,行走疼痛难忍

可考虑关节腔内局部应用关节润滑剂如玻璃酸钠和注射用糖皮质激素针剂如得宝松等。

3.关节积液,长期不消

关节局部穿刺抽液,辅以消炎镇痛药物及小剂量秋水仙碱。

4.关节疼痛,长期不缓解

降尿酸、碱性药物及小剂量秋水仙碱联合用药。

（赵春燕）

第二节 肥 胖 症

一、概述

肥胖症指体内脂肪堆积过多和/或分布异常、体重增加,是包括遗传和环境因素在内的多种因素相互作用所引起的慢性代谢性疾病。肥胖易发生在能量代谢异常的个体,机体摄入的热量大于其消耗的热量。肥胖尽管被等同于体重增加,但肌肉发达的人可过重却不伴脂肪增加,因此不应机械地按标准诊断肥胖,应按照肥胖的定义及其相关疾病发病率和死亡率的关联判定是否为肥胖症。

目前,肥胖症及其相关疾病在全世界呈日益流行的趋势,2005 年世界卫生组织发布报告,全球约有 16 亿成人超重,至少 4 亿成人肥胖。我国肥胖人群也逐渐增加。2002 年中国居民营养与健康状况报告显示,我国成人超重率为 22.8%,肥胖率为 7.1%,估计人数分别为 2 亿和 6 000 多万。儿童肥胖率已达 8.1%。与 1992 年全国营养调查资料相比,成人超重率上升 39%,肥胖率上升 97%,其上升速度令人担心。我国人群超重和肥胖患病率总体来说北方高于南方,城市高于农村,经济发达地区高于不发达地区。超重和肥胖是心脑血管病、糖尿病、某些肿瘤和其他一些慢性疾病的重要危险因素。肥胖症可损害人的身心健康,使生活质量下降、预期寿命缩短,已经成为世界性的健康问题。

（一）病因

肥胖症按发病机制可分为原发性肥胖和继发性肥胖。原发性肥胖也叫单纯性肥胖,指目前方法不能找到继发性因素者,又可分为体质性肥胖和过食性肥胖。前者发生的原因多与家族遗传有关,即家族中大多是肥胖者,尤其是父母双方都肥胖。这类人的物质代谢过程较慢,代谢率较低,物质的合成代谢超过了分解代谢,使能量聚集于体内,且脂肪细胞不断增生而导致肥胖。其特点是自幼肥胖,一般从半岁起至成年,食欲良好,脂肪分布均匀,并且与家族成员的肥胖形式大致相同。控制饮食及运动等减肥治疗效果欠佳。后者也叫获得性肥胖,是由于饮食过度,摄入的热量超过机体消耗的热量,多余的热量转化为脂肪,堆积到皮下和内脏,导致肥胖。与前者相比,获得性肥胖成年发病,以四肢肥胖为主,饮食及运动治疗效果较好。

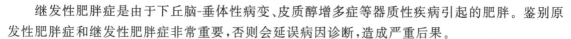

继发性肥胖症是由于下丘脑-垂体性病变、皮质醇增多症等器质性疾病引起的肥胖。鉴别原发性肥胖症和继发性肥胖症非常重要,否则会延误病因诊断,造成严重后果。

神经中枢和内分泌系统通过影响能量摄取和消耗的效应器官发挥对体重的双重调节作用。大脑,主要是下丘脑,是调节能量平衡最主要器官,各种影响食欲中枢的信号如神经传入(主要是迷走神经)、激素(瘦素、胰岛素、缩胆囊素等)和代谢产物(如葡萄糖、游离脂肪酸)等传入下丘脑中枢,影响各种下丘脑肽[神经肽Y、刺鼠相关肽等]的表达和释放,通过神经-体液途径传出信号作用于效应器官,从而维持能量和体重平衡。

长期的能量摄入大于能量消耗使脂肪合成增加而导致肥胖症,但是引起能量失衡的神经内分泌系统调节机制复杂,其具体机制尚不明确。肥胖症被认为是包括遗传和环境因素在内的多种因素相互作用的结果。

1.环境因素

环境因素是过食性肥胖的决定因素,绝大部分肥胖患者由此所致。环境因素包括如下几点。①饮食因素:能量和脂肪摄入过多,如不吃早饭或漏餐导致下一餐进食过多、害怕浪费而摄入过多的食物;进食行为不良,如经常性的暴饮暴食、夜间进餐、喜欢甜腻的零食,尤其是在看书看电视等静坐状态下吃零食,进食过快使传入大脑摄食中枢的信号较晚而不能做出即时的反应,没有饱胀感而进食过多。②体力活动减少:如久坐、体育锻炼少、过多使用节省体力的交通工具等。③其他因素:研究表明,文化程度低的人易发生超重和肥胖,因为文化因素可以影响食物摄入量、食物构成、体育活动强度和形式。另外,胎儿期母体营养不良,或出生时低体重婴儿,在成年后饮食结构发生变化时,也容易发生肥胖症。

2.遗传因素

遗传因素是体质性肥胖的重要因素,不是肥胖患者的主要原因。遗传性肥胖症是多基因疾病,因此目前尚无特别的突破。肥胖的发生存在遗传异质性,研究表明,双亲中一方有肥胖症,其子女肥胖发生胖率为50%,双亲中双方均有肥胖症,其子女肥胖发生率高达80%。

对某些具有肥胖表型的遗传性综合征患者遗传因素起决定性作用,如Prader-Willi综合征,为第15号染色体长臂微小缺失所致,其患者具有肥胖、身材矮小、智力障碍等特征;Laurence-Moon-Biedl综合征也表现为特征性肥胖。近年来又发现了数种单基因突变所致肥胖症,如瘦素基因、瘦素受体基因、阿片-促黑素细胞皮质素原基因、激素原转化酶-1、黑皮质素受体-4基因和过氧化物酶体增殖物激活受体γ基因突变,上述原因所致肥胖症极为罕见。

其他情况是遗传和环境因素相互作用的结果。在这部分病因中遗传因素起一定作用,但不具决定性,更多的是取决于饮食、体力活动、文化因素、社会心理因素等,因此肥胖是多基因多环境因素共同作用所致的复杂性疾病。

(二)病理生理

遗传和环境因素如何引起脂肪堆积过多的确切机制目前还不完全清楚。瘦素是脂肪组织分泌的一种蛋白激素,当脂肪细胞产生甘油三酯增加,脂肪细胞体积变大,引起瘦素分泌增加,进入下丘脑后与室旁核和弓状核上的受体结合,使下丘脑的阿片-促黑素细胞皮质素原合成增加,进而抑制食欲的关键性的神经肽α-促黑素细胞激素产生增加。α-促黑素细胞激素刺激黑皮质素受体4而抑制食欲,同时使交感神经分泌儿茶酚胺增加,作用于脂肪细胞肾上腺素能受体(β_3),使脂肪细胞内线粒体解偶联蛋白的表达增加,进而消耗能量。反之,当脂肪细胞产生甘油三酯减少,脂肪细胞体积变小时,瘦素分泌较少,下丘脑弓状核上的神经肽Y合成增加,兴奋迷走神经,使胰岛素分泌增加,食欲亢进,脂肪蓄积。

激素在脂肪代谢过程中起重要的作用,如胰岛素和前列腺素 E1 主要促进脂肪合成,而儿茶酚胺、胰高血糖素、甲状腺激素、生长激素、皮质醇等为促进脂肪分解、抑制其合成的激素。

因此,脂肪代谢受到复杂的神经内分泌网络系统调控,当上述网络各环节出现障碍,都有可能引起脂肪积聚和肥胖症的发生。

肥胖症可引起一系列代谢紊乱。高胰岛素血症、胰岛素抵抗、血脂紊乱等促进糖尿病、动脉粥样硬化、冠心病的发生。肥胖症的患者由于体内大量脂肪堆积,体重增加,活动时消耗的能量及耗氧量均增加。尽管肥胖患者总摄氧量是增加的,但单位体表面积耗氧量则比非肥胖患者低。同时由于胸腹部脂肪较多,膈肌抬高,换气受限,故肥胖患者可出现 CO_2 潴留及缺氧。肥胖患者的循环血容量增加,心脏负荷增高,同时心肌内外脂肪沉着,容易发生心肌劳损。

(三)预后

肥胖症可称为一种慢性疾病,该疾病可明显增加患者的死亡率,增加致残率,同时影响生活质量。肥胖症与心血管疾病及某些类型肿瘤的死亡明显相关,尤其在肥胖程度相对严重的患者中。欧洲的研究认为超重和肥胖是造成大约 80% 的 2 型糖尿病,35% 的缺血性心脏病和 55% 的高血压的原因,每年会引起超过 100 万人的死亡。美国的研究发现,肥胖所造成的死亡甚至超过吸烟、酒精和贫困。如果肥胖患病率持续增加,肥胖可能很快将取代吸烟成为美国可预防的死亡的首要原因。

对肥胖患者进行干预,可明显改善肥胖相关的并发症。减重的获益常与体重减轻的程度相关。体重在原有基础上仅减轻 5% 时,就可因减重获益。减重也可以减少肥胖症患者发生新的肥胖相关并发症的风险。合并 2 型糖尿病的肥胖症患者,减重可改善患者的胰岛素敏感性及血糖控制。减重也可以降低肥胖患者的甘油三酯、总胆固醇、低密度脂蛋白胆固醇水平且升高高密度胆固醇水平。在不限制盐摄入的情况下,减重即可同时降低肥胖患者的收缩压及舒张压。减重也可以改善肥胖患者的肺功能、阻塞性睡眠呼吸暂停和其他的肥胖相关低通气综合征等。减重是否可降低死亡率尚存在争议。近期的干预性研究表明,通过减重手术可提高肥胖患者的长期生存。

在存在心力衰竭等心血管疾病的患者中是否积极干预体重是有争议的,因有为数不少的研究发现同样患心血管疾病的肥胖患者较比他们瘦的患者临床预后更好,这称为"肥胖悖论"。尽管如此,目前仍然推荐对存在心血管疾病的肥胖患者中进行体重干预,尤其是严重肥胖的患者。

二、临床表现

可见于任何年龄,以中青年居多,60 岁以上亦不少见。肥胖症的病因不同,其临床表现也不同,继发性肥胖症除肥胖外还有原发病的特殊临床表现。男性脂肪分布以内脏和上腹部皮下为主,称腹型、苹果型或向心性肥胖;女性则以下腹部、臀部、股部皮下为主,称梨型或外周性肥胖,向心性肥胖者发生代谢综合征的危险性较大。

轻度肥胖症多无症状,中、重度肥胖者活动时感觉气喘,行动困难,怕热多汗,下肢轻重不等的浮肿,有的患者日常生活如弯腰穿袜提鞋均感困难。主要临床体征:身材胖、浑圆,脸部上窄下宽、双下颌圆,颈粗短,肋间隙变窄,乳房增大,站立时腹部向前凸出而高于胸部平面。手指、足趾粗短,手背掌指关节骨突处皮肤凹陷,骨突不明显。明显肥胖者在下腹部两侧、大腿内外侧、臀部外侧可见细紫纹或白纹。肥胖者可伴随或合并其他疾病,具体表现如下。

(一)内分泌代谢异常

空腹及餐后血浆胰岛素可增加,出现高胰岛素血症和胰岛素抵抗,其程度和体重呈正相关,肥胖与2型糖尿病关系密切,有数据显示,与体重正常者相比,严重肥胖症发生2型糖尿病的风险在男性增加42倍,女性高达93倍。国际生命科学学会中国肥胖问题工作组综合24万人资料作的横断面分析认为,将体重指数控制在24 kg/m²以下,可防止人群中33%～37%发生糖尿病。患糖尿病的风险与腹部脂肪量、腰围及腰臀比正相关。肥胖是糖尿病的重要危险因素,80%的糖尿病患者伴有肥胖。肥胖者早晨空腹血皮质醇可增高,但午夜唾液皮质醇正常,24小时尿游离皮质醇一般也正常,昼夜节律存在,过夜或小剂量地塞米松抑制试验正常。女性常有闭经不孕、男性化、多毛等症候群,可伴有多囊卵巢综合征,表现为不排卵,月经稀少,卵巢雄激素分泌过多。男性可有阳痿不育、类无睾症,血浆游离睾酮常下降而雌激素水平上升。

(二)肥胖低换气综合征

肥胖患者的胸壁、肺的顺应性较正常人下降,呼吸做功增加,CO_2生成增加,肺活量及功能残气量减少,体内大量脂肪堆积,增加了对胸壁和胸廓的压力,腹壁增厚,膈肌抬高,导致肺泡通气不足,换气功能下降,CO_2潴留,严重者可形成继发性红细胞增多症、肺动脉高压及肺心病。肥胖还可引起阻塞性睡眠呼吸暂停综合征,呼吸暂停原因大多为阻塞性的,也有中枢性或混合性的。患者睡眠时出现呼吸暂停,伴打鼾、嗜睡等症状,可随体重下降而减轻。

(三)心血管疾病

有心脏研究表明,肥胖是心力衰竭、高血压、冠心病等心血管疾病的独立危险因素。我国流行病学资料显示,随着体重指数的增加,人群血压水平、高血压患病率呈明显的上升趋势,在多数体重指数分组中,男女性腰围(WC)与血压均值和高血压患病率间存在明显的线性相关关系。男女性不同体重指数组及WC组高血压患病率分别为16.5%、14.1%(体重指数<24 kg/m²,男/女:WC<85/80 cm),29.8%、20.6%(体重指数<24 kg/m²,男/女:WC≥85/80 cm),57.5%、43.3%(体重指数≥28 kg/m²,男/女:WC≥85/80 cm)。肥胖者心排血量、外周血管阻力增加,心脏负担加重,血总胆固醇、低密度脂蛋白胆固醇和甘油三酯升高而高密度脂蛋白胆固醇降低,故易于发生冠心病、脑血管病及左心衰竭等。

(四)其他

肥胖是多种癌症的重要危险因素,男性肥胖与食管癌、胰腺癌、前列腺癌、结肠直肠癌,女性肥胖与胆囊癌、乳腺癌、宫颈癌、子宫内膜癌、卵巢癌的死亡率增加有关。肥胖者胆道胆汁分泌增加,胆汁中胆固醇过饱和,故胆石症的患病率增加。肥胖也增加麻醉和手术的风险性。肥胖者因长期负重引起关节结构异常,易患骨关节病。皮肤褶皱处易发生皮炎甚至擦烂,易发生黑棘皮病,表现为颈部、肘部、手足背侧皮肤褶皱处皮肤色素沉着、粗糙增厚,可随体重下降而减轻。

三、诊断与鉴别诊断

肥胖症的评估包括身体肥胖程度、体脂总量和脂肪分布。肥胖症临床表现没有特异性,诊断标准虽然不理想,但简单实用的指标是根据体重指数和腰围界限值与相关疾病的危险程度及大规模流行病学调查人群统计数据而制定。

(一)体重指数

通过体重指数测量身体肥胖程度,体重指数(kg/m²)=体重(kg)/身高²(m²)。主要反映全身性肥胖水平,简单易测量,不受性别的影响,但在具体应用时有局限性,在不同个体同一体重指数值并不总是代表相同的脂肪含量或肥胖程度。虽然体重指数不是金标准，但目前仍是全球认可的判断肥胖简便可操作性强的首选指标。

新近，国际糖尿病联盟公布了以体重指数为标准的肥胖判定分类，认为亚洲人可将体重指数 23、27.5、32.5 及 37.5 kg/m² 分别作为肥胖前期、Ⅰ级、Ⅱ级和Ⅲ级肥胖的切点值。

美国内分泌医师协会提出肥胖诊断和管理的新框架，其中提出肥胖诊断定义应从"以体重指数为中心"转变为"以肥胖相关并发症为中心"。将所有人群分为 5 个阶段：①正常体重（体重指数＜25 kg/m²，某些种族人群中体重指数＜23 kg/m²）；②超重（体重指数 25～29.9 kg/m²，无肥胖相关并发症）；③肥胖 0 级（体重指数≥30 kg/m²，无肥胖相关并发症）；④肥胖 1 级（体重指数≥25 kg/m²，至少存在 1 种轻度至中度肥胖相关并发症）；⑤肥胖 2 级（体重指数≥25 kg/m²，至少存在 1 种重度肥胖相关并发症）。在某些种族人群中超重、肥胖 1 级和 2 级中的体重指数可调整为 23～25 kg/m²但腰围增加。

(二)腰围

简单可靠，反映脂肪总量和脂肪分布最重要的简易临床指标，可间接反映腹内脂肪。受试者站立位，双足分开 25～30 cm，体重均匀分配，在正常呼气末测定髂前上棘和第 12 肋下缘连线中点的围长，读数应精确到 mm。

(三)其他诊断指标

CT 或 MRI 测量皮下脂肪厚度或内脏脂肪面积，是评估体内脂肪分布最准确的方法。用 CT 或 MRI 扫描腹部第 4～5 腰椎间水平面计算内脏面积时，一般以腹内脂肪面积≥100 cm² 作为判定腹内脂肪增多的切点。超声可测量腹内脂肪厚度。另外，还可以采用身体密度测量法、生物电阻抗测定法、双能 X 线吸收法测定体脂总量等。但这些仪器设备比较昂贵或技术性强，因此不作为常规检查，常用于科研。

(四)原发性与继发性肥胖症的鉴别

原发性与继发性肥胖症的区别非常重要，否则容易漏诊或误诊继发性肥胖症，延误肥胖的病因治疗，影响预后。首先，详细询问病史以分析引起肥胖的原因，如肥胖发生的时间、长胖的速度、有无肥胖家族史，以及近期有无外伤、手术史、是否使用过引起肥胖的药物、是否生活方式发生改变等。原发性者一般缓慢长胖（除女性分娩后长胖外），如短时间内迅速长胖应多考虑继发性肥胖症。同时要注意询问有无伴随或合并相关疾病的病史，如皮质醇增多症表现为高血压、满月脸、水牛背、月经较少、闭经；甲状腺功能减退症常有怕冷、少汗、嗜睡、浮肿；糖尿病可出现口干、多饮及多尿等。在体格检查方面，要测量血压、身高、体重，观察体形、皮肤颜色、有无水肿、有无紫纹、脂肪分布，观察第二性征发育，必要时应进行视力、视野检查等。

(五)并发症与伴发病的筛查

原发性肥胖症对身体的危害除了肥胖本身引起的内分泌代谢等疾病外，肥胖常导致或伴发其他疾病，这些疾病常常为肥胖患者死亡的原因。如高血压、糖尿病、血脂紊乱、高尿酸血脂与痛风、脂肪性肝病、胆石症、阻塞性呼吸睡眠暂停综合征、脑心血管病、慢性骨关节炎及肿瘤等。应依据病史及体征等相关线索分别进行相应的筛查。继发性肥胖症原因繁多，除了按照原发性肥胖症筛查肥胖共有的并发症与伴发症外，还须按照不同疾病进行相应的筛查。

四、治疗

肥胖症的治疗原则是以行为、饮食及运动等生活方式干预为主的综合治疗，强调个体化，必要时辅以药物或手术治疗,各种并发症及伴随病应给予相应处理,从而减少糖尿病、心脑血管病及各种并发症的发生。继发性肥胖症应针对病因给予相应的治疗。

（一）行为治疗

对患者进行教育,提高患者对肥胖本身及各种并发症或伴随疾病风险性的认识,树立自信,改变不良的生活习惯,建立正确的生活方式,如具有节食意识,每餐达到七分饱;避免暴饮暴食;细嚼慢咽有助于减少进食量,长期坚持饮食控制和体育锻炼,这些是肥胖症治疗的基础。

（二）饮食治疗

根据活动强度、年龄、标准体重及身体健康状况计算每天所需要的热量,制定个体化的饮食方案,鼓励摄入低能量、低脂肪、适量蛋白质、碳水化合物和盐、富含微量元素和维生素的膳食,摄入量持续低于机体的消耗量以达到减轻体重的目的。为使体重缓慢地降低到目标水平,最好使其每天膳食中的热量比原来日常水平减少约 1/3,即女性为 1 000～1 200 kcal/d,男性 1 200～1 600 kcal/d,这样有望每周能降低体重 0.5 kg;避免较长时间用极低热量膳食(即能量总摄入低于每天 800 kcal 的膳食),可能导致明显的酮症和微量营养素缺乏等;注意饮食的能量密度(能量密度系指一定体积的膳食所产生的能量),即选择体积较大而所含的能量相对低一些的食物,蔬菜和水果的体积大而能量密度较低,又富含人体必需的维生素和矿物质,以蔬菜和水果替代部分其他食物能给人以饱腹感而不致摄入过多能量;饮食的结构要合理,蛋白质、碳水化合物和脂肪提供的能量比,应分别占总能量的 15％～20％、60％～65％和 25％左右(动物性蛋白质应占总蛋白质的 1/3,动物性脂肪摄入量不超过总热量的 10％)。少食煎炸食品、零食等,限制甜食和盐,适当增加膳食纤维、补充适量的维生素和微量元素。

饮食治疗常见的误区之一是极低热量饮食,长期极低热量饮食使脂肪过度提供热量,对以葡萄糖供能为主的大脑和心肌代谢会带来不利影响,甚至发生心肌损伤致心源性猝死;同时肝肾代谢负荷过重,因肥胖常伴脂肪性肝病,也常伴高血压甚至肥胖性肾病,因此长时间可能加重肝肾损害。误区之二是不进食或极少进食碳水化合物,后果与极低热量饮食相似。误区之三是不进食动物脂肪,因为相当部分必须脂肪酸需要动物脂肪提供,因而没有动物脂肪摄入会造成脂肪酸代谢失衡。由此可见,合理的热量与合理的饮食措施才是科学的治疗,不能采用极端的方法。误区之四是仅饮食治疗,不与运动配合。肥胖伴胰岛素抵抗,要改善胰岛素抵抗除了减少热量外,必须配合运动,否则减轻胰岛素抵抗的作用会不明显。

（三）运动治疗

要与饮食治疗同时进行,提倡有氧运动,并有大肌肉群(如股四头肌、肱二头肌等)参与的运动,例如走路、骑车、打球、跳舞、游泳、划船、慢跑等。创造尽量多活动的机会,多行走少静坐,宜选择中等强度的运动,一般要求每周进行 3～5 天,每天 30～45 分钟的运动。运动方式和运动量应适合患者具体情况,注意循序渐进,量力而行并持之以恒。各种形式的运动方式对不同患者应有选择性,最重要的是心血管安全性和关节的保护,即应评估所选运动方式对心血管和关节的影响,其次是运动本身的风险评估。

（四）药物治疗

减肥药是饮食、运动治疗的辅助手段,应在医生指导下应用。根据《中国成人超重和肥胖预防控制指南(试用)》,药物减重的适应证:①食欲旺盛,餐前饥饿难忍,每餐进食量较多;②合并高血糖、高血压、血脂异常和脂肪肝;③合并负重关节疼痛;④肥胖引起呼吸困难或有阻塞性睡眠呼吸暂停综合征;⑤体重指数≥24 kg/m² 有上述并发症情况,或体重指数≥28 kg/m²,不论是否有并发症,经过 3～6 个月单纯饮食和增加活动量处理仍不能减重 5%,甚至体重仍有上升趋势者,可考虑用药辅助治疗。

下列情况不宜应用减重药物:①儿童;②孕妇、乳母;③对该类药物有不良反应者;④正在服用其他选择性血清素再摄取抑制剂者。

迄今为止,全球著名的美国和欧洲药监部门批准且在我国上市销售的减肥药极少。奥利司他因抑制脂肪吸收,用药后发生脂肪泻且自发从肛门溢出,渍污裤子,严重影响生活质量,加之会发生致命性肝损害,因此国外生产商已主动撤市,停止销售。

但根据一些大型临床研究发现二甲双胍有确切的减重作用。美国肥胖学会已将二甲双胍和阿卡波糖作为减肥药。二甲双胍作为减重药物,其疗效呈剂量依赖关系,在安全的前提下用量每天应在 2 000～2 500 mg。另一种对部分患者有减重作用的药物是 α 葡萄糖苷酶抑制剂——阿卡波糖。减重机制不明,可能与减少肠道糖类吸收及改变肠道菌群及激素等有关。阿卡波糖 300 mg/d 的减重疗效优于二甲双胍 1 500 mg/d。

现已发现,二甲双胍联合阿卡波糖减重效果更明显。将两者单用或合用作为一线减肥药的循证医学证据较充分,在需要药物辅助控制体重的患者可试用这两种药物,特别是二甲双胍,也是可以考虑的一种选择。近年新研发已上市的降糖药胰高血糖素样肽-1 受体激动剂艾塞那肽和利拉鲁肽(也称胰高血糖素样肽-1 类似物)已被证明有确切的减重疗效,但尚未获准用于治疗不伴糖尿病的肥胖症。该类药物有望成为减重药,在知情同意的情况下也可考虑试用。具体应用及注意事项见糖尿病药物治疗相关内容。

近年美国食品药品监督管理局已经或等待批准的减重药有选择性 5-羟色胺 2C 受体激动剂罗卡色林、通过诱发中枢去甲肾上腺素释放的芬特明与小剂量抗惊厥药托吡酯的复方制剂。但我国尚无这些产品。其他减重药如西布曲明在国外因远期安全性问题已退市。由此可见,减重药选择较少。

(五)手术治疗

研究表明,肥胖患者减重后可改善其血糖、血脂、血压及伴发的睡眠呼吸暂停等状况,改善生活质量,但是通过改变生活方式和/或药物治疗很难达到明显的效果,尤其是重度肥胖患者难以坚持长期治疗,而且目前获批准且市售的减肥药物非常少。有数据显示,肥胖患者施行减重手术后分别随访 2 年和 10 年,与对照组相比,糖尿病和其他伴随疾病显著改善;糖尿病的发病率也明显下降。手术治疗应该在具备资质的医疗单位进行,需要有经验的内分泌专业医师、营养师及胃肠外科医师等多学科的合作,患者与医方必须进行充分的沟通,医方必须向患者讲明手术可能发生的近期和远期风险,正确评估患者的效益风险十分重要。国外多数学术机构推荐手术治疗不伴糖尿病的肥胖症的体重指数≥40 kg/m²,IDF 推荐伴 2 型糖尿病的肥胖患者体重指数≥35 kg/m²(亚洲人为≥32.5 kg/m²),经药物及改变生活方式等措施治疗后糖尿病及其他合并症难以控制者考虑减重手术治疗。中国肥胖病外科治疗指南建议有以下①～③之一者,同时具备④～⑦情况的,可考虑行外科手术治疗:①确认出现与单纯脂肪过剩相关的代谢紊乱综合征,如 2 型糖尿病、心血管疾病、脂肪肝、脂代谢紊乱、睡眠呼吸暂停综合征等,且预测减重手术可以有效治疗。②腰围:男≥90 cm,女≥80 cm;血脂紊乱:甘油三酯≥1.7 mmol/L;和/或空腹高密度脂蛋白胆固醇:男性<0.9 mmol/L,女性<1 mmol/L。③连续 5 年以上稳定或稳定增加的体重,体重指数≥32 kg/m²(应指患者正常情况下有确认记录的体重及当时的身高所计算的系数,而如怀孕后 2 年内等特殊情况不应作为挑选依据)。④年龄 16～65 岁。⑤经非手术治疗疗效不

佳或不能耐受者。⑥无酒精或药物依赖性,无严重的精神障碍、智力障碍。⑦患者了解减肥手术术式,理解和接受手术潜在的并发症风险,理解术后生活方式、饮食习惯改变对术后恢复的重要性并有承受能力,能积极配合术后随访,但国内相当多的内分泌代谢医生认为此指南标准太低且循证医学证据不够充分。根据减轻体重的原理不同,手术方式分限制摄入、减少吸收或两者兼有三类。目前,共有五种治疗肥胖症的手术方法得到临床验证,即可调节胃绑带术、垂直绑带式胃减容术和袖状胃切除术(限制摄入)、胃短路术(限制摄入和减少吸收)、胆胰旷置术与十二指肠转位术(减少吸收)。手术有一定效果,部分患者获得长期疗效,但手术可能并发吸收不良、贫血、管道狭窄等,有一定危险性,因此手术治疗后需终身随访。

(六)并发症、伴发病及病因治疗

肥胖者有并发症与伴发病时应进行相应的治疗;继发性肥胖症应针对不同的病因给予相应的治疗。

(王玉荣)

第三节 骨质疏松症

一、概述

骨质疏松症是一种以骨量低下,骨微结构破坏,导致骨脆性增加,易发生骨折为特征的全身性骨病。美国国立卫生研究院提出骨质疏松症是以骨强度下降、骨折风险性增加为特征的骨骼系统疾病,骨强度反映了骨骼的两个主要方面,即骨密度和骨质量。该病可发生于不同性别和任何年龄,但多见于绝经后妇女和老年男性。骨质疏松症分为原发性和继发性两大类。原发性骨质疏松症又分为绝经后骨质疏松症(Ⅰ型)、老年性骨质疏松症(Ⅱ型)和特发性骨质疏松症(包括青少年型)3种。绝经后骨质疏松症一般发生在妇女绝经后5～10年;老年性骨质疏松症一般指老人70岁后发生的骨质疏松;而特发性骨质疏松症主要发生在青少年,病因尚不明。随着人口的老龄化,骨质疏松症的发病率逐渐增加。全国性大规模流行病调查显示,50岁以上人群骨质疏松症的总患病率女性为20.7%,男性为14.4%。刘忠厚报道中国有9 000万人患骨质疏松症,占总人口的7.01%。髋部骨折是致残和患者活动能力下降的一个主要原因,由此引发的社会问题和经济消耗已日益引起人们的重视,现已成为一个主要的公共健康问题。在高龄老人中1/3的女性和1/6的男性将会发生髋部骨折。10年间,北京市髋部骨折率在男性和女性分别增加42%和100%。女性一生发生骨质疏松性骨折的危险性(40%)高于乳腺癌、子宫内膜癌和卵巢癌的总和,男性一生发生骨质疏松骨折的危险性(13%)高于前列腺癌。

骨质疏松症是在遗传因素和环境因素的共同作用下,影响高峰骨量,以及骨量丢失并最终发展至骨质疏松。由于绝经后骨质疏松症和老年性骨质疏松症的病因不同,其发病机制也不尽相同。

(一)发病原因

1.绝经后骨质疏松症

绝经后骨质疏松症是引起女性骨骼的退行性改变,为妇女更年期综合征之一。绝经前卵巢内的卵泡合成分泌雌激素、孕激素和雄激素,调节妇女生理功能,维持骨代谢平衡。一般来说妇女自45岁开始步入围绝经期,卵巢功能逐渐衰退。50岁左右绝经,卵巢停止分泌雌激素。绝经前血液中雌二醇在 $50\sim120$ ng/L,绝经后减少到 $0\sim15$ ng/L。雌激素是影响骨代谢的因素之一,绝经后雄激素迅速减少,骨量丢失加快,形成高转换型为病理特点的骨质疏松。其主要机制如下。

(1)骨转换抑制作用减弱:成骨细胞和破骨细胞均含有雌激素受体,雌激素促进成骨细胞I型胶原、碱性磷酸酶和IGF-1、TGF-B等骨形成因子的合成分泌,因而促进骨形成,并促进成骨细胞合成分泌骨保护蛋白,骨保护蛋白抑制破骨细胞的分化和功能。雌激素对破骨细胞的活性有直接抑制作用,并通过抑制骨髓基质细胞、单核细胞和成骨细胞分泌 GM-CSF、M-CSF、IL-1、IL-6等细胞因子而间接抑制破骨细胞的分化发育和骨吸收功能。因此,雌激素是骨转换功能的抑制药。绝经后雄激素缺乏则加快骨髓基质细胞向破骨细胞的诱导分化,骨吸收因子(IL-1、IL-6等)分泌增多,促进破骨细胞骨吸收功能,使骨转换率增加。

(2)肾 1α-羟化酶活性减弱:雌激素对肾 1α-羟化酶活性有促进作用,因而促进 $1,25\text{-}(OH)_2D_3$ 的合成。绝经后雌激素缺乏影响肾 1α-羟化酶的活性,使 $1,25\text{-}(OH)_2D_3$ 合成减少,并伴有甲状旁腺激素分泌升高,不仅影响小肠对钙的吸收,且也是骨转换率增高的因素之一。

(3)降钙素:合成分泌减少:降钙素由甲状腺滤泡旁细胞(C细胞)合成,通过破骨细胞膜的降钙素受体直接抑制破骨细胞活性,并抑制破骨细胞的成熟,因而抑制骨吸收。女性降钙素储备能力较低,对血清钙离子升高的反应也较差,雄激素增加甲状腺C细胞对钙的敏感性,促进降钙素的合成分泌,控制破骨细胞的骨吸收活性。绝经后雌激素减少,甲状腺C细胞合成降钙素的活性降低,对钙的反应性也降低,绝经后骨质疏松症患者血清降钙素浓度和对钙的反应性较绝经前和绝经后对照组明显降低。降钙素减少对破骨细胞的抑制作用明显减弱,使骨吸收功能增加,骨转换率提高。近年来的研究还发现成骨细胞内含有降钙素受体,体外试验表明降钙素对成骨细胞的增殖分化有刺激作用,因而降钙素减少也影响成骨细胞的功能。

2.老年性骨质疏松症

老年性骨质疏松症是在增龄衰老过程中,成骨细胞及相关的骨形成因素衰老改变而发生的骨骼退行性改变。病理上表现为骨皮质孔隙明显增多,骨质变脆,因而骨折发生率也明显增高。老年性骨质疏松症的发生除与性激素减少有关外,涉及的因素较多。其病理生理特点主要为低转换型骨质疏松,主要发病机制如下。

(1)骨形成功能衰退:骨形态计量学表明,老年骨基质病理表现为骨形成表面降低,骨吸收表面增加的低转换型特点。成骨细胞在增龄衰老过程中,不仅数量明显减少,其形态和合成分泌功能也发生明显的退行性改变,I型胶原和骨形成细胞因子减少,因而骨重建中的成骨细胞数量不足和功能衰退引起新骨质生成不良。同时,老年人由于成骨细胞骨保护蛋白的合成减少,对破骨细胞的抑制调控作用减弱,而 RANKL 的调控作用相对偏高,因而老龄期破骨细胞骨吸收功能仍较活跃,而成骨细胞骨形成功能明显减弱,表现为低转换率性骨质疏松。

(2)维生素D不足:维生素D是骨代谢的重要调节激素之一,与甲状旁腺激素协同在维持血钙稳定中发挥重要作用。维生素D缺乏或抵抗为骨质疏松症的致病因素。维生素D由胆固醇衍生而来,来自食物中(外源性)和皮肤光合作用转化(内源性)的维生素D需经肝、肾羟化转化成二羟基维生素D才具有生物活性,发挥对骨代谢的调节作用。成骨细胞含丰富的 $1,25\text{-}(OH)_2D_3$ 受体,与 $1,25\text{-}(OH)_2D_3$ 结合后可促进I型胶原、ALP、BGP、IGF-1、TGF-β等合成分泌,并促进类骨质矿化,最终促进骨形成。1,25-$(OH)_2D_3$可促进骨髓间充质干细胞向成骨细胞的分化增殖,增加成骨细胞数量。此外,1,25-$(OH)_2D_3$还可促进破骨细胞碳酸酐酶的活性,使泌酸功能增强,促进骨吸收,因此1,25-$(OH)_2D_3$具有明显的骨吸收生物活性。然而1,25-$(OH)_2D_3$还具有对骨吸收的明显抑制作用,其机制是通过间接(增加肠钙吸收)和直接(抑制甲状旁腺细胞增生和甲状旁腺激素合成)作用而减少甲状旁腺激素的分泌。生理剂量1,25-$(OH)_2D_3$的主要效应是促进骨形成和骨基质矿化,而大剂量的1,25-$(OH)_2D_3$会导致骨吸收。老年人对维生素D的吸收、转化和靶器官的反应出现明显的障碍,因而存在维生素D不足的倾向。

维生素D的摄取、吸收减少:老年人由于户外活动减少、日照不足、含维生素D食物摄取减少、小肠吸收功能减弱和皮肤光合作用减弱等原因,体内维生素D的含量降低。与20～30岁年轻人比较,60岁以上血25-$(OH)D_3$含量可降低30%,70岁以上可降低50%;老年人皮肤合成维生素D的能力仅为年轻人的1/3,日照不足等原因会进一步导致老年人维生素D缺乏。

肾合成1,25-$(OH)_2D_3$的能力降低:肾近曲小管上皮细胞含有1α-羟化酶,是25-$(OH)D_3$合成1,25-$(OH)_2D_3$的部位。老年人的两侧肾皮质萎缩,肾小管数量减少,80岁时肾的重量为180～200 g(成年人为250～270 g),肾血流量可较成年人降低50%,肾小球滤过率和肾小管吸收功能也减退,因而1α-羟化酶活性相应降低。肾1α-羟化酶活性降低导致25-$(OH)D_3$转化为1,25-$(OH)_2D_3$的减少。

靶器官对维生素D的反应性降低:成骨细胞、小肠上皮细胞维生素D受体数量随年龄增长而降低,亲和性也减弱,影响骨形成和钙的吸收。

(二)危险因素

导致骨质疏松症的危险因素如下。

1.固有因素

人种(白种人和黄种人患骨质疏松症的危险高于黑人)、老龄、女性绝经、母系家族史。

2.非固有因素

低体重、性腺功能低下、吸烟、过度饮酒、饮过多咖啡、体力活动缺乏、制动、饮食中营养失衡、蛋白质摄入过多或不足、高钠饮食、钙和/或维生素D缺乏(光照少或摄入少)、有影响骨代谢的疾病和应用影响骨代谢的药物。

(三)实验室检查

1.基本检查项目

血常规、尿常规、大便常规、肝功能、肾功能,以及血尿中有关矿物质含量与钙、磷代谢调节指标,以评价骨代谢状况。临床常用的指标有血钙、磷、镁,尿钙、磷、镁。

2.骨转换标志物

是骨组织本身的代谢(分解与合成)产物,分为骨形成标志物和骨吸收标志物,前者代表成骨细胞活动及骨形成时的代谢产物,后者代表破骨细胞活动及骨吸收时的代谢产物,特别是骨基质降解产物。在正常人不同年龄段,以及各种代谢性骨病时,骨转换标志物在血液循环或尿液中的水平会发生不同程度的变化,代表了全身骨骼的动态状况。这些指标的测定有助于判断骨转换类型、骨丢失速率、骨折风险评估,了解病情进展、干预措施的选择,以及疗效的监测等。

骨转换标志物分为骨吸收标志物和骨形成标志物两大类。前者包括血清碱性磷酸酶、骨特异性碱性磷酸酶、骨钙素、骨保护素、Ⅰ型胶原羧基端前肽、Ⅰ型胶原氨基端前肽,后者包括血清抗酒石酸酸性磷酸酶、Ⅰ型胶原羧基末端肽、Ⅰ型胶原氨基末端肽、尿吡啶啉、尿脱氧吡啶啉、尿

Ⅰ型胶原发基末端肽、尿Ⅰ型胶原氨基末端肽、尿钙/肌酐值。在以上诸多指标中,国际骨质疏松基金会推荐Ⅰ型原胶原 N-端肽和血清Ⅰ型胶原交联 C-末端肽是敏感性相对较好的两个骨转换生化标志物。

3.酌情检查项目

为进一步鉴别诊断的需要,可酌情选择性地进行以下检查,如红细胞沉降率、性激素、$25\text{-}(OH)D_3$、$1,25\text{-}(OH)_2D_3$、甲状旁腺激素、尿钙和磷、甲状腺功能、皮质醇、血气分析、血尿轻链、肿瘤标志物,甚至放射性核素骨扫描、骨穿刺或骨活检等检查。

(四)骨量或骨密度检查

1.X 线片

骨质疏松症患者由于骨量减少、骨密度下降、X 线片的透光密度增加,骨小梁减少、稀疏或消失。一般骨丢失超过 30%X 线片才能被发现。

2.光子吸收法

常用的单光子骨密度仪、双光子骨密度仪由于放射源发射的射线强度低、扫描时间长、图像不清晰,故至 20 世纪 80 年代末已基本为双能 X 线骨密度仪和周围型双能 X 线骨密度仪所取代。

3.X 线吸收法

常用的有单能 X 线骨密度仪、双能 X 线骨密度仪中枢型、双能 X 线骨密度仪周围型、定量 CT 和周围骨定量 CT、放射吸收法。由于双能 X 线骨密度仪中枢型和双能 X 线骨密度仪周围型精确度高、准确度好、速度快,所以应用广泛。世界卫生组织推荐使用双能 X 线骨密度仪测量髋部和腰椎。双能 X 线骨密度仪中枢型测量的骨密度会受椎体退变和骨质增生的影响。定量 CT 采用临床 CT 机加定量 CT 体模和分析软件进行测量,其测量所得的是体积骨密度,不受人体骨骼大小和体重的影响,比双能 X 线骨密度仪中枢型测量的骨密度更准确。定量 CT 能避免双能 X 线骨密度仪中枢型因受椎体退变骨质增生影响造成的漏诊,由于定量 CT 的这些特点,现在在国内已经开始临床应用。磁共振检查不能直接测量骨密度,主要用于骨折的显示和鉴别诊断。双能 X 线骨密度仪周围型主要测定前臂为主骨密度,前臂骨周围软组织相对少,因此测量结果的准确性和精确性较好。双能 X 线骨密度仪周围型的优点是测量仪器小、设备费用低、辐射剂量低、体积小便于携带和搬运、扫描程序简单实用,故此类设备适于中小医院使用和社区普查。

4.骨形态计量法

由于此项分析技术属于创伤性检测,故一般很少用于患者的诊断,但在动物试验和药物疗效观察中经常采用。

5.超声检查

是应用超声波在不同密度和结构的介质中传播速度及其波幅的衰减的差异,测定结果可代表骨量和强度的参数,从而显示骨量变化,多用于体检筛查和儿童、孕妇的骨量检查。目前临床中主要使用跟骨和周围骨超声测量仪,超声测量不能用于诊断骨质疏松症。

(五)预防

一旦发生骨质疏松性骨折,生活质量下降,出现各种并发症,可致残或致死,因此骨质疏松症的预防比治疗更为现实和重要。骨质疏松症的预防包括 3 个层次,即无病防病(一级预防)、有病早治(二级预防)和康复医疗(三级预防)。一级预防着重在两大方面、两个生理时期:青少年时期,合理营养、足量运动、避免形成不良生活习惯,以尽可能获得最高的峰值骨量;围绝经期,对加速骨丢失的危险因素及时有效给予雌激素替代治疗,以避免或延缓骨质疏松症的发生。二级预

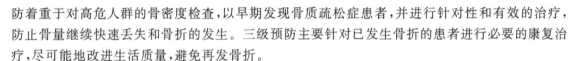

防着重于对高危人群的骨密度检查,以早期发现骨质疏松症患者,并进行针对性和有效的治疗,防止骨量继续快速丢失和骨折的发生。三级预防主要针对已发生骨折的患者进行必要的康复治疗,尽可能地改进生活质量,避免再发骨折。

1. 注重饮食的营养平衡

充分摄取钙等矿物质和维生素等营养物质,对骨质疏松症的防治至关重要。体重减少,即体重指数过低,甲状旁腺激素和骨代谢指标就会增高,进而促使骨密度减少,但可通过补充营养和补钙而抑制骨密度的降低。因此,为了维持骨量,首先要改善营养不良,如充分摄取蛋白质、钙、钾、镁、维生素类(维生素 C、维生素 D、维生素 K),保持健康的体重。

2. 纠正不良生活习惯

通过调整生活习惯,减少对骨代谢产生不良影响。

(1)过量摄入钠:将使绝经后的妇女骨吸收增加,并使骨密度降低。如同时大量摄入钙可抑制由于钠盐过量所致的骨密度降低。中国营养学会建议我国成年人每天钠盐摄入量应<6 g。

(2)过量摄入碳酸饮料、咖啡因、酒精:据报道认为若大量摄入碳酸饮料、咖啡因和酒精,可导致骨量降低、骨折增多。

(3)吸烟:吸烟者脊椎压缩性骨折发生率增高,且使峰值骨量降低,女性吸烟者绝经后骨量减少明显,吸烟对骨密度有负面影响。另外,吸烟有抗雌激素作用,妨碍钙的吸收,促进尿钙的排泄等。

3. 合理适当的体育锻炼

对于骨骼健康的特殊影响已得到随机临床试验的证实。青少年参加体育锻炼非常有助于提高峰值骨量,抗阻性和高冲击性的运动效果更好。老年人在足够钙和维生素 D 摄入的前提下进行锻炼可明显增加肌肉体积和力量,可能会在某种程度上减缓骨量丢失。还有证据表明老年人进行锻炼也能改善机体功能状态和独立生活能力,从而提高生活质量。近年 NFPP 研究显示,骨质疏松症患者进行体育锻炼可以降低跌倒发生率,跟踪调查显示经过运动干预最终可使跌倒相关的致残率下降。

4. 补钙

中国居民营养与健康状况调查结果显示:我国居民各年龄组的钙摄入量均较低,大多数居民的钙摄入水平只达到适宜摄入量的 20%～60%,处于青春发育期的儿童青少年是钙缺乏的重点人群。多数文献报道,摄取高钙食物或钙制剂可促进儿童和青少年骨量增长、抑制老年人骨量丢失和减少骨折发生率。我国营养学会推荐成年人每天钙摄入推荐量 800 mg(元素钙)是获得理想骨峰值、维护骨骼健康的适宜剂量,绝经后妇女和老年人每天钙摄入推荐量为 1 000 mg。饮食上建议每天摄入大豆及豆制品、黄绿色蔬菜和鱼类、贝壳类海产品和乳制品,以保证每天能够摄入 800 mg 的钙元素。如果饮食中钙供给不足可选用钙剂补充,目前的膳食营养调查显示我国老年人平均每天从饮食中获钙 400 mg,故平均每天应补充的元素钙量为 500～600 mg。钙摄入可减缓骨的丢失,改善骨矿化,用于治疗骨质疏松症时,应与其他药物联合使用。目前尚无充分证据表明单纯补钙可以替代其他抗骨质疏松药物治疗。钙剂选择要考虑其安全性和有效性,高钙血症时应该避免使用钙剂。此外,应注意避免超大剂量补充钙剂潜在增加肾结石和心血管疾病的风险。

5. 维生素 D

促进钙的吸收,对骨骼健康、保持肌力、改善身体稳定性、降低骨折风险有益。维生素 D 缺乏可导致继发性甲状旁腺功能亢进,增加骨吸收,从而引起或加重骨质疏松。成年人推荐剂量为 20 U(5 g/d)。老年人因缺乏日照,以及摄入和吸收障碍常有维生素 D 缺乏,故推荐剂量为

400～800 U(10～20 g/d)。维生素 D 用于治疗骨质疏松症时，剂量可为 800～1 200 U，还可与其他药物联合使用。建议有条件的医院酌情检测患者血清 25-(OH)D$_3$ 浓度，以了解维生素 D 的营养状态，适当补充维生素 D。此外，临床应用维生素 D 制剂时应注意个体差异和安全性，定期监测血钙和尿钙，酌情调整剂量。

二、临床表现

(一)骨痛

全身疼痛是骨质疏松症最常见和最主要的症状。其主要原因是由于骨转换高，骨吸收增加。在骨吸收过程中，骨小梁的破坏、消失，骨膜下密质骨的破坏等均会引起全身性骨痛，以腰背疼痛最为多见。轻者无任何不适，症状较重的患者通常有"腰背疼痛"或"全身骨痛"等主诉，严重者可出现"身材变矮"或发生"驼背"。约 67% 为局限性腰背疼痛，9% 为腰背痛伴四肢放射痛，10% 伴条带状疼痛，4% 伴四肢麻木感等。骨痛常于劳累或活动后加重，导致负重能力下降或不能负重。由于患者的负重能力减弱，患者活动后常出现肌肉劳损和肌痉挛，使疼痛加重。肌肉(尤其是深部肌肉)疼痛常见于老年人肌肉萎缩、肌无力者。不伴骨折时，体格检查无法发现压痛区(点)。另一个引起疼痛的重要原因是骨折，即在受外力压迫或非外力性压迫脊椎压缩性骨折，扁平椎、楔形椎和鱼椎样变形而引起的腰背痛。四肢骨折或髋部骨折时肢体活动明显受限，局部疼痛加重，有畸形或骨折的阳性体征。因为疼痛，患者常常卧床，运动减少，常导致随后出现的全身乏力感。

(二)身高缩短

在无声无息中身高缩短，或者驼背是继腰背痛后出现的重要临床体征之一。人体的脊椎椎体属于松质骨，由于骨量的丢失，导致骨结构松散，骨强度下降，使脊椎的承重能力减弱，即使承受体重的重量也可以使椎体逐渐变形。原有的呈立柱状的椎体，每个约高 2 cm，受压变扁后，每个椎体可以减少 1～3 mm，最终人体的身高可缩短几个厘米。如果椎体前方受压，会出现楔形改变，胸到腰，椎体最常见。多个椎体变形后，脊柱随之前倾，腰椎生理性前凸消失，出现了驼背畸形。驼背曲度加大，增加了下肢各个关节的负重，出现关节疼痛，尤其是膝关节的周围软组织紧张、痉挛，膝关节不能完全伸展，疼痛更加明显。

(三)骨折脆性

骨折是指低能量或者非暴力骨折，如直立时跌倒或因其他日常活动而发生的骨折为脆性骨折。多发部位为脊椎、腕部、桡尺骨远端和肱骨近端，但其他部位亦可发生，如肋骨、盆骨、锁骨和胸骨等。脊椎压缩性骨折多见于绝经后骨质疏松症患者，发生骨折后出现突发性腰痛，卧床而取被动体位，但一般无脊髓或神经根压迫体征。髋部骨折以老年性骨质疏松症患者多见，通常于摔倒或挤压后发生；骨折部位多在股骨颈部(完全性股骨颈骨折多需手术治疗，预后不佳)。如患者长期卧床，会进一步加重骨质丢失，常因并发感染、心血管病或慢性器官衰竭而死亡。腕部骨折后 1 年内的死亡率高达 50%，幸存者有 50%～75% 的患者伴活动受限，生活自理能力明显下降或丧失。发生 1 次脆性骨折后，再次发生骨折的风险明显增加。

(四)呼吸障碍

严重骨质疏松症所致胸椎、腰椎压缩性骨折，常常导致脊柱后凸、胸廓畸形，胸腔容量明显下降，有时可引起多个脏器的功能变化，其中呼吸系统的表现尤为突出。脆性骨折引起的疼痛，常常导致胸廓运动能力下降，也造成呼吸功能下降。虽然临床患者出现胸闷、气短、呼吸困难及发绀等症状较为少见，通过肺功能测定可发现呼吸功能受限程度，可表现为肺活量、肺最大换气量

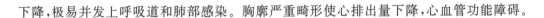

下降,极易并发上呼吸道和肺部感染。胸廓严重畸形使心排出量下降,心血管功能障碍。

三、诊断与鉴别诊断

(一)诊断

完整的诊断应包括确定骨质疏松症和排除其他影响骨代谢疾病。用于诊断骨质疏松症的通用指标是:发生了脆性骨折和/或骨密度低下。目前,尚缺乏直接测定骨强度的临床手段,因此骨密度或骨矿含量测定是骨质疏松症临床诊断及评估疾病程度较客观的量化指标。

(1)脆性骨折指非外伤或轻微外伤发生的骨折,这是骨强度下降的明确体现,故也是骨质疏松症的最终结果及并发症。发生了脆性骨折临床上即可诊断骨质疏松症。

(2)诊断标准(基于骨密度测定):骨质疏松性骨折的发生与骨强度下降有关,而骨强度是由骨密度和骨质量所决定。骨密度约反映骨强度的 70%,若骨密度低同时伴有其他危险因素会增加骨折的危险性。因目前尚缺乏较为理想的骨强度直接测量或评估方法,临床上采用骨密度测量作为诊断骨质疏松症、预测骨质疏松性骨折风险、监测自然病程,以及评价药物干预疗效的最佳定量指标。诊断参照世界卫生组织推荐的诊断标准:基于双能 X 线骨密度仪中枢型测定,骨密度值低于同性别、同种族正常成年人的骨峰值不足 1 个标准差属正常;降低 1~2.5 个标准差为骨量低下(骨量减少);降低程度≥2.5 个标准差为骨质疏松;骨密度降低程度符合骨质疏松症诊断标准,同时伴有一处或多处骨折时为严重骨质疏松。骨密度通常用 T-SCore(T 值)表示,T 值=(测定值-骨峰值)/正常成年人骨密度标准差。T 值用于表示绝经后妇女和>50 岁男性的骨密度水平,对于儿童、绝经前妇女,以及<50 岁的男性,其骨密度水平建议用 Z 值表示,Z 值=(测定值-同龄人骨密度均值)/同龄人骨密度标准差。

(二)鉴别诊断

在诊断原发性骨质疏松症之前,一定要重视排除其他影响骨代谢的疾病,以免发生漏诊或误诊。需要鉴别的疾病如影响骨代谢的内分泌疾病(性腺、肾上腺、甲状旁腺及甲状腺疾病等)、类风湿关节炎等免疫性疾病、影响钙和维生素 D 吸收和调节的消化道和肾脏疾病、多发性骨髓瘤等恶性疾病、长期服用糖皮质激素或其他影响骨代谢药物,以及各种先天和获得性骨代谢异常疾病等。

四、治疗

(一)药物干预

适应于具备以下情况之一者,需考虑药物治疗:①确诊骨质疏松症患者(骨密度:T≤-2.5),无论是否有过骨折。②骨量低下患者(骨密度:-2.5<T<-1.0)并存在一项以上骨质疏松危险因素,无论是否有过骨折。③无骨密度测定条件时,具备以下情况之一者,也需考虑药物治疗;已发生过脆性骨折;OSTA 筛查为"高风险";FRAX 工具计算出髋部骨折概率≥3%或任何重要的骨质疏松性骨折发生概率≥20%(暂借用国外的治疗阈值,目前还没有中国人的治疗阈值)。

(二)雌激素替代治疗

1.适应证

60 岁以前的围绝经和绝经后妇女,特别是有绝经期症状(如潮热、出汗等)及有泌尿生殖道萎缩症状的妇女。

2.禁忌证

雌激素依赖性肿瘤(乳腺癌、子宫内膜癌)、血栓性疾病、不明原因阴道出血及活动性肝病和结缔组织病为绝对禁忌证。子宫肌瘤、子宫内膜异位症、有乳腺癌家族史、胆囊疾病和垂体催乳素瘤者慎用。有子宫者应用雌激素时应配合适当剂量的孕激素制剂,以对抗雌激素对子宫内膜的刺激;已行子宫切除者可仅用雌激素治疗。坚持至少每年进行乳腺和子宫的安全性监测,是否继续用药应根据每位患者的特点每年进行利弊评估。

(三)选择性雌激素受体调节药

对某些组织表现为雄激素,而对另一些组织则表达雌激素的拮抗作用,可以有效抑制破骨细胞活性,降低骨转换至妇女绝经前水平。雷洛昔芬对于子宫内膜和乳腺均无不良作用,能降低雌激素受体阳性浸润性乳腺癌的发生率,不增加子宫内膜增生及子宫内膜癌的危险。少数患者服用会出现潮热和下肢痉挛症状,潮热症状严重的围绝经期妇女暂时不宜使用。国外研究显示该药轻度增加静脉栓塞的危险,故有深静脉血栓病史及有血栓倾向者禁用。

(四)雄激素

1.适应证

睾酮水平低下,同时有睾酮缺乏的临床表现及对睾酮补充治疗有良好反应者。老年男性治疗前血清睾酮<6.9 nmo/L者,雄激素治疗后骨密度明显增加,尚无可靠资料证明睾酮补充治疗能降低骨折发生率。主要制剂有睾酮、雄烯二酮及二氢睾酮。

2.主要不良反应

为肝脏毒性和对前列腺的影响,与选择的药物种类相关。50岁以上男性应用雄激素时,用药前应做前列腺检查,用药过程中需动态观察前列腺的变化及测定前列腺特异性抗原。患前列腺增生者慎用雄激素,前列腺癌患者禁用雄激素。目前睾酮替代治疗尚未形成共识。

(五)降钙素

1.适应证

(1)高转化型骨质疏松症患者。

(2)对骨质疏松伴或不伴骨折者止痛效果好。

(3)变形性骨炎者。

(4)急性高钙血症或高钙血症危象者。

2.剂量与疗程

(1)密盖息,每天皮下或肌内注射50~100 U,每天1~2次,有效后减量。如需长期应用,可每周注射2次,每次50~100 U。

(2)依降钙素每周肌内注射2次,每次10 U。

3.注意事项

有过敏史或有过敏反应者慎用或禁用。治疗前需补充数天钙剂和维生素D,长期应用者易发生"逸脱"现象。今年欧洲药品监管机构对长期使用这类药物可引起患癌症风险小幅增加的证据进行审查之后,裁定含降钙素药物治疗骨质疏松症的利益小于其带来的风险,建议该类产品只可被长期用于Paget病、急性骨丢失,以及癌症引起的高钙血症。

(六)双磷酸盐

双磷酸盐与骨骼羟磷灰石有高亲和力的结合,特异性结合到骨转换活跃的骨表面上抑制破骨细胞的功能,从而抑制骨吸收。不同双磷酸盐抑制骨吸收的效力差别很大,因此临床上不同双磷酸盐药物使用的剂量及用法也有所差异。

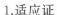

1.适应证

主要用于骨吸收明显增强的代谢性骨病,亦可用于治疗原发性和继发性骨质疏松症,尤其适应于高转化型绝经后骨质疏松症又不宜用雌激素治疗者,对类固醇性骨质疏松症也有良好效果。

2.阿伦磷酸盐和利塞磷酸盐

阿伦磷酸盐和利塞磷酸盐的使用会引起消化不良、腹部疼痛和食管溃疡等不良反应。为避免该类药物口服时对上消化道的刺激反应,建议空腹服药,用 200～300 mL 白开水送服,服药后 30 分钟内不要平卧,应保持直立体位(站立或坐立)。胃及十二指肠溃疡、反流性食管炎者慎用。

3.依替膦酸钠

可用于周期性治疗骨质疏松症,通常是服药 2 周后需停药 11 周,然后重新开始第 2 个周期,即每 3 个月使用 2 周,因为连续使用可能会导致骨质矿化缺陷。口服片剂,每次 0.2 g,每天 2 次,两餐间服用,服药 2 小时内,避免食用高钙食品(如牛奶或奶制品),以及含矿物质的营养补充剂或抗酸药。

4.双磷酸盐类药物

对难以日服双磷酸盐的患者,可静脉注射双磷酸盐类药物,如唑来膦酸和伊班膦酸钠等。国内已被 CFDA 批准的适应证为治疗绝经后骨质疏松症。每 3 个月 1 次间断静脉输注伊班膦酸钠 2 mg,入 250 mL 生理盐水,静脉滴注 2 小时以上。唑来膦酸 5 mg,静脉滴注至少 15 分钟,每年只用 1 次。静脉滴注含氮双磷酸盐可引起一过性发热、骨痛和肌痛等类流感样不良反应,多在用药 3 天后明显缓解,症状明显者可用非甾体抗炎药或普通解热止痛药对症治疗。每次给药前应检测患者肾功能,肌酐清除率<35 mL/min 的患者不宜使用。

5.双磷酸盐

双磷酸盐治疗患者,如果骨质疏松轻微,可考虑在稳定 4 年后短期停药。如果骨折风险较高,可考虑在治疗 10 年后停药 1～2 年。在药物停用期间随访骨密度和骨转换标志物,如果骨密度显著降低、骨转换标志物升高或骨折发生,则应重新启动治疗。

(七)甲状旁腺激素

甲状旁腺激素是一种促进合成的药物,它可以增加骨密度并减少椎骨和非椎骨的骨折。刺激骨的破骨细胞和成骨细胞,但对骨作用是间歇性的,如在每天皮下注射,是纯粹的合成代谢活动。临床上主要的药物为特立帕肽,使用 3 年以上可增加松质骨量 15%～20%,并发骨质疏松症妇女椎体骨折的相对危险性减少 65%。美国临床内分泌医师学会建议使用特立帕肽治疗双磷酸盐无效的极高危骨折风险患者。用药期间应监测血钙水平,防止高钙血症的发生,治疗时间不宜超过 2 年。患者对特立帕肽治疗的总体耐受性较好,部分患者可能有头晕或下肢抽搐的不良反应。有动物研究报道,甲状旁腺激素可能增加成骨肉瘤的风险,因此对于并发 Paget 病、骨骼疾病放射治疗史、肿瘤骨转移及并发高钙血症的患者,应避免使用甲状旁腺激素。

(八)雷尼酸锶

锶是一种微量元素,参与人体许多生理功能和生化效应。体外实验和临床研究均证实雷尼酸锶可以同时作用于成骨细胞核、破骨细胞,具有促进骨组织的形成并抑制骨吸收的双重作用。在临床试验中显示雷尼酸锶可显著提高骨密度,改善骨微结构,减少脊椎和外周骨折的风险性。雷尼酸锶于 2004 年在欧盟通过批准,用于治疗女性绝经后骨质疏松症,以减少发生椎体和髋部骨折的风险。2012 年其适应证扩展至治疗骨折风险增高的男性骨质疏松症。2012 年 3 月,在发现关于静脉血栓(静脉血栓栓塞)和严重过敏性皮肤反应后,欧洲药品管理局对雷尼酸锶的获益/风险进行了回顾性分析,建议该药物禁用于有血栓性疾病、有血栓病史,以及短期或长期制动的患者。而到 2013 年 4 月,欧洲药品管理局发布消息,因为严重的心脏问题风险增加,限制骨质疏松症治疗药物雷尼酸锶的使用。建议雷尼酸锶仅用于治疗骨折高危的绝经后女性的严重骨质疏松症,以及骨折风险增高的男性严重骨质疏松症;同时限制雷尼酸锶在患心脏疾病或循环疾病患者中的使用,以进一步减少心脏疾病风险。除此之外,不良反应还包含严重皮肤反应、意识紊乱、癫痫、肝炎、红细胞数量减少。为了保证获益和风险的平衡仍是有利的,药物警戒风险评估委员会认为应对该药物的应用进行适当限制,并开展进一步的获益/风险评估工作。雷尼酸锶禁用于未完全控制的高血压患者,以及当前或既往有以下任何一种病史的患者:缺血性心脏病(如心绞痛)、外周动脉疾病(动脉血流阻塞,通常是下肢)、脑血管疾病(影响脑血管的疾病,如脑卒中)。在骨质疏松症治疗方面有经验的医师应在评估患者发生心血管疾病的风险后使用雷尼酸锶进行治疗,以及此后定期检查(通常为每 6～12 个月 1 次)。

(九)维生素 K_2(四烯甲萘醌)

四烯甲萘醌是维生素 K_2 的一种同型物,是 γ-羧化酶的辅酶,在 γ-羧基谷氨酸的形成过程中起着重要的作用。γ-羧基谷氨酸是骨钙素发挥正常生理功能所必需的。动物试验和临床试验显示四烯甲萘醌可以促进骨形成,并有一定抑制骨吸收的作用。国内已获 SFDA 批准,适应证为治疗绝经后骨质疏松症妇女,国外已批准用于治疗骨质疏松症,缓解骨痛,提高骨量,预防骨折发生的风险。临床研究显示维生素 K_2 能够增加骨质疏松症患者的骨量,预防骨折发生的风险。成年人口服 15 mg,每天 3 次,饭后服用(空腹服用时吸收较差,必须饭后服用)。注意少数患者有胃部不适、腹痛、皮肤瘙痒、水肿和转氨酶暂时性轻度升高。禁忌用于服用华法林的患者。

(杨曙三)

第四节　糖原贮积症

一、概论

1932 年是 Bischaff 等首先发现,糖原贮积症是由先天性酶缺陷所造成的糖原代谢障碍疾病。多数属常染色体隐性遗传,发病因种族而异,较为罕见。根据欧洲资料,其发病率为 0.004%～0.005%。这类疾病有一个共同的生化特征,即是糖原贮存异常,绝大多数是糖原在肝脏、肌肉、肾脏等组织中贮积量增加。仅少数病种的糖原贮积量正常,而糖原的分子结构异常。对各类型糖原贮积症的诊断,最近在 Duke 医学中心遗传科已能提供有关肝脏或肌肉组织酶的分析。该实验室对羊膜细胞培养成功,使三种类型的糖原贮积症(Ⅱ、Ⅲ和Ⅵ型)产前诊断也成为可能。

二、类型

糖原合成和分解代谢中所必需的各种酶至少有 8 种。由于这些酶缺陷所造成的临床疾病有两大类 12 型。一类为 Ⅰ、Ⅲ、Ⅳ、Ⅵ、Ⅸ型以肝脏病变为主的肝型糖原贮积症;另一类为 Ⅱ、Ⅴ、Ⅶ型以肌肉组织受损为主的肌型糖原贮积症。临床以 Ⅰ型糖原贮积症最多见,常见类别及其主要临床表现见表 9-4。

表 9-4 糖原贮积症分类

类别	酶缺陷	受累组织	临床表现
0	糖原合成酶	肝	低血糖、高血酮、耐受频繁喂饲、早期死亡
Ⅰa	葡萄糖-6-磷酸酶	肝	肝大和进行性肾衰竭、空腹低血糖、酸中毒、血小板功能紊乱
Ⅰb	微粒体膜葡萄糖-6-磷酸移位酶	肝	如Ⅰa,另外有复发性中性白细胞减少症、细菌感染
Ⅰc	微粒体膜磷酸-转运器	肝	如Ⅰa
Ⅱ	溶酶体酸性糖苷酶	全身组织	幼儿型:早年发病,进行性肌张力降低、心力衰竭,两岁前死亡 青年型:迟发性肌病伴有不同程度心脏受累 成年型:肢体肌肉营养不良样表现
Ⅲ	淀粉-1,6-糖苷酶(脱支酶)	肝、肌肉心脏	空腹低血糖,婴儿期肝脏大,部分有肌病表现,罕见有临床心脏表现
Ⅳ	淀粉-1,4-1,6-转糖苷酶(分支酶)	肝、肌肉白细胞	肝脾大,一般于婴儿期死于肝硬化,可有迟发性肌病
Ⅴ	肌磷酸化酶	肌肉	运动后肌痛、痉挛和进行性衰弱
Ⅵ	肝磷酸化酶	肝、白细胞	肝大、轻度低血糖,预后好
Ⅶ	磷酸果糖激酶	肌肉、红细胞	如Ⅴ型,此外有中等度溶血性贫血
Ⅸ	磷酸化酶 b 激酶	肝、白细胞	如Ⅵ、X-链遗传
Ⅹ	cAMP 依赖激酶	肝、肌肉	肝大、轻度低血糖

三、发病机制

糖原贮积症至少分成 12 种类型之多,其中 0 型(糖原合成障碍)和Ⅳ型(淀粉-1,4-1,6-转葡萄糖苷酶缺乏)都会导致肝硬化和肝功能衰竭。Ⅰ型(葡萄糖-6-磷酸酶缺乏)可发展为良性肝腺瘤和腺癌。Ⅲ型(淀粉-1,6-葡萄糖苷酶缺乏、脱支酶缺乏)可发展为肝纤维化或肝硬化。

四、病理学

电镜超微结构特点主要为肝细胞胞质内见大量糖原堆积及大小不等的脂滴形成,线粒体有浓聚现象,内质网等细胞器数量减少且有边聚现象,部分肝血窦狭窄,腔内偶见糖原沉积。

(一)糖原贮积症Ⅲ型

本型的特点是肝内纤维隔及无脂肪沉积,肝硬化往往发生在两个酶以上同时缺陷,即除脱支酶缺陷外,还有磷酸酶和/或磷酸激酶的缺陷。超微结构示脂肪滴小且少。除肝脏病变外,心、骨骼、肌肉也有糖原累积。缺乏淀粉-1,6-葡萄糖苷酶。肝大伴肝细胞粒细胞等胞浆内糖原贮积。后果表现肌压力、心功能不全及容易感染。

(二)糖原贮积症Ⅳ型

本型肝脏呈小结节性肝硬化,伴有宽纤维束围绕或插入肝小叶。门脉区胆管轻度增生。白色的两染性物质或嗜碱性染色物质沉积在肝细胞、心肌、骨骼肌和脑细胞。肝小叶周边细胞内可发现嗜酸性或无色包涵体沉积在细胞质,把肝细胞核推向一侧,构成了 GSD-Ⅳ 的特征性病变。组织化学染色显示肝细胞内沉积物系异常糖原。

五、临床表现

临床症状表现为肝大,患儿体型较矮小,脸圆,腹大,颊、臀部脂肪堆积,常因感染诱发酸中毒、酮尿、高脂血症、乳酸血症、血尿酸增高等。除酸性麦芽糖酶、分支酶和一些特异性肌酶缺乏外，往往都伴有低血糖，且可因低糖血症而致智能低下。肌型糖原贮积症以运动后肌肉酸痛、痉挛、伴肌红朊尿等为主要表现。特别是Ⅱ型，分为Ⅱa或Ⅱb两型，Ⅱa又称乳儿型，生后数月内发病，表现为心肌大生糖原堆积，肌无力，2岁左右死亡。Ⅱb为青年型，发病晚，以肌无力为主，有家族史。

六、诊断

（一）生化检查
Ⅰ型患者空腹血糖降低至 2.24～2.36 mmol/L，乳酸及血糖原含量增高，血脂酸、尿酸值升高。

（二）白细胞酶的测定
对Ⅲ、Ⅳ、Ⅵ、Ⅸ型患者可能有帮助。

（三）糖代谢功能试验
1.肾上腺素耐量试验

注射肾上腺素 60 分钟后，0、Ⅰ、Ⅲ型患者血糖均不升高。

2.胰高血糖素试验

0、Ⅰ、Ⅲ、Ⅳ型患者示血糖反应低平，餐后 1～2 分钟重复此试验，0、Ⅲ型血糖可转为正常。

3.果糖或半乳糖变为葡萄糖试验

Ⅰ型患者在负荷果糖或半乳糖时不能使葡萄糖升高，但乳酸明显上升。

4.糖耐量试验

糖耐量试验呈现典型糖尿病特征。

（四）肌肉组织或肝组织活检
活检组织做糖原定量和酶活性测定，可作为确诊的依据，但损伤性大。

（五）分子生物学检测
目前研究较多的为葡萄糖-6-磷酸酶（G-6-Pase）基因，G-6-Pase 缺乏可引起Ⅰ型 GSD。*G-6-Pase* 基因位于第 17 号染色体，全长 12.5 kb，包含 5 个外显子，目前已检测出多种 *G-6-Pase* 基因突变，其中最多见于 R83C 和 Q347X，约占Ⅰ型 GSD 的 60%。但有地区差异，中国人群以 nt327G→A(R83H)检出频率最高，其次为 nt326G→A(R83C)，因此 *G-6-Pase* 基因第 83 密码子上的 CpG 似乎是突变的热点。应用 PCR 结合 DNA 序列分析或 ASO 杂交方法能正确地鉴定 88%Ⅰ型糖原累积症患者携带的突变等位基因。基因检测可避免侵害性的组织活检，也可用于携带者的检出和产前诊断。

七、治疗

预防低血糖、高乳酪血症、高尿酸血症和高脂血症，常血糖水平、提高食欲。胰高血糖素、各种类固醇激素、甲状腺素对改善症状皆可有暂时的疗效。外科方法如做门-腔静脉吻合术，使肠吸收的葡萄糖越过肝，直接进入血液循环，可能术后肝缩小，生长加速，但长期效果并不肯定。也有报道做肝移植者，效果不明且不易推广。其他有采用酶替代治疗等，但效果并不佳。总之，对本症主要是饮食治疗和对症处理，使患儿能度过婴幼儿期，因 4 岁后机体逐步适应其他代谢途径，临床症状可减轻。

（张　彦）

参考文献

[1] 倪青.内分泌代谢病中医诊疗指南[M].北京:科学技术文献出版社,2021.

[2] 庞国明,倪青,张芳,等.当代内分泌疾病研究精华[M].北京:科学出版社,2021.

[3] 孔令泉,吴凯南.乳腺肿瘤内分泌代谢病学[M].北京:科学出版社,2021.

[4] 刘玮.现代内科学诊疗要点[M].北京:中国纺织出版社,2022.

[5] 孙爱军,李晓冬.妇科内分泌疾病诊治精要与患者解析[M].北京:人民卫生出版社,2021.

[6] 陆涛.实用内分泌诊疗学[M].昆明:云南科技出版社,2020.

[7] 薛君.实用内分泌疾病诊治学[M].开封:河南大学出版社,2020.

[8] 肖新华.内分泌代谢疾病患者精解[M].北京:科学技术文献出版社,2020.

[9] 赵永才,周亚男,李少情.内分泌科医师处方手册[M].郑州:河南科学技术出版社,2020.

[10] 曲伸,李虹.内分泌代谢疑难患者精选[M].上海:上海科学技术出版社,2020.

[11] 伍俊妍,王燕.内分泌代谢疾病[M].北京:人民卫生出版社,2020.

[12] 徐春.内分泌患者诊治精选[M].北京:科学出版社,2020.

[13] 庞国明.内分泌疾病临床用药指南[M].北京:科学技术文献出版社,2020.

[14] 田芳.临床内分泌诊疗学[M].天津:天津科学技术出版社,2020.

[15] 府伟灵,张忠辉.内分泌与代谢系统疾病[M].北京:人民卫生出版社,2020.

[16] 王晓焕.内分泌代谢疾病临床诊治策略[M].北京:科学技术文献出版社,2020.

[17] 刘静.临床内分泌科学新进展[M].北京:金盾出版社,2020.

[18] 贾海霞.临床常见内分泌疾病诊治策略[M].北京:科学技术文献出版社,2020.

[19] 李蓉.新编内分泌疾病诊疗思维与实践[M].长春:吉林科学技术出版社,2020.

[20] 荣青峰.常见内分泌疾病诊疗手册[M].太原:山西科学技术出版社,2020.

[21] 毛玉山.内分泌疾病临床诊断与治疗[M].长春:吉林科学技术出版社,2020.

[22] 雷涛.内分泌与代谢疾病诊治精要[M].北京:科学技术文献出版社,2020.

[23] 杜新芝.临床内分泌疾病诊治策略[M].北京:科学技术文献出版社,2020.

[24] 张磊.常见内分泌疾病治疗要点及预后[M].天津:天津科学技术出版社,2020.

[25] 王国强.实用内分泌与代谢疾病诊治[M].北京:科学技术文献出版社,2020.

[26] 李菲,曾海勇,吕凌波,等.实用内分泌疾病与代谢性疾病诊治[M].沈阳:沈阳出版社,2020.

[27] 王琳.临床内分泌与代谢性疾病[M].北京:科学技术文献出版社,2020.

［28］李军,陈云山,金艳蓉.内分泌代谢性疾病的中医经典选读［M］.昆明:云南科技出版社,2020.

［29］杨军.内分泌科常见病诊疗新进展［M］.长春:吉林科学技术出版社,2020.

［30］李蓉.实用临床内分泌科疾病诊疗学［M］.长春:吉林科学技术出版社,2020.

［31］陈杰.临床病理诊断与鉴别诊断内分泌系统疾病［M］.北京:人民卫生出版社,2020.

［32］夏维波,李梅,朱惠娟,等.遗传性内分泌代谢疾病［M］.北京:人民卫生出版社,2022.

［33］于新涛.临床内分泌研究［M］.长春:吉林科学技术出版社,2022.

［34］韩睿,李彦林.内分泌代谢性疾病的运动处方及饮食治疗［M］.昆明:云南科技出版社,2022.

［35］周建扬,翁思颖.常见内分泌代谢疾病中医特色外治疗法［M］.北京:科学技术文献出版社,2022.

［36］王丽丽,王旭红.肥胖型多囊卵巢综合征患者临床及内分泌代谢特征分析［J］.实用妇科内分泌电子杂志,2021,8(25):28-31.

［37］王丽丽,王旭红.妇科内分泌疾病患者性激素类药物用药错误分析［J］.实用妇科内分泌电子杂志,2021,8(26):38-40.

［38］范秋杰.健康管理在内分泌失调型肥胖患者中的应用效果［J］.中国民康医学,2021,33(18):176-178.

［39］谭金燕,李洁凌.内分泌失调伴肥胖症患者采取针对性护理对患者依从性和治疗效果的影响［J］.中外医疗,2021,40(7):159-161.

［40］巴合提古丽·阿斯里别克,张文雅,吐尔逊·艾迪力比克,等.生长激素内分泌调节的模型及混沌行为研究［J］.东北师大学报:自然科学版,2021,53(1):91-98.